国家卫生健康委员会
"十四五"规划新形态教材

全国高等学校教材

本教材第3版曾获首届全国
教材建设奖全国优秀教材二等奖

供护理学类专业高等学历继续教育等

妇产科护理学

第 4 版

主　　编　张秀平
副 主 编　陈丽萍　王艳红　郭洪花

编　　者　王　敏　川北医学院附属医院
（以姓氏笔画为序）
　　　　　王　辉　滨州医学院护理学院（老年医学院）
　　　　　王艳红　兰州大学护理学院
　　　　　吕旻彦　广西医科大学护理学院
　　　　　苏　茜　广州医科大学护理学院
　　　　　邱萍萍　福建医科大学护理学院
　　　　　何雯雯　济宁医学院附属医院
　　　　　张秀平　济宁医学院继续教育学院
　　　　　张媛媛　山东第二医科大学护理学院
　　　　　陈　丹　湖南师范大学护理学院
　　　　　陈丽萍　山东第一医科大学（山东省医学科学院）护理学院
　　　　　周明芳　重庆医科大学附属第三医院（第三临床学院）
　　　　　秦莉花　湖南中医药大学护理学院
　　　　　郭洪花　海南医科大学国际护理学院
　　　　　靳　晶　内蒙古医科大学护理学院

秘　　书　张雪辉　济宁医学院护理学院

人民卫生出版社
·北京·

版权所有，侵权必究！

图书在版编目（CIP）数据

妇产科护理学 / 张秀平主编. -- 4 版 . -- 北京 ：
人民卫生出版社，2024. 12. --（全国高等学历继续教育
"十四五"规划教材）. -- ISBN 978-7-117-37070-7

I. R473. 71

中国国家版本馆 CIP 数据核字第 2024Q5P091 号

妇产科护理学
Fuchanke Hulixue
第 4 版

主　　编	张秀平	
出版发行	人民卫生出版社（中继线 010-59780011）	
地　　址	北京市朝阳区潘家园南里 19 号	
邮　　编	100021	
E - mail	pmph @ pmph.com	
购书热线	010-59787592　010-59787584　010-65264830	
印　　刷	天津善印科技有限公司	
经　　销	新华书店	
开　　本	787×1092　1/16　　印张：30	
字　　数	706 千字	
版　　次	2003 年 8 月第 1 版　　2024 年 12 月第 4 版	
印　　次	2024 年 12 月第 1 次印刷	
标准书号	ISBN 978-7-117-37070-7	
定　　价	85.00 元	

打击盗版举报电话　010-59787491　　E - mail　WQ @ pmph.com
质量问题联系电话　010-59787234　　E - mail　zhiliang @ pmph.com
数字融合服务电话　4001118166　　　E- mail　zengzhi @ pmph.com

出版说明

为了深入贯彻党的二十大和二十届三中全会精神，实施科教兴国战略、人才强国战略、创新驱动发展战略，落实《教育部办公厅关于加强高等学历继续教育教材建设与管理的通知》《教育部关于推进新时代普通高等学校学历继续教育改革的实施意见》等相关文件精神，充分发挥教育、科技、人才在推进中国式现代化中的基础性、战略性支撑作用，加强系列化、多样化和立体化教材建设，在对上版教材深入调研和充分论证的基础上，人民卫生出版社组织全国相关领域专家对"全国高等学历继续教育规划教材"进行第五轮修订，包含临床医学专业和护理学专业（专科起点升本科）。

本套教材自1999年出版以来，为促进高等教育大众化、普及化和教育公平，推动经济社会发展和学习型社会建设作出了重要贡献。根据国家教材委员会发布的《关于首届全国教材建设奖奖励的决定》，教材在第四轮修订中有12种获得"职业教育与继续教育类"教材建设奖（1种荣获"全国优秀教材特等奖"，3种荣获"全国优秀教材一等奖"，8种荣获"全国优秀教材二等奖"），从众多参评教材中脱颖而出，得到了专家的广泛认可。

本轮修订和编写的特点如下：

1. 坚持国家级规划教材顶层设计、全程规划、全程质控和"三基、五性、三特定"的编写原则。

2. 教材体现了高等学历继续教育的专业培养目标和专业特点。坚持了高等学历继续教育的非零起点性、学历需求性、职业需求性、模式多样性的特点，贴近了高等学历继续教育的教学实际，适应了高等学历继续教育的社会需要，满足了高等学历继续教育的岗位胜任力需求，达到了教师好教、学生好学、实践好用的"三好"教材目标。

3. 贯彻落实教育部提出的以"课程思政"为目标的课堂教学改革号召，结合各学科专业的特色和优势，生动有效地融入相应思政元素，把思想政治教育贯穿人才培养体系。

4. 将"学习目标"分类细化，学习重点更加明确；章末新增"选择题"，与本章重点难点高度契合，引导读者与时俱进，不断提升个人技能，助力通过结业考试。

5. 服务教育强国建设，贯彻教育数字化的精神，落实教育部新形态教材建设的要求，配备在线课程等数字内容。以实用性、应用型课程为主，支持自学自测、随学随练，满足交互式学习需求，服务多种教学模式。同时，为提高移动阅读体验，特赠阅电子教材。

本轮修订是在构建服务全民终身学习教育体系、培养和建设一支满足人民群众健康需求和适应新时代医疗要求的医护队伍的背景下组织编写的，力求把握新发展阶段，贯彻新发展理念，服务构建新发展格局，为党育人，为国育才，落实立德树人根本任务，遵循医学继续教育规律，适应在职学习特点，推动高等学历医学继续教育规范、有序、健康发展，为促进经济社会发展和人的全面发展提供有力支撑。

新形态教材简介

　　本套教材是利用现代信息技术及二维码，将纸书内容与数字资源进行深度融合的新形态教材，每本教材均配有数字资源和电子教材，读者可以扫描书中二维码获取。

　　1. 数字资源包含但不限于PPT课件、在线课程、自测题等。

　　2. 电子教材是纸质教材的电子阅读版本，其内容及排版与纸质教材保持一致，支持多终端浏览，具有目录导航、全文检索功能，方便与纸质教材配合使用，可实现随时随地阅读。

获取数字资源与电子教材的步骤

❶ 扫描封底**红标**二维码，获取图书"使用说明"。

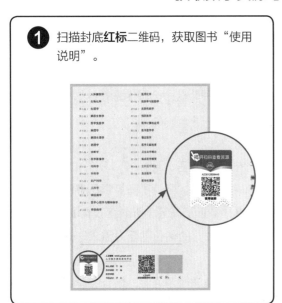

❷ 揭开红标，扫描**绿标**激活码，注册/登录人卫账号获取数字资源与电子教材。

❸ 扫描书内二维码或封底绿标激活码随时查看数字资源和电子教材。

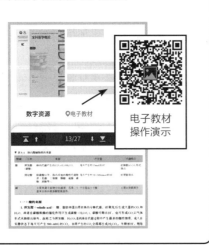

电子教材操作演示

❹ 登录 zengzhi.ipmph.com 或下载应用体验更多功能和服务。

扫描下载应用

客户服务热线 400-111-8166

前　言

党的二十大报告明确提出，实施科教兴国战略、人才强国战略、创新驱动发展战略，坚持教育优先发展，坚持为党育人、为国育才。教材是学校教育教学的基本依据，是解决"培养什么人、怎样培养人、为谁培养人"这一根本问题的重要载体，是贯彻党的教育方针和实现教育目标不可替代的重要抓手。要培养高素质的护理人才，必须出版高质量的精品教材。

《妇产科护理学》从第1版到第3版，紧跟学科发展，与时俱进，连续修订，不断丰富与完善，深受医学院校广大师生的好评，本教材第3版荣获首届全国教材建设奖全国优秀教材二等奖。

本教材坚持以习近平新时代中国特色社会主义思想为指导，全面贯彻党的二十大精神，落实立德树人根本任务，坚持守正创新的原则，在充分调研的基础上对第3版教材进行了修订，其特点如下所示。

（一）教材思政建设

1. 教材融入了社会主义核心价值观、中华优秀传统文化、医德医风、医者仁心等思政元素，着力培养学生"敬佑生命，救死扶伤，甘于奉献，大爱无疆"的医者精神，提升学生人文素养、法治意识、道德修养等综合素养。

2. 思政教育贯穿教材的始终。在各章节学习目标中增加了能力目标和素质目标，其中素质目标对本章节的思政教育提出了具体要求。然后通过案例导入与思考，在培养学生运用知识分析案例、解决问题的同时，教育和引导学生始终要把患者的生命安全和身心健康放在首位，提升学生关爱患者、尊重患者、善于沟通、保护隐私的职业素养，达到为党育人、为国育才的培养目标。

（二）坚持传承与创新

本教材修订紧扣高等学历继续教育护理专业人才培养目标，针对非零起点性、学历需求性、职业需求性、模式多样性的继续教育特点，着力传承上版教材的特色与风格，结合学科新进展，对部分内容做了更新和补充。通过知识链接、知识拓展、学科前沿，引入本学科的新理论、新技术和跨学科的相关知识，体现了教材的先进性。章末小结以思维导图的形式呈现各章节的重点、难点、知识点，便于学生学习理解，体现了教材的创新性。

（三）更新完善数字资源

本教材为纸数融合教材，本次修订在原有数字资源的基础上，进一步更新完善了数字课程、教学课件，更新了临床案例及自测题，可满足学生交互式学习需求。

本教材是国家卫生健康委员会"十四五"规划教材，可供全国高等学历继续教育护理学专业的学生、教师使用，也可供临床医护人员及相关专业人员学习、参考使用。

本次编写团队由来自全国15个单位的临床护理一线教师、专家组成。在编写过程中各位编者认真负责，充分体现了护理工作者严谨治学的优良作风和敬业精神，高质量地完成了本套教材的修订工作。同时，本教材的编写也得到了编者所在单位的大力支持，在此深表谢意。

　　在本教材的修订过程中，尽管编者们尽到了最大努力，但由于时间有限，不当之处在所难免，恳请广大师生和读者不吝批评指正。

张秀平

2024年10月

目　录

绪论

01章

学习目标

知识目标	1. 掌握妇产科护理学研究范畴、知识体系、实践特点。 2. 熟悉妇产科护理实践中的伦理学。 3. 了解妇产科护理学发展趋势和学习方法。
能力目标	能够按照妇产科护理人员的素质要求塑造自己。
素质目标	1. 具有强烈的专业价值感和社会责任感。 2. 具有女性全生命周期健康管理的理念。

妇产科护理学是研究女性一生不同时期生殖系统生理和病理变化，处理女性现存和/或潜在健康问题，为女性健康提供服务的科学。服务对象是生命各阶段不同健康状况的女性，这是妇产科护理学不同于其他学科的最基本特征。

【妇产科护理学的研究范畴与知识体系】

（一）妇产科护理学的研究范畴

包括产科护理、妇科护理、计划生育、妇女保健。

产科护理是研究女性在妊娠期、分娩期和产褥期全过程中孕产妇、胎儿及新生儿现存和/或潜在健康问题，并为其提供健康服务的一门学科。其主要任务是为孕产妇、胎儿及新生儿提供护理与保健，目的是降低孕产妇、围产儿的发病率、死亡率和致残率，提高人口素质。

妇科护理是一门研究非孕女性生殖系统生理及病理状态下现存和/或潜在的健康问题，并运用护理知识与技术为服务对象提供健康服务的学科。其主要任务是为女性生殖系统疾病患者提供护理及健康教育。

计划生育主要研究女性生育的调控，包括生育时期的选择、生育数量和间隔的控制、避孕方法及非意愿妊娠的处理等。

妇女保健是指为健康女性提供自我保健知识，预防疾病并维持健康状态。其主要任务是以预防为主，促进妇女各期及生殖健康的保健服务。

（二）妇产科护理学的知识体系

具体内容见图1-1。

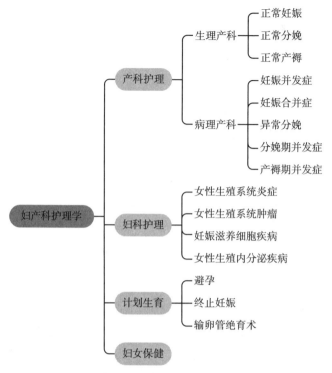

▲ 图1-1 妇产科护理学知识体系

【妇产科护理学的发展趋势】

随着妇产科医学研究的迅猛发展，妇产科护理的职能也逐渐扩大，护理工作内容更加丰富，护理人员的执业场所逐渐由医院扩大到家庭和社会，工作内容也从被动地执行医嘱，扩大到提供整体化护理；护理人员所承担的角色也越来越多，他们不但是临床一线的照顾者、教育者和咨询者，而且还是管理者和研究者。近年来，随着妇产科医学医疗技术的快速发展，妇产科护理也面临新的挑战和机遇。

产科方面，随着国家二孩、三孩政策的有效实施，将有一批高龄妇女面临再生育问题，这些妇女和家庭的生育咨询、孕产期保健、产后护理、新生儿喂养等方面的需求，对妇产科护理人员提出了更高的要求。"以家庭为中心的产科护理"成为目前产科护理的新模式，它是指以孕产妇及其家庭成员为服务对象，以照顾者、家庭成员、孕产妇共同参与为主要模式，使家庭作用贯穿于产前、产时、产后及出院后全过程，以满足孕产妇身心健康的护理服务。基于"以家庭为中心的产科护理"理念，一些医院建立了家庭化产房，实施导乐陪伴分娩和母婴一体化护理，给产妇以家庭为中心的产时分娩支持、产后护理、出院指导及产后访视，提高产妇和家庭的自我管理及新生儿护理能力，使产科护理更加人性化、自然化、家庭化。另外，中医护理技术如艾灸、热熨、拔罐、按摩、捏脊、耳穴贴压等在女性生育分娩、产后康复过程中应用广泛，可以缓解不适症状，促进女性健康，产生良好效果。

妇科方面，随着妇科肿瘤诊疗技术的发展，机器人手术、人工智能、互联网、大数据、云计算在医疗领域的应用，给妇科护理人员提出了配合诊疗的新挑战，同时也将把现有的疾病诊疗模式推向全过程健康管理模式，妇产科护理将转变为女性全生命周期的健康管理。

【妇产科护理的实践特点】

妇产科护理学因其研究与服务的对象是女性，与其他学科相比具有不同的特点。妇产科护理人员在实践过程中要充分理解女性心理，尊重女性，保护隐私，将人文关怀贯穿于护理全过程。

1. 服务对象的"特殊性" 妇产科护理工作常涉及女性身体或心理的"隐私"。因此，护理人员在护理工作实践中既要密切观察服务对象的生理、病理变化，又要充分关注其心理变化，注意保护其隐私。

2. 服务对象的"家庭性" 近年来，产科护理越来越提倡"以家庭为中心的产科护理"理念。妊娠、分娩已不仅是孕产妇的个人行为，而是孕产妇及其家庭成员共同参与的家庭行为。随着二孩、三孩政策的全面落实，这一理念的适用性得到更好的体现。在护理工作实践中除照顾好孕产妇外，还要指导家庭成员，尤其要鼓励其丈夫积极参与，以协助女性顺利度过妊娠期和分娩期，并在促进产后新家庭的建立与和谐发展中起到重要作用。

3. 服务对象的"兼顾性" 在产科护理工作中，服务对象是母子两个，两者在生理与病理变化上既相互独立也相互影响。因此，在产科护理工作中既要确保孕产妇健康、安全，也要保障胎儿在子宫内的正常发育及新生儿的健康，两者同样重要而且息息相关。

4. 孕产过程的"易变性" 孕产过程是一个漫长而又复杂易变的过程，各种意外均有可能发生，具有不可预见性的特点。因此，产科工作需要护理人员具有良好的判断力和熟练解决问题、处理突发事件的能力。

【妇产科护理实践中的伦理学】

妇产科护理学是主要研究女性生殖系统的学科，涉及生育、婚姻、家庭、社会等多方面的隐私，护理工作中的伦理问题更为复杂和突出。因此，妇产科护理人员必须掌握医学伦理的基本原则，以便在面临伦理困境时能够有据可依，作出恰当的伦理决策，防止在工作中发生违背医学伦理的问题。医学伦理的基本原则是指导护理人员实施护理的行为准则，主要包括尊重原则、不伤害原则、有利原则和公正原则。

1. 尊重原则 首先要尊重患者的自主性，自主是尊重原则的核心和基础。自主权是指个体做自我决定的权利。尊重患者的自主权，是指在对患者进行治疗和护理的过程中，应尊重患者对有关自己医疗护理问题的自主决定，主要体现为患者的知情同意。知情同意是指患者及家属在获得足够信息并完全理解的情况下，自愿同意或接受某些诊疗和护理措施，知情同意必须符合以下三个条件。① 充分知情：是指患者必须对所接受的诊断治疗和护理完全知情，了解其原因、方法、优缺点及可能出现的反应或副作用等，并能够对各种方法可能的后果作出利弊评价。② 完全自愿：是指在没有任何外来的干预、暗示、诱导、欺骗或强迫等因素影响下同意的。③ 精神情绪正常稳定：是指患者或家属是在意识完全清醒，情绪稳定，有能力作出判断及决定的情况下同意的。

患者的自主权只适用于能作出理性决定的患者，有些患者因身体和心理的特殊情况，自主性会降低，如婴幼儿、精神障碍、意识丧失的患者，由于其本身不具备理性思考和判断能力，而不具备自主决定的能力。对这类患者，护理人员在提供护理服务过程中应主动保护，促进其恢复健康。

2. 不伤害原则　不伤害是指在采取医疗护理措施时，无论动机或效果，均应避免对患者造成伤害，是医疗卫生服务的最低标准。在临床护理工作中，护理人员要用评判性思维选择适合患者的最佳护理方案。

3. 有利原则　是将患者健康放在首位，并切实促进患者健康的伦理原则。在临床实践中护理人员应权衡各项护理方案的利害大小，慎重作出伦理决策，使护理行为给患者带来最大的益处和最小的危害，避免决策不当对患者造成伤害。

4. 公正原则　在处理患者之间、医患之间、患者和社会之间的利益关系时，要做到公平公正、合情合理。

【妇产科护理学的学习方法】

妇产科护理学是一门实践性很强的学科，在学习过程中必须注重理论联系临床实践。学习妇产科护理学，必须具备医学基础学科、护理学专业基础学科和社会人文学科的知识，如解剖学、生理学、病理学、组织学与胚胎学、基础护理学、健康评估、心理学及伦理学等，同时还要掌握奥瑞姆自护理论（Orem self-care theory）、罗伊适应模式（Roy adaptation model）及马斯洛的人类基本需要层次论（Maslow's hierarchy of basic human needs theory）等理论，充分运用护理程序及护理技术为服务对象实施整体护理。

【妇产科护理人员的素质要求】

1. 医德修养　妇产科护理工作的特点是工作量大，床位周转快，工作时间不确定，夜间临产的概率高，因此，妇产科护理人员必须具备吃苦耐劳、坚忍不拔、乐观向上、全身心投入工作的奉献精神。同时，在妇产科护理服务中，常涉及生育、婚姻、家庭、社会等伦理问题，妇产科护理人员必须加强职业道德修养，严守职业道德规范，具有保护服务对象隐私的职业操守。产科护理常常需要同时照顾母亲和新生儿，护理人员必须具有慎独、仁爱、善良、真诚、严谨的道德情感。

2. 业务素质　在具有扎实的基础护理知识与技能的基础上，还必须具备以下综合能力素质。

（1）敏锐的观察能力：女性妊娠、分娩过程复杂，且情况多变，妇科患者手术多，术后发生并发症的概率较高。因此，妇产科护理人员需要具备敏锐的观察力，随时发现患者的病情变化，并及时解决相关问题，为后续的治疗和护理赢得时间。

（2）娴熟的操作能力：扎实的专业知识和娴熟的技术操作是妇产科护理人员必备的业务能力。妇产科是一门专业性、技术性很强的学科，要求护理人员不仅要掌握妇产科的基本理论、基本知识，还要具有娴熟的专科技术和急救技术，以应对妇产科患者的意外事件，确保母婴安全。

（3）良好的沟通能力：建立良好的护患关系，是做好妇产科护理工作的基础。通过与患者沟通交流，详细询问健康史，充分收集与健康相关的信息，及时作出正确的判断。

（4）果断的决策能力：在妇产科护理工作中，经常会有不同程度的异常情况需要紧急处理，妇产科护理人员要有正确的判断能力和果断的决策能力，为患者转危为安争取最佳时机。

（5）协调合作能力：妇产科急危重症患者较多，不确定因素和突发事件时有发生，孕产妇及患者的具体情况和需求千差万别。要满足服务对象的需求，仅靠个体努力是远远不够的，必须以团队工作的形式，通过优势互补，最大限度地利用资源，达到最好的效果。因此，护理人员的协调合作能力尤为重要。

（6）自我调适能力：由于妇产科护理人员长期处于高强度的工作环境中，又面临专业发展、知识更新、事业竞争等带来的挑战，以及家庭生活带来的压力，可能会产生急躁、不耐烦的情绪。因此，妇产科护理人员必须具有良好的自我疏导、自我调节能力，学会控制和管理自己情绪，切忌把情绪带入工作中。

3. 身心健康素质 妇产科护理人员不仅要具有强健的身体素质，还要有热情开朗、积极向上的心理素质，只有身心健康才能做好妇产科护理工作，满足服务对象的需求。

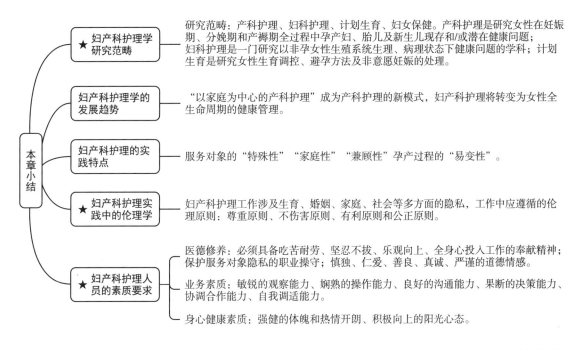

（张秀平）

**复习
参考题**

1. 简述妇产科护理学研究范畴。
2. 简述妇产科护理人员的素质要求。

第二章 女性生殖系统解剖与生理

学习目标

知识目标	1. 掌握女性生殖器官的构成及功能；骨盆的构成；卵巢的周期性变化及雌、孕激素的生理功能。 2. 熟悉骨盆各平面的形态及特点。 3. 了解月经的临床表现及月经周期的调节。
能力目标	能够结合所学知识识别女性生殖系统解剖与生理的异常。
素质目标	具有尊重、关心、体贴女性，并保护其隐私的职业素养。

第一节 女性生殖系统解剖

女性生殖系统包括外生殖器、内生殖器及其相关组织，生殖器官位于骨盆内，骨盆与产妇经阴道分娩关系密切，因此在此进行阐述。

【外生殖器】

女性外生殖器又称外阴，指女性生殖器官的外露部分，包括耻骨联合至会阴及两股内侧间的组织，如阴阜、大阴唇、小阴唇、阴蒂和阴道前庭（图2-1）。

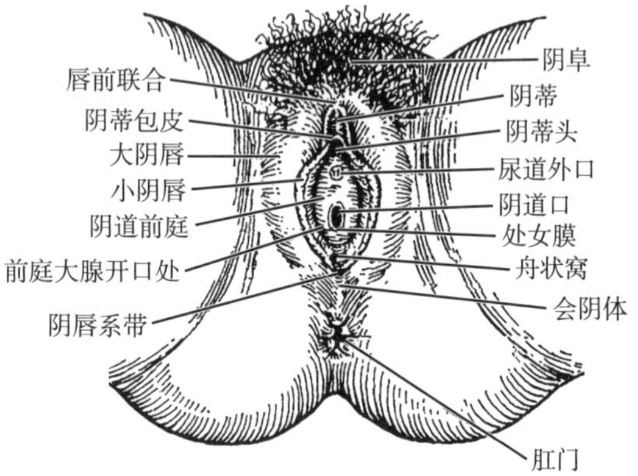

（一）阴阜（mons pubis）

为位于耻骨联合前方隆起的脂肪垫。青春期皮肤开始生长阴毛，呈倒三角形。阴毛为女性第二性征之一，其疏密、粗细、色泽存在种族和个体差异。

唇前联合　　阴阜
阴蒂包皮　　阴蒂
大阴唇　　阴蒂头
小阴唇　　尿道外口
阴道前庭　　阴道口
前庭大腺开口处　　处女膜
　　舟状窝
阴唇系带　　会阴体
　　肛门

▲ 图2-1　女性外生殖器

（二）大阴唇（labium majus）

为两股内侧纵行隆起的一对皮肤皱襞，起于阴阜，止于会阴。大阴唇外侧面为皮肤，青春期长出阴毛，内有皮脂腺和汗腺，皮下为疏松的结缔组织和脂肪组织，含有丰富的血管、淋巴管和神经，外伤后易形成血肿。大阴唇内侧面湿润似黏膜。未产妇女两侧大阴唇自然合拢，产后向两侧分开，绝经后大阴唇呈萎缩状，阴毛稀少。

（三）小阴唇（labium minus）

为位于大阴唇内侧的一对薄皱襞。表面湿润、褐色、无毛，富含神经末梢，极敏感。两侧小阴唇在前端相互融合，并分成两叶包绕阴蒂，前叶形成阴蒂包皮，后叶形成阴蒂系带。大、小阴唇后端会合，在正中线形成阴唇系带。

（四）阴蒂（clitoris）

位于小阴唇顶端的联合处，类似男性阴茎海绵体组织，有勃起性。分为阴蒂头、阴蒂体、阴蒂脚三部分。仅阴蒂头显露于外阴，富含神经末梢，极敏感，为性反应器官。

（五）阴道前庭（vaginal vestibule）

指两侧小阴唇之间的菱形区，前为阴蒂，后为阴唇系带。在此区域内，前方有尿道外口，后方有阴道口。阴道口与阴唇系带之间有一浅窝，称为舟状窝（又称阴道前庭窝）。此区域内有以下结构。

1. 前庭球 又称球海绵体，位于前庭两侧，由具有勃起性的组织构成。其前部与阴蒂相接，后部与前庭大腺相邻，表面被球海绵体肌覆盖。

2. 前庭大腺 又称巴氏腺（Bartholin gland），位于大阴唇后部，如黄豆大小，左右各一。腺管长1~2cm，向内侧开口于阴道前庭后方小阴唇与处女膜之间的沟内，性兴奋时分泌黏液起润滑作用。正常情况下不能触及此腺体，感染时腺管口堵塞可形成前庭大腺囊肿或脓肿。

3. 尿道外口 位于阴蒂头的后下方，略呈圆形，其后壁有一对尿道旁腺，腺体开口小，容易有细菌潜伏。

4. 阴道口（vaginal orifice）及处女膜（hymen） 阴道口位于尿道外口后方，阴道口覆盖一层较薄的黏膜，称为处女膜；膜中央有一孔，孔的形状、大小及膜的厚薄因人而异。处女膜多在初次性交时破裂，分娩后仅留下处女膜痕。

【内生殖器】

女性内生殖器位于真骨盆内，包括阴道、子宫、输卵管及卵巢，后两者合称子宫附件（图2-2）。

（一）阴道（vagina）

1. 功能 是性交器官，也是月经血排出及胎儿娩出的通道。

2. 位置与形态 位于真骨盆下部的中央，上宽下窄，前壁长7~9cm，与膀胱及尿道相邻，后壁长10~12cm，与直肠贴近。上端包绕子宫颈阴道部，下端开口于阴道前庭后部。子宫颈与阴道间的圆周状隐窝，称为阴道穹隆（vaginal fornix）。按其位置可分为前、后、左、右四部分，其中阴道后穹隆最深，其顶端与盆腔最低的直肠子宫陷凹紧密相邻，临床上可经此穿刺或引流，辅助诊断与治疗，在临床上具有重要意义。

3. 组织结构 阴道壁自内向外由黏膜层、肌层和纤维层组成。黏膜层由复层扁平上皮（又称复层鳞状上皮）覆盖，淡红色，无腺体，有许多横行皱襞，伸展性较大，受性激素影响有周期性变化。阴道壁富有静脉丛，损伤后易出血或形成血肿。幼女及绝经后妇女的阴道黏膜上皮变薄，皱襞少，伸展性小，易受创伤及感染。

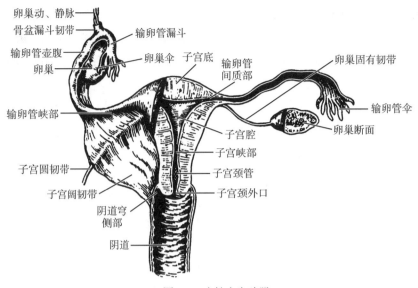

卵巢动、静脉

骨盆漏斗韧带 —— 输卵管漏斗

输卵管壶腹 —— 卵巢伞 子宫底 输卵管

卵巢 间质部

卵巢固有韧带

输卵管峡部 输卵管伞

子宫腔 卵巢断面

子宫峡部

子宫圆韧带 子宫颈管

子宫阔韧带 子宫颈外口

阴道穹
侧部

阴道

▲ 图2-2 女性内生殖器

（二）子宫（uterus）

1. 功能 是孕育胚胎、胎儿和产生月经的器官。

2. 位置与形态 子宫位于骨盆腔中央，前为膀胱，后为直肠，下端接阴道，两侧是输卵管和卵巢。正常情况下子宫底位于骨盆入口平面以下，子宫颈外口位于坐骨棘水平稍上方，成人子宫的正常位置呈轻度前倾前屈位，主要靠子宫韧带及骨盆底肌和筋膜的支托作用。子宫是有腔壁厚的肌性器官，呈前后略扁的倒置梨形，成人非孕时子宫长7~8cm，宽4~5cm，厚2~3cm，重50~70g，容量约5ml。子宫上部较宽，称为子宫体，子宫体顶部称为子宫底，子宫底两侧称为子宫角，子宫下部较窄呈圆柱形称为子宫颈。子宫腔为上宽下窄的三角形，两侧子宫角通输卵管，尖端朝下通子宫颈管。子宫体与子宫颈之间形成的最狭窄部分，称为子宫峡部，在非妊娠时长约1cm。子宫峡部的上端因解剖上狭窄又称解剖学内口，下端因黏膜组织在此处由子宫内膜转变为宫颈黏膜又称组织学内口。子宫颈内腔呈梭形称为子宫颈管，成年妇女长2.5~3cm，其下端称为子宫颈外口。未产妇的子宫颈外口为圆形；经产妇的子宫颈外口因受分娩的影响呈横裂状，将子宫颈分为前唇和后唇。

3. 组织结构

（1）子宫体：子宫壁由内向外分为子宫内膜层、肌层和浆膜层。子宫内膜层表面由单层柱状上皮覆盖，表面2/3为致密层和海绵层，统称为功能层，受卵巢激素的影响发生周期性剥脱出血形成月经。靠近子宫肌层的1/3内膜为基底层，不受卵巢激素影响，无周期性变化，可增生修复功能层。子宫肌层较厚，由大量平滑肌组织和少量弹力纤维组成，分为3层，内层肌纤维环行排列，外层纵行排列，中层交叉排列。子宫收缩时血管被压缩可有效地控制子宫出血。子宫浆膜层最薄，为覆盖在子宫底及子宫前后面的脏腹膜。在子宫前面，近子宫峡部处的腹膜向前反折覆盖膀胱，形成膀胱子宫陷凹。在子宫后面，腹膜沿子宫壁向下，至子宫颈后方及阴道后穹隆再折向直肠，形成直肠子宫陷凹，也称道格拉斯陷凹（Douglas pouch）。

（2）子宫颈：主要由结缔组织构成，也含平滑肌纤维、弹力纤维和血管。子宫颈管内膜为单层柱状上皮，子宫颈阴道部被覆复层鳞状上皮，子宫颈外口柱状上皮与鳞状上皮交界处是子宫颈癌的好发部位。

4. 子宫韧带 子宫有4对韧带。韧带与骨盆底肌肉和筋膜共同维持子宫的正常位置（图2-3）。

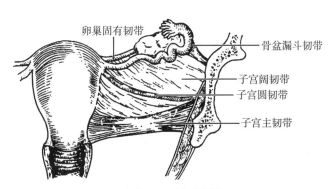

▲图2-3 子宫各韧带

（1）子宫圆韧带：呈圆索状，起自两侧子宫角的前面，向前方伸展达两侧骨盆壁，再经腹股沟管，终止于大阴唇前端，有维持子宫前倾的作用。

（2）子宫阔韧带：位于子宫两侧呈翼状的双层腹膜皱襞，由子宫两侧至骨盆壁，将骨盆分为前、后两部分，维持子宫在盆腔的正中位置。韧带有前后两叶，其上缘游离，内2/3部包裹输卵管（伞部无腹膜覆盖），外1/3部移行为骨盆漏斗韧带或称为卵巢悬韧带，卵巢动静脉由此穿行。卵巢内侧与子宫角之间的子宫阔韧带稍增厚，称为卵巢固有韧带或卵巢韧带。在子宫体两侧的子宫阔韧带中有丰富的血管、神经、淋巴管及大量疏松结缔组织，称为宫旁组织。子宫动、静脉和输尿管从子宫阔韧带基底部穿过。

（3）子宫主韧带：又称子宫颈横韧带，横行于子宫颈两侧和骨盆侧壁之间，为一对坚韧的平滑肌与结缔组织纤维束，有固定子宫颈于正常位置的作用。

（4）子宫骶韧带：起自子宫颈后上侧方，向两侧绕过直肠到达第2、3骶椎前面的筋膜。韧带含平滑肌和结缔组织，将子宫颈向后上牵引，间接保持子宫于前倾位置。

（三）输卵管（fallopian tube；oviduct）

1. 功能 是精子与卵子相遇受精的部位，也是向子宫腔运送受精卵的通道。

2. 位置与形态 为一对细长弯曲的肌性管道，内侧与子宫角相连，外端游离，与卵巢相近，全长8~14cm。根据输卵管的形态由内向外分为间质部、峡部、壶腹部和伞部4个部分：① 间质部，为通入子宫壁内的部分，管腔最窄，长约1cm；② 峡部，在间质部外侧，管腔较窄，长2~3cm；③ 壶腹部，在峡部外侧，管腔宽大弯曲，长5~8cm，是正常受精的部位；④ 伞部，为输卵管的末端，开口于腹腔，游离端呈漏斗状，又称漏斗部，长1~1.5cm，有"拾卵"作用。

3. 组织结构 输卵管由3层构成：外层为浆膜层，为腹膜的一部分，即为子宫阔韧带的上缘；中层为平滑肌层，该层肌肉的收缩有协助拾卵、运送受精卵及一定程度地阻止经血逆流和子宫腔内感染向腹膜扩散的作用；内层为黏膜层，由单层高柱状上皮组成，其中有分泌细胞及纤毛细胞，纤毛向子宫腔方向摆动，协助孕卵的运行。输卵管也受卵巢激素影响有周期性变化。

（四）卵巢（ovary）

1. 功能　产生与排出卵子，并分泌甾体激素。

2. 位置与形态　卵巢位于输卵管后下方，其外侧以骨盆漏斗韧带连于骨盆壁，内侧以卵巢固有韧带与子宫相连。卵巢为一对扁椭圆形的性腺，青春期前，卵巢无排卵，表面较光滑，青春期开始排卵后，表面逐渐凹凸不平，成年妇女的卵巢约4cm×3cm×1cm，重5~6g，呈灰白色，绝经后萎缩变小、变硬。

3. 组织结构　卵巢表面无腹膜，由单层立方上皮覆盖，称为生发上皮，有利于成熟卵子的排出，但同时也易于卵巢癌的恶性细胞播散。上皮的深面有一层致密纤维组织，称为白膜。白膜下为卵巢实质，分为外层的皮质与内层的髓质2个部分。皮质在外层，内有数以万计的原始卵泡（又称始基卵泡）及致密结缔组织；髓质在卵巢的中央，无卵泡，但有疏松结缔组织及丰富的血管、神经、淋巴管和少量的平滑肌纤维等（图2-4）。

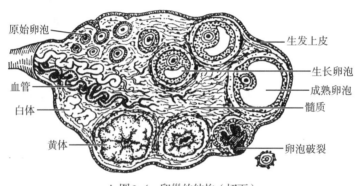

▲ 图2-4　卵巢的结构（切面）

【血管、淋巴及神经】

（一）血管

女性生殖器官的血液供应主要来自卵巢动脉、子宫动脉、阴道动脉及阴部内动脉。各部位的静脉均与同名动脉伴行，静脉数量较多，在相应器官及其周围形成静脉丛且互相吻合，所以盆腔感染易于蔓延。

（二）淋巴

女性生殖器官和盆腔有丰富的淋巴管和淋巴结，均伴随相应的血管而行，分为外生殖器淋巴与盆腔淋巴2组。当内、外生殖器发生炎症或癌症时，可沿各部回流的淋巴管扩散，引起相应的淋巴结肿大。

（三）神经

女性生殖器官由躯体神经和自主神经共同支配。

1. 外生殖器的神经支配　主要由阴部神经支配。阴部神经由第Ⅱ、Ⅲ、Ⅳ骶神经分支组成，含感觉和运动神经纤维，伴阴部内动脉同行，在坐骨结节内侧下方分成会阴神经、阴蒂背神经及肛神经3支，分布于会阴、阴唇及肛门周围，此处是会阴侧切时神经阻滞麻醉的药物注射点。

2. 内生殖器的神经支配　主要由交感神经和副交感神经支配。交感神经纤维由腹主动脉前神经丛分出，进入盆腔后分为卵巢神经丛和骶前神经丛，分布于卵巢、输卵管、子宫体、子宫颈和膀胱上部等。子宫平滑肌有自主节律性活动，因此，临床上低位截瘫的产妇也能自然分娩。

【邻近器官】

女性生殖器官与尿道、膀胱、输尿管、直肠及阑尾相邻。生殖器官的损伤、感染易波及邻近器官，同样，邻近器官的疾病也会影响生殖器官。

（一）尿道（urethra）

为肌性管道，长4~5cm，直径约0.6cm，从膀胱三角尖端开始，穿过尿生殖膈，终止于阴道前庭部的尿道外口。由于女性尿道短而直，邻近阴道，易发生泌尿系统感染。

（二）膀胱（urinary bladder）

为囊状肌性器官，排空的膀胱位于耻骨联合和子宫之间，膀胱充盈时可突向盆腔甚至腹腔。膀胱壁由浆膜层、肌层和黏膜层构成。充盈的膀胱妨碍盆腔检查，并在盆腔手术中易受误伤，故妇科检查及盆腔手术前必须排空膀胱。

（三）输尿管（ureter）

为一对圆索状肌性管道，起自肾盂，止于膀胱。从肾盂沿腰大肌前面偏中线侧下行，在骶髂关节处进入盆腔，继续下行，至子宫阔韧带基底部向前内方行，于子宫颈外侧约2cm处在子宫动脉下方穿过，于子宫颈阴道上部的外侧1.5~2cm处斜向前内穿越输尿管隧道进入膀胱（图2-5）。在施行子宫切除结扎子宫动脉时，应避免损伤输尿管。

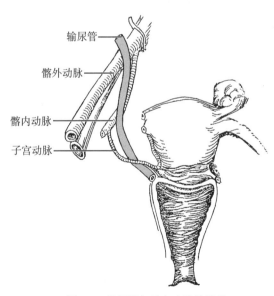

输尿管

髂外动脉

髂内动脉

子宫动脉

▲ 图2-5　输尿管与子宫动脉的关系

（四）直肠（rectum）

位于盆腔后部，上接乙状结肠，下连肛管，前为子宫及阴道，后为骶骨，全长10~14cm。直肠前面与阴道后壁相连，盆底肌肉与筋膜受损伤，常与阴道后壁一并脱出。肛管长2~3cm，借会阴体与阴道下段分开，分娩时应注意保护会阴，避免损伤肛管。

（五）阑尾（vermiform appendix）

上连接盲肠，通常位于右髂窝内。其位置、长短、粗细变化较大，下端有时可达右侧输卵管及卵巢部。女性患阑尾炎时可累及子宫附件。妊娠期阑尾的位置可随子宫增大而向上向外移位。

【骨盆】

骨盆（pelvis）是支持躯干和保护盆腔脏器的重要器官，同时又是胎儿经阴分娩的必经通道，其大小、形状直接影响分娩。通常女性骨盆宽而浅，有利于胎儿娩出。

（一）骨盆的组成

1. 骨骼　骨盆由左右2块髋骨及1块骶骨、1块尾骨组成。每块髋骨又由髂骨、坐骨及耻骨融合而成；骶骨由5~6块骶椎融合而成；尾骨由4~5块尾椎融合而成（图2-6）。

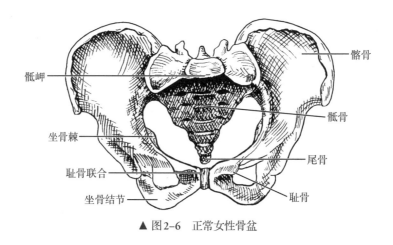

▲ 图2-6　正常女性骨盆

2. 关节　包括耻骨联合、骶髂关节和骶尾关节。在骨盆前方，两侧耻骨之间由纤维软骨连接，称为耻骨联合；在骨盆后方，骶骨和髂骨之间形成骶髂关节；骶骨与尾骨之间为骶尾关节，骶尾关节有一定的活动度。

3. 韧带　骨盆关节的周围均由韧带附着，其中以骶骨、尾骨与坐骨棘之间的骶棘韧带和骶骨、尾骨与坐骨结节之间的骶结节韧带比较重要。妊娠期受性激素影响，韧带松弛，有利于分娩。

（二）骨盆的标记

1. 骶岬　第1骶椎向前突出，形成骶岬，是骨盆内测量的重要指示点，也是妇科腹腔镜手术的重要标志点之一。

2. 坐骨棘　坐骨后缘中点的突出部分，是分娩时判断胎先露下降程度的标志。

3. 耻骨弓　耻骨两降支的前部相连构成耻骨弓，其间的夹角为耻骨弓角度，正常值为90°~100°。

（三）骨盆的分界

以耻骨联合上缘、髂耻缘及骶岬上缘的连线为界，分界线之上为假骨盆，又称大骨盆；分界线之下为真骨盆，又称小骨盆，是胎儿娩出的骨产道。假骨盆与产道无直接关系，测量假骨盆的径线可以间接了解真骨盆的大小及形态。

（四）骨盆的类型

骨盆的形态、大小因人而异，造成差异的因素有种族、遗传、营养、性激素、疾病等。根据骨盆形状，按Callwell与Moloy骨盆分类法，分为4种类型（图2-7）。

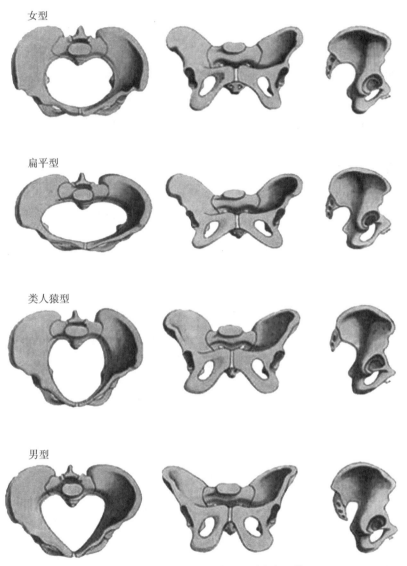

女型

扁平型

类人猿型

男型

▲ 图2-7　骨盆4种基本类型及其各部比较

1. 女型骨盆　骨盆入口呈横椭圆形，入口横径较前后径稍长，骨盆侧壁直，坐骨棘不突出，坐骨棘间径≥10cm，耻骨弓较宽，为女性正常骨盆。此型最常见，我国妇女占52%~58.9%。

2. 扁平型骨盆　骨盆入口呈扁椭圆形，入口横径大于前后径，骶骨变直向后翘或深弧形，耻骨弓宽，骨盆浅。此型较常见，我国妇女占23.2%~29%。

3. 类人猿型骨盆　骨盆入口呈长椭圆形，入口横径小于前后径，骨盆两侧壁稍内聚，骶骨向后倾斜，坐骨棘较突出，坐骨切迹较宽，耻骨弓较窄。此型骨盆前部较窄而后部较宽，较其他类型深。我国妇女占14.2%~18%。

4. 男型骨盆　骨盆入口略呈三角形，两侧壁内聚，骶骨较直而前倾，坐骨棘突出，坐骨切迹窄。骨盆腔呈漏斗状，往往造成难产。此型少见，我国妇女仅占1%~3.7%。

上述4种基本类型只是理论上的归类，临床所见多是混合型骨盆。

【骨盆底】

骨盆底是封闭骨盆出口的软组织，由多层肌肉和筋膜组成，承托盆腔脏器并保持其正常位置。若骨盆底组织结构和功能异常，可以导致骨盆底功能障碍性疾病。骨盆底的前方是耻骨联合下缘，后方是尾骨尖，两侧是耻骨降支、坐骨升支及坐骨结节。两侧坐骨结节前缘的连线将骨盆底分为前后两部，前部是尿生殖三角（又称尿生殖区），有尿道和阴道通过。后部是肛门三角，有肛管通过。骨盆底由外向内分为3层。

（一）外层

为浅层筋膜与肌肉。在外生殖器、会阴皮肤及皮下组织的下面有会阴浅筋膜，其深面有球海绵体肌、坐骨海绵体肌、会阴浅横肌和肛门外括约肌。此层肌肉的肌腱汇合于阴道外口与肛门之间，形成会阴体（又称会阴中心腱）（图2-8）。

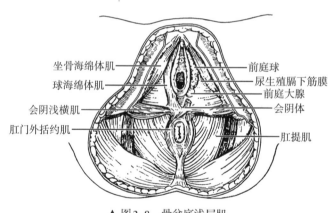

坐骨海绵体肌　　　　　　前庭球
球海绵体肌　　　　　　尿生殖膈下筋膜
　　　　　　　　　　前庭大腺
会阴浅横肌　　　　　　会阴体
肛门外括约肌　　　　　　肛提肌

▲ 图2-8　骨盆底浅层肌

（二）中层

即尿生殖膈，由上下两层坚韧的筋膜和位于其间的会阴深横肌、尿道括约肌构成，覆盖于由耻骨弓、两侧坐骨结节形成的骨盆出口前部三角形平面上，其间有尿道和阴道穿过（图2-9）。

（三）内层

即盆膈，是骨盆底最坚韧的一层，由肛提肌及其内、外面各覆盖一层筋膜组成，自前向后有尿道、阴道及直肠穿过。肛提肌自前内向后外由耻尾肌、髂尾肌、坐尾肌3部分组成（图2-10）。有加强盆底托力的作用。

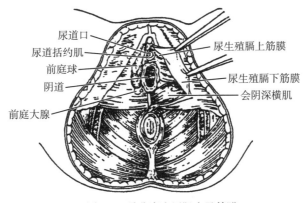

▲ 图2-9 骨盆底中层肌肉及筋膜

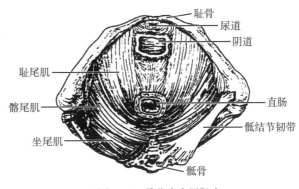

▲ 图2-10 骨盆底内层肌肉

会阴有广义和狭义之分。广义的会阴是指封闭骨盆出口的所有软组织，前至耻骨联合下缘，后至尾骨尖，两侧是耻骨降支、坐骨支、坐骨结节和骶结节韧带。狭义的会阴是指阴道口与肛门之间的软组织，厚3~4cm，由外向内逐渐变窄呈楔形，表面为皮肤及皮下脂肪，内层为会阴体。会阴伸展性大，妊娠后期会阴组织变松软，有利于分娩。分娩时要注意保护会阴，以免裂伤。

第二节 女性生殖系统生理

【女性一生各阶段的生理特点】

女性从胎儿形成到衰老是渐进的生理过程，也是下丘脑-垂体-卵巢轴功能发育、成熟和衰退的过程。根据妇女一生的特点，划分为胎儿期、新生儿期、儿童期、青春期、性成熟期、绝经过渡期和绝经后期7个阶段，但各阶段并非截然分开，可因遗传、环境、营养等条件不同而有个体差异。

（一）胎儿期

受精卵是由父系和母系来源的23对（46条）染色体组成的新个体，其中1对染色体在性发育中起决定性作用，称为性染色体。性染色体X与Y决定着胎儿的性别，XX合子发育为女性，XY合子发育为男性。

（二）新生儿期

出生后4周内称为新生儿期。女性胎儿由于受母体内胎盘及卵巢产生的性激素影响，出生时新生儿外阴较丰满，乳房略隆起或有少许泌乳；出生后新生儿血中女性激素水平因脱离母体而迅速下降，可出现少量血性分泌物，即假月经。这些都是正常生理现象，可在短期内自然消退。

（三）儿童期

从出生后4周到12岁称为儿童期。在8岁之前，儿童体格持续增长和发育，但生殖器官仍为幼稚型。约8岁后，卵巢内的卵泡受垂体促性腺激素的影响，有一定的发育并分泌性激素，但达不到成熟阶段。

（四）青春期

从乳房发育等第二性征出现至生殖器官逐渐发育成熟，获得性生殖能力的一段生长发育期，称为青春期。世界卫生组织（WHO）规定青春期为10~19岁。这一时期的生理特点如下所示。

1. 生长加速　此期体格加速生长，月经初潮后增长速度减缓。

2. 第一性征发育　即生殖器官发育，卵巢增大，卵泡开始发育和分泌性激素，使内、外生殖器进一步发育。生殖器官从幼稚型变为成人型，阴阜隆起；大小阴唇变肥厚并有色素沉着；阴道长度及宽度增加，阴道黏膜变厚并出现皱襞；子宫增大，尤其子宫体明显增大，使子宫体占子宫全长的2/3；输卵管变粗，卵巢增大，卵巢皮质内有不同发育阶段的卵泡，使卵巢表面稍呈凹凸不平。此时虽已初步具备生育能力，但整个生殖系统的功能尚未完善。

3. 第二性征出现　包括音调变高，乳房发育，出现阴毛及腋毛，骨盆横径大于前后径，胸、肩及髋部皮下脂肪增多，形成女性特有的体态。

4. 月经来潮　第一次月经来潮，称为月经初潮（menarche），是青春期开始的一个重要标志。此时卵巢功能尚不完善，月经周期常不规则。

（五）性成熟期

性成熟期又称为生育期，是卵巢生殖功能与内分泌功能最旺盛的时期。一般自18岁左右开始，历时约30年，此期妇女卵巢功能成熟，有规律地周期性排卵。生殖器官各部及乳房在卵巢分泌的性激素作用下发生周期性变化。

（六）绝经过渡期

指卵巢功能开始衰退直至最后一次月经的时期。可从40岁开始，历时短则1~2年，长至10~20年。妇女一生中最后一次月经称为绝经。世界卫生组织将卵巢功能开始衰退直至绝经后1年内称为围绝经期。由于卵巢功能逐渐衰退，卵泡不能成熟及排卵，常出现无排卵性"月经"；此期雌激素水平降低，可出现血管舒缩障碍和神经精神症状。

（七）绝经后期

指绝经后的生命时期。妇女60岁以后进入老年期。此期卵巢间质的内分泌功能逐渐消退，体内雌激素明显下降，整个机体发生衰老改变，生殖器官进一步萎缩。

【卵巢功能及周期性变化】

（一）卵巢的功能

卵巢为女性的性腺，其主要功能是产生卵子和分泌女性激素。因此，卵巢具有生殖功能和内分泌功能。

（二）卵巢的周期性变化

从青春期开始至绝经前，卵巢在形态和功能上发生周期性变化，称为卵巢周期（图2-11）。

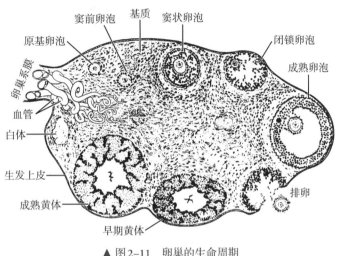

▲ 图2-11　卵巢的生命周期

按卵泡的发育及成熟、排卵、黄体形成与退化分述如下。

1. 卵泡的发育与成熟　新生儿出生时卵巢有100万~200万个原始卵泡，至青春期，卵泡数量下降，只剩下30万~40万个。进入青春期后，卵泡发育成熟的过程则依赖于促性腺激素的刺激。性成熟期每月发育一批卵泡，其中一般只有1个优势卵泡可以完全成熟并排出卵子，其余的卵泡在发育不同阶段自行退化，称为卵泡闭锁。成熟卵泡［又称赫拉夫卵泡（Graafian follicle）］直径可达18~23mm，其结构从外向内依次为卵泡外膜、卵泡内膜、颗粒细胞、卵泡腔、卵丘、放射冠、透明带和卵细胞（图2-12）。妇女一生中仅有400~500个卵泡发育成熟并排卵。

2. 排卵　随着卵泡的发育成熟，卵泡逐渐向卵巢表面移行并向外突出，接近卵巢表面时，该处表层细胞变薄、破裂，出现排卵（ovulation）。排卵多发生在两次月经中间，一般在下次月经来潮前14日左右。两侧卵巢交替排卵，也可由一侧卵巢连续排卵。

3. 黄体形成与退化　排卵后，卵泡壁塌陷，卵泡膜血管破裂，血液流入腔内形成血体，卵泡壁的破口继而由纤维蛋白封闭，残留的颗粒细胞变大，细胞质中出现黄色的类脂质颗粒而成为黄体。排卵后7~8日，黄体体积和功能达高峰，直径1~2cm，外观色黄。若卵子未受精，黄体在排卵后9~10日开始退化，黄体细胞逐渐萎缩变小，逐渐由结缔组织所代替，组织纤维化，外观色白，称为白体。排卵日至月经来潮为黄体期，一般14日。黄体功能衰退后月经来潮，此时卵巢中又有新的卵泡发育，开始新的周期。若排出的卵子受精，则黄体在胚胎滋养细胞分泌的人绒毛膜促性腺激素（human chorionic gonadotropin，hCG）作用下增大，转变为妊娠黄体，至妊娠3个月末退化。

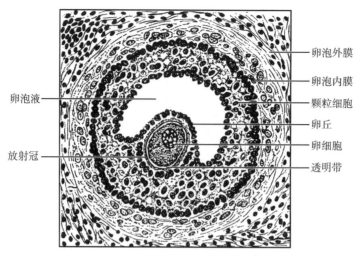

左侧标注：卵泡液、放射冠

右侧标注：卵泡外膜、卵泡内膜、颗粒细胞、卵丘、卵细胞、透明带

▲ 图2-12　排卵期卵泡示意图

（三）卵巢分泌的激素与功能

1. 雌激素（estrogen） 在卵泡开始发育时，雌激素分泌量很少，随着卵泡渐趋成熟，雌激素分泌也逐渐增加，于排卵前形成一高峰；排卵后分泌量稍减少，在排卵后7~8日黄体成熟时，形成又一高峰，第二高峰较平坦，峰值低于第一高峰。随着黄体的萎缩退化，雌激素水平迅速下降，在月经前达最低水平。卵巢主要合成雌二醇（E_2）及雌酮（E_1），雌二醇是妇女体内生物活性最强的雌激素。体内尚有雌三醇（E_3），是E_2及E_1的降解产物。

雌激素的主要生理作用如下所示。

（1）子宫：促进子宫肌细胞增生和肥大，使肌层增厚；增进血运，促使和维持子宫发育；提高子宫平滑肌对催产物质的敏感性；使子宫内膜腺体和间质增殖、修复；使子宫颈外口松弛，宫颈黏液分泌增加，质地变稀薄可拉成丝状，有利于精子的通过。

（2）输卵管：促进输卵管发育，加强输卵管节律性收缩。

（3）阴道上皮：促进阴道上皮细胞增生和角化，使黏膜变厚并增加细胞内糖原含量，使阴道维持酸性环境。

（4）外生殖器：使阴唇发育丰满，色素加深。

（5）卵巢：协同促卵泡激素（又称卵泡刺激素）促进卵泡发育。

（6）下丘脑、垂体：通过对下丘脑和垂体的正负反馈调节，控制促性腺激素的分泌。

（7）乳房及第二性征：促进乳腺腺管增生，乳头、乳晕着色；促进第二性征发育，使脂肪沉积于乳房、肩部、臀部等，音调较高，毛发分布呈女性特征。

（8）代谢作用：促进钠与水的潴留；促进肝脏高密度脂蛋白的合成，抑制低密度脂蛋白合成，降低循环中胆固醇水平；促进钙盐及磷盐在骨质中沉积，以维持正常骨质。

2. 孕激素（progestogen） 孕酮（progesterone）是卵巢分泌的重要孕激素。排卵前，成熟卵泡分泌少量的孕酮。排卵后卵巢黄体分泌孕酮，孕激素分泌量开始增多，在排卵后7~8日黄体成熟时，分泌量达最高峰，以后逐渐下降，到月经来潮时恢复排卵前水平。

孕激素的主要生理作用：孕激素一般在雌激素作用的基础上发挥效应。

（1）子宫：使子宫平滑肌松弛，兴奋性降低，同时降低妊娠子宫对缩宫素的敏感性，抑制子宫收缩，有利于受精卵在子宫腔内生长发育；使增生期子宫内膜转化为分泌期内膜，为受精卵着床做好准备；使子宫口闭合，黏液变稠、量少，拉丝度减少，阻止细菌和精子进入子宫腔。

（2）输卵管：使输卵管收缩减弱，蠕动减慢，并调节受精卵的运行。

（3）阴道上皮：使阴道上皮细胞脱落加快。

（4）下丘脑、垂体：孕激素通过对下丘脑的负反馈作用，影响腺垂体促性腺激素的分泌。

（5）乳房：促进乳腺腺泡发育。

（6）体温：有升高体温作用，使基础体温在排卵后上升0.3~0.5℃。

（7）代谢作用：促进水与钠的排泄。

雌激素与孕激素既有协同作用又有拮抗作用。协同作用表现为孕激素在雌激素作用基础上，进一步促使女性生殖器官和乳房的发育；拮抗作用表现在雌激素促进子宫内膜增生及修复，孕激素则限制子宫内膜增生，使子宫内膜发生分泌期变化。其拮抗作用还表现为子宫收缩、输卵管蠕动、宫颈黏液变化、阴道上皮变化及水钠潴留与排泄方面。

3. 雄激素（androgen） 女性的雄激素主要为睾酮和雄烯二酮，大部分来自肾上腺，小部分来自卵巢。

雄激素的主要生理作用：拮抗雌激素，表现为减缓子宫及其内膜的生长及增殖，抑制阴道上皮的增生和角化，长期使用可出现男性化的表现；促进阴蒂、阴唇和阴阜的发育，促进阴毛和腋毛的生长；促进蛋白质的合成，刺激骨髓中红细胞增生；在性成熟期前，促使长骨骨基质生长和钙的保留，性成熟后可导致骨骺的关闭，使生长停止。

（四）其他生殖器官的周期性变化

卵巢主要分泌雌激素和孕激素，其分泌量对下丘脑、垂体产生反馈作用。性激素作用于子宫内膜及其他生殖器官使其发生周期性变化（图2-13），其中，子宫内膜的周期性变化最显著。

1. 子宫内膜的周期性变化 子宫内膜分为基底层和功能层。基底层不受卵巢激素周期性变化的影响，在月经期不发生脱落。功能层由基底层再生而来，受卵巢激素的影响而出现周期性变化，若未受孕则功能层坏死脱落，形成月经。一个正常月经周期以28日为例，其组织形态改变可分为3期。

（1）增殖期：月经周期第5~14日，相当于卵泡发育成熟阶段。月经期功能层子宫内膜脱落，随月经血排出，仅留下基底层。在雌激素作用下，子宫内膜逐渐增厚至3~5mm，腺体增多，间质致密，间质内小动脉增生延长呈螺旋状卷曲，子宫腔增大。

（2）分泌期：月经周期第15~28日，相当于黄体期。雌激素的存在使内膜继续增厚；在孕激素作用下，子宫内膜呈分泌反应。排卵后1~10日，子宫内膜增厚，腺体增大，血管迅速增加，更加弯曲，间质疏松水肿。此时子宫内膜厚且松软，含丰富的营养物质，有利于受精卵着床。至月经的第24~28日，子宫内膜厚达10mm，呈海绵状。

（3）月经期：月经周期第1~4日。由于卵子未受精，黄体功能衰退，雌、孕激素水平骤降，子宫内膜螺旋动脉开始节段性和阵发性收缩、痉挛，血管远端的管壁及所供应的内膜组织缺血、缺氧、变性、坏死脱落，与血液相混排出，形成月经血。

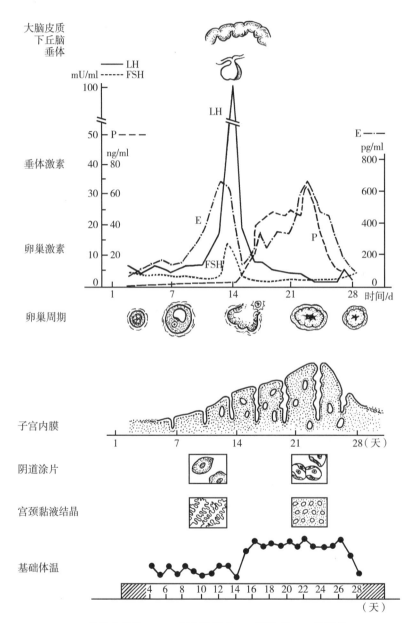

LH. 黄体生成素；FSH. 促卵泡激素；P. 孕激素；E. 雌激素。

▲ 图2-13 月经周期中激素、卵巢、子宫内膜、阴道涂片、宫颈黏液及基础体温的周期性变化

2. 生殖器官其他部位的周期性变化

（1）阴道黏膜的周期性变化：阴道上皮为复层鳞状上皮，在雌激素作用下，细胞增生，阴道上皮增厚，表层细胞角化，其变化程度在排卵期最明显。阴道上皮细胞内富含糖原，在阴道杆菌的作用下分解为乳酸，使阴道内保持一定酸度，可以抑制致病菌的繁殖。排卵后，在孕激素的作用下，表层细胞脱落。阴道上段黏膜对性激素最敏感，临床上检查阴道上1/3段阴道侧壁脱落细胞的变化，可了解卵巢的功能。

（2）宫颈黏液的周期性变化：在卵巢性激素的影响下，宫颈腺细胞分泌黏液，月经来潮后，体内雌激素水平低，子宫颈管分泌黏液量少。随着雌激素水平不断提高，宫颈黏液分泌量增多，至排卵期变得稀薄、透明，拉丝度可达10cm以上。涂片检查镜下可见羊齿植物叶状结晶。排卵后，受孕激素影响，黏液分泌量逐渐减少，质地变黏稠而混浊，拉丝度差，易断裂，涂片检查镜下可见排列成行的椭圆体。临床上检查宫颈黏液可以了解卵巢功能状态。

（3）输卵管的周期性变化：在雌、孕激素的影响下，输卵管黏膜也发生周期性的改变。

【月经及月经周期的调节】

（一）月经及其相关定义

1. 月经（menstruation） 是指伴随卵巢周期性排卵而出现的子宫内膜周期性脱落及出血。规律月经是生殖功能成熟的标志。月经第一次来潮称为月经初潮，月经初潮早晚受遗传、营养、气候、环境等因素影响。月经初潮年龄多在13~14岁，可早至11岁，或迟至15岁，15岁以后月经尚未来潮者应当引起重视。近年月经初潮年龄有提前趋势。

2. 月经血的特征 月经血呈暗红色，除血液外，还有子宫内膜碎片、宫颈黏液及脱落的阴道上皮细胞。月经血中含有前列腺素及来自子宫内膜的大量纤溶酶。由于纤溶酶对纤维蛋白的溶解作用，月经血不凝，出血多时可出现血凝块。

3. 正常月经的临床表现 正常月经具有周期性，月经的第1日为月经周期的开始，相邻两次月经第1日的间隔时间，称为月经周期，一般为21~35日，平均为28日。每次月经持续的时间为月经期，一般为2~8日，平均4~6日。一次月经的总失血量为月经量，正常月经量为20~60ml，超过80ml称为月经过多。一般月经期无特殊症状，但由于盆腔充血及前列腺素的作用，有些妇女会出现腹部及腰骶部下坠不适、子宫收缩痛，也可出现腹泻等胃肠道功能紊乱症状，少数妇女可有头痛及轻度神经系统不稳定症状，故在月经期可参加一般劳动，但不宜进行剧烈运动。

（二）月经周期的调节

月经周期的调节是个复杂的过程，主要涉及下丘脑、垂体和卵巢。下丘脑、垂体与卵巢之间相互调节、相互影响，形成完整而又协调的神经内分泌系统，称为下丘脑-垂体-卵巢轴（hypothalamic-pituitary-ovarian axis，HPO），又称性腺轴（图2-14）。控制性腺发育和性激素的分泌。HPO的神经内分泌活动受到大脑高级中枢的影响，因此，大脑皮质功能变化对月经也会产生影响。

1. 下丘脑分泌的调节激素及其功能 下丘脑是HPO的启动中心，其神经内分泌细胞分泌促性腺激素释放激素（gonadotropin releasing hormone，GnRH），直接通过垂体门脉系统进入腺垂体，其作用是促进垂体合成、释放促卵泡激素（follicle stimulating hormone，FSH）和黄体生成素（luteinizing hormone，LH）。GnRH的分泌受垂体促性腺激素和卵巢分泌的性激素的反馈调节。

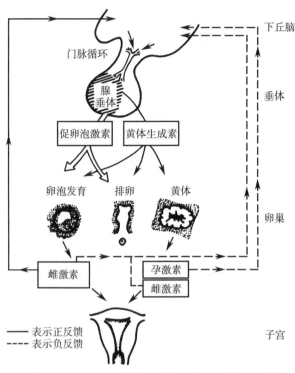

▲ 图2-14 下丘脑-垂体-卵巢之间的相互关系示意图

2. 腺垂体分泌的调节激素及其功能　　腺垂体接受GnRH的调节，合成并释放FSH和LH，两者共同作用促使卵泡发育、成熟，排卵，形成黄体，并使卵巢分泌性激素。

3. 下丘脑-垂体-卵巢轴之间的相互调节　　下丘脑、垂体与卵巢激素彼此相互依存，又相互制约，调节着正常的月经周期。黄体萎缩后，雌、孕激素水平降至最低，对下丘脑和垂体的抑制解除，下丘脑又开始分泌GnRH，使垂体FSH分泌增加，促进卵泡发育，分泌雌激素，子宫内膜发生增生期变化。随着雌激素逐渐增加，其对下丘脑的负反馈增加，抑制下丘脑GnRH的分泌，使垂体FSH分泌减少。随着卵泡逐渐发育，接近成熟时卵泡分泌的雌激素达到200pg/ml以上，并持续48小时，即对下丘脑和垂体产生正反馈的作用，形成LH和FSH高峰，两者协同作用，促使成熟卵泡排卵。

排卵后，LH和FSH水平均急剧下降，黄体形成并逐渐发育成熟。黄体主要分泌孕激素和少量的雌二醇，使子宫内膜发生分泌期变化。排卵后第7~8日孕激素达到高峰，雌激素亦达到又一高峰。由于大量孕激素和雌激素共同的负反馈作用，垂体LH和FSH分泌相应减少，黄体开始萎缩，雌、孕激素分泌减少，子宫内膜失去性激素支持，发生剥脱，月经来潮。雌、孕激素减少解除了对下丘脑和垂体的负反馈抑制，FSH分泌增加，卵泡开始发育，下一个月经周期重新开始，如此周而复始。

本章小结

女性生殖系统解剖
- ★ 外生殖器：大阴唇皮下含丰富的血管，外伤后易形成血肿；小阴唇和阴蒂富含神经末梢，对性刺激敏感；前庭大腺若腺管口闭塞可形成囊肿，若伴有感染可形成脓肿。
- ★ 内生殖器：阴道后穹隆与盆腔直肠陷凹紧密相邻，可经此穿刺引流或手术；子宫峡部是子宫体和宫颈的交界处，在妊娠期形成子宫下段，是剖宫产术常用的切口部位；输卵管为受精场所，运送受精卵的通道；卵巢是性腺器官，皮质由各级发育卵泡及黄体组成。
- 血管、淋巴及神经：盆腔静脉的数目多于动脉；生殖器各部的淋巴沿各自途径回流，支配外生殖器官的是阴部神经，支配内生殖器官的是交感神经和副交感神经。
- 骨盆：真骨盆是胎儿娩出的骨产道；坐骨棘和骶棘韧带宽度是判断中骨盆是否狭窄的重要指标。
- 骨盆底：维持盆腔器官的正常位置，骨盆底肌肉中肛提肌起最重要的支持作用，分娩可以损伤骨盆底组织。

女性生殖系统生理
- 月经是伴随卵巢周期的子宫内膜剥脱及出血，月经初潮是青春期的重要标志。月经周期主要受下丘脑、垂体、卵巢轴的神经内分泌调节。
- ★ 卵巢具有生殖和分泌功能，产生卵子、分泌性激素；性成熟期是卵巢功能最旺盛的时期；绝经提示卵巢功能衰竭。

（何雯雯）

复习参考题

（一）选择题

1. 青春期女性，其外生殖器中类似男性阴茎海绵体组织，有勃起性的是
   - A. 阴阜
   - B. 阴蒂
   - C. 小阴唇
   - D. 大阴唇
   - E. 处女膜

2. 孙女士，20岁，平素月经规律，其内生殖器中能产生与排出卵子，并分泌甾体激素的是
   - A. 子宫
   - B. 阴道
   - C. 卵巢
   - D. 输卵管
   - E. 阴道前庭

3. 输卵管管腔最窄的部分为
   - A. 伞部
   - B. 峡部
   - C. 壶腹部
   - D. 间质部
   - E. 子宫角

4. 初产妇，子宫口开大6cm，此时判断胎先露下降程度的标志是
   - A. 骶岬
   - B. 尾骨尖
   - C. 坐骨棘
   - D. 耻骨联合
   - E. 坐骨结节

5. 子宫韧带中起维持子宫在正中位置的韧带是
   - A. 子宫圆韧带
   - B. 子宫阔韧带
   - C. 子宫主韧带
   - D. 子宫骶韧带
   - E. 坐骨棘韧带

   答案：1. B；2. C；3. D；4. C；5. B

（二）简答题

1. 简述女性内生殖器的组成和功能。
2. 简述子宫各韧带的作用。
3. 简述雌激素和孕激素的协同作用与拮抗作用。

第三章　妊娠生理

学习目标	
知识目标	1. 掌握受精与着床的过程、胎盘的功能、妊娠期母体生理与心理变化。 2. 熟悉胚胎及胎儿发育特点。 3. 了解胎膜、脐带及羊水的功能。
能力目标	能够运用所学知识对备孕妇女进行健康指导。
素质目标	具有珍爱生命、尊重女性、遵守生殖伦理原则的职业素养。

妊娠（pregnancy）是胚胎和胎儿在母体内发育成长的过程。成熟卵子受精是妊娠的开始，胎儿及其附属物自母体排出是妊娠的终止。妊娠是一个非常复杂而且变化极为协调的生理过程。

第一节　受精及受精卵发育、输送与着床

一、受精

受精（fertilization）是指成熟的精子与卵子结合形成受精卵的过程，受精发生在排卵后数小时内，一般不超过24小时，受精可分为3个阶段。

1. 精子获能　精液被射入阴道后，精子穿越子宫颈、子宫腔进入输卵管管腔。在此过程中生殖道分泌物中的淀粉酶降解精子顶体表面的糖蛋白，顶体膜稳定性降低，使精子具有受精能力，此过程称为精子获能，需7小时左右，获能的部位主要是子宫和输卵管。

2. 顶体反应　卵子从卵巢排出，经输卵管伞部拾卵作用进入输卵管内，停留在输卵管壶腹部或峡部等待受精。当卵子与获能的精子相遇时，精子头部顶体外膜破裂，释放出顶体酶，溶解卵子外围的放射冠和透明带，称为顶体反应。借助酶的作用，精子穿过放射冠和透明带。

3. 受精卵形成　穿过透明带的精子外膜与卵子胞膜接触并融合，精子进入卵子内，卵子迅即完成第二次减数分裂形成雌原核（又称卵原核），雌原核与雄原核（又称精原核）融合形成受精卵。受精卵的染色体为二倍体，其数目恢复46条，完成受精过程。性染色体XX的胚胎是女性，性染色体XY的胚胎是男性。受精卵的形成标志着新生命的诞生。

二、受精卵发育、输送与着床

（一）受精卵发育、输送

1. **双细胞阶段** 受精一般发生在输卵管的壶腹部。受精后30小时，受精卵开始进行有丝分裂，这种特殊的有丝分裂过程称为卵裂。同时，受精卵借助输卵管蠕动和纤毛推动，向宫腔方向移动。受精后24~36小时受精卵分裂为双细胞阶段，以后每12小时分裂一次，形成多个子细胞，称为分裂球。

2. **桑葚胚** 受精后72小时受精卵分裂为16个细胞的实心胚，外观形如桑葚，故称为桑葚胚。

3. **早期囊胚** 受精第4日，桑葚胚向宫腔移动，并迅速分裂增生；细胞数量不断增多，同时细胞之间出现许多小腔隙，并逐渐融合成一个大腔，内含液体，形成囊状胚，称为早期囊胚或早期胚泡。

4. **晚期囊胚** 受精第5~6日早期囊胚进入宫腔，透明带消失，囊胚体积迅速增大，继续分裂发育，形成晚期囊胚。

（二）着床

1. **着床（nidation）** 晚期囊胚种植于子宫内膜的过程称为着床，也称植入。

2. **着床的过程** 着床在受精第6~7日开始，第11~12日完成。

胚胎着床经过定位、黏附和侵入3个环节：① 定位，胚胎着床前透明带消失，晚期囊胚以其内细胞团端接触子宫内膜，多在子宫后壁上部；② 黏附，晚期囊胚黏附在子宫内膜后，囊胚表面滋养细胞分化为两层，外层为合体滋养细胞，内层为细胞滋养细胞；③ 侵入，合体滋养细胞分泌蛋白溶解酶，溶解子宫内膜，使囊胚向子宫内膜植入，直至完全埋入子宫内膜中且被内膜覆盖。同时合体滋养层形成绒毛突起物，合体滋养细胞分泌hCG，使得黄体不会退化而继续分泌雌激素及孕激素，维持妊娠。

子宫有一个极短的敏感期允许受精卵着床，此期称为"着床窗口期"。一般在排卵后第6~9日，在卵巢分泌的雌、孕激素作用下，子宫内膜细胞处于分泌期，细胞肥大，分泌旺盛，是胚胎着床的最佳时期。在此之后，子宫内膜不再接受胚胎着床。

3. **着床必须具备的条件** 包括：① 透明带必须准时消失；② 囊胚分化为细胞滋养细胞和合体滋养细胞；③ 囊胚和子宫内膜同步发育且功能协调；④ 孕妇体内分泌足够量的雌激素和孕激素。

4. **着床的部位** 着床通常在子宫体或底部，多见于子宫后壁。若胚胎着床位置异常，在子宫腔以外着床则发生异位妊娠。

受精、受精卵发育、输送与着床的过程见图3-1。

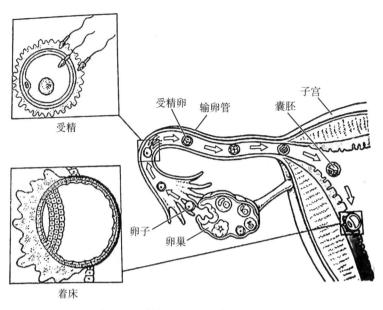

▲ 图3-1 受精、受精卵发育、输送与着床

三、蜕膜的形成

胚胎着床后，在孕激素、雌激素作用下子宫内膜腺体增大，腺上皮细胞内糖原增加，结缔组织细胞肥大，血管充血，此时的子宫内膜称为蜕膜（decidua），具有保护及营养胚胎的功能。按照蜕膜与胚胎的部位关系，可将蜕膜分为3个部分。

1. 底蜕膜　囊胚着床部位的子宫内膜，与叶状绒毛膜相贴，以后发育成为胎盘的母体部分。

2. 包蜕膜　覆盖在囊胚表面的蜕膜，随囊胚发育逐渐突向宫腔。

3. 真蜕膜　又称壁蜕膜。除底蜕膜及包蜕膜外，覆盖子宫腔其他部分的蜕膜，妊娠14~16周羊膜腔明显增大，包蜕膜和真蜕膜相贴近，宫腔消失（图3-2）。

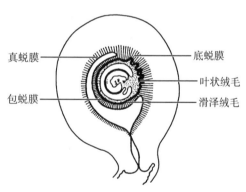

▲ 图3-2 早期妊娠子宫蜕膜与绒毛的关系

第二节　胚胎、胎儿发育及胎儿的生理特点

孕龄从末次月经第1日开始计算，通常比排卵或受精时间提前2周，以4周（一个妊娠月）为一个孕龄单位，全过程约为280日，即40周。妊娠10周（受精第8周）内称为胚胎，是主要器官分化的时期；从妊娠11周（受精第9周）称为胎儿，各器官进一步发育成熟。

一、胚胎、胎儿发育

1. **妊娠4周末** 可辨认胚盘与体蒂。

2. **妊娠8周末** 胚胎初具人形，头大，占整个胎体近一半。能分辨出眼、耳、鼻、口、手指及足趾，各器官正在分化发育，心脏已形成。

3. **妊娠12周末** 胎儿四肢短且臀部小，胎儿四肢可活动，脸、耳朵、眼睛、嘴都清晰可辨，可见心脏跳动，神经系统开始显示初步的反应能力，身长8~9cm，顶臀长6~7cm。生殖器官已经发育，部分可辨性别。

4. **妊娠16周末** 胎儿头部与四肢长出胎毛，皮肤菲薄呈深红色，无皮下脂肪。胎儿四肢活动频繁，胎儿身长约16cm，顶臀长12cm，体重约110g。从外生殖器可确认性别，胎儿已开始出现呼吸运动，部分孕妇自觉胎动。

5. **妊娠20周末** 胎儿皮肤暗红，全身覆盖毳毛，体表覆盖一层乳酪状的脂肪称为胎脂。肺泡发育完成，但无法进行气体交换。胎儿身长约25cm，顶臀长16cm，体重约320g。胎儿可以吸吮拇指及吞咽羊水，并具有排尿功能。利用听诊器可在孕妇下腹部听到胎心。

6. **妊娠24周末** 胎儿体表被胎脂覆盖，皮下脂肪较少，皮肤呈淡红色且有皱褶。指纹及脚纹出现。胎儿出现眉毛和睫毛。胎儿身长约30cm，顶臀长21cm，体重约630g。胎儿各脏器均已发育，细小支气管和肺泡已经发育，出生后可有呼吸，但生存力极差。

7. **妊娠28周末** 少量皮下脂肪沉积，皮肤粉红色，表面覆盖胎脂。眼睛半张开，四肢活动好，有呼吸运动。胎儿身长约35cm，顶臀长25cm，体重约1 000g。出生后可存活，但易患新生儿肺透明膜病。

8. **妊娠32周末** 皮下脂肪迅速堆积，皮肤有光泽且呈粉红色，四肢较长且丰满。此期男婴的睾丸已下降至阴囊内，但有些仍停留在腹股沟管内。胎儿身长约40cm，顶臀长28cm，体重约1 700g，生活力尚可，存活率较高。

9. **妊娠36周末** 皮下脂肪较多，身体圆润，面部皱褶消失，指/趾甲已达指/趾端。胎儿身长约45cm，顶臀长32cm，体重约2 500g，出生后能啼哭及吸吮，生活力良好，存活能力强。

10. **妊娠40周末** 胎儿发育成熟，皮肤粉红色，皮下脂肪多，身体外观丰满。胎毛逐渐脱落，仅分布在背部与肩膀处，足底皮肤有纹理。胎儿身长约50cm，顶臀长36cm，体重约3 400g。男性睾丸已降至阴囊内，女性大小阴唇发育良好。出生后哭声响亮，吸吮能力强，能很好存活。

临床上常用新生儿身长推算胎儿孕龄。公式为：妊娠前5个月的胎儿身长（cm）=（妊娠月数）^{2}；妊娠后5个月的胎儿身长（cm）=妊娠月数×5。

二、胎儿的生理特点

（一）循环系统

胎儿的营养供给、气体交换及代谢产物排出，均需经胎盘转输由母体完成。由于胎儿期肺循环阻力高及胎盘脐带循环的存在，胎儿期心血管循环系统不同于新生儿期。

1. 胎儿血液循环特点

（1）解剖学特点：① 脐静脉1条，来自胎盘含氧量较高、营养较丰富的血液经脐静脉进入胎儿肝及下腔静脉；② 脐动脉2条，来自胎儿含氧量较低的混合血液经脐动脉注入胎盘与母血进行物质交换；③ 动脉导管，位于肺动脉与主动脉弓之间；④ 卵圆孔，位于左、右心房之间。

（2）血液循环特点：① 胎儿下腔静脉血是混合血，有来自脐静脉含氧量较高的血液，也有来自胎儿身体下部含氧量较低的血液，以前者为主。来自胎盘的血液经脐静脉进入胎儿体内后分为三支，一支直接入肝，一支与门静脉汇合入肝，此两支血液经肝静脉入下腔静脉；还有一支经静脉导管直接入下腔静脉。② 卵圆孔开口正对下腔静脉入口，下腔静脉进入右心房的血液绝大部分经卵圆孔进入左心房。上腔静脉进入右心房的血液很少或不通过卵圆孔，多直接流向右心室，随后进入肺动脉。③ 肺循环阻力较大，肺动脉血液绝大部分经动脉导管流入主动脉，只有部分血液经肺静脉进入左心房。左心房含氧量较高的血液进入左心室，接着进入主动脉，供应头部、心、肝及上肢直至全身后，经腹下动脉再经脐动脉进入胎盘，与母血进行气体及物质交换。可见，胎儿体内无纯动脉血，而是动静脉混合血。进入肝、心、头部及上肢的血液含氧量较高和营养较丰富以适应需要。注入肺及身体下部的血液含氧量及营养相对较少。

2. 新生儿血液循环特点　胎儿出生后，胎盘脐带循环中断，肺循环建立，开始自主呼吸，肺循环阻力降低，血液循环发生了显著改变。① 胎儿出生后左心房压力增高，右心房压力下降，因此卵圆孔于出生后数分钟开始闭锁，多在生后6个月完全关闭形成卵圆窝，右心房血液直接流入右心室后进入肺动脉；② 动脉导管出生后2~3个月完全闭锁为动脉韧带，因动脉导管闭锁肺动脉血液直接流入肺脏完成肺循环；③ 脐静脉出生后闭锁为肝圆韧带，脐静脉的末支静脉导管出生后闭锁为静脉韧带；④ 胎儿出生后脐动脉闭锁，与相连的闭锁的腹下动脉成为腹下韧带（图3-3）。

（二）血液系统

1. 红细胞生成　妊娠第5周，卵黄囊开始造血，妊娠10周时肝是红细胞的主要生成器官，以后骨髓、脾逐渐有造血功能。妊娠足月时，骨髓产生的红细胞占90%。妊娠32周红细胞生成素大量产生，故妊娠32周后出生的新生儿红细胞数较高，约为6.0×10^{12}/L。胎儿红细胞的生命周期短，约90日，仅为成人的2/3，因此，须不断生成红细胞。

2. 血红蛋白生成　妊娠前半期均为胎儿血红蛋白，至妊娠34~36周，成人血红蛋白增多，至临产时成人血红蛋白占75%。含胎儿血红蛋白的红细胞对氧具有较高的亲和力。

3. 白细胞生成　妊娠8周以后胎儿血液循环中出现粒细胞。妊娠12周时胸腺、脾产生淋巴细胞，成为体内抗体的主要来源。妊娠足月时白细胞计数可高达（15~20）×10^9/L。

（三）呼吸系统

胎儿期胎盘代替肺脏功能，母儿血液在胎盘进行气体交换。胎儿期胎儿呼吸系统结构与功能逐步发育完善，出生前胎儿必须完成呼吸道（包括气管直至肺泡）、肺循环及呼吸肌的发育。妊娠11周时B型超声可见胎儿胸壁运动，妊娠16周时出现能使羊水进出呼吸道的呼吸运动。随着妊娠月份增加，胎儿肺逐渐发育成熟。胎儿肺成熟是指Ⅱ型肺泡细胞能合成肺表面活性物质，包括卵磷脂和磷脂酰甘油，其能降低肺表面张力，有助于肺泡的扩张以完成呼吸运动。临床上通

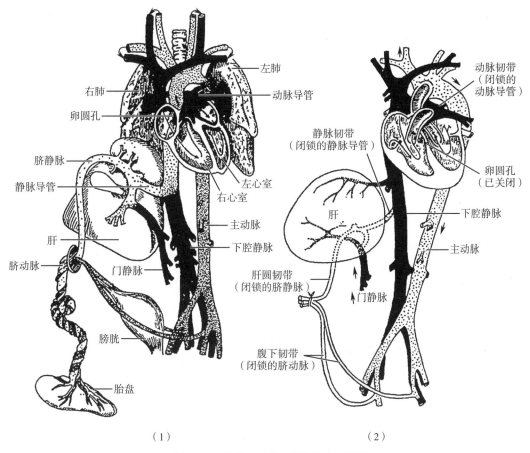

左肺

右肺

卵圆孔

脐静脉

静脉导管

肝

脐动脉

膀胱

胎盘

动脉导管

左心室

右心室

主动脉

下腔静脉

门静脉

（1）

动脉韧带
（闭锁的
动脉导管）

静脉韧带
（闭锁的静脉导管）

卵圆孔
（已关闭）

肝

下腔静脉

主动脉

肝圆韧带
（闭锁的脐静脉）

门静脉

腹下韧带
（闭锁的脐动脉）

（2）

▲ 图3-3　胎盘、胎儿及新生儿血液循环

过检测羊水中卵磷脂及磷脂酰甘油值，可以判定胎肺成熟度。若出生时胎肺不成熟，可导致新生儿肺透明膜病，糖皮质激素可刺激肺表面活性物质的产生，促肺成熟，临床常用糖皮质激素预防新生儿肺透明膜病发生。

（四）消化系统

1. 胃肠道　妊娠11周小肠即有蠕动，妊娠16周胃肠功能已基本建立，胎儿能吞咽羊水，吸收水分、葡萄糖、氨基酸等可溶性营养物质。

2. 肝脏　胎儿肝功能不够健全，缺乏许多酶，特别是葡萄糖醛酸转移酶、尿苷二磷酸葡萄糖脱氢酶，不能结合因红细胞破坏产生的大量游离胆红素，胆红素经胆道排入小肠氧化成胆绿素，胆绿素的降解产物导致胎粪呈黑绿色。

（五）泌尿系统

妊娠11~14周胎儿肾已有排尿功能，胎儿通过排尿参与羊水循环。妊娠14周胎儿膀胱内已有尿液。

（六）内分泌系统

妊娠6周胎儿甲状腺开始发育，是胎儿最早发育的内分泌腺。妊娠10~12周已能合成甲状腺素，甲状腺素可促进胎儿大脑的发育。妊娠12周开始，胎儿甲状腺对碘的蓄积高于母亲甲状腺。因此，妊娠期补碘要慎重。妊娠12周胎儿胰腺开始分泌胰岛素。

（七）神经系统

胎儿期是脑发育第一个高峰期。正常胎儿神经系统发育最快的时间是在妊娠中期到出生后18个月之间。胎儿大脑随妊娠进展逐渐发育长大，胚胎时期脊髓已长满椎管，但随后生长缓慢。妊娠24周胎儿脑脊髓和脑干神经根的髓鞘开始形成。妊娠中期胎儿内、外及中耳已形成，妊娠24~26周胎儿在宫内已能听见一些声音。妊娠28周胎儿眼睛对光反射开始出现，对形象及色彩的视觉在出生后才逐渐形成。神经系统最易受到宫内生长发育障碍的影响。

（八）生殖系统

胎儿的性别由性染色体决定，在受精卵形成时性染色体XX或XY已确定。男性胎儿睾丸于妊娠9周开始发育，于临产前降至阴囊内，右侧睾丸高于左侧并下降较迟，女性胎儿卵巢于妊娠11~12周开始发育。胎儿于妊娠12周以后外生殖器可辨别男女。

第三节　胎儿附属物的形成与功能

胎儿附属物包括胎盘、胎膜、脐带和羊水，它们对胚胎、胎儿起保护、营养、呼吸、排泄等作用，对维持胎儿宫内的生命及生长发育具有重要意义。

一、胎盘

胎盘（placenta）是母体和胎儿间进行物质交换的重要器官，对宫腔内胚胎和胎儿的发育具有重要作用。由胎儿部分的羊膜、叶状绒毛膜和母体部分的底蜕膜构成。

（一）胎盘的形态

妊娠足月时，胎盘为圆形或椭圆形盘状，重450~650g，直径16~20cm，厚1~3cm，中央厚，边缘薄。胎盘分胎儿面和母体面。胎儿面被覆羊膜，呈灰白色，光滑半透明，脐带附着于胎盘中央或稍偏，脐带动静脉从附着处分支向四周呈放射状分布达胎盘边缘，其分支穿过绒毛膜板，进入绒毛干及其分支。母体面呈暗红色，可见20个左右胎盘小叶。

（二）胎盘的结构

1. 羊膜　构成胎盘的胎儿部分，是胎盘的最内层。羊膜是半透明薄膜，光滑，无血管、神经及淋巴，具有一定的弹性。正常羊膜厚0.02~0.05mm，电镜下可见上皮细胞表面有微绒毛，便于羊水与羊膜间进行液体交换。

2. 叶状绒毛膜　构成胎盘的胎儿部分，是胎盘的主要结构。晚期囊胚着床后，滋养层细胞迅速分裂增殖并形成许多不规则突起，与胚外中胚层共同组成绒毛膜。位于底蜕膜部位的绒毛膜，因血供充足，营养丰富而干支茂盛，称为叶状绒毛膜，又称丛密绒毛膜，是组成胎盘的主要部分。与包蜕膜相邻的绒毛因血供缺乏，营养不足而逐渐退化，称为平滑绒毛膜，是胎膜的组成部分。绒毛之间的间隙称为绒毛间隙。绒毛干分支向绒毛间隙伸展形成终末绒毛网，绒毛末端悬浮于充满母血的绒毛间隙中的绒毛，称为游离绒毛；长入底蜕膜中起固定作用的绒毛，称为固定绒毛。绒毛的形成经历初级绒毛、次级绒毛、三级绒毛3个阶段，受精第2~3周是绒毛发育分化最旺盛的时期，约在受精第3周末，绒毛内血管形成，与胚胎血管相连接。

3. 底蜕膜 指胎盘附着部位的子宫内膜，是构成胎盘的母体部分。固定绒毛的滋养层细胞与底蜕膜共同形成绒毛间隙的底，称为蜕膜板。从此板向绒毛膜伸出胎盘隔，将胎盘母体面分成肉眼可见的20个左右胎盘小叶，胎盘隔不超过胎盘厚度的2/3，故绒毛间隙是相通的。

（三）胎盘的血液循环

胎盘内有母体和胎儿两套血液循环系统。在滋养细胞侵入子宫壁的过程中，子宫螺旋动脉破裂，直接开口于绒毛间隙，母体动脉血从子宫螺旋动脉流入绒毛间隙；每个绒毛干中均有脐动脉和脐静脉的分支，随着绒毛干一再分支，脐血管越来越细，最终形成胎儿毛细血管进入的三级绒毛，此时胎儿-胎盘循环建立。

母体血液经过底蜕膜螺旋动脉开口于绒毛间隙。螺旋动脉因血液压力高，将含氧丰富的新鲜母血注入绒毛间隙，故绒毛间隙充满母血；胎儿体内含氧量低、代谢产物浓度高的血液经脐动脉流至绒毛毛细血管，在此胎儿血与绒毛间隙的母血进行氧气与二氧化碳、营养与代谢产物的交换，交换后脐静脉将含氧量高、营养物质丰富的血液带回胎儿体内，螺旋动脉将含二氧化碳及代谢产物的血液带回母体排出体外。胎儿血和母血不相通，隔有绒毛毛细血管壁，绒毛间质及绒毛表面细胞层，构成母胎界面，有胎盘屏障作用。母体和胎儿的血液在各自封闭的管道内循环，互不相混，但可进行物质交换（图3-4）。

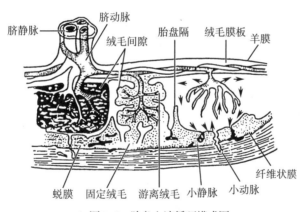

▲ 图3-4 胎盘血液循环模式图

（四）胎盘的功能

胎盘介于胎儿与母体之间，是维持胎儿发育、胎儿生命的重要器官，具有物质交换、防御、合成及免疫等功能。

1. 物质交换功能 包括气体交换、营养物质供应和排出胎儿代谢产物。物质交换及转运方式包括简单扩散、易化扩散、主动运输，以及较大分子的物质通过细胞质膜裂隙或细胞膜内陷吞噬的方式等。

（1）气体交换：O_2是维持胎儿生命的重要物质，母儿间O_2和CO_2在胎盘中以简单扩散方式交换，相当于胎儿呼吸系统的功能。孕妇处于某些疾病状态时，如心功能不全、贫血、肺功能不良、子痫前期等，母血氧分压（PO_2）降低，胎儿获得O_2明显不足，容易发生胎儿生长受限或胎儿窘迫。

（2）营养物质供应：胎儿发育必需的三大营养物质均在胎盘进行交换。胎儿体内的葡萄糖均来自母体，是胎儿代谢的主要能源，以易化扩散方式通过胎盘；氨基酸、钙、磷、碘和铁以主动运输方式通过胎盘；脂肪酸、钾、钠、镁、维生素A、D、E、K以简单扩散方式通过胎盘。

（3）排出胎儿代谢产物：胎儿代谢产物如尿素、尿酸、肌酐、肌酸等，经胎盘转输入母血，由母体排出体外。

2. 防御功能　即胎盘屏障作用，胎盘能阻止母血中某些有害物质进入胎儿血，起到一定保护作用。母血中的免疫物质如免疫球蛋白G（IgG）可以通过胎盘，使胎儿在出生后即获得免疫力。但是胎盘的防御功能很有限，各种病毒（如流行性感冒病毒、风疹病毒、巨细胞病毒等）容易通过胎盘侵袭胎儿；细菌、弓形虫、衣原体、支原体等不能通过胎盘屏障，但可在胎盘部位形成病灶，破坏绒毛结构后进入胎体，感染胚胎及胎儿；某些药物可以通过胎盘作用于胎儿，导致胎儿畸形甚至死亡，故妊娠期用药应慎重。

3. 合成功能　胎盘能合成多种激素和酶，对维持正常妊娠起重要作用。包括人绒毛膜促性腺激素（hCG）、人胎盘催乳素、雌激素、孕激素、多种酶与生长因子等。

（1）hCG：由合体滋养细胞合成，受精第6~7开始分泌，在受精后10日左右，即月经周期的第24~25日可用放射免疫测定自母体血清中测出，是诊断早孕最敏感的方法之一。妊娠8~10周时hCG分泌达到高峰值，持续10日后迅速下降，妊娠中晚期血清浓度仅为峰值的10%，直至分娩，一般产后2周内消失。

hCG功能包括：① 维持黄体，使月经黄体变为妊娠黄体，增加甾体激素的分泌以维持妊娠；② hCG与LH相似的生物活性，诱发排卵；③ 抑制淋巴细胞的免疫性，保护胚胎滋养层不受母体的免疫攻击；④ 能与母体甲状腺细胞促甲状腺激素（TSH）受体结合，刺激甲状腺活性。

（2）人胎盘催乳素（human placental lactogen，hPL）：由胎盘合体滋养细胞分泌，妊娠5~6周用放射免疫测定可在母体血浆中测出hPL；随妊娠进展其分泌量持续增加，至妊娠34~36周达高峰并维持至分娩，产后迅速下降，产后7小时即测不出。

hPL的功能包括：① 促进乳腺腺泡发育，为产后泌乳做准备；② 促进胰岛素生成，使葡萄糖运送给胎儿，利于胎儿发育；③ 抑制母体对胎儿的排斥作用。因此，hPL是促进胎儿发育的重要"代谢调节因子"。

（3）雌激素、孕激素：妊娠早期由妊娠黄体产生，自妊娠8~10周后由胎盘合成，雌、孕激素水平均随妊娠进展逐渐增高。孕激素在雌激素协同作用下，对妊娠期子宫内膜、子宫肌层、乳腺及母体其他系统的生理变化具有重要作用。

（4）酶：胎盘能合成多种酶，主要有缩宫素酶和耐热性碱性磷酸酶。缩宫素酶为糖蛋白，随妊娠月份增长而增多，至妊娠末期达高值。其生物学意义尚不十分明确，主要作用是灭活缩宫素以维持妊娠；耐热性碱性磷酸酶可在妊娠16~20周自母体血清中测出，直至胎盘娩出后其值下降，产后3~6日消失。动态监测其数值，可作为检查胎盘功能的一项指标。

4. 免疫功能　胎儿是同种半异体移植物。正常妊娠母体不排斥胎儿，其具体机制目前尚不清楚，可能与早期胚胎组织无抗原性、母胎界面的免疫耐受及妊娠期母体免疫力低下有关。

二、胎膜

胎膜（fetal membranes）由平滑绒毛膜和羊膜组成。胎膜外层为绒毛膜，内层为羊膜，妊娠末期两者紧密相贴，但能分开。

胎膜的主要功能是保持羊膜腔的完整性，吸收羊水，维持羊水平衡，对胎儿有保护作用；胎膜还含有大量花生四烯酸（前列腺素前身物质）的磷脂，对发动分娩有一定的作用。

三、脐带

脐带（umbilical cord）是连接胎儿与胎盘的条索状组织，一端连于胎儿腹壁脐轮，另一端附着于胎盘胎儿面，胎儿借助脐带悬浮于羊水中。妊娠足月的脐带长30~100cm，平均约55cm。脐带内有一条脐静脉，两条脐动脉。脐血管周围为含水量丰富的胶样组织，称为华通胶，有保护脐血管的作用。脐带没有神经分布，故切断后母亲与新生儿并不会感到不适。

脐带是母体及胎儿物质交换唯一的重要通道，因此，脐带受压使血流受阻时，可致胎儿缺氧甚至死亡；脐带过短，胎儿娩出时易引起胎盘早剥。脐带过长易造成脐带缠绕胎儿颈部或肢体，影响胎儿发育。

四、羊水

充满在羊膜腔内的液体称为羊水（amniotic fluid）。胎儿某些先天畸形常伴有羊水过多或过少，因此，妊娠期可通过检测羊水，早期诊断某些先天畸形。

1. 羊水的来源　妊娠早期主要来自母体血清的透析液。妊娠中期以后，胎儿尿液成为羊水的主要来源之一。

2. 羊水的吸收　有以下几种途径：① 羊水的吸收约50%由胎膜完成；② 胎儿吞咽是羊水吸收的主要方式，妊娠足月胎儿每日吞咽羊水500~700ml，经消化道进入胎儿血液循环；③ 脐带每小时能吸收羊水40~50ml；④ 妊娠20周前，胎儿角化前皮肤有吸收羊水的功能，但量很少。

3. 母体、胎儿、羊水三者间的液体平衡　羊水在羊膜腔内不断进行液体交换，以保持羊水量相对恒定。母儿间的液体交换主要通过胎盘，每小时约3 600ml。母体与羊水的交换主要通过胎膜，每小时约400ml。羊水与胎儿间主要通过胎儿消化管、呼吸道及角化前皮肤进行交换。

4. 羊水量、性状、成分与性质

（1）羊水量：随妊娠进展羊水量不断增加，妊娠38周约1 000ml，此后羊水量逐渐减少，妊娠40周约800ml。过期妊娠羊水量明显减少。

（2）羊水性状：妊娠早期羊水为无色澄清液体，妊娠晚期羊水略显浑浊，可见羊水内悬有小片状物。

（3）羊水成分：主要是水占98%~99%，1%~2%为无机盐及有机物。妊娠早期羊水成分除蛋白质含量及钠浓度偏低外，与母体血清及其他部位组织间液成分极为相似；妊娠晚期羊水成分含有肌酐、尿素、尿酸、毳毛、胎脂和胎儿脱落的上皮细胞等，羊水中含大量激素和酶，通过羊膜腔穿刺抽吸羊水进行染色体分析，测量其代谢物和酶，可帮助诊断先天畸形与遗传性代谢性疾病。

（4）羊水性质：妊娠足月时羊水的比重为1.007~1.025，呈中性或弱碱性，酸碱度（pH）约为7.20，在pH试纸上呈蓝色，可作为胎膜是否破裂的鉴别方法。

5. 羊水的功能　羊水具有保护胎儿和母亲的作用。

（1）保护胎儿：适量的羊水使胎儿在宫腔内有一定的活动度，避免胎儿受到挤压，防止胎儿与胎膜粘连；保持子宫腔内的温度恒定；适量的羊水可缓冲宫壁压力，使宫腔压力均匀分布，保护胎儿不受外来损伤；胎儿吞咽或吸入羊水可促进胎儿消化道和肺的发育，同时有利于胎儿的体液平衡。

（2）保护母亲：减少母体因胎动引起的不适；临产时，羊水能传导子宫收缩的压力，同时形成前羊膜囊，有利于扩张子宫口；破膜后可润滑产道，同时有冲洗阴道，减少感染的作用。

第四节　妊娠期母体的变化

妊娠后，孕妇在胎盘分泌激素和神经内分泌的作用下，全身各系统发生一系列变化，以适应与满足胎儿生长发育，同时为分娩、哺乳做好准备。熟悉妊娠期的母体变化，有助于帮助孕妇了解妊娠期常见的生理症状，减轻孕妇焦虑；帮助孕妇及家庭成员识别潜在的或现存的病理变化，积极诊治。

一、妊娠期母体的生理变化

（一）生殖系统变化

生殖系统是妊娠期变化最大的系统，其中子宫是妊娠期母体变化最大的器官。

1. 子宫　妊娠期子宫的重要功能是孕育胚胎和胎儿，同时在分娩过程中起重要作用。

（1）子宫体：妊娠期子宫肌纤维肥大、变长，间质的血管和淋巴管增多，因此，子宫体增大且变软。

1）子宫形态与大小：妊娠早期子宫呈球形且不对称，妊娠12周后，子宫增大超出盆腔，在耻骨联合上方可触及；妊娠足月时子宫体增大至35cm×25cm×22cm，呈纵椭圆形。

2）子宫重量：妊娠足月时子宫重量约100g，较未孕时增加近20倍。

3）宫腔容量：由非妊娠期时的5ml增加至妊娠足月时的5 000ml左右，约增加1 000倍。

4）子宫壁：子宫壁厚度非孕时约1cm，妊娠中期逐渐增厚达2.0~2.5cm，至妊娠末期又逐渐变薄为 1.0~1.5cm 或更薄。

5）子宫血管：妊娠期子宫血管扩张、增粗，子宫血流量增加，以适应胎儿-胎盘循环的需要。妊娠早期子宫血流量为 50ml/min，主要供应子宫肌层和蜕膜，妊娠足月时子宫血流量为 450~650ml/min，其中 80%~85% 供应胎盘。子宫螺旋血管走行于子宫肌纤维之间，子宫收缩时血管被紧压，子宫血流量明显减少，因此，过强宫缩可导致胎儿宫内缺氧，但有效的子宫收缩促使了产后子宫胎盘剥离面迅速止血。

6）子宫内膜：受精卵着床后，在孕激素、雌激素作用下子宫内膜腺体增大，腺上皮细胞内糖原增加，结缔组织细胞肥大，血管充血。

7）子宫位置：妊娠晚期的子宫轻度右旋，与乙状结肠占据在盆腔左侧有关。

8）Braxton Hicks 收缩：妊娠 12~14 周起子宫出现无痛性、不规律、不对称的收缩，这种生理性无痛宫缩称为 Braxton Hicks 收缩。尽管收缩随妊娠周数的增加而加强，但宫缩时宫腔压力通常为 5~25mmHg（1mmHg = 0.133kPa），持续时间不足 30 秒，无疼痛感觉。

（2）子宫峡部：非妊娠时长约 1cm，妊娠后峡部变软，并随着妊娠进展逐渐伸展拉长变薄，成为软产道的一部分，称为子宫下段。临产时长 7~10cm，是子宫下段剖宫产术的切口部位。

（3）子宫颈：妊娠早期宫颈黏膜充血及组织水肿，宫颈肥大、变软，呈紫蓝色。子宫颈管内腺体肥大，宫颈黏液分泌量增多，形成较稠的"黏液栓"，可防止病原体侵入宫腔。

2. 卵巢　妊娠期卵巢略增大，排卵和新卵泡发育均停止。妊娠 6~7 周前产生大量雌激素及孕激素，以维持妊娠。妊娠 10 周以后，黄体功能由胎盘代替，妊娠黄体开始萎缩。

3. 输卵管　妊娠期输卵管伸长，但肌层无明显肥厚，有时黏膜也可见到蜕膜反应。

4. 阴道　妊娠期在性激素作用下，阴道黏膜充血、水肿、呈紫蓝色、变软；阴道壁皱襞增多，结缔组织变松软，使阴道伸展性增加，有利于分娩时胎儿通过；阴道分泌物增多呈白色糊状；阴道上皮细胞增生，糖原丰富，乳酸含量增多，使阴道 pH 降低，不利于一般致病菌生长，有利于防止感染，但孕妇易患外阴阴道假丝酵母菌病。

5. 外阴　妊娠期外阴部充血，皮肤增厚，大小阴唇色素沉着。大阴唇内血管增多，组织松软，会阴厚而软，弹性增加，有利于分娩时胎儿通过。妊娠时由于增大的子宫压迫，盆腔及下肢静脉血回流受阻，部分孕妇会发生下肢、外阴静脉曲张，产后多自行消失。

（二）乳房的变化

1. 乳房发育　妊娠早期乳房开始增大，血液循环增加，充血明显，孕妇自觉乳房发胀。乳头敏感性增强，刺激乳头可引起宫缩，导致流产。乳头、乳晕色素沉着，颜色加深。乳晕上的皮脂腺肥大形成散在的小隆起，称为蒙氏结节。这些结节分泌油性物质以保护乳头和乳晕的皮肤，避免干燥皲裂。

2. 泌乳准备　胎盘分泌的雌激素刺激乳腺腺管的发育，孕激素刺激乳腺腺泡的发育，催乳素、人胎盘催乳素等多种激素参与乳腺发育，为产后泌乳做准备。在妊娠后期，尤其接近分娩期，乳房变得更大，挤压乳房时可有数滴稀薄黄色液体溢出，称初乳。但并无大量乳汁分泌，这可能与大量雌、孕激素抑制乳汁生成有关。产后胎盘娩出，雌、孕激素水平迅速下降，乳汁开始分泌。以上乳房变化在初产妇更为明显，经产妇由于前次妊娠乳房已经变大，再次妊娠时以上变化不大。

（三）血液系统的变化

1. 血容量　妊娠6~8周血容量开始增加，至妊娠32~34周达高峰，增加40%~45%，平均约增加1 450ml，其中血浆平均增加1 000ml，红细胞平均增加450ml，血浆的增加多于红细胞的增加，出现生理性血液稀释。

2. 血液成分

（1）红细胞：妊娠期骨髓造血增加，网织红细胞轻度增多。由于血液稀释，红细胞计数约为$3.6 \times 10^{12}/L$（非孕妇女约为$4.2 \times 10^{12}/L$），血红蛋白值约为110g/L（非孕妇女约为130g/L），血细胞比容从未孕时的0.38~0.47降至0.31~0.34。孕妇铁的储备较少，容易发生缺铁性贫血，影响胎儿生长发育。因此，妊娠中、晚期开始补充铁剂。此外，红细胞沉降率加快，应注意与病理性红细胞沉降率加快相鉴别。

（2）白细胞：妊娠期白细胞计数轻度增加，一般为$(5~12) \times 10^{9}/L$，有时可达$15 \times 10^{9}/L$。分娩期及产褥期白细胞计数显著增加，一般$(14~16) \times 10^{9}/L$，有时可达$25 \times 10^{9}/L$。主要为中性粒细胞增多，淋巴细胞、单核细胞及嗜酸性粒细胞几乎无变化。

（3）凝血因子：妊娠期血浆凝血因子Ⅱ、Ⅴ、Ⅶ、Ⅷ、Ⅸ、Ⅹ增加；血浆纤维蛋白原增加，妊娠晚期平均为4.5g/L（非孕妇女平均为3g/L），比非孕妇女约增加50%。因此，妊娠期血液处于高凝状态，有利于产后胎盘剥离面血管迅速形成血栓，减少产后出血。

（4）血浆蛋白：生理性血液稀释导致血浆蛋白降低，妊娠中期为60~65g/L，主要是白蛋白减少。

（5）血小板：妊娠期由于血液稀释等因素，可出现血小板减少。虽然血小板数量下降，但血小板功能增强以维持止血。血小板计数多在产后1~2周恢复正常。

（四）循环系统的变化

1. 心脏　妊娠期由于膈肌升高，心脏向左、向上、向前移位，更贴近胸壁，心尖部左移1~2cm，心浊音界稍扩大；心脏容量从妊娠早期至妊娠末期约增加10%，妊娠晚期孕妇在休息时心率每分钟增加10~15次；由于血流量增加、血流加速及心脏移位使大血管扭曲，多数孕妇心尖区及肺动脉瓣区可闻及Ⅰ~Ⅱ级柔和的吹风样收缩期杂音，产后逐渐消失。

2. 心排血量　心排血量自妊娠10周开始逐渐增加，妊娠32~34周达高峰，持续至分娩。由于妊娠期心排血量受活动影响显著，临产后尤其是第二产程子宫收缩较强及产妇用力时，可以出现心排血量显著增加，心脏负担加重。故妊娠合并心脏病的孕妇容易在妊娠32~34周及分娩期发生心力衰竭。

3. 血压　妊娠早期及中期血压偏低，妊娠24~26周后血压轻度升高。一般收缩压无变化，舒张压因外周血管扩张、血液稀释及胎盘形成动静脉短路而轻度降低，故脉压稍增大。

4. 静脉压　妊娠期由于盆腔血液回流至下腔静脉的血量增加，以及右旋增大的子宫压迫下腔静脉使血液回流受阻，孕妇下肢、外阴及直肠的静脉压增高；加之妊娠期静脉壁扩张，孕妇易发生痔、外阴及下肢静脉曲张，同时发生深静脉血栓（deep vein thrombosis，DVT）的风险增加。因此，孕妇在妊娠晚期应避免长时间站立。孕妇若长时间采取仰卧位，子宫压迫下腔静脉，可导致静脉回心血量减少、心排血量降低、血压下降，称为仰卧位低血压综合征。若立即将孕妇采取侧卧位，上述症状即可缓解。因此，妊娠中、晚期鼓励孕妇多采取左侧卧位休息。

（五）呼吸系统的变化

妊娠期胸廓横径及前后径加宽，使胸廓周径加大，膈肌上升使胸腔纵径缩短，但胸腔总容积不变，肺活量不受影响。通气量每分钟约增加40%，以利于供给孕妇及胎儿所需氧量；妊娠期呼吸次数变化不大，不超过20次/min，但呼吸较深；妊娠中、晚期因子宫增大，腹肌活动幅度减少，孕妇以胸式呼吸为主；妊娠期受雌激素影响，呼吸道黏膜充血、水肿，孕妇易发生上呼吸道感染。

（六）消化系统的变化

妊娠早期约有半数妇女出现不同程度的恶心、呕吐，尤其在清晨起床时更为明显，称为早孕反应，一般于妊娠40多日出现，妊娠12周左右消失；孕激素使平滑肌张力降低、肌肉松弛，因而胃贲门括约肌松弛，胃内酸性内容物可回流至食管，产生烧灼感；胃排空时间延长，胃酸及胃蛋白酶分泌减少，易出现上腹部饱胀感；肠蠕动减弱，易出现便秘、痔或使原有痔加重；妊娠期胆囊排空时间延长，胆道平滑肌松弛，胆汁稍黏稠使胆汁淤积，容易诱发胆囊炎及胆石症；妊娠期增大的子宫可使胃、肠管向上及两侧移位，若孕妇合并阑尾炎可表现为右侧腹部中部或上部的疼痛，易于误诊。

（七）泌尿系统的变化

1. 肾脏负担加重　妊娠期肾脏略增大，肾血浆流量及肾小球滤过率均增加，肾小球滤过率比非妊娠时增加50%，肾血浆流量增加35%，以适应妊娠期增多的代谢产物的排出，因此妊娠期肾脏负担加重。

2. 生理性糖尿　由于肾小球滤过率增加，约15%孕妇饭后出现生理性糖尿，应注意与真性糖尿病相鉴别。

3. 尿频　妊娠早期增大的子宫压迫膀胱而引起尿频，妊娠12周后子宫增大超出盆腔，压迫膀胱的症状消失。妊娠晚期随着胎先露下降至盆腔，孕妇再次出现尿频，甚至腹压稍增加即出现尿液外溢现象，产后可消失。肾血浆流量及肾小球滤过率均受体位影响，孕妇仰卧位时尿量增加，故夜尿量多于日尿量。

4. 肾盂肾炎　受孕激素影响，泌尿系统平滑肌张力降低，肾盂及输尿管轻度扩张，因而输尿管增粗、蠕动减弱，尿流缓慢，孕妇易发生肾盂积水、肾盂肾炎。右侧输尿管受右旋子宫压迫，故以右侧多见，可通过左侧卧位预防。

（八）内分泌系统的变化

1. 垂体　妊娠期腺垂体增生1~2倍，分泌激素发生以下变化。

（1）促性腺激素分泌减少：妊娠黄体及胎盘分泌的大量雌、孕激素对下丘脑及腺垂体的负反馈作用，使妊娠期垂体分泌的FSH及LH减少，故卵巢内的卵泡不再发育成熟，也无排卵。

（2）催乳素分泌增加：妊娠期垂体分泌催乳素增加，为非孕妇女的10倍，可促进乳腺发育，为产后泌乳做准备。

（3）促黑素细胞激素的分泌增多，使孕妇皮肤色素沉着。

2. 甲状腺　妊娠期甲状腺激素分泌增多，但因游离含量不多，故孕妇没有甲状腺功能亢进表现。

3. 甲状旁腺　妊娠中晚期甲状旁腺素分泌逐渐升高，有利于为胎儿提供钙。

4. 肾上腺皮质　肾上腺皮质内层网状带分泌的睾酮增加，可导致孕妇阴毛、腋毛增多增粗。

（九）皮肤的变化

1. 皮肤色素沉着　妊娠期皮肤变化主要表现为色素沉着。由于妊娠期腺垂体分泌促黑素细胞激素增加，加之大量的雌、孕激素有黑色素细胞刺激效应，黑色素增加。黑色素沉着在孕妇乳头、乳晕、腹白线、外阴等处，颜色加深；若色素沉着于颧颊部、眶周、前额、上唇及鼻部，边缘清晰，呈蝶状褐色，称为妊娠黄褐斑，产后自行消退。

2. 妊娠纹　是指妊娠期间子宫增大使孕妇腹壁皮肤张力加大，皮肤的弹力纤维断裂，出现紫色或淡红色不规则平行的裂纹，称为妊娠纹。一般初产妇为紫红色，经产妇为银色光亮。

（十）新陈代谢的变化

1. 基础代谢率　妊娠早期稍下降，妊娠中期开始逐渐增高，至妊娠晚期增高15%~20%。妊娠期需要的总能量约80 000kcal（1kcal＝4.18kJ），平均每日约增加300kcal。

2. 体重　妊娠早期体重无明显变化，妊娠13周起每周增加约350g，妊娠晚期每周增加不超过500g，如果超过500g要注意隐性水肿。整个妊娠期体重增加约12.5kg，妊娠前体重及妊娠期增加的体重与胎儿出生体重密切相关。因此，调控好妊娠期体重是做好围产期保健的重要内容。

3. 碳水化合物代谢　妊娠期胰腺分泌胰岛素与胎盘产生的胰岛素酶相拮抗使胰岛素分泌相对不足，孕妇出现空腹血糖低于非孕期，餐后高血糖和高胰岛素血症，以利于对胎儿葡萄糖的供给。妊娠期糖代谢的特点和变化可致妊娠期糖尿病的发生。

4. 脂肪代谢　妊娠期肠道吸收脂肪能力增强，血脂较妊娠前增加，脂肪能较多积存。妊娠期能量消耗多，糖原储备少。能量消耗过多时，体内动用大量脂肪，血中酮体增加，容易发生酮血症，妊娠剧吐时孕妇尿中可出现酮体。

5. 蛋白质代谢　妊娠期胎儿的生长发育使孕妇对蛋白质的需要量明显增加，呈正氮平衡。如果蛋白质储备不足，血浆蛋白减少，组织间液增加，可以出现水肿。

6. 矿物质代谢　胎儿生长发育需要大量钙、磷、铁。钙、磷大部分在妊娠最后3个月内积累，因此，妊娠中、晚期应注意加强饮食中钙的摄入，至少应于妊娠最后3个月补充维生素D及钙。妊娠期铁的需求主要在妊娠晚期，多数孕妇铁的储存量不能满足胎儿生长和孕妇的需要，一般在妊娠中、晚期开始补充铁剂，否则易致缺铁性贫血。

（十一）骨骼、关节及韧带的变化

妊娠期胎盘分泌松弛素，可使骨盆韧带松弛，椎骨间关节、耻骨联合、骶髂关节处关节活动度增加；子宫逐渐增大，腰椎曲度也随之增加，致使背部肌肉与韧带强力牵拉造成腰骶部及肢体疼痛不适；部分孕妇耻骨联合松弛、分离导致疼痛、活动受限；妊娠晚期孕妇重心向前移，为保持身体平衡，孕妇头部与肩部应向后仰，腰部向前挺，形成典型的孕妇姿势。

二、妊娠期母体的心理变化

（一）孕妇的心理变化

妊娠期，孕妇及家庭成员的心理活动会随着妊娠的进展而有不同的改变。妊娠虽然是一种自然的生理现象，但对女性而言，仍然是一生中重要且具有挑战性的事件，是家庭生活的转折点，会改变原有的生活状态。因此，孕妇及家庭成员会产生不同程度的压力和焦虑，未来的父母在心理及社会方面需要重新适应和调整，而妊娠期良好的心理适应，有助于产后亲子关系的建立及母亲角色的完善。只有了解妊娠期孕妇的心理变化，护理人员才能给予恰当的护理照顾，并指导孕妇及家庭自主适应，迎接新生命的诞生。以下是孕妇常见的心理反应。

1. **惊讶与震惊** 在妊娠初期，不管是否为计划妊娠，几乎所有的孕妇都会产生惊讶和震惊的反应。

2. **矛盾心理** 在惊讶和震惊的同时，许多孕妇可能出现爱恨交加的矛盾心理，尤其是计划外妊娠的孕妇。孕妇一方面因新生命的孕育而喜悦，另一方面又觉得妊娠不是时候。其原因可能是第一次妊娠，对恶心、呕吐等生理性变化无所适从；可能是初为人母，缺乏抚养孩子的知识和技能，或缺乏社会支持系统；可能是经济负担过重，工作及家庭条件不许可；也可能是会影响工作、学习等。

3. **接受** 妊娠早期，孕妇的感受可能多为妊娠的各种不适反应，没有真实地感受到孩子的存在。妊娠中期，孕妇自觉胎儿在腹中活动，多数孕妇会改变当初对妊娠的态度。此时孕妇真正感受到孩子的存在，开始接受孩子，出现了"筑巢反应"，计划为孩子购买衣服、睡床等，关心孩子的喂养和生活护理等方面的知识，给未出生的孩子起名字、猜测性别等，有些甚至计划着孩子未来的职业，也有孕妇担心婴儿的性别能否为家人接受等。

4. **情绪波动** 由于体内激素的作用，孕妇的情绪波动起伏较大。往往表现为易激动，为一些小的事情而生气、哭泣。常使配偶觉得茫然不知所措，严重者会影响夫妻间感情。

5. **内省** 孕妇常以自我为中心，较关注自己及身体，注重穿着、体重和饮食，注意自己的休息，喜欢独处，这使孕妇能有计划地调节与适应妊娠状态。内省可能会使配偶及其他家庭成员觉得受到冷落。

（二）孕妇的心理调适

美国妇产科护理学专家鲁宾（Rubin）认为，孕妇为迎接新生命的降临，维持个人及家庭的功能完整与和谐，妊娠期应做到下列心理调适。

1. **确保安全** 为了平安顺利度过妊娠期、分娩期，确保自己和胎儿的安全，孕妇应寻求良好的产科护理知识，并养成良好的行为习惯。如阅读有关书籍，自觉听从医师的建议和指示，补充维生素，摄取均衡饮食，适当运动，保证足够的休息和睡眠，使整个妊娠期保持最佳的健康状况。

2. **接受孩子** 随着妊娠的进展，尤其是胎动的出现，孕妇逐渐接受了孩子，并促使家庭重要成员对孩子的接受和认可。在此过程中，配偶是关键人物，他的支持和接受，能使孕妇顺利完成妊娠期心理适应和母亲角色的认同。

3. 学会奉献 无论是生育或养育新生儿，需要许多给予行为。孕妇学会自制，学习延迟自己的需要以迎合孩子的需要。不断调整自己，以适应胎儿的成长，从而顺利担负起产后照顾孩子的重任。

4. 融为一体 随着妊娠的进展，孕妇和胎儿建立起亲密的感情，孕妇常通过抚摸、讲话等行为表现她对胎儿的关爱，亲近孩子。这些情绪及行为有利于日后与新生儿建立良好的情感。

知识链接 | **准父亲的心理变化与调适**

妻子妊娠后，准父亲一般会经历以下几个过程。

1. 宣告期 是指妻子确认妊娠后，如果是计划中的妊娠，有的准父亲会表现非常兴奋且骄傲。如果是计划外的，有的准父亲则会呈现出失望或震惊，并在心理上产生压力，甚至会出现与孕妇类似的生理、心理症状。

2. 停滞期 持续数日至数周，准父亲接受胎儿并适应现实。

3. 焦点期 始于妊娠25~30周，止于分娩。主要发展任务是接受胎儿出生，转变为父亲的角色，会与配偶一起参与产前训练课程。但是随着预产期的临近，会担心分娩时产妇与胎儿的安全。

心理调适包括首先让准父亲了解妊娠相关的知识，知道孕妇妊娠、分娩都是生理过程，不必过分焦虑，但都需要丈夫支持与照顾，共同完成孕育任务。

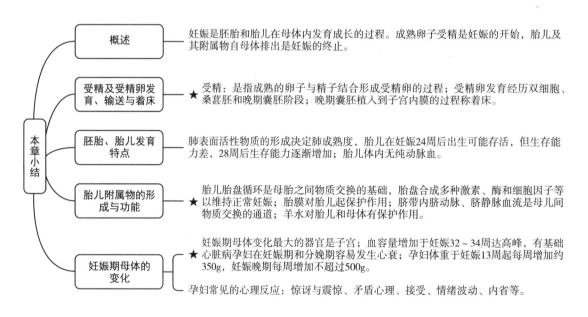

| 本章小结 | 概述 | 妊娠是胚胎和胎儿在母体内发育成长的过程。成熟卵子受精是妊娠的开始，胎儿及其附属物自母体排出是妊娠的终止。 |

受精及受精卵发育、输送与着床 ★ 受精：是指成熟的卵子与精子结合形成受精卵的过程；受精卵发育经历双细胞、桑葚胚和晚期囊胚阶段；晚期囊胚植入到子宫内膜的过程称着床。

胚胎、胎儿发育特点 肺表面活性物质的形成决定肺成熟度，胎儿在妊娠24周后出生可能存活，但生存能力差，28周后生存能力逐渐增加；胎儿体内无纯动脉血。

胎儿附属物的形成与功能 ★ 胎儿胎盘循环是母胎之间物质交换的基础，胎盘合成多种激素、酶和细胞因子等以维持正常妊娠；胎膜对胎儿起保护作用；脐带内脐动脉、脐静脉血流是母儿间物质交换的通道；羊水对胎儿和母体有保护作用。

妊娠期母体的变化 ★ 妊娠期母体变化最大的器官是子宫；血容量增加于妊娠32～34周达高峰，有基础心脏病孕妇在妊娠期和分娩期容易发生心衰；孕妇体重于妊娠13周起每周增加约350g，妊娠晚期每周增加不超过500g。

孕妇常见的心理反应：惊讶与震惊、矛盾心理、接受、情绪波动、内省等。

（张秀平）

复习参考题

（一）选择题

1. 关于妊娠期生殖系统的变化，下列说法正确的是
   - A. 子宫体增大变硬
   - B. 妊娠期卵巢继续排卵
   - C. 阴道局部抵抗力增强
   - D. 阴道皱襞减少，伸展性减弱
   - E. 形成宫颈黏液栓，防止细菌侵入宫腔

2. 关于羊水的功能，下列说法正确的是
   - A. 限制胎儿的活动
   - B. 妨碍子宫收缩
   - C. 使胎儿体表水肿
   - D. 促进子宫颈外口扩张
   - E. 使母体对胎动的感觉明显

3. 关于妊娠期血液系统的变化，下列说法正确的是
   - A. 妊娠期处于低凝状态
   - B. 孕妇白细胞下降
   - C. 妊娠期纤溶活性增高
   - D. 妊娠期出现血液相对稀释
   - E. 妊娠期血容量增加，于第28~30孕周达高峰

4. 关于妊娠期子宫的变化，下列说法正确的是
   - A. 妊娠足月，子宫重约800g
   - B. 妊娠足月，子宫容量约5 000ml
   - C. 子宫下段孕后期增长速度最快
   - D. 子宫肌细胞于妊娠早期增生，数目增多
   - E. 子宫下段临产时，伸展至5~10cm

5. 孕妇正常妊娠36周末时，胎儿的身长和体重大约是
   - A. 胎儿身长30cm，重约700g
   - B. 胎儿身长35cm，重约1 100g
   - C. 胎儿身长40cm，重约1 700g
   - D. 胎儿身长45cm，重约2 500g
   - E. 胎儿身长50cm，重约3 000g

   答案：1. E；2. D；3. D；4. B；5. D

（二）简答题

1. 简述胎盘组织构成及其功能。

2. 简述仰卧位低血压综合征的临床表现。

第四章

正常妊娠妇女的护理

学习目标

知识目标	1. 掌握妊娠诊断的方法，胎产式、胎先露及胎方位的定义，产前检查，妊娠期常见症状的护理。 2. 熟悉孕妇腹部检查的方法、分娩前准备及减轻分娩不适的方法。 3. 了解遗传咨询、产前筛查与产前诊断的方法及内容。
能力目标	1. 能够准确推算预产期。 2. 能够监测胎动和胎心，运用四步触诊法判断胎产式、胎先露与胎方位。 3. 运用所学知识指导孕妇做好妊娠期保健与分娩准备。
素质目标	具有敬佑生命，尊重、关爱孕妇及保护其隐私的职业素养。

临床上妊娠时间是以末次月经（last menstrual period，LMP）来潮开始计算，故妊娠全过程约40周。根据妊娠不同时期的特点，将妊娠期分为三个时期：妊娠未达14周称为早期妊娠（first trimester of pregnancy），第14~27^{+6}周称为中期妊娠（second trimester of pregnancy），第28周及其后称为晚期妊娠（third trimester of pregnancy）。

案例导入与思考

某女士，已婚，28岁，平素月经规律，因"月经过期10日，晨起恶心3日"来院就诊。其末次月经第1日为2022年6月27日。

请思考：

1. 为确诊该女士是否妊娠，需要进一步做的检查项目有哪些？
2. 该女士如果确诊为早孕，请计算其预产期。
3. 医师建议其口服叶酸的原因是什么？

第一节　妊娠诊断

一、早期妊娠的诊断

（一）症状

1. 停经　停经是妊娠最早、最重要的症状。性成熟期（又称育龄期）有性生活史的健康妇女，平时月经规律，一旦月经过期10日及以上，首先应考虑妊娠；若停经8周以上，则妊娠的可能性更大。哺乳期妇女月经未复潮也可能妊娠。

2. 早孕反应　一般发生在停经6周左右，约半数的孕妇于妊娠早期出现恶心、晨起呕吐、流涎、食欲缺乏、喜食酸物、厌油腻、畏寒、头晕、乏力、嗜睡等症状，称为早孕反应。一般不影响生活与工作，可能与体内hCG增多、胃酸分泌减少、胃排空时间延长及精神紧张等因素有关，症状持续时间和程度因人而异，多在停经12周左右自行消失。

3. 尿频　妊娠早期增大的子宫在盆腔内压迫膀胱所致。当子宫增大超出盆腔后，症状自然消失。

4. 乳房变化　孕妇自觉乳房发胀、疼痛，偶有麻刺感，哺乳期妇女一旦受孕，乳汁分泌明显减少。

（二）体征

1. 妇科检查　阴道黏膜和子宫颈变软，充血呈紫蓝色。子宫增大变软，停经8周时，子宫约为非妊娠时的2倍，停经12周时约为非妊娠时的3倍，子宫底超出盆腔，在耻骨联合上方可以触及。停经6~8周时，双合诊检查子宫峡部极软，感觉子宫颈与子宫体之间似不相连，称为黑加征（Hegar sign）。黑加征是早期妊娠典型的体征。

2. 乳房检查　乳房增大，静脉充盈，乳头增大，乳头、乳晕着色加深，乳晕可见深褐色的蒙氏结节。

（三）辅助检查

1. 妊娠试验　是临床上诊断早期妊娠最常用的检查方法。通常受精后8~10日即可用放射免疫测定法测出受检者血中hCG升高，临床上常用早孕试纸检测尿液，结果阳性并结合临床表现可诊断为早期妊娠。该方法简单、快速，若要确定是否为宫内妊娠，尚需超声检查。

2. 超声检查　B型超声检查是确定宫内妊娠的金标准。妊娠早期B型超声检查的主要目的是确定宫内妊娠、胎数、估计孕龄及排除异位妊娠等病理情况。停经35日时，宫腔内可见到圆形或椭圆形妊娠囊；妊娠6周时，妊娠囊内可见到胚芽和原始心管搏动；妊娠11~13^{+6}周测量胎儿顶臀长可以准确估计孕周，校正预产期，同时测量胎儿颈后透明层厚度和胎儿鼻骨等，可作为妊娠早期染色体疾病筛查的指标。妊娠9~13^{+6}周可筛查无脑儿等畸形。

根据症状、体征和辅助检查可以明确妊娠诊断，确定是否为宫内妊娠、估算孕周、了解胚胎发育情况等。如就诊时间早或月经不规则，根据症状与体征、辅助检查难以诊断时，可嘱其1周后复查，避免误诊。

二、中、晚期妊娠的诊断

（一）健康史与症状

有早期妊娠的经过，并逐渐感到腹部增大、自觉胎动。

（二）体征

1. **子宫增大**　随着妊娠进展，子宫逐渐增大，子宫底逐渐升高，可用手测子宫底高度或尺测耻上子宫长度，初步估计胎儿大小及孕周，推断胎儿大小与孕周是否相符（表4-1、图4-1）。子宫底高度与子宫长度均为耻骨联合上缘中点到子宫底的距离。妊娠20周起，每次产检须测量子宫长度，正常情况下子宫长度在妊娠36周时最高，妊娠足月时因胎先露入盆而略有下降。不同孕周的子宫底增长速度不同，妊娠20~24周时增长速度较快，平均每周增长1.6cm，至36~40周增长速度减慢，每周平均增长0.25cm。增长过速或过缓均提示可能异常。

▼ 表4-1　妊娠周数与子宫底高度及子宫长度

妊娠周数	手测子宫底高度	尺测耻上子宫长度/cm
12周末	耻骨联合上2~3横指	
16周末	脐耻之间	
20周末	脐下1横指	18（15.3~21.4）
24周末	脐上1横指	24（22.0~25.1）
28周末	脐上3横指	26（22.4~29.0）
32周末	脐与剑突之间	29（25.3~32.0）
36周末	剑突下2横指	32（29.8~34.5）
40周末	脐与剑突之间或略高	33（30.0~35.3）

2. **胎心音**　胎心音正常是胎儿宫内安全的信号，闻及胎心音可确诊妊娠且为活胎。妊娠12周，用多普勒胎心听诊仪经孕妇腹壁探测到胎心音；一般于妊娠18~20周开始用听诊器在孕妇腹壁听诊，正常范围是110~160次/min。胎心音呈双音，似钟表"嘀嗒"声，注意与子宫杂音、腹主动脉音、脐带杂音相鉴别。子宫杂音是血液流经子宫血管时产生的柔和吹风样低音响，腹主动脉音为单调的咚咚样强音响，这两种杂音均与孕妇脉搏数一致；脐带杂音为脐带血流受阻时产生的与胎心率一致的吹风样低音响，一般在体位改变后消

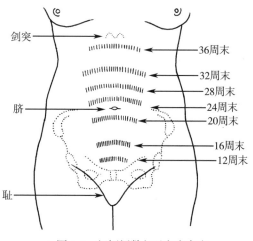

▲ 图4-1　妊娠周数与子宫底高度

失，如持续存在，须考虑有无脐带缠绕的可能。

3. 胎动（fetal movement，FM）　是指胎儿在子宫内冲击子宫壁的活动。妊娠18~20周时孕妇开始自觉胎动，经产妇胎动感觉略早于初产妇。随孕龄增加胎动逐渐活跃，妊娠32~34周达高峰，妊娠38周后逐渐减少。正常的胎动是胎儿情况良好的表现，妊娠28周以后，正常胎动次数≥10次/2h。检查孕妇腹部时可扪到胎动，腹壁薄且松弛的经产妇，甚至可在腹壁上看到胎动。

4. 胎体　妊娠20周经腹壁能触到胎体。妊娠24周后，经腹部触诊能辨别胎头、胎背、胎臀和胎儿肢体。胎头圆而硬，有浮球感；胎背宽而平坦；胎臀宽而软、不规则。随妊娠进展，通过四步触诊法能够查清胎儿在子宫内的位置，能帮助判断胎方位。

（三）辅助检查

1. 超声检查　B型超声检查不仅能显示胎儿数目、胎产式、胎先露、胎方位、有无胎心搏动及胎盘位置，还能测量胎头双顶径、头围、腹围及股骨长等多条径线，了解胎儿生长发育情况。妊娠20~24周，采用超声进行胎儿系统检查，可筛查胎儿有无结构畸形。

2. 彩色多普勒超声　可以检测子宫动脉、脐动脉和胎儿动脉的血流速度波形。

三、胎产式、胎先露、胎方位

胎儿在子宫内的姿势称为胎姿势（fetal attitude）。正常的胎儿姿势为胎头俯屈，颏部贴近胸壁，脊柱略前弯，四肢屈曲交叉分别置于胸腹前，其体积及体表面积均明显缩小，整个胎体成为头端小、臀端大的椭圆形，以适应妊娠晚期子宫纵椭圆形的形态。妊娠28周以前胎儿小，羊水相对较多，胎儿在子宫内活动范围较大，位置不固定。妊娠32周后，胎儿姿势和位置相对恒定。

（一）胎产式

胎体纵轴与母体纵轴的关系称为胎产式（fetal lie）（图4-2）。胎体纵轴与母体纵轴平行者，称为纵产式，占妊娠足月分娩总数的99.75%；胎体纵轴与母体纵轴垂直者，称为横产式，仅占足月分娩总数的0.25%；胎体纵轴与母体纵轴交叉者，称为斜产式，属暂时性的，在分娩过程中多转为纵产式，偶尔转成横产式。

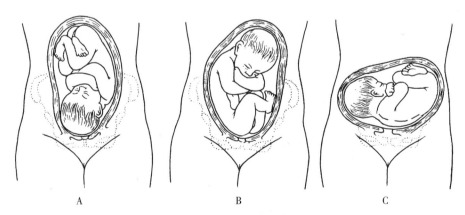

▲ 图4-2　胎产式及胎先露

A. 纵产式·头先露；B. 纵产式·臀先露；C. 横产式·肩先露。

（二）胎先露

最先进入母体骨盆入口的胎儿部分称为胎先露（fetal presentation）。纵产式有头先露和臀先露，根据胎头屈伸程度，头先露分为枕先露、前囟先露、额先露及面先露（图4-3）。臀先露分为混合臀先露、单臀先露、单足先露、双足先露（图4-4）。横产式时最先进入骨盆的是胎儿肩部，为肩先露。偶见胎儿头先露或臀先露与胎手或胎足同时入盆，称为复合先露（图4-5）。

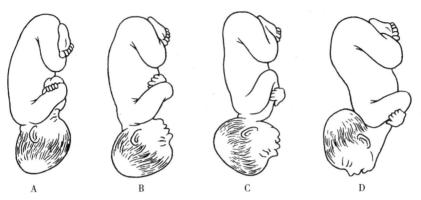

▲ 图4-3　头先露的种类

A. 枕先露；B. 前囟先露；C. 额先露；D. 面先露。

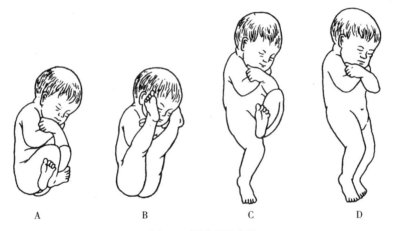

▲ 图4-4　臀先露的种类

A. 混合臀先露；B. 单臀先露；C. 单足先露；D. 双足先露。

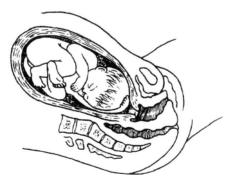

▲ 图4-5　复合先露

（三）胎方位

胎儿先露部的指示点与母体骨盆的关系称为胎方位（fetal position）。枕先露以枕骨、臀先露以骶骨、肩先露以肩胛骨、面先露以颏骨为指示点。每个指示点因与母体骨盆入口左、右、前、后、横的关系不同而有不同的胎方位（表4-2），头先露、臀先露各有6种胎方位，肩先露有4种胎方位。如枕先露时，胎头枕骨位于母体骨盆的左前方，为枕左前位，余类推。正常胎方位有两种，分别为枕左前（LOA）与枕右前（ROA）。

▼ 表4-2 胎产式、胎先露和胎方位的关系及种类

胎产式	胎先露		胎方位
纵产式 （99.75%）	头先露 （95.75%~97.55%）	枕先露 （95.55%~97.55%）	枕左前（LOA）、枕左横（LOT）、枕左后（LOP）
			枕右前（ROA）、枕右横（ROT）、枕右后（ROP）
		面先露 （0.2%）	颏左前（LMA）、颏左横（LMT）、颏左后（LMP）
			颏右前（RMA）、颏右横（RMT）、颏右后（RMP）
	臀先露 （2%~4%）		骶左前（LSA）、骶左横（LST）、骶左后（LSP）
			骶右前（RSA）、骶右横（RST）、骶右后（RSP）
横产式 （0.25%）	肩先露 （0.25%）		肩左前（LSCA）、肩左后（LSCP）
			肩右前（RSCA）、肩右后（RSCP）

第二节　妊娠期管理

妊娠期管理从确诊妊娠开始。其以母儿为对象，根据妊娠各期特点，进行定期产前检查与护理监护，监测母儿健康状况，及时发现和处理母儿高危情况；针对高危孕妇进行重点监护与管理，降低孕产妇及围产儿患病率与死亡率，以保证母儿的健康，直至安全分娩。

一、产前检查

产前检查属于围产医学研究的范畴。围产医学（perinatology）是研究在围产期内加强对围产儿及孕产妇卫生保健的一门科学，是降低孕产妇死亡和出生缺陷的重要措施。围产期（perinatal period）是指产前、产时和产后的一段时期，我国目前采用的围产期是指从妊娠满28周（即胎儿体重≥1 000g或身长≥35cm）至产后1周。

规范系统的产前检查是确保母儿健康与安全的关键环节。其目的是估计和核对孕期或胎龄，明确孕妇和胎儿的健康状况，及早发现与处理异常妊娠、胎位异常和胎儿发育异常，做好孕期健康教育与指导、分娩前准备及初步确定分娩方案等。

（一）产前检查的时间及次数

首次产前检查应从确诊早孕开始，妊娠中、晚期检查为复诊。由于孕妇的个体差异，产前检查的次数与内容也不尽相同。我国《孕前和孕期保健指南（2018年）》目前推荐的产前检查孕周

分别为妊娠6~13^{+6}周，14~19^{+6}周，20~24周，25~28周，29~32周，33~36周，37~41周（每周1次）。有高危因素的孕妇可酌情增加产前检查次数。

（二）产前检查的内容

产前检查的内容包括详细询问健康史、全身检查、产科检查、心理–社会评估、必要的辅助检查和健康教育及指导（表4-3）。

▼ 表4-3　产前检查的次数及内容

检查次数	常规保健内容	必查项目	健康教育及指导
第1次检查 （6~13^{+6}周）	1.建立孕期保健手册 2. 确定孕周、推算预产期 3. 评估孕期高危因素 4. 测量血压、体重和BMI 5. 妇科检查 6. 监测胎心率	1.血常规 2. 尿常规 3. 血型（ABO和Rh） 4. 空腹血糖 5. 肝功能和肾功能 6. 乙型肝炎表面抗原 7. 梅毒血清抗体和HIV筛查 8. 地中海贫血筛查（广东、广西、海南、湖南、湖北、四川、重庆等地） 9. 妊娠孕期超声检查（确定宫内妊娠和孕周）	1.流产的认识和预防 2. 营养和生活方式指导 3. 避免接触有害物质和宠物，慎用药物 4. 改变不良生活方式，避免高强度体力工作、高噪声环境和家庭暴力 5. 心理健康与家庭支持 6. 继续补充叶酸0.4~0.8mg/d至3个月，有条件者可继续服用含叶酸的复合维生素
第2次检查 （14~19^{+6}周）	1.分析首次产前检查的结果 2. 测量血压、体重 3. 测量子宫底高度 4. 监测胎心率	无	1.妊娠中期胎儿非整倍体筛查的意义 2. 非贫血孕妇，如血清铁蛋白<30μg/L，应补充元素铁60mg/d；诊断明确的缺铁性贫血孕妇，应补充元素铁100~200mg/d 3. 开始常规补充钙剂0.6~1.5g/d
第3次检查 （20~24周）	1.测量血压、体重 2. 测量子宫底高度、腹围 3. 监测胎心率	1.血常规 2. 尿常规 3. 胎儿系统超声筛查（20~24周）	1.早产的认识和预防 2. 营养和生活方式指导 3. 胎儿系统超声筛查的意义
第4次检查 （25~28周）	1.测量血压、体重 2. 测量子宫底高度 3. 监测胎心率	1.75g OGTT 2. 血常规 3. 尿常规	1.早产的认识和预防 2. 营养和生活方式指导 3. 妊娠期糖尿病筛查的意义
第5次检查 （29~32周）	1.测量血压、体重 2. 测量子宫底高度、腹围 3. 监测胎心率 4. 明确胎位	1.产科超声检查 2. 血常规 3. 尿常规	1.自我监测胎动 2. 母乳喂养指导 3. 分娩方式指导和新生儿护理指导
第6次检查 （33~36周）	1.测量血压、体重 2. 测量子宫底高度、腹围 3. 监测胎心率 4. 明确胎位	尿常规	1.产前生活方式指导 2. 分娩相关知识指导 3. 新生儿疾病筛查 4. 分娩恐惧和抑郁症的预防
第7~11次检查 （37~41周）	1.测量血压、体重 2. 测量子宫底高度 3. 监测胎心率 4. 明确胎位	1.产科超声检查 2. NST检查（每周一次）	1.分娩相关知识指导 2. 胎儿宫内情况的监护 3. 产褥期指导 4. NST检查的意义

注：BMI，体重指数；HIV，人类免疫缺陷病毒；OGTT，口服葡萄糖耐量试验；NST，无应激试验。

二、妊娠期护理

【护理评估】

（一）健康史

1. 一般资料 询问年龄，年龄过小（<18岁）或过大（≥35岁）均为高危因素，特别是高龄初孕妇易发生妊娠期特有疾病，如妊娠期高血压疾病、妊娠期糖尿病等，分娩时易出现产力、产道异常等；询问职业，如放射线可诱发基因突变导致畸形，长期接触铅、汞、苯、有机磷农药、一氧化碳等有毒物质，有可能导致流产、死胎、胎儿畸形等，如果工作环境对胎儿健康不利应考虑暂时换岗，孕妇应做血常规与肝功能等相应检查。

2. 既往史及手术史 了解过去有无高血压、心脏病、糖尿病、甲状腺功能亢进、血液病、严重肝肾疾病等病史，注意其发病时间与治疗情况，了解何时做过何种手术。

3. 本次妊娠过程 了解有无早孕反应、早孕反应出现的时间；妊娠早期有无病毒感染及用药；胎动开始时间；妊娠过程有无阴道流血、腹痛、发热、头晕、头痛、心悸、气短、下肢水肿等表现。询问饮食、职业状况及工作环境、运动（劳动）、睡眠及大小便等情况。

4. 月经史 详细询问末次月经日期、月经周期及其是否规律，临床上主要通过末次月经来推算预产期（expected date of confinement，EDC）。推算方法是从末次月经第1日算起，月份减3或加9，日数加7，例如末次月经第1日是2022年5月19日，预产期则为2023年2月26日。一般实际分娩日期在预产期前或后1~2周。月经周期的长短会影响预产期的推算和胎儿生长发育的监测，月经周期延长的孕妇预产期也相应推迟，如月经周期40日的孕妇，其预产期应相应推迟10日。若孕妇记不清末次月经日期或哺乳期月经未复潮而受孕者，可根据早孕反应开始时间、胎动开始时间、子宫底高度、B型超声检查等推算。月经周期延长、缩短或不规律者应及时根据B型超声检查结果重新核对孕周并推算预产期。

5. 孕产史 对初产妇应了解孕次、流产史；对经产妇应了解分娩方式，询问有无异常妊娠，如妊娠期高血压疾病、妊娠期糖尿病、前置胎盘、胎盘早剥、羊水异常、胎儿生长受限；妊娠合并症，如心脏病、高血压、肝炎等。有无流产、早产、难产、死胎、死产、产后出血史等。了解新生儿出生时情况。

6. 家族史 询问家族中有无高血压、糖尿病、双胎妊娠、精神病、肺结核及其他遗传病等病史。

7. 个人史 询问婚姻状况、受教育程度、宗教信仰、经济状况、住址、电话等。

8. 配偶情况 主要询问有无烟酒嗜好、传染病、遗传病等。

理论与实践 该女士的预产期为2023年4月4日。

（二）身体状况

1. 全身检查 观察孕妇发育、营养；注意步态及身高，身材矮小不足145cm者常伴有骨盆狭窄；检查心脏有无病变，必要时应在妊娠20周以后行超声心动图检查；检查乳房发育情况、乳头大小及有无凹陷；注意脊柱及下肢有无畸形；测量血压，孕妇正常血压不应超过140/90mmHg；注意有无水肿，妊娠晚期仅踝部或小腿下部水肿，经休息后能消退，属于正常；测量体重，妊娠晚期体重增加每周不超过500g，超过者多考虑水肿或隐性水肿、羊水过多、双胎妊娠等。

2. 产科检查 包括腹部检查、骨盆测量、阴道检查。

（1）腹部检查：孕妇排尿后于检查床上取仰卧位，头部略垫高，袒露腹部，双腿略屈曲稍分开，放松腹部。检查者站于孕妇右侧，注意保暖与保护隐私，动作轻柔。

1）视诊：注意观察腹部形状和大小，有无手术瘢痕、妊娠纹和水肿。腹部呈横椭圆形（腹部两侧向外膨出伴子宫底位置较低者）常提示肩先露；腹形呈悬垂腹（多见于经产妇）或尖腹（多见于初产妇），考虑骨盆狭窄可能。腹部过大，考虑多胎妊娠、巨大胎儿、羊水过多的可能；腹部过小，提示胎儿生长受限、孕周推算错误等。

2）触诊：触诊分四步完成，称为四步触诊法（图4-6），是产科特有的检查。可检查子宫大小、胎产式、胎先露及是否衔接、胎方位等。检查前，先用手测子宫底高度或用软尺测子宫长度及腹围，子宫长度是从子宫底到耻骨联合上缘的距离，腹围通常是经下腹最膨隆处绕脐一周的周

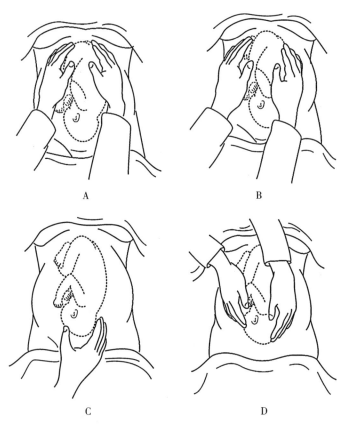

A   B

C   D

▲ 图4-6 四步触诊法
A. 第一步；B. 第二步；C. 第三步；D. 第四步。

径。触诊时注意腹壁紧张度、子宫敏感度、羊水多少等。四步触诊法前3步操作检查者面向孕妇头部，第4步面向孕妇足部。

A. 第一步：检查者两手放在子宫底部，轻按压摸清子宫底，根据其高度估计胎儿大小与妊娠周数是否相符。接着两手指腹相对轻推，判断在子宫底部的胎儿部分，若圆而硬、有浮球感为胎头，若宽而软、形态不规则为胎臀，从而判断胎产式，间接推断胎先露。

B. 第二步：检查者两手掌下移分别放于腹部左右两侧，一手固定，另一手由上至下轻轻深按检查，左右手交替进行。触及平坦饱满部分为胎背，并了解胎背朝向（前方、侧方），触及较空虚、高低不平可变形且活动的部分为胎儿肢体。

C. 第三步：检查者右手拇指与其余4指分开，放在耻骨联合上方握住胎先露，轻按压，仔细摸清是胎头还是胎臀，圆而硬为胎头，宽而软为胎臀；接着握住胎先露左右推动，能推动者表示未衔接；不能推动者则表示已衔接。

D. 第四步：检查者左右手分别放在胎先露两侧轻按压，进一步核对胎先露，然后朝骨盆入口方向伸入深按，确定胎先露入盆程度。双手能伸入、左右推胎先露能动者，表示先露尚未入盆，临床上称为"浮"；手仅能伸入一点，胎先露稍活动，称为"半固定"；手不能伸入，胎先露不能活动，称为"固定"。

3）听诊：听诊胎心音最清楚的部位在胎背上方的孕妇腹壁处。妊娠24周后，枕先露的听诊部位在脐左或右下方；臀先露的听诊部位在脐左或右上方；肩先露的听诊在靠近脐部下方最清楚（图4-7）。听诊部位取决于先露部和其下降程度。因子宫敏感、腹壁紧张，胎方位不清时，可通过听诊胎心结合先露来综合判断。

（2）骨盆测量：骨盆大小及其形状与分娩密切相关，它的大小决定着胎儿能否顺利经阴道娩出。有骨盆外测量和骨盆内测量两种方法。

1）骨盆外测量：能间接判断骨盆大小及其形状，操作简便。用骨盆测量器测量以下径线。

A. 髂棘间径（interspinal diameter，IS）：孕妇取仰卧位，两腿伸直。测量两髂前上棘外缘的距离（图4-8），正常值为23~26cm。

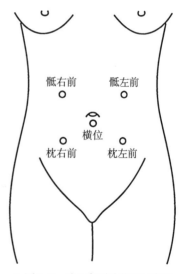

▲ 图4-7　胎心音听诊位置示意图

B. 髂嵴间径（intercrestal diameter，IC）：孕妇体位同上。测量两髂嵴外缘最宽的距离（图4-9），正常值为25~28cm。

C. 骶耻外径（external conjugate，EC）：孕妇取左侧卧位，左腿屈曲，右腿伸直。测量第5腰椎棘突下至耻骨联合上缘中点的距离（图4-10），正常值为18~20cm。第5腰椎棘突下相当于米氏菱形窝的上角，或相当于两髂嵴后连线中点下1~1.5cm处。测量此径线可间接推测骨盆入口前后径的长度，是骨盆外测量中最重要的径线。

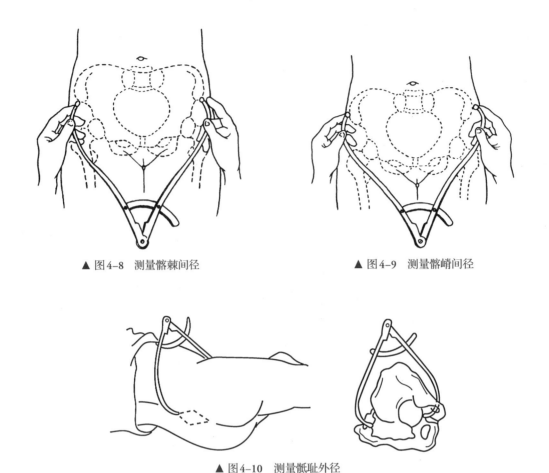

▲ 图4-8　测量髂棘间径　　　　　　　　　▲ 图4-9　测量髂嵴间径

▲ 图4-10　测量骶耻外径

D. 坐骨结节间径（intertuberous diameter，IT）：又称出口横径（transverse outlet，TO），孕妇取仰卧位，两腿屈曲，双手抱膝，测量两坐骨结节内侧缘的距离（图4-11），正常值为8.5~9.5cm，平均值为9cm。也可用检查者手拳估计，若此径能容纳成人横置手拳属正常。此径线直接测出骨盆出口横径的长度，如<8cm，应进一步测量出口后矢状径。

E. 出口后矢状径：测量坐骨结节间径中点至骶骨尖端的长度。检查者右手戴手套，示指伸入肛门触及骶骨，拇指置于孕妇体外骶尾部，两指共同找到骶骨尖端，将骨盆出口测量器两端分别放在坐骨结节间径中点与骶骨尖端处，即可测量出口后矢状径（图4-12），正常值为8~9cm。出口后矢状径与坐骨结节间径之和>15cm，表示骨盆出口狭窄不明显，一般足月大小的胎儿可以通过骨盆出口经阴道娩出。

F. 耻骨弓角度：该角度可反映骨盆出口横径的宽度。将两拇指指尖斜着对拢放于耻骨联合下缘，左右两拇指平放在耻骨降支上面，两拇指间的角度即为耻骨弓角度（图4-13），正常值为90°~100°，小于80°为异常。此角度反映骨盆出口横径的宽度。

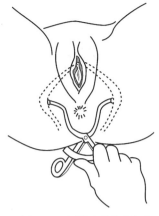

▲ 图4-11　测量坐骨结节间径

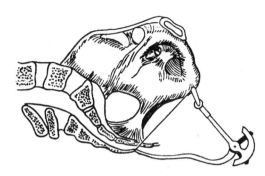

▲ 图4-12　测量出口后矢状径

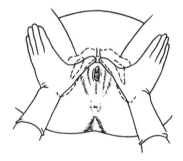
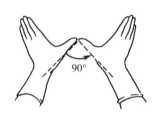
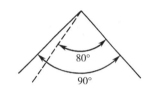

▲ 图4-13　测量耻骨弓角度

以上径线中，髂棘间径、髂嵴间径可间接推测骨盆入口横径的长度，骶耻外径可间接推测骨盆入口前后径的长度。因此，三条径线可以反映骨盆入口平面的大小，其中骶耻外径最重要。坐骨结节间径、耻骨弓角度可间接推测骨盆出口横径的长度，与出口后矢状径共同反映骨盆出口平面的大小。若骨盆外测量径线低于正常值，须进行骨盆内测量。

2）骨盆内测量：适用于骨盆外测量有狭窄者。应于妊娠24~36周阴道松软时测量，过早测量阴道较紧，近预产期测量容易引起感染、胎膜早破。测量时，孕妇取截石位，严格消毒外阴，检查者须戴消毒手套并涂润滑油。

A. 对角径（diagonal conjugate，DC）　为耻骨联合下缘到骶岬上缘中点的距离，正常值为12.5~13cm。检查者将一手示指、中指伸入阴道，用中指指尖触及骶岬上缘中点，示指上缘紧贴耻骨联合下缘，另一手标记此接触点，将手抽出，测量中指尖到标记点的距离，即为对角径（图4-14）。若中指指尖触不到骶岬，一般表示对角径大于12.5cm。

正常值减去1.5~2cm为骨盆入口前后径的长度，称为真结合径，正常值为11cm。当骶耻外径<18cm时，测量对角径可较精确推测骨盆入口前后径的长度。

B. 坐骨棘间径：为两坐骨棘间的距离，正常值为10cm。方法为一手示指、中指置入阴道内，分别触及左右两侧坐骨棘，估计其间的距离（图4-15）。此径线是骨盆最短的横径，过小会影响分娩时胎头的下降。

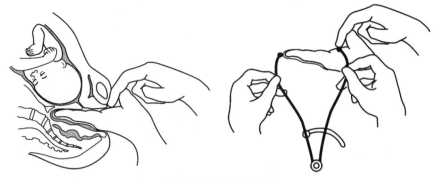

▲ 图4-14　测量对角径

C. 坐骨切迹宽度：为坐骨棘与骶骨下部间的距离，即骶棘韧带宽度。可估计中骨盆的大小，方法为将阴道内的示指置于骶棘韧带上移动（图4-16），估计能容纳3横指，相当于5.5~6cm，属于正常，否则提示中骨盆狭窄。

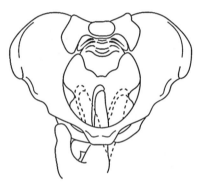

▲ 图4-15　测量坐骨棘间径

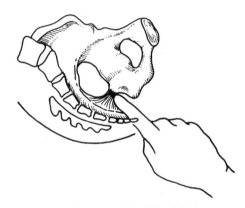

▲ 图4-16　测量坐骨切迹宽度

（3）阴道检查：确诊早孕时或初次产检时进行双合诊检查，了解产道、子宫、附件有无异常，分娩前阴道检查可协助确定骨盆大小、子宫颈容受和子宫口开大程度，进行子宫颈成熟度Bishop评分。

3. 心理-社会状况

（1）早期妊娠：评估孕妇对妊娠的态度及接受程度，有无不良情绪反应，对即将为人母和分娩有无恐惧和焦虑心理；家庭经济状况及生活环境；孕妇寻求健康指导的态度、动力及能力；丈夫对此次妊娠的态度，孕妇在家庭中的角色等。

（2）中、晚期妊娠：评估孕妇对妊娠有无不良的情绪反应。一般孕妇在妊娠中期后可自觉胎动，真实感受到胎儿的存在，开始关爱胎儿。但是妊娠晚期子宫明显增大，孕妇的体力负担加重，行动不便，出现腰背痛、水肿、睡眠障碍等症状；大多数孕妇盼望尽快分娩，同时又会因为分娩产生的痛苦而焦虑、恐惧，害怕出现危险或胎儿畸形，也有孕妇担心婴儿性别能否为家人接受等。注意评估丈夫对此次妊娠的态度，有的准父亲会因为即将为人父而喜悦，有的则因面临的责任与生活形态改变而焦虑。因此，应了解准父亲的感受并提供有针对性的帮助与指导。

4. 辅助检查

（1）实验室检查：尿妊娠试验、血常规、血型、尿常规、阴道分泌物、肝功能、肾功能、空腹血糖、乙型肝炎表面抗原（HBsAg）、梅毒螺旋体、人类免疫缺陷病毒（HIV）抗体检测、非整倍体母体血清学筛查等。

（2）超声检查：可确诊早孕，筛查胎儿的严重畸形，评估胎位、胎儿大小、羊水量及胎盘成熟度等。

（3）心电图检查等。

【常见护理诊断/问题】

1. 舒适度改变　与妊娠反应有关。

2. 知识缺乏：缺乏妊娠期保健知识。

3. 便秘　与妊娠引起肠蠕动减弱、增大子宫压迫肠道有关。

4. 有受伤的危险（胎儿）　与感染、中毒、遗传、胎盘功能减退等有关。

【护理措施】

（一）心理护理

大量研究证明，情绪不良的孕妇易发生异常妊娠与分娩期并发症，孕妇心境不佳，经常抑郁、悲伤、焦虑、紧张、恐惧等，可致胎儿脑血管收缩，脑血流量减少，影响脑部发育，新生儿易激惹，严重时造成胎儿大脑畸形。严重焦虑的孕妇往往恶心、呕吐加剧，流产、早产发生率高，过度紧张、恐惧可致子宫收缩乏力、产程延长或难产。让孕妇了解以上知识，鼓励孕妇说出忧虑，告诉孕妇妊娠中晚期可能出现的生理症状，解除孕妇的担心，帮助孕妇消除不良情绪，保持心情平和、轻松、愉快。

（二）一般护理

指导孕妇均衡饮食，采用正确的烹饪方法，避免破坏营养素。选择易消化、无刺激性的食物，避免烟、酒、浓咖啡、浓茶及辛辣食品。适当活动与休息，每日保证8小时睡眠，午休1~2小时，妊娠中期后取左侧卧位休息，以增加胎盘血供。养成良好的卫生习惯，勤刷牙，注意使用软毛牙刷，勤洗浴，保持外阴部清洁干燥。

（三）对症护理

1. 恶心、呕吐　半数孕妇在妊娠6周左右出现恶心、呕吐、挑食、流涎等早孕反应症状，一般不影响生活与工作，妊娠12周左右自行消失，一般无须用药。必要时，遵医嘱给予维生素 B_6、维生素 B_1 等。在此期间指导孕妇清淡饮食，可少食多餐，忌油腻、难消化和有不舒服气味的食物，避免空腹或过饱，早晨起床后可先进食饼干及酸奶，两餐之间可进液体食物。若恶心、呕吐频繁，应考虑妊娠剧吐，须入院补液，纠正水、电解质代谢紊乱。

2. 胃灼热　妊娠期由于孕激素的影响，食管下端平滑肌张力降低，贲门括约肌松弛，胃内酸性内容物可反流至食管下部，引起胸骨后灼痛感。孕妇应少量多餐，避免辛辣、油腻食物和冰凉饮料；餐后不要立即躺卧；就寝时可加用枕头或使床头整体抬高10~15cm，可缓解症状。

3. 尿频、尿急　由增大的子宫压迫膀胱所致，常发生在妊娠初3个月及末3个月。告知孕妇无须减少饮水，应及时排尿，憋尿易致泌尿系统感染。产后症状自行消失。

4. **便秘** 是妊娠期常见症状，由肠蠕动减弱，肠内容物排空时间延长，增大的子宫及胎先露压迫肠道引起。指导孕妇养成良好的饮食与生活习惯，按时排便。每日清晨饮一杯温开水，进食粗纤维食物，多吃新鲜蔬菜和水果，多喝水，坚持每日适当运动。可在医师指导下口服缓泻剂，慎用开塞露、甘油栓，禁用硫酸镁，也不可灌肠，以免引起流产或早产。

5. **痔** 由增大的子宫压迫或妊娠期便秘使痔静脉回流受阻，直肠静脉压升高引起。积极防治便秘，应多喝水、多吃蔬菜和水果，少吃辛辣刺激性食物，温水坐浴能缓解胀痛，也可遵医嘱服用缓泻剂。

6. **白带增多** 妊娠期性激素不断升高，阴道分泌物增加，于妊娠初3个月及末3个月明显，属妊娠期生理变化。嘱孕妇保持外阴清洁与干燥，每日清洗外阴，穿透气性好的棉质内裤，经常更换内裤或卫生巾，严禁阴道冲洗。妊娠期常规检查白带，排除假丝酵母菌、阴道毛滴虫、衣原体等感染。

7. **下肢水肿** 增大的子宫压迫下腔静脉使下肢静脉血液回流受阻是水肿的主要原因。孕妇于妊娠后期常有踝部、小腿下半部轻度水肿，休息后消退，属正常现象；若下肢水肿明显，休息后不消退，应警惕妊娠期高血压疾病、妊娠合并肾脏疾病、低蛋白血症等。避免长时间站或坐，取左侧卧位休息，下肢垫高使下肢血液回流改善，减轻水肿。须适当限制盐的摄入，水不必限制。

8. **下肢、外阴静脉曲张** 由下腔静脉受压使股静脉压升高所致，应避免长时间站立，穿弹力裤或下肢绑弹性绷带，左侧卧位睡眠同时垫高下肢以促进血液回流。

9. **下肢肌肉痉挛** 多由孕妇缺钙引起，小腿腓肠肌肌肉痉挛常见，常在夜间发作，多能迅速缓解。指导孕妇饮食中增加钙的摄入，补充钙剂，600~1 500mg/d，避免腿部疲劳、受凉，走路时注意脚跟先着地。发作时局部热敷按摩，背屈肢体或站直前倾以伸展抽搐的肌肉，直至痉挛消失。

10. **腰背痛** 妊娠期间由于关节韧带松弛，增大的子宫向前突使躯体重心后移，腰椎向前突使背伸肌处于持续紧张状态，常出现轻微腰背痛。指导孕妇穿低跟软底鞋，若俯拾地面物品，保持上身直立，屈膝，用下肢力量起身；少抬举重物；休息时，腰背部垫枕头可缓解疼痛，必要时卧床休息（硬床垫）、局部热敷。疼痛严重者可服镇痛药。

11. **仰卧位低血压综合征** 妊娠晚期孕妇长时间仰卧位易发生仰卧位低血压综合征，侧卧后缓解子宫压迫，改善静脉回流，血压很快恢复。因此，告知孕妇不必紧张，妊娠中、晚期多采取左侧卧位休息。

12. **贫血** 孕妇于妊娠后期对铁的需求量增多，单靠饮食补充明显不足，易发生缺铁性贫血。应加强营养，从妊娠4个月起补充铁剂，可用温水或水果汁送服，或同时服用维生素C，能增加铁的摄入，最好餐后20分钟服用，以减轻对胃肠道的刺激。多食动物肝脏、瘦肉、蛋黄、豆类和绿叶蔬菜等。告诉孕妇服用铁剂后可能导致便秘或轻度腹泻。

13. **失眠** 加强心理护理，缓解焦虑、紧张，每日坚持户外散步，睡前喝杯热奶、温水洗脚或用木梳梳头有助于入睡。

14. **耻骨联合分离** 是指骨盆前方两侧耻骨的纤维软骨联合处因外力发生微小的错移而发生

的软组织损伤性疾病。在妊娠10~12周，由于高松弛素的作用，耻骨联合开始增宽，当耻骨联合间隙过度增宽时，活动性增加，便会出现耻骨联合分离症状，如耻骨上疼痛、压痛、肿胀和水肿，髋关节外展、外旋活动受限等。疼痛可放射至腿部、髋部或背部，并且在行走、上楼梯、承重、翻身时加重。疼痛剧烈者可造成单侧或双侧下肢难以负重，无法行走。症状轻的妊娠期耻骨联合分离一般无须处理，疼痛明显者应卧床休息，并采用侧卧位，必要时使用支架或骨盆腹带固定、支撑骨盆，以减轻疼痛。

15. 腕管综合征（carpal tunnel syndrome，CTS） 是指腕管的正中神经受压引起拇指、示指和中指的感觉异常、感觉减退、疼痛或麻木，是妊娠期常见的并发症。孕妇常从睡眠中醒来，伴有正中神经分布区域的灼烧感、麻木和麻刺感，75%左右的孕妇为双侧发病。孕妇患病率增加的原因可能是妊娠相关的液体潴留导致腕管中的神经受压，也可能与妊娠期激素变化影响骨骼肌肉系统有关。症状往往发生于妊娠晚期，多数孕妇在产后数周至数月逐渐缓解，该病一般预后较好。

（四）健康指导

1. 日常生活指导

（1）活动与休息：一般妊娠28周后孕妇应适当减轻工作量，妊娠期应避免长时间站立或重体力劳动、勿攀高或举重物、避免夜班或长时间紧张地工作；坚持适量运动，如散步、做孕妇保健操。妊娠期孕妇身心负荷加重，容易疲劳，须保证足够的休息和睡眠。

（2）衣着：以宽松、柔软、舒适为宜。不宜穿紧身衣，不要紧束腰腹部，以免影响乳房发育、胎儿发育与活动；选择舒适、合身胸罩，以减轻不适感；宜穿轻便舒适的低跟鞋，避免穿高跟鞋，以防身体失衡、腰背痛。

（3）性生活指导：妊娠后的前3个月和妊娠的最后3个月，均应避免性生活。具有先兆流产、前置胎盘、先兆早产等并发症的孕妇应禁止性生活。

2. 乳房保健指导 妊娠6个月以后，常用温水清洗双侧乳房，除去污垢，于乳头上涂以油脂，每日以手指轻轻捏乳头数分钟，锻炼乳头的皮肤韧性，以防母乳喂养时发生乳头皲裂。乳头凹陷者，应常提起乳头向外牵拉，以免哺乳时发生吸吮困难。

3. 妊娠期营养指导 胎儿的营养来自母体，孕妇为适应胎儿生长发育的需要必须增加营养，若孕妇营养不良，会影响胎儿生长和智力发育，导致胎儿器官发育不全、胎儿生长受限及低体重，容易造成流产、早产、胎儿畸形、死胎等。但要注意避免营养过剩导致巨大胎儿。因此，必须掌握孕妇营养素摄入标准，以帮助孕妇制订科学合理的饮食计划，摄入由多样化食物组成的平衡膳食，重质不重量，指导高蛋白质、高维生素、高矿物质、适量脂肪及糖、低盐饮食，定期测量体重，监测营养供给及体重增长情况。

（1）能量：妊娠早期不需要额外增加能量，妊娠4个月以后至分娩，在原基础上每日增加200kcal。蛋白质、脂肪、糖类在人体内氧化后均可产生能量，膳食安排上三大营养素应比例适当，注意能量增加勿太高，以免胎儿过大，导致难产。按照我国居民的饮食习惯，能量主要来源于粮食，孕妇每日应摄入主食200~450g。

（2）蛋白质：妊娠期蛋白质摄入不足，不仅影响胎儿生长发育，还会造成胎儿脑细胞分化缓慢、总数减少，影响智力发育等。妊娠早期不需要额外增加蛋白质，妊娠中晚期胎儿生长加速，妊娠中期开始增加蛋白质，每日15g。蛋白质主要来源为牛奶、鸡蛋、鸡肉和鱼等，尤其是牛奶。

（3）糖类：是机体主要供给能量的食物，糖类提供的能量占总能量的50%~60%。糖类食物主要是淀粉，妊娠中期以后，每日增加主食35g，以满足需要。

（4）脂肪：脂肪提供的能量占总能量的25%~30%，过多摄入会导致超重，易引起妊娠并发症，但长链不饱和脂肪酸已经证实对胎儿大脑和视网膜发育有帮助，所以适当多吃鱼类水产品尤其是深海鱼类、核桃等食物有一定的好处。

（5）维生素：维生素参与机体重要的生理过程，是生命活动中不可缺少的物质，主要从食物中获取，有维生素A、维生素B族、维生素C、维生素D、维生素E、维生素K等。维生素A对胎儿的生长发育较为重要，若孕妇缺乏维生素A，可发生夜盲、贫血、早产、胎儿畸形（唇裂、腭裂、小头畸形等）。维生素A主要存在于动物性食物中，如牛奶、肝脏等；维生素B族尤其是叶酸供给量应增加，妊娠早期叶酸缺乏，易致胎儿神经管缺陷畸形，建议在妊娠前3个月最好口服叶酸，叶酸的重要来源是谷类食品、干果、肝脏等；维生素C对胎儿骨骼、牙、造血系统的健全和机体抵抗力有促进作用，维生素C不足可致胎儿及孕妇贫血、维生素C缺乏症，造成流产、早产及胎膜早破，补充维生素C应多吃新鲜水果和蔬菜；维生素D在鱼肝油中含量最多，其次为动物肝、蛋黄、鱼。

（6）微量元素：① 铁，中国营养学会建议孕妇每日膳食中铁的供应量为28mg，因很难从膳食中得到补充，主张妊娠16周开始口服硫酸亚铁或富马酸亚铁，因为铁在酸性环境中易于吸收，所以同时口服维生素C或用水果汁送服。含铁较多的食物有动物肝脏、血制品、瘦肉、蛋黄、豆类、黑木耳、海带、紫菜及各种绿叶蔬菜等，一般动物性食物中铁的吸收率高于植物性食物。② 钙，孕妇对钙的需求量增加，中国营养学会建议妊娠早期每日钙的推荐摄入量为800mg，妊娠中晚期及哺乳期为1 000mg，牛奶、肉类、豆类、小虾皮、芝麻等含钙较多，其中牛奶和奶制品中的钙容易吸收，但过多的钙可能导致便秘。③ 碘，妊娠期母体与胎儿新陈代谢率较高，甲状腺功能旺盛，碘的需要量也增加，若孕妇严重缺碘可致胎儿患呆小病，提倡在整个妊娠期服用含碘食盐。④ 锌，是蛋白质和酶的组成部分，对胎儿生长发育很重要。若孕妇妊娠末3个月摄入不足，可致胎儿生长受限、性腺发育不全、矮小症、皮肤疾病等。建议孕妇于妊娠3个月后，每日从饮食中补锌20mg。⑤ 硒，是谷胱甘肽过氧化物酶的重要组成部分。若孕妇缺硒，可致胎儿患原发性心肌炎和孕妇患围产期心肌炎。

理论与实践　　　　因为叶酸对预防神经管畸形和高同型半胱氨酸血症、促进红细胞成熟和血红蛋白合成有至关重要的作用。

（7）膳食纤维：膳食纤维不被人体吸收，可改善肠道功能、预防和改善便秘。妊娠期应该多摄入含膳食纤维丰富的食物，如低糖水果、蔬菜及粗粮类。

知识拓展 | 围产期妇女钙的摄入量与补充钙剂

所有孕妇均应首选摄入富含钙的食物，以保证钙摄入量。每日钙的摄入量为妊娠早期（妊娠未达14周）800mg，妊娠中晚期（第14周后）1 000mg及哺乳期1 000mg。对于普通孕妇，推荐从妊娠中期开始每日补充钙剂至少600mg直至分娩；对于部分特殊孕妇（如不饮奶的孕妇、低钙摄入地区孕妇），推荐妊娠期每日补充钙剂1 000~1 500mg直至分娩；对于妊娠期高血压疾病高危风险孕妇，推荐从妊娠中期开始每日补充钙剂1 000~1 500mg直至分娩；考虑到双胎妊娠时胎儿对钙的需求量增加，并且增加了子痫前期的基线风险，对于所有双胎妊娠的孕妇，谨慎推荐妊娠期每日应补充钙剂1 000~1 500mg。

4. 孕妇用药指导 许多药物可通过胎盘进入胎体，对胚胎、胎儿不利的药物会影响胚胎分化和发育，导致胎儿畸形和功能障碍，妊娠12周内是药物的致畸期，用药应特别慎重，须在医师指导下合理用药。

（1）用药原则：① 用药必须有明确的指征，避免不必要的用药；② 根据病情在医师指导下选用对胎儿有效且相对安全的药物；③ 应选择单独用药，避免联合用药；④ 应选用结论比较肯定的药物，避免使用较新的、尚未肯定对胎儿是否有不良影响的药物；⑤ 严格掌握剂量和用药持续时间，注意及时停药；⑥ 若妊娠早期病情允许，尽量推迟到妊娠中晚期再用药。

（2）用药分类：美国食品药品管理局（FDA）根据药物对动物和人类不同程度的致畸风险，将其分为5类。

A类：临床对照研究中，未发现药物对妊娠期的胎儿有损害，危险性极小。

B类：临床对照研究中，药物对妊娠期胎儿的危害证据不足或不能证实。

C类：动物实验发现药物造成胎仔畸形或死亡，但无人类对照研究，使用时必须谨慎权衡药物对胎儿的影响。

D类：药物对人类胎儿有危害，但临床非常需要，又无替代药物，应充分权衡利弊后应用。

X类：对动物和人类均有明显的致畸作用，妊娠期禁用。

（3）孕龄与药物损害关系：受精后2周内，孕卵着床前后，药物对胚胎的影响为"全"或"无"："全"表现为胚胎早期死亡导致流产，"无"则为胚胎继续发育，不出现异常。受精后3~8周，是胚胎器官分化发育阶段，胚胎开始定向分化发育，受到有害药物作用后，即可能产生形态上的异常而出现畸形，称为致畸高度敏感期。受精后9周至足月，是胎儿生长、器官发育、功能完善阶段，仅有神经系统、生殖器官和牙仍在继续分化，其中神经系统分化、发育和增生在妊娠晚期和新生儿期达最高峰。在此期间受到药物作用后，可致胎儿生长受限、低体重和功能行为异常。

5. 妊娠期自我监护 胎动计数和胎心计数是孕妇自我监护的重要手段。教会家庭成员听胎心音、孕妇计数胎动，并做好记录，既可了解胎儿宫内情况，又可以促进家庭和谐。计数胎动是自我监护最常用且简单的方法，指导孕妇每日在同一时间计数胎动，每次"计数10次胎动"，记录所用时间，若超过2小时，建议就医；胎动<10次/2h或骤降50%者，提示胎儿缺氧，应立即就诊。

6. 妊娠期体重管理　体重增长是反映孕妇营养状况最实用的直观指标，与妊娠并发症、胎儿出生体重等妊娠结局有密切的关系。为保证胎儿正常生长发育、避免不良妊娠结局，要重视孕妇体重管理，使其妊娠期体重增长保持在适宜的范围。控制妊娠期体重增长的两个关键要素是能量摄入和身体活动。

（1）体重管理的参考指标：2021年9月1日中国营养学会发布《中国妇女妊娠期体重监测与评价》（T/CNSS 009—2021）标准，给出了在不同妊娠前体重指数情况下，单胎妊娠妇女妊娠期体重增长范围建议（表4-4）。妊娠早期体重变化不大，可每月测量1次，妊娠中、晚期应每周测量体重，并根据体重增长速度调整能量摄入水平。体重增长不足者，可适当增加高能量食物的摄入；体重增长过多者，应在保证营养素供应的基础上注意控制总能量的摄入，并同时适当增加身体活动。

▼ 表4-4　妊娠期体重增长推荐值

妊娠前体重指数（BMI）分类	妊娠期总增长值范围/kg	妊娠早期增长值范围/kg	妊娠中、晚期增长值范围及均值/（kg·周⁻¹）
低体重（BMI<18.5kg/m²）	11.0~16.0	0~2.0	0.37~0.56（0.46）
正常体重（18.5kg/m²≤BMI<24.0kg/m²）	8.0~14.0	0~2.0	0.26~0.48（0.37）
超重（24.0kg/m²≤BMI<28.0kg/m²）	7.0~11.0	0~2.0	0.22~0.37（0.30）
肥胖（BMI≥28.0kg/m²）	5.0~9.0	0~2.0	0.15~0.30（0.22）

（2）体重管理措施：在妊娠期妇女初次产前检查时宣教体重管理的重要性及妊娠期体重管理方法。

1）定期测量体重：监测营养供给及体重增长情况。孕妇体重增长过多或增长不足均影响母儿的身体健康，甚至增加妊娠期合并症及难产的风险。

2）运动指导：健康的孕妇每日应进行不少于30分钟的中等强度身体活动。中等强度的身体活动可明显加快心率，一般运动后心率可达到最大心率的50%~70%，主观感觉稍疲劳，但10分钟左右可恢复正常。最大心率的计算方法为220减去年龄，如年龄28岁，最大心率为192次/min，运动后的心率以96~134次/min为宜。常见的中等强度运动包括快走、游泳、打球、跳舞、孕妇瑜伽、各种家务劳动等，应根据自己的身体状况和孕前的运动习惯，选择适合的活动类型，循序渐进。

7. 妊娠期胎教指导　科学的胎教能够有目的、有计划地促进胎儿生长发育。现代科学研究发现，胎儿具有记忆、感知觉等能力，胎儿的眼睛会随送入的光亮而活动，触其手足可产生收缩反应，外界音响可引起心率的改变等。因此，孕妇生活规律，心境愉悦，与胎儿谈话，对胎儿进行抚摸和音乐训练等，有助于胎儿的生长发育。

常用的胎教方法包括：① 环境胎教，强调为胎儿营造良好的内外环境，包括生活、工作环境，母亲身心环境；② 语言胎教，母亲及家人用有韵律的语言和胎儿讲话，可增加胎儿大脑"语言符号"，有利于后天学习；③ 音乐胎教，采用聆听音乐的方式促进母亲情绪安宁平稳，刺激胎儿大脑发育；④ 抚触胎教，父母用手轻轻抚摸或拍打胎儿，形成触觉刺激，有利于胎儿神经系统发育。此外，还有光照胎教、运动胎教、意念胎教、营养胎教等。孕妇及家庭可选择适宜的胎教方法。

8. 异常症状的判断

（1）体重异常：孕妇应注意监测体重，体重增加过快，考虑有无水肿或羊水过多；增加过慢，考虑有无胎儿生长受限。

（2）头晕、视物模糊：是妊娠期高血压疾病的自觉症状，若发生，孕妇须注意休息，及时到医院就诊。

（3）阴道流血：妊娠中晚期出现阴道流血的主要疾病有前置胎盘和胎盘早剥，如孕妇有阴道流血，应及时到医院就诊。

（4）胎膜早破：在临产前胎膜破裂，称为胎膜早破。孕妇突感有较多的液体从阴道流出。一旦发生胎膜早破，孕妇应立即平卧，抬高臀部，以防脐带脱垂，条件允许应及时听胎心，并及时就诊。

（5）寒战、发热：是感染的症状，可由多种感染性疾病引起，应及时就诊。

9. 识别先兆临产　随着预产期临近，孕妇出现不规则宫缩，阴道出现少量血性分泌物（又称见红），预示孕妇即将临产，是先兆临产较可靠的征象；若孕妇出现间歇5~6分钟，持续30秒的规律宫缩，则为临产，应马上入院分娩。若阴道突然大量流液，估计胎膜早破，协助孕妇立即平卧，抬高臀部，由家属送往医院，以防脐带脱垂而危及胎儿生命。

第三节　分娩前准备

分娩前的准备对孕妇及其家庭非常重要，尤其是缺乏生产经验的年轻夫妻，因害怕分娩疼痛，对分娩过程中自身和胎儿安全担忧等，多数孕妇都会产生焦虑、恐惧情绪，从而影响产程进展和母婴安全，护理人员应指导孕妇及家属做好分娩前准备工作。分娩前准备包括心理准备、物品准备、家庭准备、减轻分娩不适的方法等。

一、孕妇心理准备

1. 向孕妇讲解有关分娩知识，教给孕妇应对分娩不适的技巧。

2. 鼓励孕妇提出问题，并对错误认知加以纠正。

3. 鼓励孕妇诉说心中的焦虑，针对不同情况给予心理疏导。

二、分娩物品准备

1. 母亲的物品准备

（1）衣服：根据气候的冷暖准备合适的衣服，要柔软、舒适、吸汗，厚薄适中，夏季要防止引起多汗和中暑。

（2）鞋袜：棉线袜、软底拖鞋1~2双。

（3）卫生纸：消毒的卫生纸、卫生巾。

（4）内衣：棉质内衣数套，大小合适的胸罩。

（5）毛巾和敷料：干毛巾数条，消毒敷料数块，用于在哺乳前擦拭乳头、乳晕。

（6）吸奶器：以备产后吸奶使用。

（7）孕妇保健手册。

2. 新生儿的物品准备

（1）婴儿服：准备数套柔软、舒适、宽大、便于穿脱的婴儿衣服。

（2）尿布：柔软、吸水、透气性好的尿布和尿不湿。

（3）生活用品：如沐浴盆、新生儿浴皂、毛巾、包被、小毯子、帽子、围嘴、爽身粉、温度计等。

（4）对不能进行母乳喂养者，还要准备奶瓶、水瓶、奶粉、奶嘴及清洗用品等。

三、家庭准备

在妊娠期与分娩期，孕妇及其家庭都须经历生理和心理状况的调整与准备。孕妇的家庭支持系统也会经历与孕妇一样的情感和冲突。孕妇配偶可能会因即将面临的责任和生活形态的改变而感到焦虑。因此，护理人员应评估孕妇配偶对此次妊娠的态度，指导家庭成员了解妊娠与分娩的相关知识，鼓励其配偶参与分娩过程，帮助孕妇及其家庭为新生儿的出生以及亲子关系的建立做好准备。

四、减轻分娩不适的方法

分娩疼痛是一种生理现象，多数产妇都能够理解和耐受。部分产妇由于恐惧、焦虑、疲惫、缺乏自信心及周围环境的不良刺激，出现烦躁不安、大喊大叫，增加体力消耗并影响休息、进食，造成产妇衰竭、胎儿窘迫、酸碱平衡失调，从而引起子宫收缩乏力、产程延长，导致难产率和剖宫产率上升。目前常用的减轻分娩时不适的方法如下所示。

（一）拉梅兹法

拉梅兹法（Lamaze method）又称精神预防法，由法国医师拉梅兹提出，是目前使用较广的预习分娩法。根据经典条件反射的原理，在分娩过程中，指导孕妇当听到口令"开始收缩"或感觉收缩开始时，自己自动放松，并集中注意力于自己的呼吸，排斥其他现象，即先占据脑中用以识别疼痛的神经细胞，使痛的冲动无法被识别，从而达到减轻疼痛的目的，具体方法如下所示。

1. 廓清式呼吸 所有的呼吸运动在开始和结束前均深吸一口气后再完全吐出。目的在于减少快速呼吸造成的过度换气，从而保证胎儿的氧气供应。

2. 放松技巧 通过触摸紧张部位、想象某些美好事物或听轻松愉快的音乐，达到放松目的，使全身肌肉放松。

3. 意志控制呼吸 孕妇平躺于床上，头下、膝下各置一小枕。用很轻的方式吸满气后，再用稍强于吸气的方式吐出，注意控制呼吸的节奏。在宫缩早期，用缓慢而有节奏的胸式呼吸，频率为正常呼吸的1/2；随着产程进展，宫缩的频率和强度增加，用浅式呼吸，频率为正常呼吸的2倍；当子宫口开大到7~8cm时，孕妇的不适感最严重，此时选择喘息-吹气式呼吸，方法是先快速地呼吸4次后用力吹气1次，并维持此节奏。此比率也可提升为6:1或8:1，孕妇视自己情况调整，注意不要造成过度换气。

（二）瑞德法

瑞德法（Dick-Read method），由英国医师迪克·瑞德（Dick Read）提出。其原理为恐惧会导致紧张，因而造成或强化疼痛。若能打破恐惧—紧张—疼痛的链环，便能减轻分娩时收缩引起的疼痛。瑞德法也包括采用放松技巧和腹式呼吸技巧。具体做法如下所示。

1. 放松技巧 孕妇侧卧，头下垫一小枕，让腹部的重量施于床垫上，身体的任一部位均不交叠。练习方法类似于拉梅兹法。

2. 腹式呼吸技巧 孕妇平卧，集中精神使腹肌提升，缓慢地呼吸，每分钟呼吸1次（30秒吸气，30秒呼气）。在分娩末期，当腹式呼吸已不足以应付时，可改用快速的胸式呼吸。此法目的在于转移注意力，减轻全身肌肉的紧张性，迫使腹部肌肉升起，使子宫能在收缩时轻松而不受限制，维持子宫良好的血液供应。

（三）布莱德雷法（丈夫教练法）

布莱德雷法（Bradley method）由罗伯特·布莱德雷（Robert Bradley）医师提出，通常称为丈夫教练法。其放松和控制呼吸技巧同拉梅兹法，主要强调丈夫在妻子妊娠、分娩和新生儿出生后最初几日中的重要性。在分娩过程中，丈夫可以鼓励孕妇适当活动来促进产程，且可以指导孕妇用转移注意力的方法来减轻疼痛。

第四节　遗传咨询、产前筛查与产前诊断

出生缺陷的防治是妊娠期保健的重要内容，可分为三级：一级预防是孕前干预，防止出生缺陷胎儿的发生；二级预防是产前干预，包括产前筛查、产前诊断及宫内干预；三级预防是产后干预，包括早期诊断和早期治疗，防止严重的致残。遗传咨询、产前筛查和产前诊断是出生缺陷一级和二级预防的主要方法，是降低出生缺陷发病率的重要措施。

一、遗传咨询

是指由从事医学遗传的专业人员或咨询医师，针对来自咨询对象个体、家庭或社群的遗传信息进行评估和解释，并就咨询者提出的婚育问题给予医学建议。

（一）遗传咨询的对象

咨询对象为遗传病的高风险人群，包括：① 夫妇双方或其中一方家庭成员中有遗传病或出

生缺陷的患者，有不明原因的智力低下、肿瘤、癫痫及其他与遗传因素密切相关的患者；② 曾生育过明确遗传病或出生缺陷儿的夫妇；③ 夫妇双方或其中一方罹患智力低下或出生缺陷；④ 妊娠期接触不良环境因素或患有某些慢性病的夫妇；⑤ 有不明原因反复流产或有死胎、死产等病史的夫妇；⑥ 常规检查或常见遗传病筛查发现异常者；⑦ 婚后多年不孕不育的夫妇；⑧ 35 岁及以上的高龄孕妇；⑨ 近亲婚配。

（二）遗传咨询的内容

1. 帮助患者及家庭成员了解疾病临床症状，比如认知障碍、生理缺陷等。

2. 以通俗易懂的语言向患者及家庭成员普及疾病的遗传机制，即由何种遗传物质异常导致疾病发生的机制。

3. 提供疾病治疗方案信息，此外还应提供疾病相关协助机构方面的信息。

4. 提供再发风险的咨询，即患者所患的遗传病在家系亲属中再发生的风险率。在明确诊断的基础上判断其遗传方式，同时也应当考虑基因型和表型可能的差异，作出遗传风险的评估，说明子代再发风险。

5. 提供家庭再生育计划咨询，即告知患者及家庭下一胎生育时应该采取的措施及生育方式上的可能选择，如自然受孕直接进行产前诊断、胚胎植入前遗传学诊断、捐精、供卵等。

二、产前筛查

是通过简便、经济和较少创伤的检测方法对孕妇进行筛查，发现具有某些先天性缺陷和遗传病胎儿的高风险孕妇，对其进行产前诊断，以进一步确诊。产前筛查和产前诊断要遵循知情同意的原则。

1. 胎儿非整倍体染色体异常筛查　以唐氏综合征为代表的非整倍体染色体异常是产前筛查的重点。根据筛查时间可分为妊娠早期筛查和妊娠中期筛查。

（1）妊娠早期筛查：包括孕妇血清学检查、超声检查或两者结合。常用的母体血清学检查指标包括游离人绒毛膜促性腺激素 β 亚单位（β-hCG）和妊娠相关血浆蛋白 A（pregnancy associated plasma protein-A，PAPP-A）。超声检查的指标包括胎儿颈后透明层厚度（nuchal translucency，NT）。联合应用血清学检查和 NT 检测，唐氏综合征的检出率为 85%，假阳性率为 5%。

（2）妊娠中期筛查：一般在妊娠 15~20 周进行。妊娠中期的筛查策略为血清学标志物联合筛查，包括甲胎蛋白（AFP）、人绒毛膜促性腺激素（hCG）或游离 β-hCG、游离雌三醇（E_3）三联筛查，或增加抑制素 A（inhibin A）形成四联筛查，结合孕妇的年龄、孕周、体重等综合计算发病风险。唐氏综合征的检出率为 60%~75%，假阳性率为 5%。此方法还可作为 18- 三体和神经管缺陷的筛查方式。

（3）妊娠早、中期整合筛查：整合妊娠早期和妊娠中期的筛查指标，可提高检出率，降低假阳性率。但筛查持续的时间较长，可能会使孕妇产生一定的心理负担。① 整合产前筛查：首先在妊娠 10~13^{+6} 周检测血清 PAPP-A、β-hCG 及在 11~13^{+6} 周超声检查 NT；然后在妊娠 15~20 周行血清学四联试验。联合 6 项指标，获得唐氏综合征的风险值。与妊娠早期筛查相比，在检出率相同的情况下，可降低假阳性率。② 血清序贯筛查：在整合产前筛查中去掉NT检测，该方法可达到妊娠早期联合筛查相同的效果。③ 酌情筛查：对于妊娠早期筛查的结果为胎儿风险极高者（唐氏综合征风险率≥1/50），建议行绒毛膜绒毛吸取术；其他孕妇接下来进行妊娠中期四联试验，可获得综合的风险评估报告。

（4）超声遗传学标志物筛查：核型异常的胎儿通常存在解剖学改变和畸形，所以可通过超声检查发现异常。

（5）无创产前筛查（noninvasive prenatal testing，NIPT）技术：NIPT技术是根据孕妇血浆中胎儿来源的游离脱氧核糖核酸（DNA）信息筛查常见的非整倍体染色体异常的方法。目前主要采用二代测序和信息生物学技术，筛查的准确性高，对21-三体、18-三体和13-三体的检出率分别为99%、97%和91%，假阳性率在1%以下。但在可能存在胎儿有其他染色体疾病或基因病风险的孕妇、胎儿结构畸形、胎盘嵌合体、孕妇本身存在染色体异常等特殊情况下，不宜用NIPT技术。NIPT技术目前仅用于高危人群的次级筛查。

2. 神经管畸形

（1）血清学筛查：约有95%的神经管缺陷（neural tube defect，NTD）患儿无家族史，但约90%的孕妇血清和羊水中的AFP水平升高。筛查应在妊娠15~20周进行。

（2）超声筛查：99%的NTD可通过妊娠中期的超声检查获得诊断，因此孕妇血清AFP升高但超声检查正常者，可不必抽取羊水检测AFP。另外，3%~5%的NTD为非开放性畸形，羊水AFP水平在正常范围。

3. 胎儿结构畸形筛查　对于出生缺陷的低危人群，可在妊娠20~24周通过超声检查对胎儿各器官进行系统筛查。可发现的胎儿结构畸形有无脑儿、严重开放性脊柱裂、严重脑膨出、严重胸腹壁缺损并内脏外翻、单腔心、致死性软骨发育不良等。因此，建议所有孕妇在妊娠20~24周均应进行一次系统的胎儿超声检查。

三、产前诊断

又称宫内诊断或出生前诊断，指在胎儿出生之前应用各种先进的检测手段，如影像学、生物化学、细胞遗传学及分子生物学等技术，了解胎儿在宫内的发育状况，如观察胎儿有无畸形，分析胎儿染色体核型，监测胎儿的生化检查项目和基因等，对先天性疾病和遗传病作出诊断，为胎儿宫内治疗（手术、药物、基因治疗等）及选择性终止妊娠创造条件。

1. 产前诊断的对象　孕妇有下列情形之一者，建议其进行产前诊断检查。

（1）羊水过多或过少。

（2）筛查发现胎儿发育异常或胎儿有可疑畸形。

（3）妊娠早期接触过可能导致胎儿出生缺陷的物质。

（4）夫妇双方或其中一方患有先天性疾病或遗传病，或有遗传病家族史。

（5）曾经分娩过先天性严重缺陷婴儿。

（6）年龄≥35周岁。

2. 产前诊断的疾病

（1）染色体异常：包括染色体数目异常（又称染色体数目畸变）和染色体结构异常（又称染色体结构畸变）两类。染色体数目异常包括整倍体和非整倍体；染色体结构异常包括染色体部分缺失、易位、倒位、环形染色体等。

（2）性连锁遗传病：以X连锁隐性遗传病居多，如红绿色盲、血友病等。致病基因在X染色体上，携带致病基因的男性必定发病，携带致病基因的女性为携带者，其生育的男孩可能一半患病，一半为健康者；生育的女孩表型均正常，但可能一半为携带者，故判断为男胎后，可考虑人工流产终止妊娠。

（3）遗传性代谢缺陷病：多为常染色体隐性遗传病。基因突变导致某种酶缺失引起代谢抑制，代谢中间产物累积而出现临床表现。除极少数疾病在早期可用饮食控制法（如苯丙酮尿症）、药物治疗（如肝豆状核变性）控制外，至今尚无有效治疗方法。

（4）先天性结构畸形：其特点是有明显结构改变，如无脑儿、脊柱裂、唇腭裂、先天性心脏病、先天性髋关节脱臼等。

3. 产前诊断常用的方法

（1）观察胎儿的结构：利用超声、X线检查、胎儿镜、磁共振成像等观察胎儿的结构是否存在畸形。

（2）分析染色体核型：利用羊水、绒毛、胎儿细胞培养，检测胎儿染色体异常。

（3）检测基因：利用胎儿DNA分子杂交、限制性内切酶、聚合酶链反应、荧光原位杂交等技术检测胎儿基因的核苷酸序列，诊断胎儿基因病。

（4）检测基因产物：利用羊水、羊水细胞、绒毛细胞或血液，进行蛋白质、酶和代谢产物检测，诊断胎儿神经管缺陷、先天性代谢疾病等。

4. 胎儿染色体病的产前诊断 随着分子细胞遗传学的迅速发展，染色体核型分析更加准确、快速。获得胎儿细胞及胎儿的染色体后才能进行分子细胞遗传学分析，获取方法有绒毛膜绒毛吸取术、羊膜腔穿刺术、脐带穿刺术、胚胎植入前遗传学诊断、胎儿组织活检等。

5. 胎儿结构畸形的产前诊断 出生缺陷表现为子代的结构畸形和功能异常，其中结构异常可以通过影像学获得诊断。

（1）胎儿超声检查：有些畸形可在妊娠早期获得诊断，如脊柱裂、全前脑畸形、右位心、连体双胎等；有些迟发性异常在妊娠晚期才能诊断，如脑积水、肾盂积水、多囊肾等。

（2）胎儿磁共振成像（MRI）检查：在胎儿中枢神经系统疾病的诊断过程中，MRI优良的组织分辨能力，可以很好地诊断中枢神经系统的畸形；若胎儿存在颈部肿块，MRI可以帮助评估胎儿气道，便于出生前做好合理的预案；若胎儿存在先天性膈疝，MRI则可以直接分辨肝脏疝入的部位和程度；若胎儿存在盆腹腔畸形，MRI不同的信号强度有助于区分近端和远端小肠。

本章小结

★妊娠诊断
- 早期妊娠的诊断：停经和早孕反应是早期妊娠的主要症状；血、尿hCG水平升高是确定妊娠的主要指标；超声检查是确定宫内妊娠的金标准。
- 中、晚期妊娠的诊断：子宫增大、胎动及闻及胎心音是中晚期妊娠的主要临床表现；妊娠20~24周超声检查可筛查胎儿结构畸形。
- 胎产式：胎体纵轴与母体纵轴的关系，包括纵产式和横产式；胎先露是指最先进入母体骨盆入口的胎儿部分；胎方位是指胎儿先露部的指示点与母体骨盆的关系。

★妊娠期管理
- 产前检查：详细询问健康史、全身检查、产科检查、心理-社会评估、必要的辅助检查和健康教育及指导。
- 妊娠期护理
  - 妊娠期常见症状护理：恶心、呕吐。尿频、尿急。胃灼热。便秘。痔疮。白带增多。下肢水肿。静脉曲张。下肢肌肉痉挛。腰背痛等。
  - 妊娠期健康指导：日常生活指导、心理健康指导、孕期营养指导、孕妇用药指导、孕期自我监护、孕期体重管理等。

分娩前准备——孕妇心理准备、分娩物品的准备、家庭准备；减轻分娩不适的方法。

遗传咨询、产前筛查与产前诊断

（靳　晶）

复习参考题

（一）选择题

1. 某女士，28岁，妊娠29周。来院产前检查，护理人员指导其休息时多取
   A. 仰卧位
   B. 半卧位
   C. 左侧卧位
   D. 右侧卧位
   E. 头部抬高15°左右

2. 某女士，26岁，妊娠2个月出现尿频、尿急现象，以下正确的指导是
   A. 给抗感染药
   B. 嘱孕妇减少饮水量
   C. 嘱孕妇保证充足的睡眠
   D. 属于孕期生理现象，无须处理
   E. 告知孕妇增大的子宫超出盆腔后尿频、尿急自行消失

3. 某女士，25岁，G_1P_0。平素月经不规律，末次月经日期不清，护理人员为其推算预产期最可靠的依据是
   A. 体重
   B. 妇科检查
   C. 末次月经时间
   D. 妊娠反应出现时间
   E. 妊娠早期超声检查

4. 某女士，28岁。四步触诊其子宫底在脐下1横指，胎心音正常，估计其孕龄为
   A. 16周末
   B. 20周末
   C. 24周末
   D. 28周末
   E. 32周末

5. 某女士，妊娠9周。来院产前检查，自诉妊娠期无异常，护理人员健康指导正确的是
   A. 妊娠后应禁止性生活

B. 妇女妊娠后以卧床休养为主

C. 如有便秘，可自行服用泻药

D. 孕期体重的增加范围可根据孕前体重指数作为参考

E. 孕期为适应胎儿的生长发育需求，应大量补充高能量食物

答案：1. C；2. D；3. E；4. B；5. D

（二）简答题

1. 简述孕妇自我监测胎动的方法。

2. 简述妊娠期妇女的膳食原则。

第五章　　　　**妊娠并发症妇女的护理**

学习目标

知识目标	1. 掌握自然流产、异位妊娠、妊娠期高血压疾病的定义、护理评估及护理措施。 2. 熟悉自然流产、异位妊娠、妊娠期高血压疾病的病因及治疗原则。 3. 了解妊娠期肝内胆汁淤积症的病因、护理评估及护理措施。
能力目标	能够应用所学知识对妊娠并发症的妇女实施整体护理。
素质目标	具有尊重、关心、爱护孕妇的职业素养，能够热情、耐心地与孕妇沟通，帮助孕妇及其家庭安全度过孕产期。

正常妊娠时，胚胎着床在宫腔的适当部位，并正常生长发育至足月后分娩。若胚胎着床在宫腔之外，或胚胎与胎儿在宫内生长发育的时间异常，或母体出现各种妊娠特有的脏器损害，即为妊娠并发症。

第一节　自然流产

案例导入与思考

某女士，28岁，既往月经规律，因"停经55日，阴道少量流血1日"来院就诊。体格检查：生命体征无异常。妇科检查：阴道内见少量血性分泌物，宫颈口闭合，子宫体如妊娠50多日大小。查尿hCG（＋），B型超声检查宫腔可见妊娠囊，其内可见胎芽及原始心管搏动。

请思考：

1. 该孕妇最可能的临床诊断是什么？

2. 目前应采取的护理措施有哪些？

胚胎或胎儿尚未具有生存能力而终止妊娠者称为流产（abortion）。我国将妊娠未达到28周、胎儿体重不足1 000g而终止者称为流产。流产发生在妊娠12周以前者称为早期流产，发生在妊娠12周或之后者称为晚期流产。流产又分为自然流产和人工流产，本节仅阐述自然流产。

【病因】

自然流产的原因很多，临床常见原因包括胚胎因素、母体因素、环境因素和父亲因素。

（一）胚胎因素

胚胎或胎儿染色体异常是导致早期自然流产的最常见原因，占50%~60%。染色体异常包括染色体数目异常和染色体结构异常，染色体数目异常以三体最常见，其次为X单体，三倍体和四倍体少见；染色体结构异常引起的流产并不常见，主要有平衡易位、倒位和缺失等。

（二）母体因素

1. 全身性疾病　妊娠期严重感染、高热等可刺激子宫收缩，细菌毒素或病毒可通过胎盘进入胎儿血液循环，导致胎儿死亡而发生流产；妊娠期严重贫血或心力衰竭可导致胎儿缺氧而发生流产；TORCH感染也可导致流产。

2. 生殖器官异常　子宫畸形（如纵隔子宫、子宫发育不良、双子宫等）、子宫肌瘤、子宫腺肌病、子宫腔粘连等可影响胚胎着床发育而导致流产。宫颈重度裂伤、子宫颈内口松弛等所导致的宫颈功能不全，可引起胎膜早破而发生晚期流产。

3. 内分泌异常　女性内分泌功能异常（如黄体功能不足、高催乳素血症等）、甲状腺功能减退、糖尿病血糖控制不良等，均可导致流产。

4. 免疫功能异常　孕妇于妊娠期间与胎儿免疫不适应，导致母体排斥胎儿发生流产；母体内有抗精子抗体也能导致早期流产。

5. 强烈应激与不良习惯　妊娠期严重的躯体不良刺激（如手术、直接撞击腹部、性交过频）或心理不良刺激（如过度紧张、焦虑、恐惧、忧伤），以及孕妇过量吸烟、酗酒、吸毒、过量饮咖啡等，均可引起流产。

（三）环境因素

过多接触放射线和一些化学物质（如砷、铅、甲醛、苯、氯丁二烯、环氧乙烷等），均可引起流产。

（四）父亲因素

有研究证实精子的染色体异常可致流产。但临床上精子畸形率异常增高是否与自然流产有关，目前尚无明确的证据。

【病理】

妊娠8周前的早期流产，胚胎多数先死亡，随后发生底蜕膜出血并与绒毛分离，已分离的胚胎组织如同异物，引起子宫收缩，妊娠物多能完全排出。由于此时的胎盘绒毛发育尚不成熟，与子宫蜕膜联系不牢固，胚胎绒毛易与底蜕膜分离，出血不多。

妊娠8~12周时，胎盘绒毛发育茂盛，与底蜕膜联系较牢固。此时若发生流产，妊娠物不易完整分离、排出，常有部分妊娠物残留在宫腔内，影响子宫收缩，因此，出血量较多。

妊娠12周以后，胎盘已完全形成，流产时往往先出现腹痛，然后排出胎儿及胎盘。若底蜕膜反复出血，胎块被凝固的血块包绕，形成血样胎块稽留于子宫内。也可因长时间血红蛋白被吸收而形成肉样胎块，或胎儿钙化后形成石胎，还可见纸样胎儿或压缩胎儿等。

【护理评估】

（一）健康史

详细询问孕妇的停经史和早孕反应情况，阴道流血量及持续时间；有无腹痛，腹痛部位、性质及程度；阴道有无排液，排液量、颜色及有无异味；有无妊娠物排出；有无反复流产史等。此外，为识别发生流产的原因，还应了解妊娠期有无全身性疾病、内分泌功能失调、生殖器官疾病及有无接触有害物质等。

（二）身体状况

1. 症状　流产的主要症状为停经后阴道流血和腹痛。

（1）早期流产：妊娠物排出前胚胎多已死亡。开始时蜕膜与绒毛剥离，血窦开放，出现阴道流血，已剥离的胚胎组织和血液刺激子宫收缩产生阵发性下腹部疼痛，排出妊娠物。妊娠物完全排出后，子宫收缩，血窦闭合，出血停止。

（2）晚期流产：其临床过程与早产相似，先出现腹痛，然后胎儿及胎盘娩出，出血不多。胎儿排出前后往往还有生机，也有少数流产前胎儿已死亡。

2. 临床类型　按自然流产发展的不同阶段，分为以下4种类型。

（1）先兆流产：指妊娠28周前先出现少量阴道流血，常为暗红色或血性白带，无妊娠物排出，有时伴轻微下腹痛或腰痛。妇科检查宫颈口未开，胎膜未破，子宫大小与停经周数相符。休息及治疗后若症状消失，可继续妊娠。若阴道流血增多或腹痛加剧，可发展为难免流产。

（2）难免流产：指流产不可避免。在先兆流产基础上，阴道流血量增多，阵发性腹痛加重，或出现阴道排液（胎膜破裂），无妊娠物排出。妇科检查见宫颈口扩张，有时可见胚胎组织或羊膜囊堵塞于宫颈口，子宫大小与停经周数基本相符或略小。

（3）不全流产：由难免流产继续发展而来，部分妊娠物排出体外，还有部分残留在宫腔内，或胎儿排出后胎盘滞留在宫腔内，影响子宫收缩，导致出血持续不止，严重时发生休克。妇科检查见宫颈口扩张，有妊娠物堵塞于宫颈口并有持续性血液流出，子宫小于停经周数。

（4）完全流产：妊娠物全部排出，阴道流血逐渐停止，腹痛逐渐消失。妇科检查见宫颈口闭合，子宫接近正常大小。

自然流产的临床过程如图5-1所示。

以上各型流产的识别要点见表5-1。

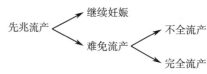

▲ 图5-1　自然流产的临床过程

▼ 表5-1　各型流产的症状与体征

类型	病史			妇科检查	
	出血量	下腹痛	组织排出	宫颈口	子宫大小
先兆流产	少	无或轻	无	闭合	与妊娠周数相符
难免流产	中→多	加剧	无	扩张	相符或略小
不全流产	少→多	减轻	部分排出	扩张或有组织物堵塞	小于妊娠周数
完全流产	少→无	无	全部排出	闭合	正常或略大

此外，流产还有3种特殊情况。

（5）稽留流产：又称过期流产，是指胚胎或胎儿已死亡并滞留在宫腔内未能及时自然排出者。表现为早孕反应消失，有先兆流产症状或无任何症状，子宫不再增大反而缩小。若已到妊娠中期，表现为孕妇腹部不见增大，胎动消失。妇科检查见宫颈口未开，子宫小于停经周数，质地不软，听诊未闻及胎心。

（6）复发性流产：指同一性伴侣连续发生2次及2次以上的自然流产。复发性流产多数为早期流产，少数为晚期流产。早期复发性流产常见的原因为胚胎染色体异常、免疫功能异常、黄体功能不足、甲状腺功能减退等；晚期复发性流产常见的原因为子宫解剖异常，其中多见于宫颈功能不全。因宫颈先天发育异常或后天损伤所造成的宫颈功能异常而无法维持妊娠，最终导致流产，称为宫颈功能不全，主要根据病史、超声检查和临床表现作出诊断。

（7）流产合并感染：在流产过程中，若阴道流血时间过长，有组织残留于宫腔内或非法堕胎等，均有可能引起宫腔内感染，严重者感染可扩展至盆腔、腹腔甚至全身，并发盆腔炎、腹膜炎、败血症及感染性休克。

（三）心理-社会状况

孕妇的心理状况通常以焦虑、恐惧为主。孕妇面对阴道流血不知所措，同时担心胎儿健康，表现为伤心、烦躁不安、郁闷等。

（四）辅助检查

1. B型超声检查　可明确妊娠囊的位置、形态及有无胎心搏动，确定妊娠部位及胚胎或胎儿是否存活，从而指导正确的治疗方法。若妊娠囊形态异常或位置下移，则预后不良。不全流产及稽留流产均可借助超声检查协助诊断。

2. 尿、血hCG测定　采用血β-hCG水平的定量动态测定，以进一步判断妊娠转归。正常妊娠6~8周时，其值每日应以66%的速度增长，若48小时增长速度<66%，提示预后不良。

3. 孕酮测定　孕妇体内孕酮呈脉冲式分泌，故血孕酮的测定值波动程度大，对临床的指导意义不大。

> **理论与实践**　　该孕妇的临床诊断是先兆流产。

（五）治疗原则

应根据自然流产的不同类型进行相应处理。

1. 先兆流产　适当休息，减少刺激，禁止性生活，必要时给予对胎儿危害小的镇静药。对于黄体功能不足者，肌内注射黄体酮20mg，每日1次，或口服孕激素制剂；甲状腺功能减退者口服小剂量甲状腺素片。密切观察阴道流血及腹痛情况，并及时进行超声检查和血β-hCG测定。经治疗若阴道流血停止，超声检查提示胚胎存活，可继续妊娠。若临床症状加重，血β-hCG持续不升或下降，超声检查提示胚胎发育不良，表明流产不可避免，应及时终止妊娠。

2. 难免流产　一旦确诊应尽早使胚胎及胎盘组织完全排出，并给予抗生素预防感染。早期流产应及时行清宫术；晚期流产可用缩宫素10~20U加于5%葡萄糖注射液500ml中静脉滴注，胎儿及胎盘排出后检查是否完全，必要时行刮宫术以清除宫腔内残留的妊娠物。

3. 不全流产　一经确诊，尽快行刮宫术或钳刮术，清除宫腔内残留组织。伴有休克者，应同时输血输液，并予抗生素预防感染。

4. 完全流产　经超声检查证实宫腔内无残留的妊娠物，若无感染征象，无须特殊处理。

5. 稽留流产　处理较困难。应及时促使胎儿和胎盘排出，以防止死亡胎儿及胎盘组织在宫腔内稽留时间久而发生严重的凝血功能障碍及弥散性血管内凝血（DIC）。处理前先做凝血功能、血常规等检查，并做好输血准备。有凝血功能障碍者应先纠正，待凝血功能好转后再行刮宫术。

6. 复发性流产　在明确病因后有针对性地给予个体化治疗。对于染色体异常的夫妇，应于妊娠前进行详细检查、遗传咨询，确定是否可以妊娠。对于子宫解剖异常的妇女，需要在妊娠前做矫治手术，例如子宫颈内口松弛者应在妊娠前做子宫颈内口松弛修补术，若已妊娠，则可以在妊娠12~14周行预防性宫颈环扎术，术后定期随诊。对于黄体功能不足者，应肌内注射黄体酮20~40mg/d，也可考虑口服孕酮，用药至妊娠12周时可停药。

7. 流产合并感染　应在控制感染的同时尽快清除宫腔内残留的妊娠物。若阴道流血不多，首先应用抗生素2~3日，待感染控制后刮宫。若阴道流血量多，静脉滴注抗生素及输血的同时，用卵圆钳夹出宫腔内残留的大块组织，使出血减少，切不可全面刮宫，以免感染扩散，术后继续应用抗生素，感染得到控制后再彻底刮宫。

【常见护理诊断/问题】

1. 焦虑　与阴道流血、担心胎儿健康等因素有关。

2. 有感染的危险　与阴道流血时间过长、宫腔内残留妊娠物等因素有关。

3. 有休克的危险　与出血有关。

【护理目标】

1. 患者焦虑缓解，能配合治疗。

2. 患者体温正常，血常规正常，无感染征象。

3. 患者未发生休克或休克症状及时被发现，并得到及时纠正。

【护理措施】

1. 心理护理　孕妇由于失去胎儿，往往表现出伤心、悲哀等情绪，护理人员应给予同情和理解，帮助患者、家属接受现实并顺利度过悲伤期。

2. 治疗配合

（1）继续妊娠孕妇的护理：护理人员应遵医嘱用药，密切观察病情变化，如腹痛、阴道流血等情况。还应注意观察孕妇的情绪变化，讲解流产相关知识，稳定孕妇情绪，增加继续妊娠的信心。及时进行超声检查和血β-hCG测定。

（2）终止妊娠妇女的护理：对于不能继续妊娠的孕妇，护理人员应及时做好终止妊娠的准备，配合医师完成手术，同时做好输液、输血准备。监测孕妇体温、脉搏及血压的变化，同时观察孕妇腹痛、阴道流血情况及面色，及时发现休克征象。

3. 预防及控制感染 行刮宫术等手术时严格执行无菌操作规程，护理人员应密切观察孕妇体温、血常规及阴道流血情况，加强会阴部护理。发现感染征象时及时通知医师，进行抗感染治疗。指导患者流产后1个月内禁止性生活和盆浴。

4. 健康指导 加强卫生宣教，早期妊娠应避免性生活，勿做重体力劳动，防止流产发生；与孕妇及家属讨论本次流产的原因，讲解流产相关知识，帮助他们为下次妊娠做好准备；对复发性流产的孕妇，在下次妊娠确诊后应卧床休息，加强营养，禁止性生活，治疗期必须超过以往发生流产的妊娠月份，病因明确者积极对因治疗。

理论与实践 护理措施：① 嘱孕妇注意休息，禁止性生活等刺激；② 注意观察阴道流血及腹痛情况，若流血增多、腹痛加重，应及时到医院就诊；③ 遵医嘱给予孕激素保胎治疗；④ 指导孕妇保持会阴部清洁，勤换会阴垫和内裤，并注意观察阴道流血有无异味；⑤ 注意观察孕妇的情绪变化，给予心理支持，增强其保胎信心。

【护理评价】

1. 患者消除焦虑心理，配合接受治疗。

2. 患者无感染征象。

3. 患者未发生休克或休克症状得以及时纠正。

第二节　异位妊娠

案例导入与思考

某女士，29岁，平素月经规律，因"停经49日，阴道少量流血2日，突发腹痛3小时"来院就诊。体格检查：体温36.2℃，脉搏120次/min，血压80/50mmHg，面色苍白，下腹部压痛及反跳痛（+），移动性浊音（+）。妇科检查：阴道内见少量暗红色血液，阴道后穹隆饱满、有触痛，宫颈举痛明显，子宫体界限不清，左侧附件区有压痛。查尿hCG（+），阴道后穹隆穿刺抽出不凝血。

请思考：

1. 该患者最可能的临床诊断是什么？

2. 针对目前病情应采取的处理措施有哪些？

3. 护理人员对该患者应采取的护理措施有哪些？

正常妊娠时，受精卵着床于子宫体腔内膜。受精卵在子宫体腔以外着床称为异位妊娠（ectopic

pregnancy），习称宫外孕（extrauterine pregnancy）。按受精卵着床部位不同可分为输卵管妊娠、卵巢妊娠、腹腔妊娠、阔韧带妊娠和宫颈妊娠（图5-2）。异位妊娠是妇产科常见的急腹症之一，发病率为2%~3%，以输卵管妊娠最常见，占异位妊娠的95%左右，本节主要阐述输卵管妊娠。

输卵管妊娠按发生部位不同又分为输卵管间质部、输卵管峡部、输卵管壶腹部和输卵管伞部妊娠。其中，输卵管壶腹部妊娠最多见，约占78%，其次为输卵管峡部妊娠、输卵管伞部妊娠，输卵管间质部妊娠较少见。

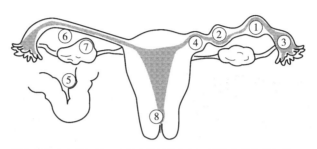

①输卵管壶腹部妊娠；②输卵管峡部妊娠；③输卵管伞部妊娠；
④输卵管间质部妊娠；⑤腹腔妊娠；⑥阔韧带妊娠；
⑦卵巢妊娠；⑧宫颈妊娠

▲ 图5-2　异位妊娠的发生部位

【病因】

1. 输卵管炎症　是输卵管妊娠的主要病因，包括输卵管黏膜炎和输卵管周围炎。慢性炎症可使输卵管管腔黏膜粘连、管腔变窄，或纤毛缺损，或输卵管周围粘连、输卵管扭曲，输卵管管壁平滑肌蠕动减弱等。这些因素均影响受精卵运行，使受精卵在管腔内运行过久或受阻。

2. 输卵管发育不良或功能异常　输卵管过长、肌层发育差、黏膜纤毛缺乏均可造成输卵管妊娠。输卵管功能异常包括输卵管蠕动、纤毛活动和上皮细胞的分泌功能异常，均可影响受精卵正常运行。

3. 其他　内分泌失调、受精卵游走、输卵管妊娠史或手术史、辅助生殖技术都可增加输卵管妊娠可能性。此外，子宫肌瘤或卵巢肿瘤压迫输卵管，可使输卵管管腔变窄，影响受精卵运行。宫内节育器避孕失败、口服紧急避孕药避孕失败也可发生异位妊娠。

【病理】

（一）输卵管妊娠的结局

输卵管管腔狭窄，管壁薄，缺乏黏膜下组织，所以输卵管妊娠时不能形成完好的蜕膜，不利于胚胎的生长发育，当输卵管妊娠发展到一定程度时，可引起下列结局。

1. 输卵管妊娠破裂　多见于妊娠6周左右输卵管峡部妊娠。囊胚生长发育时，绒毛向管壁方向侵蚀肌层及浆膜层，最终穿破浆膜，形成输卵管妊娠破裂（图5-3）。由于肌层血管丰富，可发生大量的腹腔内出血，患者出现休克，腹痛剧烈，也可反复出血，形成盆腔与腹腔血肿。

输卵管间质部妊娠虽少见，但后果严重，其结局多为输卵管妊娠破裂。由于输卵管间质部管腔周围肌层较厚，破裂常发生于妊娠12~16周；因其血运丰富，一旦破裂，犹如子宫破裂，症状极其严重，往往在短时间内出现低血容量性休克症状。

2. 输卵管妊娠流产　多见于妊娠8~12周输卵管壶腹部或伞端妊娠。由于蜕膜形成不完整，整个囊胚向管腔突出，最终突破包膜而出血，囊胚与管壁分离（图5-4）。若整个囊胚剥离并随着输卵管的逆蠕动排出到腹腔，形成输卵管妊娠完全流产，出血不多。若囊胚剥离不完整，仍有一部分附着于输卵管壁，则形成输卵管妊娠不全流产。管壁肌层收缩力差，血管开放，反复出血，血液不断流出并积聚于直肠子宫陷凹，形成盆腔积血。量多时可流入腹腔，出现腹膜刺激症状，同时引起休克。

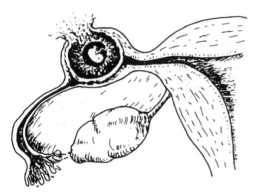
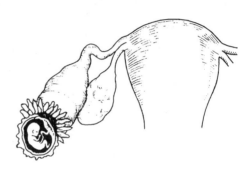

▲ 图5-3　输卵管妊娠破裂　　　　　　　　　▲ 图5-4　输卵管妊娠流产

3. 陈旧性异位妊娠　输卵管妊娠流产或破裂后，若长期反复内出血，形成的盆腔血肿不消散，血肿机化变硬并与周围组织粘连，形成包块，临床称为"陈旧性宫外孕"。

4. 继发性腹腔妊娠　无论输卵管妊娠破裂或流产，胚胎被排入腹腔后多数死亡，偶尔也有存活者。存活的胚胎绒毛组织附着于原来位置或排至腹腔后重新种植而获得营养，可继续生长发育形成继发性腹腔妊娠。

5. 持续性异位妊娠　输卵管妊娠保守性手术术中未完全清除妊娠物，或残留有存活滋养细胞而继续生长，导致术后β-hCG不下降或反而上升，称为持续性异位妊娠。

（二）子宫的变化

输卵管妊娠时甾体激素分泌增加，使月经停止来潮，子宫增大变软，子宫内膜出现蜕膜反应。若胚胎死亡，蜕膜自子宫壁剥离而发生阴道流血，蜕膜管型随阴道流血排出，排出组织无绒毛结构，组织学检查无滋养细胞。

【护理评估】

（一）健康史

详细询问月经史，以推断停经时间，注意辨别不规则阴道流血，重视不孕症、盆腔炎、放置宫内节育器、绝育术、输卵管吻合术等高危因素。

（二）身体状况

输卵管妊娠的症状与体征与受精卵着床部位、是否流产或破裂，以及出血量多少和时间长短等有关。

1. 症状

（1）停经：多数患者有6~8周停经史，但输卵管间质部妊娠停经时间较长。也有20%~30%患者无停经史，将异位妊娠的不规则阴道流血误认为是月经，或月经仅过期几日而不认为是停经。

（2）腹痛：为输卵管妊娠患者的主要症状，占95%。输卵管妊娠流产或破裂前，常表现为一侧下腹部隐痛或酸胀感。输卵管妊娠流产或破裂时，患者突感一侧下腹部撕裂样疼痛，常伴恶心、呕吐。若血液局限于病变区，主要表现为下腹部疼痛，若血液积聚于直肠子宫陷凹，可出现肛门坠胀感。当血液由下腹部流向全腹时，疼痛亦遍及全腹，若血液刺激膈肌，可引起肩胛放射性疼痛及胸痛。

（3）阴道流血：占60%~80%。胚胎死亡后，常出现不规则阴道流血，色暗红或深褐，呈点滴状，个别患者阴道流血较多，类似月经。阴道流血可有蜕膜管型或碎片排出，病灶清除后方可停止。

（4）晕厥与休克：急性大量出血、剧烈腹痛，可引起患者晕厥或休克，出血越多、越快，症状越严重，但与阴道流血量不成正比。

（5）腹部包块：输卵管妊娠流产或破裂后形成血肿时间较长，血液凝固并与周围组织发生粘连形成包块。

2. 体征

（1）一般情况：腹腔内出血较多时，患者可出现面色苍白、脉搏快而细弱、心率增快和血压下降等休克表现。体温一般正常，休克时体温略低。

（2）腹部检查：输卵管妊娠破裂时，下腹有明显压痛及反跳痛，以患侧最为明显，但腹肌紧张轻微。出血多时，腹部叩诊有移动性浊音。有些患者下腹可触及包块。

（3）妇科检查：阴道内常有少量血液。输卵管妊娠未发生流产或破裂者，除子宫略大、较软外，可触及胀大的输卵管并有轻度压痛。输卵管妊娠流产或破裂者，阴道后穹隆饱满、有触痛，宫颈举痛或摇摆痛明显，子宫稍大而软，内出血多时检查子宫有漂浮感。子宫一侧或其后方可触及肿块，边界多不清楚，触痛明显。

（三）心理－社会状况

由于输卵管妊娠流产或破裂后，出现腹腔内急性大量出血及剧烈腹痛，患者和家属有对死亡的恐惧和焦虑，或因妊娠终止而产生自责、失落、抑郁、无助等情绪反应。

（四）辅助检查

1. hCG测定 尿或血hCG测定对异位妊娠的早期诊断非常重要。异位妊娠时患者体内hCG水平较正常宫内妊娠低，放射免疫测定法测血中hCG，尤其动态观察血β-hCG的变化，有助于诊断。

2. B型超声检查 宫腔内未探及妊娠囊，宫旁探及异常低回声区或混合回声区，有助于诊断异位妊娠。如在宫旁异常低回声区探及卵黄囊、胚芽或原始心管搏动，可确诊异位妊娠。

3. 阴道后穹隆穿刺 简单可靠，适用于疑有腹腔内出血的患者。用穿刺针头从阴道后穹隆刺入直肠子宫陷凹，若抽出暗红色不凝血，说明有腹腔内出血。无内出血、内出血量少、血肿位置较高或直肠子宫陷凹有粘连时，可能抽不出血液，因此穿刺抽不出血液不能排除输卵管妊娠。

4. 腹腔镜检查 可在确诊的同时行镜下手术治疗。目前很少将腹腔镜作为检查的手段，而更多作为手术治疗的手段。

5. 诊断性刮宫 很少用。将宫腔刮出物送检，无绒毛而仅有蜕膜，有助于诊断异位妊娠。

> **理论与实践** 该患者最可能的临床诊断是左侧输卵管妊娠破裂、失血性休克。诊断依据：① 停经49日，阴道少量流血2日，突发腹痛3小时；② 体格检查示脉搏120次/min，血压80/50mmHg，面色苍白，下腹部压痛及反跳痛（+），移动性浊音（+）；③ 妇科检查示阴道后穹隆饱满、有触痛，宫颈举痛明显，子宫体界限不清，左侧附件区有压痛。④ 辅助检查示尿hCG（+），阴道后穹隆穿刺抽出不凝血。

（五）治疗原则

异位妊娠的治疗包括手术治疗和药物治疗。

1. 手术治疗 根据情况行保留患侧输卵管的保守手术和切除患侧输卵管的根治手术。输卵管妊娠手术通常在腹腔镜下完成。有内出血并发休克的患者应在积极纠正休克的同时迅速手术。手术治疗适用于：① 生命体征不稳定或有腹腔内出血征象者；② 异位妊娠有进展者（如血hCG＞3 000IU/L或持续升高，有胎心搏动、附件区大包块等）；③ 随诊不可靠者；④ 药物治疗禁忌证或无效者；⑤ 持续性异位妊娠者。

2. 药物治疗 采用化学药物治疗（以下简称"化疗"），主要适用于病情稳定的输卵管妊娠患者及保守性手术后发生持续性异位妊娠者，须注意严格掌握适应证和禁忌证。化疗主要采用全身用药，也可采用局部用药。符合以下条件的可采用药物治疗：① 无药物治疗的禁忌证；② 输卵管妊娠未发生破裂；③ 输卵管包块直径＜4cm；④ 血hCG＜5 000IU/L；⑤ 无明显内出血。常用药物为甲氨蝶呤，单剂量方案常用剂量为50mg/m²肌内注射。应用化疗，未必每例都能成功，若病情无改善，甚至发生急性腹痛或出现输卵管破裂症状，应立即进行手术治疗。

> **理论与实践** 患者处于休克状态，应在纠正休克的同时进行急诊手术。

【常见护理诊断/问题】

1. 恐惧 与担心疾病威胁生命、手术失败有关。

2. 有休克的危险 与出血有关。

【护理目标】

1. 患者情绪稳定，积极配合治疗与护理。

2. 患者未发生休克或休克症状及时被发现，并得到及时纠正。

【护理措施】

1. 手术治疗患者的护理

（1）急救护理：密切观察生命体征变化，观察患者尿量，对于严重内出血致休克患者，立即开放静脉通道，取仰卧中凹位，给予吸氧、交叉配血，做好输血输液准备，配合医师抗休克治疗，同时按急诊手术要求迅速做好术前准备。术前准备及术后护理的有关内容参见第十五章。

（2）心理护理：讲解疾病相关知识及手术的重要性，保持环境整洁、安静、有序，减少和消除患者的紧张、恐惧心理，协助患者及家属了解和接受手术治疗方案。术后帮助患者接受妊娠失败的现实，以健康的心态积极配合治疗。

2. 非手术治疗患者的护理

（1）一般护理：患者应卧床休息，减少活动，保持大便通畅，避免增加腹压，以免诱发破裂。指导患者摄取足够营养物质，尤其是富含铁蛋白的食物，以促进血红蛋白的增加，增强患者的抵抗力。

（2）病情观察：密切观察患者的一般情况、生命体征及阴道流血情况；重视腹痛的变化，有无突然加重；有无肛门坠胀感。

（3）用药护理：在采用甲氨蝶呤治疗期间，应用B型超声和血β-hCG进行严密监护，并注意患者的病情变化及药物毒副作用。若用药后14日血β-hCG下降并连续3次阴性，腹痛缓解或消失，阴道流血减少或停止者为显效。若病情无改善，甚至发生急性腹痛或出现输卵管破裂的症状，则应立即手术。

3. 健康指导　做好卫生宣教，注意月经期卫生，预防产后、流产后及宫腔手术后感染，积极预防、治疗盆腔炎。术后加强营养，注意保持会阴清洁，禁止性生活1个月，告知患者再次妊娠应及时就医。

理论与实践　护理措施：① 给予患者仰卧中凹位，吸氧，注意保暖；② 密切监测生命体征及腹痛情况；③ 配合医师积极纠正休克，迅速建立静脉通道，进行交叉配血，遵医嘱输液、输血，补充血容量；④ 做好急诊手术的术前准备；⑤ 提供心理支持，缓解患者的恐惧和紧张情绪，使其配合治疗及护理。

【护理评价】

1. 患者消除恐惧心理，配合接受治疗与护理。

2. 患者休克症状得到及时发现并纠正。

附：经阴道后穹隆穿刺术

经阴道后穹隆穿刺术是在无菌条件下，以长穿刺针通过宫颈后方的阴道壁刺入盆腔取得标本的方法。常用于诊断输卵管妊娠破裂、盆腔脓肿等，也可用于某些疾病的治疗。

1. 适应证

（1）明确有无直肠子宫陷凹积液及其性质，如异位妊娠破裂、黄体破裂、盆腔炎等。

（2）发生盆腔脓肿时，经阴道后穹隆穿刺注入抗生素治疗。

（3）行辅助生殖技术时，在超声引导下经阴道后穹隆取卵。

2. 操作步骤

（1）患者排尿后取截石位，常规消毒外阴、阴道，铺孔巾。

（2）放入阴道扩张器暴露宫颈及阴道穹隆，再次消毒阴道及宫颈。

（3）用宫颈钳夹持宫颈后唇并向前牵拉，充分暴露阴道后穹隆。

（4）于宫颈阴道黏膜交界下方1cm阴道后穹隆中央处，与宫颈平行方向刺入。当针穿过阴道壁有落空感后，调整针头偏向患侧开始抽吸，边抽边退针。

（5）抽取完毕，拔针，局部无菌纱布压迫止血后，取出宫颈钳和阴道扩张器。

3. 注意事项 穿刺时注意进针方向、深度，防止伤及直肠，如误入直肠，立即拔出针头；如抽出物为血液，应观察是否凝集，如凝固说明误入静脉；如为脓液，应送细菌培养、涂片检查及行药敏试验；如为黏液及渗出液，应一部分送化验室，另一部分送病理检查。

第三节　妊娠期高血压疾病

案例导入与思考

某女士，32岁，因"G_1P_0，妊娠35周，头晕、恶心、胸闷3日"来院就诊。体格检查：体温36.9℃，脉搏92次/min，血压165/100mmHg，双下肢水肿。子宫底高度32cm、腹围90cm、胎心率145次/min、胎方位LOA，实验室检查：尿蛋白（＋＋）。

请思考：

1. 该孕妇最可能的临床诊断及其类型是什么？

2. 针对该孕妇应采取的护理措施有哪些？

妊娠期高血压疾病（hypertensive disorders of pregnancy，HDP）是妊娠与血压升高并存的一组疾病，发病率为5%~12%，包括妊娠期高血压、子痫前期、子痫、慢性高血压并发子痫前期和妊娠合并慢性高血压。该组疾病严重影响母婴健康，是孕产妇及围生儿病死率升高的主要原因。

【病因】

妊娠期高血压疾病的病因至今不明确，主要病因学说包括子宫螺旋小动脉重塑不足、炎症免疫过度激活、血管内皮细胞受损、遗传因素、营养缺乏等。初产、肥胖（BMI≥30kg/m²）、子痫前期家族史（母亲或姐妹）、年龄≥35岁、个人病史因素（低体重儿或小于胎龄儿分娩史、前次不良妊娠结局、距前次妊娠间隔时间≥10年）为中危因素，子痫前期病史（尤其伴有不良妊娠结局）、多胎妊娠、慢性高血压、1型或2型糖尿病、肾脏疾病、自身免疫性疾病（如系统性红斑狼疮、抗磷脂综合征）为高危因素。

【病理生理】

本病的基本病理生理变化为全身小血管痉挛和血管内皮损伤。全身各系统各脏器灌注减少，对母儿造成危害。小血管痉挛造成管腔狭窄，周围阻力增加，血管内皮损伤时通透性增加，体液和蛋白质渗漏，症状与体征为血压升高、水肿、蛋白尿及血液浓缩等。严重时心、脑、肝、肾及胎盘等发生病理生理变化，导致脑水肿、脑出血、抽搐、昏迷、心力衰竭、肾衰竭、肺水肿、肝门静脉周围出血甚至坏死、凝血功能异常。胎盘功能下降致胎儿生长受限或胎儿窘迫，若胎盘床血管破裂可致胎盘早剥，严重时母儿死亡。其病理生理变化简图如图5-5所示。

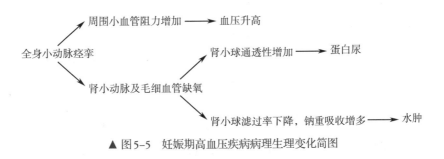

▲ 图5-5　妊娠期高血压疾病病理生理变化简图

【临床类型】

1. 妊娠期高血压　妊娠20周后出现高血压，收缩压≥140mmHg和/或舒张压≥90mmHg，产后12周内恢复正常；尿蛋白（−）；产后方可确诊。

2. 子痫前期　妊娠20周后出现收缩压≥140mmHg和/或舒张压≥90mmHg，伴有随机尿蛋白（++），或尿蛋白/肌酐比值≥0.3，或尿蛋白≥0.3g/24h。或虽无蛋白尿，但合并下列任何一项者：① 血小板减少（血小板<100×10⁹/L）；② 肝功能损害［血清氨基转移酶（以下简称"转氨酶"）水平为正常值2倍以上］；③ 肾功能损害（血肌酐水平>1.1mg/dl或为正常值2倍以上）；④ 肺水肿；⑤ 新发头痛（药物治疗不能缓解且不能用其他疾病解释）；⑥ 视觉障碍。

子痫前期伴有下述任何一种表现者为重度子痫前期：① 收缩压≥160mmHg和/或舒张压≥110mmHg；② 血小板<100×10⁹/L；③ 肝功能损害（血清转氨酶水平为正常值2倍以上），严重持续性右上腹或上腹疼痛，不能用其他疾病解释，或两者均存在；④ 肾功能损害（血肌酐水平>1.1mg/dl或无其他肾脏疾病时肌酐浓度为正常值2倍以上）；⑤ 肺水肿；⑥ 新发头痛（药物治疗不能缓解且不能用其他疾病解释）；⑦ 视觉障碍。

3. 子痫　在子痫前期的基础上发生不能用其他原因解释的抽搐。子痫发作前可有不断加重的重度子痫前期，但也可发生于血压升高不显著、无蛋白尿的病例，以产前子痫多见，发生于产后48小时的子痫约占25%。子痫抽搐进展迅速，是造成母儿死亡的最主要原因。

4. 慢性高血压并发子痫前期　慢性高血压孕妇妊娠前无蛋白尿，妊娠20周后出现蛋白尿；或妊娠前有蛋白尿，妊娠后尿蛋白明显增加，或血压进一步升高，或血小板<100×10⁹/L，或出现其他肝肾功能损害、肺水肿、新发头痛或视觉障碍等严重表现。

5. 妊娠合并慢性高血压　妊娠20周前收缩压≥140mmHg和/或舒张压≥90mmHg（除外妊娠滋养细胞疾病），妊娠期无明显加重；或妊娠20周后首次诊断高血压并持续到产后12周以后。

【护理评估】

（一）健康史

详细询问是否存在妊娠期高血压疾病的高危因素，本次妊娠后血压的变化情况，是否伴有蛋白尿、水肿，有无头痛、视力改变及上腹部不适等症状，以及出现异常现象的时间及治疗经过等。

（二）身体状况

除评估一般健康状况外，还需要重点评估孕妇的血压、尿蛋白、水肿、自觉症状，以及抽搐或昏迷等情况。

1. 血压　同一手臂至少2次测量，收缩压≥140mmHg和/或舒张压≥90mmHg，定义为高血压。若血压较基础血压升高30/15mmHg，但血压低于140/90mmHg，不作为诊断依据，但须严密观察。对首次发现血压升高者，应间隔4小时或以上复测血压。

2. 尿蛋白　应指导孕妇清洁外阴后，取中段尿做尿蛋白检测，避免阴道分泌物或羊水污染尿液。对可疑子痫前期的孕妇，应测24小时尿蛋白定量。尿蛋白的诊断标准有3个：① 随机尿蛋白≥++；② 尿蛋白/肌酐比值≥0.3；③ 尿蛋白≥0.3g/24h。

3. 水肿　水肿的轻重并不一定完全反映病情的严重程度，水肿不明显者也有可能迅速发展为子痫，应严密观察。如果孕妇体重1周内增加超过0.5kg，应警惕隐性水肿。

4. 自觉症状　孕妇出现头痛、视物模糊、恶心、呕吐等症状时，提示已发生子痫前期。

5. 子痫典型发作表现　孕妇突然出现眼球固定、瞳孔散大，头转向一侧，牙关紧闭，面色青紫；继而口角与面部肌肉颤动，数秒后全身肌肉强直，双手握拳，双臂屈曲，迅速发生强烈抽动，抽搐时呼吸暂停。抽搐持续1~1.5分钟，此后抽搐停止，全身肌肉松弛，随即深长吸气，发出鼾声后恢复呼吸。抽搐期间患者神志丧失。轻者抽搐后短期即可苏醒；抽搐频繁持续时间较长者，往往陷入深昏迷状态。在抽搐过程中易发生唇舌咬伤、摔伤，呕吐可造成窒息或吸入性肺炎。

（三）心理-社会状况

部分孕妇及家属常误认为是高血压或肾病而没有给予足够的重视；随着病情加重，孕妇常因对自身及胎儿预后的担忧和恐惧而表现出自责、悲观、失望、焦虑、忧郁等情绪。孕妇及家属均需要程度不同的心理疏导。

（四）辅助检查

1. 实验室检查　血常规、尿常规、肝功能、肾功能、尿酸、凝血功能、动脉血气分析等。

2. B型超声检查　胎儿、胎盘和羊水，心脏、肝、胆、胰、脾、肾等脏器。

3. 电子胎心监护。

4. 其他检查　心电图、心功能测定、眼底检查、颅脑计算机体层成像（CT）或磁共振成像检查等。

理论与实践 该患者入院时血压165/100mmHg，伴有尿蛋白（++）、双下肢水肿，且近3日有胸闷、恶心等症状，故临床诊断为妊娠期高血压疾病。因患者收缩压超过160mmHg，故属于重度子痫前期。

（五）治疗原则

治疗原则是镇静、解痉，有指征地降压、利尿，密切监测母儿情况，适时终止妊娠。

1. 妊娠期高血压 应休息、镇静、监测母胎情况，酌情进行降压治疗。可门诊治疗，加强妊娠期监测，密切观察病情，保证充足睡眠，合理调节饮食。

2. 子痫前期 重度子痫前期需住院治疗，防止子痫及并发症。常用的治疗药物主要有以下几类。

（1）解痉药物：首选硫酸镁，可预防和控制子痫发作。

（2）抗高血压药：收缩压≥160mmHg和/或舒张压≥110mmHg的重度高血压必须降压治疗；收缩压≥140mmHg和/或舒张压≥90mmHg的非重度高血压可考虑降压治疗，尤其是并发脏器功能损伤时。为保证子宫胎盘血流灌注，血压不建议降低至130/80mmHg以下。降压过程力求平稳，不可波动过大。选用的药物以不影响心排血量、肾血流量及子宫胎盘灌注量为宜。常用药物有硝苯地平、拉贝洛尔等。

（3）镇静药：可改善睡眠，缓解精神紧张和焦虑，当应用硫酸镁无效或有禁忌时，可用于预防并控制子痫。常用药物为地西泮、冬眠合剂。

（4）利尿药物：不主张常规应用，当患者出现全身性水肿、肺水肿、脑水肿、肾功能不全、急性心力衰竭时可酌情使用。常用药物为呋塞米、甘露醇。

> 🔔 **学科前沿**
>
> **小剂量阿司匹林预防子痫前期**
>
> 具有超过1项高危因素（子痫前期史、多胎、肾病、自身免疫性疾病、1型或2型糖尿病、慢性高血压）或超过2项中危因素（初产、年龄≥35岁、BMI≥30kg/m²、子痫前期家族史等）的女性，建议在妊娠12~28周（最好在妊娠16周前）开始应用小剂量阿司匹林（60~80mg/d）预防子痫前期，并持续至分娩。

3. 子痫 治疗原则为控制抽搐、纠正缺氧和酸中毒、控制血压、抽搐控制后终止妊娠。

4. 终止妊娠的时机

（1）妊娠期高血压、子痫前期患者可期待治疗至妊娠37周后终止妊娠。

（2）重度子痫前期：妊娠<24周经治疗病情不稳定者建议终止妊娠；妊娠24~27周根据母儿情况及当地诊治能力决定是否期待治疗；妊娠28~33周，若病情不稳定，经积极治疗24~48小时病情仍加重，促胎肺成熟后终止妊娠；若病情稳定，可继续期待治疗，建议提前转至早产儿救治

能力较强的医疗机构；妊娠≥34周应考虑终止妊娠。

（3）子痫：一旦抽搐控制后即可考虑终止妊娠。

5.终止妊娠的方式 妊娠期高血压疾病患者，如无产科剖宫产指征，原则上考虑阴道试产。但如果短时间内不能经阴道分娩，病情有可能加重，可考虑放宽剖宫产指征。

【常见护理诊断/问题】

1.体液过多 与水钠潴留、低蛋白血症有关。

2.有受伤的危险 与发生子痫抽搐、昏迷有关。

3.潜在并发症：胎盘早剥、肾衰竭、脑水肿、心力衰竭。

【护理目标】

1.患者水肿得到有效控制。

2.患者安全得到保障，未发生唇舌咬伤、摔伤、窒息等。

3.患者未发生相关潜在并发症或出现有关征象后及时发现并处理。

【护理措施】

1.心理护理 耐心倾听患者主诉，了解其心理变化；向患者及家属解释本病的治疗、护理方法和目的，教会患者自我放松的方法，以减轻紧张、忧虑的情绪，积极配合治疗和护理。如果此次妊娠失败，要协助患者及其家庭度过哀伤期，增强其再次妊娠的信心。

2.一般护理

（1）保证休息：保证充足的睡眠，每日休息不少于10小时，取左侧卧位为宜，以改善子宫胎盘的血供。必要时可睡前口服地西泮2.5~5mg。

（2）调整饮食：保证足够的蛋白质和能量，注意维生素、纤维素、钙、铁和锌等营养的摄入，不推荐严格限盐。

（3）密切监测病情：注意孕妇是否有头痛、上腹部不适、视力改变等症状。每日测血压及体重，每日或隔日复查尿蛋白；注意监测胎心、胎动和宫缩等情况，及时发现胎儿异常。

（4）间断吸氧：可增加血氧含量，以改善全身主要脏器和胎盘的氧气供给。

3.硫酸镁用药护理 硫酸镁为目前治疗子痫前期和子痫的首选解痉药物，护理人员应明确硫酸镁的用药方法、毒性反应及注意事项。

（1）用药指征：① 控制子痫抽搐和防止再抽搐；② 防止重度子痫前期发展为子痫；③ 重度子痫前期临产前用药预防抽搐。

（2）用药方案：静脉给药结合肌内注射。静脉给药用法：负荷剂量硫酸镁4~6g，溶于25%葡萄糖20ml缓慢静脉注射（15~20分钟），或溶于5%葡萄糖100ml快速静脉滴注（15~20分钟），继而以1~2g/h静脉滴注维持。可在夜间睡前停用静脉给药，改为肌内注射，用法：25%硫酸镁20ml＋2%利多卡因2ml臀部深部肌内注射。24小时硫酸镁用药总量一般不超过30g，用药时限一般不超5日。

（3）毒性反应：硫酸镁的治疗浓度和中毒浓度相近，故在硫酸镁治疗时应严密观察其毒性反应，控制硫酸镁的入量。硫酸镁中毒首先表现为膝反射减弱或消失，随着血清镁离子浓度的增加可出现全身肌张力减退和呼吸抑制，严重时心跳停止。

（4）注意事项：每次硫酸镁用药前后和用药期间，均应注意以下几点。① 膝反射必须存在；② 呼吸≥16次/min；③ 尿量≥17ml/h或≥400ml/24h；④ 备有10%葡萄糖酸钙。一旦出现中毒反应，立即停用硫酸镁并静脉缓慢推注（5~10分钟）10%葡萄糖酸钙10ml。若条件许可，用药期间可监测血清镁离子浓度。如患者同时合并肾功能不全、心肌病、重症肌无力等疾病，硫酸镁应慎用或减量使用。

知识拓展 | **硫酸镁防治子痫**

硫酸镁是治疗子痫和预防抽搐复发的一线药物，也是对于重度子痫前期预防子痫发作的用药。硫酸镁控制子痫再次发作的效果优于地西泮、苯巴比妥和冬眠合剂等镇静药，除非存在硫酸镁应用禁忌证或者硫酸镁治疗效果不佳，否则不推荐将苯巴比妥和苯二氮䓬类药物（如地西泮）用于子痫的预防或治疗。对于非重度子痫前期孕妇，也可酌情考虑应用硫酸镁。

---

4. 子痫患者的护理

（1）协助医师控制抽搐：遵医嘱采取药物控制抽搐，首选药物为硫酸镁，必要时考虑应用地西泮、苯妥英钠或冬眠合剂。子痫患者产后须继续应用硫酸镁24~48小时。

（2）专人护理，防止受伤：发生子痫时，使患者取头低左侧卧位，以防引起窒息或吸入性肺炎，必要时用吸引器吸出喉部黏液或呕吐物。立即给氧，用张口器或在上、下颌磨牙之间放置一缠好纱布的压舌板，用舌钳固定舌头以防唇舌咬伤或舌后坠。拉起床挡，以免患者坠床受伤。在患者昏迷或未完全清醒时，禁止给予一切饮食和口服药，防止误入呼吸道而致吸入性肺炎。

（3）严密监护：密切监测生命体征变化，观察尿量，可留置导尿，同时记录出入量，并遵医嘱及时进行血、尿检查和其他各项相关检查，及早发现脑出血、肺水肿、急性肾衰竭等并发症。当收缩压持续≥160mmHg，舒张压≥110mmHg时应积极降压治疗。

（4）减少刺激，以免诱发抽搐：将患者安排于单人暗室，避免声、光刺激；治疗护理操作集中进行且动作轻柔，避免诱发抽搐。

（5）做好终止妊娠的准备：一旦抽搐控制后可考虑终止妊娠。

5. 分娩期护理 如经阴道分娩，应加强各产程的监测及护理。在第一产程中，应密切监测患者的血压、脉搏、尿量、胎心及子宫收缩情况，及时了解患者有无头痛、恶心、视力模糊等自觉症状，如有异常，及时通知医师并做好抢救准备。尽量缩短第二产程，避免产妇过度用力，做好接产与会阴切开、手术助产的准备。在第三产程中，应高度重视预防产后出血，注意胎盘和胎膜及时娩出，在胎儿前肩娩出后立即给予缩宫素并按摩子宫底。胎盘娩出后在产房继续监测患者血压及阴道流血情况，病情稳定者2小时后可送回病房。

6. 产褥期护理 重度子痫前期患者产后应继续使用硫酸镁24~48小时以预防产后子痫。子痫前期患者产后高血压、蛋白尿等症状仍可能反复出现甚至加剧，故仍应继续监测血压及尿蛋白。

使用大量硫酸镁的孕妇，产后易发生子宫收缩乏力，故应密切观察子宫复旧及恶露情况。注意监测及记录产后出血量，患者在重要器官功能恢复正常后方可出院。

7. **健康指导** 指导孕妇及家属了解妊娠期高血压疾病的知识及其危害，自觉进行产前检查，有自觉症状应及时就医。指导孕妇注意休息和合理饮食，自数胎动，进行胎儿监护。产后进行产褥期卫生指导与母乳喂养指导，定期复查血压、尿蛋白。指导家属支持和协助的方法，使患者得到全面的家庭支持，同时应使患者及家属了解她们属于高危人群，在下次妊娠时应予以重视并随诊，尽早接受孕期保健指导。

理论与实践 护理措施：① 患者入院后卧床休息，增加营养，保证足够的蛋白质和能量；② 置暗室，减少刺激，保持病室安静，护理操作集中、轻柔；③ 严密监护母儿情况，遵医嘱用药，做好各种药物的用药护理；④ 做好剖宫产术的术前准备；⑤ 术后严密观察阴道流血情况，观察腹部切口有无渗血、渗液，行会阴擦洗以预防感染；⑥ 向孕妇及家属介绍疾病的相关知识，给予关心和支持，取得孕妇及家属的配合。

【护理评价】

1. 患者出入量平衡，水肿程度缓解。

2. 患者安全得到保障，未受伤。

3. 患者病情得到有效控制，未出现并发症。

第四节 妊娠期肝内胆汁淤积症

案例导入与思考

某女士，26岁，因"G_1P_0，妊娠32^{+2}周，皮肤瘙痒1周"入院。体格检查：生命体征无异常，巩膜黄染，腹部及手臂见抓痕，胎心率145次/min。丙氨酸转氨酶（ALT）105U/L，天冬氨酸转氨酶（AST）87U/L，血清总胆汁酸（TBA）52μmol/L。

请思考：

1. 该孕妇最可能的临床诊断是什么？

2. 该孕妇目前主要的护理问题及其护理措施有哪些？

妊娠期肝内胆汁淤积症（intrahepatic cholestasis of pregnancy，ICP）是妊娠期特有的并发症，临床主要表现为皮肤瘙痒，生化检测血清总胆汁酸升高，此病主要危及胎儿，使围生儿死亡率升高。

【病因】

目前尚不清楚，可能与女性激素、遗传及环境等因素有关。

1. 雌激素　ICP多发生在妊娠晚期、双胎妊娠、卵巢过度刺激及既往使用口服避孕药者，以上均为高雌激素水平状态。雌激素可使Na^+-K^+-ATP酶活性下降，致胆汁酸代谢障碍；雌激素可使肝细胞膜中胆固醇与磷脂比例上升，胆汁流出受阻；雌激素可作用于肝细胞表面的雌激素受体，改变肝细胞蛋白质合成，导致胆汁回流增加。

2. 遗传和环境因素　研究发现，ICP发病率与季节有关，冬季的发病率高于夏季。此外，ICP发病率有显著的地域区别、家族聚集性和复发性，表明ICP可能与遗传和环境因素有关。

【护理评估】

（一）健康史

着重了解患者皮肤瘙痒和黄疸开始出现的时间、部位、持续时间及有无伴随症状，了解有无家族史，以及有无其他导致肝功能异常或瘙痒的疾病。询问患者的用药史，既往是否使用过含有雌激素的药物。

（二）身体状况

1. 症状与体征

（1）瘙痒：ICP的首发症状为无皮肤损伤的瘙痒，70%以上的患者在妊娠晚期出现瘙痒，少数在妊娠中期出现瘙痒。瘙痒程度不一，常呈持续性，白昼轻而夜间加剧。瘙痒一般从手掌和脚掌开始，可逐渐加剧而延及肢体近端，甚至发展至颜面部，多于分娩后24~48小时缓解。

（2）黄疸：10%~15%患者出现轻度黄疸，多在瘙痒2~4周后出现，一般不随孕周增加而加重，于分娩后1~2周内消退。ICP孕妇有无黄疸与胎儿预后关系密切，有黄疸者羊水胎粪污染发生率、新生儿窒息发生率及围生儿死亡率均明显增加。

（3）皮肤抓痕：皮肤可见因瘙痒所致条状抓痕。

（4）其他：少数孕妇出现上腹不适、恶心、呕吐、食欲减退及轻度脂肪痢，症状多不明显或较轻。

2. 对母儿的影响

（1）对孕妇的影响：ICP患者伴发明显的脂肪痢时，脂溶性维生素K的吸收减少，可致产后出血。

（2）对胎儿及新生儿的影响：由于胆汁酸毒性作用，围生儿发病率和死亡率明显升高，可发生胎膜早破、胎儿窘迫、早产或羊水胎粪污染。此外，尚有不能预测的胎儿突然死亡、新生儿颅内出血等。

（三）心理-社会状况

ICP患者因不了解病情，皮肤瘙痒严重，影响正常生活、睡眠，担心胎儿安危，常表现为焦虑、烦躁。

（四）辅助检查

1. 血清胆汁酸测定　是诊断ICP、监测病情及治疗效果的重要指标。皮肤瘙痒及空腹血清总胆汁酸（TBA）≥10μmol/L或随机TBA≥19μmol/L是诊断ICP的主要依据。根据孕期TBA的峰值将ICP分为轻度（空腹10≤TBA<40μmol/L或随机19≤TBA<40μmol/L）、重度（40≤TBA<100μmol/L）、极重度（TBA≥100μmol/L）。

2. 肝功能测定 多数患者的天冬氨酸转氨酶（AST）和丙氨酸转氨酶（ALT）轻至中度升高，为正常值的2~10倍，ALT较AST更敏感。部分患者的胆红素和γ-谷氨酰转移酶（GGT）水平升高，血清胆红素水平的升高以直接胆红素为主。分娩后肝功能恢复正常。

3. 病毒学检查 诊断ICP须排除病毒感染，应进行肝炎病毒、EB病毒及巨细胞病毒感染等的检查。

4. 肝脏超声检查 建议检查肝脏超声，排除肝脏及胆囊的基础疾病。

理论与实践 该孕妇最可能的临床诊断：妊娠期肝内胆汁淤积症。

（五）治疗原则

ICP的治疗原则是缓解瘙痒症状，改善肝功能，降低血胆汁酸水平，加强胎儿状况监护，延长孕周，改善妊娠结局。

1. 熊去氧胆酸 为ICP治疗的一线用药，常用剂量为每日1g或10~15mg/（kg·d），分3~4次口服。

2. S-腺苷甲硫氨酸 为治疗ICP的联合药物，用量为每日1g，分次用药，可口服或静脉用药。

3. 地塞米松 可用于有早产风险的患者。

4. 炉甘石洗剂、抗组胺药 对瘙痒有缓解作用。

【常见护理诊断/问题】

1. 有皮肤完整性受损的危险 与皮肤瘙痒致孕妇频繁抓挠有关。

2. 睡眠形态紊乱 与皮肤瘙痒夜间加重有关。

3. 知识缺乏：缺乏妊娠期肝内胆汁淤积症对胎儿影响的相关知识。

4. 潜在并发症：胎儿窘迫、产后出血。

【护理目标】

1. 患者皮肤瘙痒症状缓解。

2. 患者睡眠情况改善。

3. 患者了解妊娠期肝内胆汁淤积症对胎儿影响的相关知识，治疗配合。

4. 未发生并发症，母儿安全度过妊娠期和分娩期。

【护理措施】

1. 心理护理 向患者讲解本病的相关知识，并对其提出的问题予以耐心解答，减轻孕妇及家属的不良情绪。介绍分散注意力减轻瘙痒及帮助入睡的方法。

2. 一般护理 适当卧床休息，取左侧卧位，休息差者夜间可给予镇静药。给予吸氧、高渗葡萄糖、维生素类及能量，既能保肝又能提高胎儿对缺氧的耐受力。

3. 病情观察　观察瘙痒的发展情况，发现黄疸加深立即报告医师，了解有无其他并发症。观察有无宫缩、阴道流血及排液等情况，若出现早产征象，应及时报告。定期抽血复查肝功能、血胆汁酸以了解病情。密切观察胎儿宫内状况，可嘱孕妇自我监护胎动情况，妊娠32周开始可每周行无应激试验（NST），必要时行胎儿生物物理评分，及时发现胎儿缺氧。

4. 用药护理　遵医嘱按时给药，以减轻症状，改善生化指标及围生儿预后。用药过程中注意观察病情变化及有无药物的副作用，及时监测生化指标的改变，熊去氧胆酸治疗期间每1~2周检查一次肝功能。

5. 分娩期护理　加强胎儿监护，把握终止妊娠时机，以降低围生儿死亡率。病情严重者提前入院待产。轻度ICP患者建议可在妊娠38~40周分娩；重度ICP患者可在妊娠36~38周分娩；极重度ICP患者可在妊娠35~36周分娩。须结合治疗效果、胎儿状况及是否有合并症等进行综合评估。产程中密切监测宫缩及胎心，同时做好新生儿复苏准备。对重度或极重度ICP、高度怀疑胎儿窘迫或存在其他阴道分娩禁忌证者，应行剖宫产终止妊娠。

6. 健康指导　指导孕妇采用白天适当活动，睡前用温水泡脚等方法以利于入眠。避免用力搔抓皮肤，遵医嘱使用药物缓解症状，禁止使用对胎儿有害的药物。

理论与实践　　护理问题及相应的护理措施如下所示。

（1）有皮肤完整性受损的危险：与皮肤瘙痒致孕妇抓挠有关。

护理措施：① 修剪指甲；② 指导孕妇穿宽松棉质内衣；③ 禁止搔抓，保持皮肤清洁，勿用肥皂擦洗；④ 禁止进食辛辣等刺激性食物及油腻食物。

（2）潜在并发症：胎儿窘迫。

护理措施：① 指导孕妇左侧卧位休息；② 指导孕妇自我监护胎动并计数；③ 每2小时听胎心1次，必要时进行胎心监护；④ 吸氧每日2次，每次1小时；⑤ 遵医嘱使用药物。

【护理评价】

1. 患者瘙痒症状缓解或消失。

2. 患者睡眠情况改善。

3. 患者了解妊娠期肝内胆汁淤积症的相关知识，并能够配合治疗。

4. 未发生并发症，母儿平安。

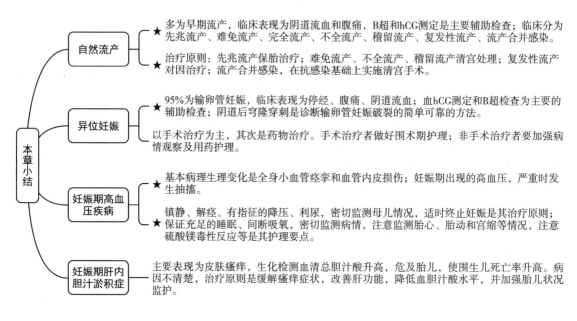

本章小结

自然流产
★ 多为早期流产，临床表现为阴道流血和腹痛，B超和hCG测定是主要辅助检查；临床分为先兆流产、难免流产、完全流产、不全流产、稽留流产、复发性流产、流产合并感染。
★ 治疗原则：先兆流产保胎治疗；难免流产、不全流产、稽留流产清宫处理；复发性流产对因治疗；流产合并感染，在抗感染基础上实施清宫手术。

异位妊娠
★ 95%为输卵管妊娠，临床表现为停经、腹痛、阴道流血；血hCG测定和B超检查为主要的辅助检查；阴道后穹隆穿刺是诊断输卵管妊娠破裂的简单可靠的方法。
以手术治疗为主，其次是药物治疗。手术治疗者做好围术期护理；非手术治疗者要加强病情观察及用药护理。

妊娠期高血压疾病
★ 基本病理生理变化是全身小血管痉挛和血管内皮损伤；妊娠期出现的高血压，严重时发生抽搐。
★ 镇静、解痉、有指征的降压、利尿，密切监测母儿情况，适时终止妊娠是其治疗原则；保证充足的睡眠、间断吸氧，密切监测病情，注意监测胎心、胎动和宫缩等情况，注意硫酸镁毒性反应等是其护理要点。

妊娠期肝内胆汁淤积症
主要表现为皮肤瘙痒，生化检测血清总胆汁酸升高，危及胎儿，使围生儿死亡率升高。病因不清楚，治疗原则是缓解瘙痒症状，改善肝功能，降低血胆汁酸水平，并加强胎儿状况监护。

（陈丽萍）

复习参考题

（一）选择题

1. 某女士，30岁，妊娠10周，下腹部阵发性疼痛1日，1小时前阴道排出一块肉样组织。妇科检查：宫口扩张，见胚胎组织堵塞于宫颈口。该孕妇最可能的临床诊断是
A. 难免流产
B. 不全流产
C. 稽留流产
D. 先兆流产
E. 完全流产

2. 某女士，28岁，因"妊娠8周，阵发性腹痛伴阴道流血1日"来院就诊。自诉今日有组织物从阴道排出，阴道流血停止。体格检查：生命体征平稳，宫颈口闭合，子宫接近正常大小。目前应首选的处理措施是
A. 清宫
B. 肌内注射孕激素保胎

C. 静脉滴注硫酸镁解痉
D. 静脉滴注抗生素抗感染
E. 注意休息，无须特殊治疗

3. 某女士，27岁，因"停经50日，阴道流血4日，右下腹疼痛5小时"就诊。体格检查：贫血貌，血压80/50mmHg，脉搏120次/min，腹部移动性浊音（＋）。妇科检查：宫颈举痛明显，子宫体略大，右侧附件增厚、压痛。尿妊娠试验（＋）。为判断病情可建议患者做的辅助检查是
A. 血常规
B. 诊断性刮宫
C. 腹腔镜检查
D. 腹部X线摄片
E. 阴道后穹隆穿刺

4. 某女士，34岁，因"妊娠36周，头痛伴视物不清2日"入院。今晨

头痛加剧，抽搐约1分钟，血压 180/120mmHg，胎心率140次/min。该孕妇最可能的诊断是

A. 子痫

B. 妊娠期高血压

C. 重度子痫前期

D. 妊娠合并慢性高血压

E. 慢性高血压并发子痫前期

5. 某女士，35岁，因"妊娠33周，头晕头痛2日"入院。体格检查：血压165/110mmHg，尿蛋白5g/24h，治疗首选药物是

A. 硫酸镁

B. 地西泮

C. 呋塞米

D. 白蛋白

E. 地塞米松

答案：1. B；2. E；3. E；4. A；5. A

（二）简答题

1. 简述输卵管妊娠破裂的典型体征。

2. 简述妊娠期高血压疾病硫酸镁用药的注意事项。

第六章

胎儿及其附属物异常

学习目标

知识目标	1. 掌握前置胎盘及胎盘早剥的定义、护理评估及护理措施。 2. 熟悉胎儿窘迫、胎膜早破的定义、护理评估及护理措施。 3. 了解双胎妊娠、羊水量异常的定义、护理评估及护理措施。
能力目标	具有运用所学知识对胎儿及其附属物异常的妇女实施整体护理。
素质目标	具有较强的责任心，能够耐心地与孕产妇及家属沟通，关注孕产妇情绪变化，及时给予心理疏导，使孕产妇积极配合治疗。

妊娠是一个极其复杂而又十分协调的生理过程，妊娠期各种内在因素与外界因素的综合作用影响着母体和胎儿的健康。常见的胎儿异常包括胎儿窘迫及多胎妊娠，常见的胎儿附属物异常包括胎盘早剥、前置胎盘、胎膜早破及羊水量异常。

第一节 胎儿窘迫

案例导入与思考

某女士，29岁，G_4P_0，因"停经37^{+3}周，胎动频繁"急诊入院。体格检查：体温36.6℃，脉搏92次/min，呼吸19次/min，血压95/65mmHg，胎心率166次/min。

请思考：

1. 该孕妇最可能的临床诊断是什么？
2. 针对该孕妇应采取的护理措施有哪些？

胎儿窘迫（fetal distress）是指胎儿在子宫内因急性或慢性缺氧，其健康和生命受到危及的综合症状，发生率为2.7%~38.5%。

【病因】

1. **胎儿急性缺氧** 多发生于分娩期，常见原因包括：① 胎盘因素，如前置胎盘、胎盘早剥。② 脐带因素，如脐带绕颈、打结、扭转、脱垂等。③ 母体因素，如不同原因导致的休克；缩宫素使用不当造成急产及子宫不协调性收缩；孕妇使用麻醉药及镇静药过多，抑制呼吸。

2. 胎儿慢性缺氧 多发生于妊娠期，常见原因包括：① 母体因素，如合并先天性心血管病、肺部感染、妊娠期高血压疾病、过期妊娠等；② 胎儿因素，如胎儿严重的心血管疾病、胎儿畸形、胎儿贫血、胎儿宫内感染等。

【病理生理】

胎儿在子宫内缺氧早期或者一过性缺氧时，交感神经兴奋，心率加快，全身血流重新分配，以维持心、脑、肾上腺等胎儿重要器官的血流量，而肾血流减少可引起羊水减少；若缺氧状态继续发展，胎儿迷走神经兴奋，动、静脉血管扩张，有效循环血量减少，重要器官缺血缺氧加重，若不及时干预，则可能造成缺血缺氧性脑病甚至胎死宫内。胎儿缺氧时，中枢神经系统功能受抑制，胎动减少，胎心基线变异降低甚至消失；胎儿缺血缺氧后肠蠕动加快，肛门括约肌松弛，出现羊水胎粪污染；胎儿重度缺氧可出现呼吸运动加深、羊水吸入，出生后可出现新生儿吸入性肺炎。

【护理评估】

（一）健康史

了解孕妇的年龄、生育史、既往史、本次妊娠经过及产程进展情况等。

（二）身体状况

1. 急性胎儿窘迫 主要表现为产时胎心率异常、胎动异常、羊水胎粪污染及酸中毒。

（1）胎心率异常：是急性胎儿窘迫的重要征象，应听诊胎心（在一次宫缩之后，持续听诊60秒），若胎心率>160次/min或<110次/min，提示有胎儿缺氧的可能。

（2）胎动异常：缺氧早期可表现为胎动过频，如缺氧未纠正或加重则胎动转弱且次数减少，进而消失。

（3）羊水胎粪污染：胎儿宫内缺氧可能促发胎儿排出胎粪，出现羊水胎粪污染，羊水呈浅绿色，浑浊的黄绿色，进而呈稠厚的棕黄色，即羊水Ⅰ度、Ⅱ度、Ⅲ度污染。破膜后羊水流出，可直接观察羊水的性状。出现羊水胎粪污染时，若连续电子胎心监护正常，则不需要进行特殊处理，如电子胎心监护异常，存在宫内缺氧情况，会引起胎粪吸入综合征。

2. 慢性胎儿窘迫 主要表现为胎动减少或消失，电子胎心监护异常，胎儿生物物理评分低，胎儿多普勒超声血流异常。胎动减少或消失，为胎儿缺氧的重要表现，临床常见胎动消失24小时以后胎心消失。因此，每日监测胎动可预知胎儿的安危，若胎动计数≥10次/2h为正常，<10次/2h提示胎儿缺氧可能。

（三）心理-社会状况

孕产妇可能因为胎儿生命有危险而产生焦虑、恐惧、无助感，胎儿不幸死亡的孕产妇在感情上可能会遭受创伤，会经历否认、愤怒、抑郁和接受过程。因此，应评估孕产妇的心理变化、社会支持系统及应对方式。

（四）辅助检查

1. 电子胎心监护 产时进行连续电子胎心监护，当出现胎心率基线无变异并且反复出现晚期减速或变异减速或胎心率过缓（胎心率基线<110次/min）时，提示胎儿缺氧严重。

2. 胎儿生物物理评分 用于判断胎儿有无急、慢性缺氧。≤4分提示胎儿缺氧，5~7分提示可疑胎儿缺氧（具体内容见第八章第二节）。

3. 胎儿头皮血血气分析 若胎儿头皮血pH<7.20（正常7.25~7.35），PO_2<10mmHg（正常15~30mmHg），二氧化碳分压（PCO_2）>60mmHg（正常35~55mmHg），可诊断为胎儿酸中毒。

4. 彩色多普勒超声 胎儿血流监测包括胎儿大脑中动脉血流监测、胎儿脐动脉血流监测等。

5. 羊膜镜检查 见羊水混浊呈黄染至深褐色，有助于胎儿窘迫诊断。

理论与实践 该孕妇最可能的临床诊断是胎儿窘迫。

（五）治疗原则

1. 急性胎儿窘迫 应积极寻找原因并进行宫内复苏，采取一系列干预措施，包括改变孕妇体位，吸氧，停止缩宫素使用，抑制宫缩，纠正孕妇低血压等来改善胎儿缺氧状态。以上措施无效或病情紧急时，应立即终止妊娠。

2. 慢性胎儿窘迫 应针对妊娠合并症或并发症特点及其严重程度，根据孕周、胎儿成熟度及胎儿缺氧程度综合判断，拟定处理方案。对于孕周小，估计胎儿娩出后存活可能性小者，尽量保守治疗，延长胎龄的同时促进胎儿肺成熟。对于已近足月或胎儿已成熟，胎动减少，胎盘功能进行性减退，电子胎心监护出现胎心基线异常者，均应行剖宫产终止妊娠。

【常见护理诊断/问题】

1. 气体交换障碍 与子宫-胎盘血流改变/中断（脐带受压）、血流速度减慢有关。

2. 有发生新生儿窒息的危险 与胎儿窘迫未缓解有关。

【护理目标】

1. 胎儿缺氧情况改善，胎心率恢复正常。

2. 新生儿未发生窒息。

【护理措施】

1. 一般护理 指导产妇取侧卧位休息，减少子宫收缩频率，降低子宫内压，改善子宫-胎盘循环，增加胎儿血氧分压；增加孕妇氧气供给，通过面罩或鼻导管给氧，提高胎儿血氧饱和度。

2. 病情观察 在分娩期严密监测胎心变化，每隔15~30分钟听诊胎心1次或给予电子胎心监护，注意胎动变化。对于宫颈尚未完全扩张，胎儿窘迫情况不严重者，可给予吸氧，同时指导其取左侧卧位，观察10分钟，若胎心率变为正常，可继续观察。

3. 治疗配合 对于子宫口未开全，估计短时间内不能结束分娩，胎心率<110次/min，缩宫素激惹试验（OCT）出现晚期减速、重度变异减速者，应以剖宫产为宜。若胎头双顶径已达坐骨棘平面以下，应尽快结束分娩。对于使用缩宫素造成胎心率异常者，应立即停止滴注缩宫素。

【护理评价】

1. 胎儿宫内情况良好，胎心率正常。

2. 新生儿出生后良好。

附：新生儿窒息

新生儿窒息（neonatal asphyxia）是指新生儿出生后不能建立正常的自主呼吸而导致低氧血症、高碳酸血症及全身多脏器损伤。新生儿窒息不仅可以造成新生儿器官和组织不同程度的急性缺血缺氧性损害，甚至造成死亡、严重的神经系统损害、癫痫及认知功能落后，是新生儿死亡和儿童伤残的重要原因之一。

【病因】

新生儿窒息的原因是新生儿缺氧，凡是影响胎儿、新生儿气体交换的因素都可引起窒息。新生儿窒息一般是胎儿窘迫的延续。

1. 母亲因素　母亲有慢性或严重疾病，如心、肺功能不全；妊娠期高血压疾病等。

2. 胎盘因素　前置胎盘、胎盘早剥等。

3. 脐带因素　脐带脱垂、绕颈及打结等。

4. 胎儿因素　早产儿或巨大胎儿；胎粪吸入；先天畸形，如先天性心脏病等。

5. 分娩因素　头盆不称、子宫收缩乏力、应用产钳助产及产程中不恰当使用镇静药等。

【临床表现】

根据新生儿出生后1分钟阿普加评分（Apgar评分）情况将窒息程度分为轻度窒息和重度窒息。

1. 轻度（青紫）窒息　新生儿出生后1分钟Apgar评分4~7分，伴脐动脉血pH<7.20。新生儿面部与全身皮肤呈青紫色；呼吸浅慢且不规则；心跳规则且有力，心率80~120次/min；对外界刺激有些反应；喉反射存在；四肢稍屈曲。

2. 重度（苍白）窒息　新生儿出生后1分钟Apgar评分0~3分，伴脐动脉血pH<7.00。新生儿皮肤苍白，口唇暗紫；无呼吸或仅有喘息样微弱呼吸；心跳不规则，心率<80次/min且弱；对外界刺激无反应；喉反射消失；肌张力松弛。

出生后5分钟Apgar评分对估计预后有重要意义，评分越低，酸中毒和低氧血症越严重。若5分钟Apgar评分<3分，则新生儿死亡率及日后发生脑部后遗症的风险明显增加。

【治疗原则】

1. 尽早预防　积极预防及治疗孕产妇相关疾病。

2. 早期预测　估计胎儿娩出后有窒息危险时，应充分做好准备工作，包括人员、仪器、物品等。

3. 及时复苏 快速评估新生儿后，按照初步复苏、正压通气、胸外按压、药物治疗等流程进行复苏。评价和保温贯穿于整个复苏过程。

4. 复苏后处理 评估和监测呼吸、心率、血压、尿量、肤色、经皮血氧饱和度及窒息所致的神经系统症状等，注意维持内环境稳定，控制惊厥，治疗脑水肿。

【护理措施】

1. 复苏前准备 分娩前检查新生儿复苏设备是否正常，并调试好处于备用状态。检查物品准备是否充足，准备好气管插管用物、喉镜、抢救药物等。

2. 复苏流程

（1）快速评估：对每一个出生的新生儿，即刻评估以下四项指标。① 足月吗？② 羊水清吗？③ 肌张力好吗？④ 哭声或呼吸好吗？如四项中有一项为"否"，则开始初步复苏。

若羊水有胎粪污染，先进行有无活力的评估。肌张力低、无呼吸或喘息样呼吸、心率<100次/min三项具备其中一项即判断为无活力。有活力时，继续初步复苏；无活力时，应进行气管插管及吸引胎粪。

（2）初步复苏：① 保暖，设置产房温度为24~26℃。用预热毛巾包裹新生儿，擦干新生儿头部后置于提前预热的辐射保暖台上。新生儿体温（腋下）应维持在36.5~37.5℃。② 体位，维持新生儿头部轻度仰伸，呈鼻吸气位。③ 吸引，新生儿口咽部分泌物量多或气道梗阻时，可用吸球吸去气道黏液及羊水。④ 擦干和刺激，快速彻底擦干新生儿，去掉湿毛巾。如仍无自主呼吸，用手轻拍或手指弹新生儿足底或摩擦背部2次以诱发自主呼吸。

初步复苏后，心前区听诊计数心率6秒，数值乘以10即得出每分钟心率。若新生儿出现呼吸暂停或喘息样呼吸，心率<100次/min，则要求在黄金一分钟内实施有效的正压通气。

（3）正压通气：① 压力，通常情况下吸气峰压为20~25cmH$_2$O。② 频率和吸气时间，正压通气的频率为40~60次/min，用"吸-2-3"的节律大声计数以保持正确的速率。正压通气的吸气时间≤1秒。③ 用氧，足月儿和胎龄≥35周早产儿开始用21%氧气进行复苏。胎龄<35周早产儿自21%~30%氧气开始，根据脉搏血氧饱和度调整给氧浓度。

有效的正压通气表现为胸廓起伏良好、心率迅速增加。如未达到有效通气，需要检查面罩和面部之间是否密闭，通畅气道，适当增加通气压力。若上述步骤无效，则进行气管插管或使用喉罩气道。

30秒有效正压通气后评估新生儿心率。若心率<60次/min，则开始胸外按压。

（4）胸外按压：① 位置，胸骨下1/3（两乳头连线中点下方），避开剑突。② 拇指法，操作者双手拇指端按压胸骨，根据新生儿体型不同，双拇指重叠或并列，双手环抱胸廓支撑背部。③ 深度，胸廓前后径的1/3。④ 按压和放松的比例，按压时间稍短于放松时间，放松时拇指不应离开胸壁。⑤ 用氧，将氧浓度提高至100%。⑥ 胸外按压与正压通气配合，二者同时进行，比例为3:1，即每2秒有3次胸外按压和1次正压通气，达到每分钟约120个动作。

建立协调的胸外按压和正压通气60秒后评估心率。若心率持续<60次/min，则给予药物治疗。

（5）药物治疗

1）肾上腺素：使用1∶10 000的肾上腺素。静脉用量0.1~0.3ml/kg；气管内用量0.5~1ml/kg。首选脐静脉给药。如脐静脉置管尚未完成或没有条件行脐静脉置管时，可气管内快速注入，若须重复给药，则应选择静脉途径。

2）扩容剂：怀疑有低血容量的新生儿给予正压通气、胸外按压和肾上腺素后，心率仍然<60次/min，可使用生理盐水扩容。首次剂量为10ml/kg，经脐静脉或骨髓腔5~10分钟缓慢推入。必要时可重复使用。

（6）复苏后监护：新生儿稳定后，应在新生儿重症监护病房接受密切监护和治疗。及时检测脐动脉血气，尽快监测血糖水平，并给予相应的治疗；同时应进行各器官系统功能监测，并对症处理。

3. 复苏后护理

（1）加强新生儿护理：保持呼吸道通畅，合理给氧，密切观察新生儿面色、呼吸、心率、体温，预防感染，做好重症记录。

（2）维持适宜的温度：使新生儿新陈代谢及耗氧最低，利于患儿复苏。

（3）营养摄入：窒息新生儿复苏后应延迟哺乳，以防吸入性肺炎，应给予静脉补液补充营养。

4. 健康指导　对康复出院的患儿应指导定期复查。对有后遗症的患儿，应指导家长学会康复护理的方法。

第二节　多胎妊娠

案例导入与思考

某女士，32岁，结婚5年未孕，经辅助生殖技术治疗后双胎妊娠。因"妊娠37^{+1}周，腹部发紧1日"入院。

请思考：

1. 该孕妇最可能的临床诊断是什么？

2. 应对该孕妇采取的护理措施有哪些？

一次妊娠宫腔内同时有两个及以上的胎儿时，称为多胎妊娠，其中双胎妊娠（twin pregnancy）在多胎妊娠中最常见，本节主要阐述双胎妊娠。

【分类】

1. 双卵双胎　两个卵子分别受精形成的双胎妊娠，称为双卵双胎。约占双胎妊娠的70%，与应用促排卵药物、多胚胎宫腔内移植及遗传因素有关。两个胎儿的基因不完全相同，故两个胎儿性别、血型可相同或不同。胎盘胎儿面有两个羊膜腔，中间隔有两层羊膜、两层绒毛膜（图6-1）。

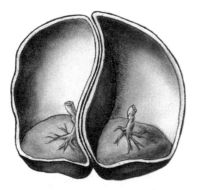
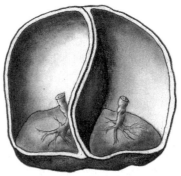

▲ 图6-1 双卵双胎的胎盘及胎膜示意图

2. 单卵双胎 由一个受精卵分裂形成的双胎妊娠，称为单卵双胎。约占双胎妊娠的30%。形成原因不明，两个胎儿的基因相同，故两个胎儿性别、血型及外貌等均相同。由于受精卵在早期发育阶段发生分裂的时间不同，可形成双羊膜囊双绒毛膜单卵双胎、双羊膜囊单绒毛膜单卵双胎、单羊膜囊单绒毛膜单卵双胎、连体双胎4种类型（图6-2）。

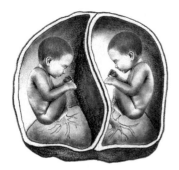
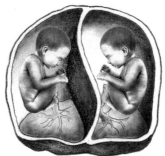
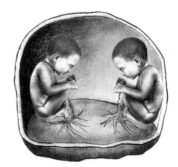

（1）发生在桑葚期前　　　　　（2）发生在胚泡期　　　　　（3）发生在羊膜囊已形成

▲ 图6-2 受精卵在不同阶段形成单卵双胎的胎膜类型

【护理评估】

（一）健康史

询问家族中有无多胎史、孕妇的年龄、胎次、孕前是否使用促排卵药，了解本次妊娠经过及产前检查结果等。

（二）身体状况

1. 症状与体征 双胎妊娠妇女通常恶心、呕吐等早孕反应重。妊娠中期后体重增加迅速，子宫增大超过停经周数，下肢水肿、静脉曲张等压迫症状出现早且明显。妊娠晚期孕妇常有呼吸困难、活动不便。评估孕妇的早孕反应、呼吸、下肢水肿、静脉曲张程度等，妊娠晚期有无呼吸困难。

产科检查：子宫大于停经周数；妊娠中晚期腹部可触及多个肢体；孕妇腹部不同部位可听到两个胎心音，两个胎心率相差10次/min以上。

2. 对母儿的影响 双胎妊娠对孕妇和胎儿均有较大影响，可增加孕妇流产及早产、妊娠期高血压疾病、羊水过多、胎膜早破等妊娠并发症及产后出血的发生风险，应评估孕妇有无相关临床表现。双胎妊娠还可能导致胎儿出现双胎输血综合征、胎儿畸形、选择性胎儿生长受限、双胎交锁、脐带异常缠绕、脐带脱垂等，应评估胎儿有无相关情况。

（三）心理–社会状况

评估孕妇是否有焦虑情绪，是否因睡眠环境改变出现睡眠质量下降等。

（四）辅助检查

1. 超声检查　妊娠6周后，宫腔内可见两个原始心管搏动。妊娠中晚期可筛查胎儿结构畸形和帮助确定两个胎儿的胎位。

2. 电子胎心监护　若两个胎儿同时发生胎心率加速或相差15秒以内称为同步加速，是双胎宫内良好的表现之一。若两个胎儿中任一胎儿发生胎心率加速而另一个没有发生，则称为不同步加速，要联合其他检测结果判断胎儿安危。

理论与实践　　该孕妇最可能的临床诊断是双胎妊娠。

（五）治疗原则

双胎妊娠应按照高危妊娠进行管理，增加产前检查的次数和项目，防治早产及妊娠并发症。孕妇应提前住院待产，预防产后出血。

【常见护理诊断/问题】

1. 营养失调：低于机体需要量　与营养摄入不足，不能满足双胎妊娠需要有关。

2. 有出血的危险　与子宫过度膨胀致产后子宫收缩乏力有关。

【护理目标】

1. 孕妇摄入足够营养，保证母胎需要。

2. 产妇未发生产后出血。

【护理措施】

1. 一般护理　鼓励孕妇少量多餐，指导孕妇多进食含高蛋白质、高维生素、必需脂肪酸的食物，注意补充铁、钙、叶酸、维生素等，满足妊娠需要。

2. 妊娠期护理

（1）护理人员应动态监测孕妇的子宫底高度、腹围、体重，评估胎儿生长发育情况及胎位变化。

（2）加强观察，及时发现早产、妊娠并发症等异常情况并协助处理。

3. 分娩期护理

（1）保证产妇足够的摄入量及睡眠，保持良好体力。

（2）严密观察胎心、胎位、宫缩及产程进展，做好输液、输血、抢救新生儿准备。

（3）第二产程处理：分娩时若可疑胎头受压，应行会阴后–侧切开术；当第一个胎儿娩出后，胎盘侧脐带必须立即夹紧，以防第二个胎儿失血。助手应在腹部固定第二个胎儿为纵产式，并密切观察胎心、宫缩及阴道流血情况，及时阴道检查了解胎位及排除脐带脱垂，及早发现胎盘早剥。若无异常，可继续等待，通常在20分钟左右，第二个胎儿自然娩出。若等待15分钟仍无宫缩，可行人工破膜并给予低浓度缩宫素静脉滴注，促进子宫收缩。若发现脐带脱垂、胎盘早剥，立即用产钳助产或臀牵引，迅速娩出胎儿。第二个胎儿娩出后立即使用缩宫素，预防产后出血。

理论与实践　　护理措施：① 营养指导，护理人员应鼓励孕妇少量多餐。② 妊娠期护理，评估胎儿生长发育情况及胎位变化；加强观察，及时发现早产、妊娠并发症等异常情况并协助处理。③ 分娩期护理，应保证产妇有足够的摄入量及睡眠，保持良好体力。严密观察胎心、胎位、宫缩及产程进展，做好输液、输血、抢救新生儿准备。

【护理评价】

1. 孕产妇营养状况良好。

2. 产妇产后宫缩良好，出血量在正常范围。

第三节　胎盘早剥

案例导入与思考

某女士，妊娠34周，因"腹部撞伤后剧烈腹痛2小时"入院。体格检查：生命体征无异常，面色苍白，腹部腹肌紧张、压痛明显。阴道无流血、无流液，子宫口未开，子宫近妊娠足月大小，胎心率100次/min，胎位不清。B型超声显示胎盘Ⅲ级，位于子宫前壁，与子宫肌层分界欠清，内部回声不均匀。

请思考：

1. 该孕妇最可能的临床诊断是什么？

2. 针对该孕妇应采取的护理措施有哪些？

妊娠20周后正常位置的胎盘在胎儿娩出前，部分或全部从子宫壁剥离，称为胎盘早剥（placental abruption）。发病率约为1%，是妊娠晚期的一种严重并发症。

【病因】

确切的发病机制不清，可能与下述因素有关。

1. **血管病变**　孕妇患有严重的子痫前期、慢性高血压、慢性肾脏疾病或全身血管病变等，底蜕膜螺旋动脉痉挛或硬化，引起远端毛细血管缺血坏死甚至破裂出血，血液流至底蜕膜层形成血肿，导致胎盘剥离。此外，妊娠中、晚期或临产后，妊娠子宫压迫下腔静脉，子宫静脉淤血，静脉压突然升高，导致蜕膜静脉床淤血或破裂，也可导致胎盘剥离。

2. 宫腔压力骤减 多胎妊娠、羊水过多等发生胎膜早破；破膜时羊水流出过快；双胎妊娠的孕妇在分娩时，第一个胎儿娩出过快，均可使宫腔压力骤减而发生胎盘早剥。

3. 机械性因素 孕妇腹部受撞击、挤压等均可造成血管破裂而发生胎盘早剥。此外，脐带过短或脐带绕颈时，分娩过程中胎儿下降牵拉脐带也可造成胎盘早剥。

4. 其他因素 高龄多产、胎盘早剥史、剖宫产史、吸烟、营养不良、吸毒、有血栓形成倾向及接受辅助生殖技术助孕等。

【病理及病理生理】

主要为底蜕膜出血，形成血肿，使该处胎盘自子宫壁附着处剥离。临床分为2种类型（图6-3）。

1. 显性剥离 剥离面小，出血停止，血液凝固，临床多无症状。若继续出血，血液冲开胎盘边缘及胎膜，经宫颈向外流出，称为显性剥离。

2. 隐性剥离 若胎盘边缘或胎膜与子宫壁未剥离，或胎头进入骨盆入口压迫胎盘下缘，使血液不能向外流而积聚在胎盘与子宫壁之间，故无阴道流血，称为隐性剥离。

内出血急剧增多时，血液浸入子宫肌层，引起肌纤维

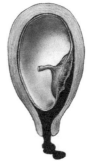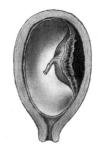

（1）显性剥离　（2）隐性剥离

▲ 图6-3　胎盘早剥的类型

分离、断裂乃至变性，当血液浸入浆膜层时，子宫表面呈紫蓝色瘀斑，以胎盘附着处明显，称为子宫胎盘卒中（uteroplacental apoplexy）。

【护理评估】

（一）健康史

护理人员须全面评估孕妇既往史与产前检查记录，了解孕妇有无妊娠期高血压疾病或慢性高血压史、慢性肾炎史、胎盘早剥史、外伤史等，孕妇在妊娠晚期或临产时突然发生腹部剧痛，有急性贫血或休克现象，应引起高度重视。

（二）身体状况

1. 症状与体征 阴道流血、腹痛，可伴有子宫张力增高和子宫压痛，尤其以胎盘剥离处最明显，是胎盘早剥典型的临床表现。

（1）阴道流血：与前置胎盘不同，胎盘早剥的阴道流血多为有痛性，阴道流血量与胎盘剥离程度不一定相符，特别是后壁胎盘的隐性剥离。孕妇可无阴道流血或少量阴道流血及血性羊水。

（2）腹痛：胎盘早剥的临床特点是妊娠晚期突发性腹部持续性疼痛，疼痛程度与胎盘后积血量呈正相关。

（3）子宫强直性收缩：宫缩呈高张状态，间歇期子宫也不放松，触诊时子宫张力增大，子宫底增高，胎位触诊不清，严重时子宫硬如板状，压痛明显。

（4）胎心异常：早期表现为胎心异常，严重时胎心消失。

（5）出血倾向：胎盘早剥是妊娠期发生凝血功能障碍最常见的原因，尤其是胎死宫内的患

者可能发生弥散性血管内凝血（DIC）。临床表现为子宫出血不凝，皮下、黏膜或注射部位出血，有时可发生血尿、咯血及消化道出血倾向。

（6）休克症状：严重时可出现恶心、呕吐、面色苍白、脉搏细数及血压下降等休克症状。

临床上推荐按照胎盘早剥的Page分级标准评估病情的严重程度（表6-1）。

▼ 表6-1　胎盘早剥的Page分级标准

分级	标准
0级	分娩后回顾性产后诊断
Ⅰ级	外出血，子宫软，无胎儿窘迫
Ⅱ级	胎儿窘迫或胎死宫内
Ⅲ级	产妇出现休克症状，伴或不伴弥散性血管内凝血

2. 对母儿影响　胎盘早剥对孕妇、胎儿及新生儿都产生很大的影响，可增加孕妇发生凝血功能障碍、羊水栓塞、急性肾衰竭、失血性休克等的风险，应评估孕妇有无相关临床表现。胎盘早剥还可以导致胎儿窘迫、早产、新生儿窒息或死亡等，应评估胎儿、新生儿有无相关情况。

（三）心理-社会状况

胎盘早剥孕妇入院时情况危急，孕妇及家属常常感到高度紧张和恐惧。

（四）辅助检查

1. 实验室检查　包括血常规、凝血功能、肝肾功能、电解质、血气分析及DIC筛选试验等。

2. 超声检查　可协助了解胎盘的部位及胎盘早剥的类型，明确胎儿大小及存活情况。胎盘附着在子宫后壁时，若超声检查结果为阴性，也不能完全排除胎盘早剥。

3. 电子胎心监护　可出现胎心基线变异消失、变异减速、晚期减速及胎心率缓慢等。

理论与实践　　最可能的临床诊断是胎盘早剥。

（五）治疗原则

早期识别、积极纠正休克、及时终止妊娠、控制DIC及减少并发症。分娩时机和方式应根据孕周、胎盘剥离的严重程度、有无并发症、子宫口开大情况及胎儿宫内状况等决定。

【常见护理诊断/问题】

1. 恐惧　与胎盘早剥起病急、进展快有关。

2. 潜在并发症：失血性休克、产后出血、弥散性血管内凝血、急性肾衰竭等。

3. 有胎儿受伤的危险　与阴道流血或胎盘剥离面内出血导致胎儿缺氧有关。

【护理目标】

1. 孕产妇情绪稳定，积极配合治疗。

2. 孕产期未发生胎盘早剥导致的并发症。

3. 胎儿及新生儿健康、安全。

【护理措施】

1. 心理护理 向孕妇及家人提供相关信息，包括护理措施的目的及孕产妇需要做的配合，说明积极配合治疗与护理的重要性，对他们的疑虑给予适当解释，帮助他们使用合理的压力应对技巧和方法。

2. 病情观察 严密监测母儿状况，密切观察阴道流血、腹痛及胎心变化；严密监测生命体征的变化；密切观察有无凝血功能障碍，如牙龈出血，皮下、黏膜及注射部位出血等；观察尿量，注意有无少尿、无尿等急性肾衰竭的表现。一旦发现异常，及时报告医师并配合处理。

3. 治疗配合

（1）纠正休克：迅速开放静脉通道，及时输入新鲜血，补充血容量及凝血因子，改善患者一般状况。

（2）做好终止妊娠的准备：一旦确诊胎盘早剥，应及时终止妊娠，并做好抢救母儿的准备。

（3）预防产后出血：产妇分娩后，及时给予子宫收缩药和按摩子宫，必要时遵医嘱做好切除子宫的术前准备。加强生命体征观察，预防晚期产后出血的发生。

（4）产褥期护理：注意加强营养，纠正贫血。保持外阴清洁，防止感染。给予产妇母乳喂养指导，死产者及时给予退乳措施。

4. 健康指导 指导产妇定期产前检查，及时发现并治疗妊娠期高血压疾病、慢性高血压、慢性肾炎等疾病；避免妊娠晚期仰卧位及腹部外伤。

理论与实践 护理措施：① 心理护理；② 病情观察；③ 纠正休克；④ 分娩期护理；⑤ 产褥期护理。

【护理评价】

1. 孕产妇恐惧缓解，情绪稳定。

2. 孕产妇未发生失血性休克、产后出血、弥散性血管内凝血、急性肾衰竭等。

3. 胎儿及新生儿健康状况良好。

第四节　前置胎盘

案例导入与思考

某女士，30岁，因"停经33周，阴道流血1日"入院。患者于1日前无明显诱因出现阴道少量流血，无腹痛。体格检查：生命体征无异常。胎方位LOA，胎先露未入盆，胎心率145次/min。尿蛋白（－），血红蛋白（Hb）100g/L，B型超声提示胎盘位于子宫右后壁延至前壁覆盖子宫颈内口。

请思考：

1. 该孕妇最可能的临床诊断是什么？
2. 该孕妇的治疗原则是什么？
3. 针对该孕妇应采取的护理措施有哪些？

正常的胎盘附着于子宫体部的前壁、后壁或侧壁。妊娠28周后，若胎盘附着于子宫下段，其下缘达到或覆盖子宫颈内口，位置低于胎儿先露部，称为前置胎盘（placenta praevia）。前置胎盘是妊娠晚期阴道流血的最常见原因。

【病因】

1. 子宫内膜病变或损伤 多次流产、刮宫、分娩、剖宫产、产褥感染等可导致子宫内膜损伤或瘢痕，引起子宫内膜炎或萎缩性病变。再次妊娠时子宫蜕膜血管形成不良，造成胎盘血供不足，致使胎盘为摄取足够的营养而伸展到子宫下段，形成前置胎盘。

2. 胎盘异常 因为多胎妊娠或巨大胎儿而形成的大胎盘伸展至子宫下段或遮盖子宫颈内口；或有副胎盘延伸至子宫下段。

3. 受精卵滋养层发育迟缓 当受精卵到达宫腔时，因滋养层发育迟缓尚未达到植入条件而继续下移并植入子宫下段，在该处发育成前置胎盘。

4. 宫腔形态异常 当子宫畸形或子宫肌瘤等使宫腔的形态改变时，胎盘附着在子宫下段。

5. 其他因素 吸烟、吸毒者可引起胎盘血流减少，缺氧使胎盘代偿性增大，也可导致前置胎盘。

【分类】

按照胎盘下缘与子宫颈内口的关系，前置胎盘可分为4种类型（图6-4）。

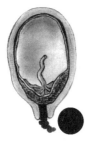 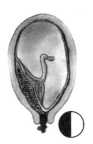 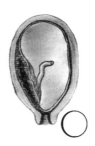 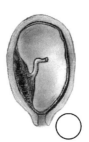

（1）完全性前置胎盘　（2）部分性前置胎盘　（3）边缘性前置胎盘　（4）低置胎盘

▲ 图6-4　前置胎盘的类型

1. 完全性前置胎盘 胎盘组织完全覆盖子宫颈内口。

2. 部分性前置胎盘 胎盘组织部分覆盖子宫颈内口。

3. 边缘性前置胎盘 胎盘附着于子宫下段，下缘达到子宫颈内口，但未超越。

4. 低置胎盘 胎盘附着于子宫下段，边缘距子宫颈内口 <2cm。

目前许多学者认为，对于妊娠中期超声检查发现胎盘前置者，不宜诊断为前置胎盘，而应称为胎盘前置状态。由于胎盘下缘与子宫颈内口的关系可因子宫颈管消失、宫口扩张而改变，如临产前为完全性前置胎盘，临产后因宫口扩张而成为部分性前置胎盘，前置胎盘的类型可因诊断时期不同而各异。临床上通常按处理前最后一次检查结果确定其分类。

凶险性前置胎盘（pernicious placenta praevia）是指既往有剖宫产史或子宫肌瘤切除术史，此次妊娠为前置胎盘，胎盘附着于原手术瘢痕部位，发生胎盘植入性疾病和致命性大出血的风险高。

> **知识拓展** | **剖宫产术后再次妊娠合并前置胎盘孕妇严重不良结局的危险因素**
>
> 子宫切除的危险因素是血管阻断方式和术中出血量；术中出血量≥1 000ml的危险因素是剖宫产术次数、超声检查提示胎盘植入性疾病（PAS）及可疑PAS、术中是否诊断PAS、完全性前置胎盘；术中诊断PAS的危险因素是子宫瘢痕厚度、超声检查提示PAS及可疑PAS、MRI检查提示PAS及可疑PAS、完全性前置胎盘。

【护理评估】

（一）健康史

评估孕妇有无前置胎盘的高危因素；阴道流血的具体经过及产前检查记录等。

（二）身体状况

1. 症状与体征

（1）症状：妊娠晚期或临产时，发生无诱因、无痛性、反复阴道流血，为前置胎盘的典型症状。阴道流血发生时间的早晚、反复发生的次数、出血量的多少与前置胎盘的类型有关。完全性前置胎盘初次出血时间早，多在妊娠28周左右，反复出血次数频繁，量较大，有时一次大量出血即可使患者陷入休克状态。边缘性前置胎盘初次出血发生较晚，多在妊娠晚期或临产后，出血量较少。部分性前置胎盘初次出血时间、出血量和反复出血次数介于完全性前置胎盘和边缘性前置胎盘之间。

（2）体征：患者大量出血时出现面色苍白、脉搏快而细弱、血压下降等休克表现。腹部检查：子宫软，无压痛，子宫大小与停经周数相符；胎先露部高浮，易并发胎位异常，反复出血或大量出血可使胎儿宫内缺氧，严重者胎死宫内；可在耻骨联合上方听到胎盘杂音；临产后宫缩有间歇，间歇期子宫完全松弛。

2. 对母儿的影响　前置胎盘对孕妇及胎儿的影响很大，一方面，可增加孕妇植入性胎盘、产后出血及产褥感染等的发生风险，应评估孕妇有无相关临床表现。另一方面，前置胎盘还可能因反复出血或出血量多导致胎儿缺氧，发生胎儿窘迫，甚至胎儿缺氧死亡。早产率、低体重发生率和新生儿死亡率也相应增加，应评估胎儿有无相关情况。

（三）心理-社会状况

孕妇及家属可因突然阴道流血而感到恐惧或焦虑，既担心孕妇的健康，也担心胎儿安危而表现为恐慌、紧张、手足无措等。

（四）辅助检查

1. **B型超声检查** 可清楚显示子宫壁、胎盘、胎先露部及宫颈的位置，有助于确定前置胎盘类型。

2. **其他检查** 电子胎心监护、血常规、凝血功能检查等。

理论与实践 该孕妇最可能的诊断是前置胎盘。

（五）治疗原则

前置胎盘的治疗原则是抑制宫缩、纠正贫血和适时终止妊娠。根据孕妇的阴道流血量、有无休克、妊娠周数、胎儿是否存活、产次、胎位、前置胎盘类型、是否临产等进行综合分析。

1. **期待疗法** 适用于妊娠<36周、胎儿存活、一般情况良好、阴道流血量少、无须紧急分娩的孕妇。

2. **终止妊娠** 指征包括孕妇反复多量出血甚至休克，无论胎儿是否成熟，均应立即终止妊娠；胎龄达36周以上，胎儿成熟度检查提示胎儿成熟者；胎龄34~36周，出现胎儿窘迫征象或胎心异常，监测胎肺未成熟者，经促胎肺成熟处理后；胎儿已死亡或出现难以存活的畸形（如无脑儿）。剖宫产可于短时间内娩出胎儿，又能迅速止血，是前置胎盘终止妊娠的主要手段。

理论与实践 可采用期待疗法。治疗原则是抑制宫缩、纠正贫血和适时终止妊娠。

【常见护理诊断/问题】

1. **潜在并发症：出血性休克**。

2. **有感染的危险** 与阴道流血、胎盘剥离面靠近子宫口有关。

3. **舒适度减弱** 与绝对卧床休息、活动无耐力有关。

【护理目标】

1. 孕妇出血得到控制，未发生出血性休克。

2. 产前和产后未发生感染。

3. 协助孕妇进行生活自理。

【护理措施】

1. **心理护理** 向患者讲解前置胎盘的有关知识，鼓励患者及家属说出心中疑虑，耐心解答她们的提问，并适当运用沟通的技巧，为其提供心理支持。

2. **终止妊娠孕妇的护理** 立即开放静脉通道，做好输血准备。在抢救休克的同时，按照腹部手术患者的护理要求做好术前准备，监测母儿生命体征，做好抢救和护理。

3. **期待疗法孕妇的护理**

（1）保证休息，减少刺激：嘱患者绝对卧床休息，取左侧卧位，必要时给予地西泮等镇静药。给予间断吸氧，每日3次，每次30分钟，以增加胎儿血氧供应。为了避免胎盘剥离面扩大、凝血栓脱落而引起大出血，应禁止性生活、直肠指检及阴道检查。

（2）鼓励进食、纠正贫血：鼓励患者进食高蛋白及含铁丰富的食物，补充铁剂；血红蛋白低于70g/L时应输血，以维持正常血容量。

（3）病情观察：密切观察病情变化，监测并记录孕妇生命体征、阴道流血量及时间，监测胎心率、宫缩情况，遵医嘱及时完成各项实验室检查项目，并配血备用。发现异常及时报告医师并配合处理。

（4）预防感染：指导患者保持会阴部清洁，产后严密观察与感染有关的体征，例如体温、白细胞计数及分类、恶露的性状及气味等。

（5）预防产后出血：胎儿娩出后及早使用子宫收缩药，以预防产后大出血。注意观察产妇的生命体征、宫缩情况，以及恶露的量、性状，以早期发现产后出血。

4. 健康指导　加强对孕妇的管理和宣教，指导其定期产前检查，做到疾病早期发现。向患者及家属宣传前置胎盘的预防保健知识，避免多产、多次刮宫、引产或宫内感染，减少子宫内膜损伤或子宫内膜炎的发生。指导孕妇在妊娠期间若有阴道流血应及时就医，做到及时诊断和正确处理。

理论与实践　　护理措施：① 做好饮食指导；② 病情观察；③ 协助治疗；④ 预防感染；⑤ 协助自理；⑥ 心理护理。

【护理评价】

1. 孕妇生命体征稳定。

2. 产妇无感染征象。

3. 孕妇在护理人员的协助下能够自理。

第五节　胎膜早破

案例导入与思考

某女士，28岁，因"妊娠39^{+3}周，阴道排液2小时"急诊入院。体格检查：生命体征无异常。腹围96cm，子宫底高度37cm，胎方位LOA，胎心率150次/min。阴道扩张器检查见到阴道后穹隆有液体积聚，pH测定变蓝色。

请思考：

1. 该孕妇最可能的临床诊断是什么？

2. 针对该孕妇应采取的护理措施有哪些？

胎膜早破（premature rupture of membranes，PROM）是指胎膜在临产前自然破裂。依据发生的孕周可分为足月胎膜早破和未足月胎膜早破，后者指在妊娠满20周到36⁺⁶周之间发生的胎膜破裂。

【病因】

导致胎膜早破的因素很多，常为多种因素相互作用的结果。

1. **生殖道感染**　胎膜早破的主要原因。孕妇存在生殖器官感染，病原微生物上行感染可引起胎膜炎，使胎膜局部抗张能力下降而破裂。

2. **羊膜腔压力过大**　宫腔压力增加如多胎妊娠、羊水过多等，容易发生胎膜早破。

3. **前羊膜囊受力不均**　头盆不称、胎位异常等可使胎先露部不能与骨盆入口衔接，前羊膜囊所受压力不均；宫颈功能不全、前羊膜囊楔入、胎膜受力不均容易导致胎膜早破。

4. **营养因素**　缺乏维生素、钙、锌及铜等，可使胎膜抗张能力下降，易引起胎膜早破。

5. **创伤**　羊膜腔穿刺不当、妊娠晚期性生活不当及腹部受碰撞等均易引起胎膜早破。

【护理评估】

（一）健康史

了解诱发胎膜早破的原因，确定胎膜破裂的时间、妊娠周数、是否有宫缩及感染的征象等。

（二）身体状况

1. **症状与体征**　孕妇突感有较多液体自阴道流出，有时可混有胎脂及胎粪，不伴有腹痛。当咳嗽、打喷嚏、负重等增加腹压时阴道排液量增多。少数孕妇仅感到外阴较平时湿润。足月胎膜早破时，阴道检查摸不到前羊膜囊，上推胎儿先露部阴道排液量增加，可见胎脂等。

评估孕妇有无宫内感染。绒毛膜羊膜炎是胎膜早破发生后的主要并发症，临床表现包括孕妇体温升高、脉搏增快、胎心率增快、子宫底有压痛、阴道分泌物有异味、外周血白细胞计数升高。但是多数绒毛膜羊膜炎呈亚临床表现，症状不典型，给早期诊断带来困难。

评估胎儿宫内情况，包括胎心、胎动、胎儿成熟度、胎儿大小等。评估有无宫缩、脐带脱垂、胎盘早剥等。

2. **对母儿影响**　孕妇胎膜早破易并发宫内感染、胎盘早剥、羊水过少等，应评估孕妇有无相关临床表现。胎膜早破主要会诱发早产，并发绒毛膜羊膜炎时，易引起新生儿吸入性肺炎、颅内感染及败血症。脐带脱垂和受压可导致胎儿窘迫、胎肺发育不全等，应评估胎儿有无相关情况。

（三）心理-社会状况

孕妇既担心自己的健康，也担心胎儿的安危，常常感到焦虑、不安。

（四）辅助检查

1. **阴道液pH测定**　正常妊娠阴道液pH为4.5~6.0，羊水pH为7.0~7.5。胎膜破裂后，阴道液pH升高。通常采用石蕊试纸测试，pH≥6.5提示胎膜早破。但子宫颈炎、阴道炎、血液、尿液及精液等可能造成假阳性。

2. **阴道液涂片检查**　阴道后穹隆积液涂片检查见到羊齿植物状结晶，可考虑为羊水。

3. 阴道扩张器检查　可见液体从子宫口流出或阴道后穹隆有液体聚积。

4. 超声检查　可发现羊水量较破膜前有所减少。

理论与实践　　该孕妇最可能的诊断是胎膜早破。

（五）治疗原则

1. **期待疗法**　对于妊娠24~33^{+6}周，不伴有感染者，期待治疗包括卧床休息、保持外阴清洁、预防感染、抑制宫缩、防止脐带脱垂、促进胎肺成熟等。

2. **终止妊娠**

（1）足月胎膜早破一般是即将临产的征兆，无须保胎应终止妊娠。对于足月胎膜早破后未临产，无剖宫产指征者，破膜后12小时内行引产术。对于宫颈成熟的足月胎膜早破孕妇，首选缩宫素静脉滴注引产的方法。对于宫颈不成熟且无阴道分娩禁忌证者，可应用前列腺素制剂促宫颈成熟。

（2）对于未足月胎膜早破孕妇，若妊娠<24周，建议终止妊娠；若妊娠24~27^{+6}周，根据母胎状况、当地医疗水平及患者意愿进行决策；若妊娠28~33^{+6}周且无感染征象，无胎儿窘迫，可行期待治疗至妊娠34周以上终止妊娠。此过程中给予糖皮质激素促胎肺成熟、抑制宫缩和预防性应用抗生素，并密切监测母胎状况。对于有明显感染或合并胎儿窘迫者，应尽快终止妊娠。

【常见护理诊断/问题】

1. **有感染的危险**　与胎膜破裂后易造成羊膜腔内感染有关。

2. **潜在并发症**：早产、脐带脱垂、胎盘早剥。

【护理目标】

1. 未发生因护理不当而产生的生殖系统感染。

2. 母儿结局良好。

【护理措施】

1. **一般护理**　指导孕妇绝对卧床休息，协助做好孕妇生活护理；胎先露尚未衔接的孕妇应抬高臀部，取侧卧位，预防脐带脱垂。避免腹压增加的动作，治疗与护理时动作轻柔，避免不必要的阴道检查，以免诱发宫缩及增加感染机会。

2. **治疗配合**

（1）病情观察：评估胎心、胎动、羊水性质及羊水量、NST及胎儿生物物理评分等，指导孕妇监测胎动情况。

（2）预防感染：严密观察产妇的生命体征，注意有无子宫紧张压痛和阴道分泌物异常，定期监测血常规、C反应蛋白等，了解是否存在感染；指导孕妇保持外阴清洁，每日会阴擦洗2次，使用吸水性好的消毒会阴垫，勤换会阴垫，保持清洁干燥，防止上行感染；若破膜时间超过12小时，遵医嘱预防性使用抗生素。

（3）用药护理

1）促胎肺成熟：给予糖皮质激素治疗，地塞米松注射液6mg肌内注射，每12小时1次，连续4次；或倍他米松注射液12mg静脉注射，24小时后再重复1次。

2）抑制宫缩：钙通道阻滞剂可以使细胞内钙含量降低，从而使子宫肌松弛。硝苯地平首次剂量20mg，然后维持剂量10~20mg，每日3~4次口服。

3）胎儿神经系统保护：硫酸镁对妊娠32周前早产胎儿中枢神经系统有保护作用，不但能降低早产儿的脑性瘫痪（以下简称"脑瘫"）风险，而且能减轻脑瘫的严重程度。对于妊娠34周前早产的孕妇，在其宫口扩张后用药，负荷剂量4g静脉注射，（20~30分钟），然后以1g/h维持至分娩。应用硫酸镁时间不超过48小时。

（4）脐带脱垂的预防及护理：胎膜破裂脐带脱出于子宫口外，降至阴道内甚至露于外阴部，称为脐带脱垂。脐带脱垂若受压于胎先露部和骨盆之间，可引起胎儿缺氧，从而发生胎儿窘迫甚至胎死宫内。胎膜早破胎先露未衔接者应绝对卧床休息，取左侧卧位，同时抬高臀部，防止脐带脱垂造成胎儿缺氧、胎儿窘迫。密切观察胎心变化，通过阴道检查确定有无隐性脐带脱垂，若有脐带先露或脐带脱垂，应在数分钟内结束分娩。

理论与实践　　该孕妇为足月胎膜早破，宫颈条件成熟，各项检查未提示有胎儿窘迫，应给予阴道试产。

护理措施：一般护理，胎先露尚未衔接的孕妇应绝对卧床，抬高臀部，预防脐带脱垂；减少刺激；观察病情；预防感染；协助治疗。

【护理评价】

1. 体温正常，未发生感染。

2. 妊娠结局较好，未发生早产、脐带脱垂、胎盘早剥。

第六节　羊水量异常

案例导入与思考

某女士，35岁，G_1P_0，妊娠23^{+1}周，近2周自觉腹部增大明显，近2日感呼吸困难。

请思考：

1. 该孕妇最可能的临床诊断是什么？

2. 针对该孕妇应采取的护理措施有哪些？

正常妊娠时羊水的产生与吸收处于动态平衡。若羊水的产生和吸收失衡，会导致羊水量异常。

一、羊水过多

妊娠期间羊水量超过2 000ml，称为羊水过多（polyhydramnios）。

【病因】

1. 胎儿疾病　包括胎儿结构异常、胎儿肿瘤、神经肌肉发育不良、代谢性疾病、染色体或基因异常等。胎儿结构异常以神经系统和消化道异常最常见。

2. 多胎妊娠　双胎妊娠羊水过多的发生率约是单胎妊娠的10倍。双胎输血综合征也可导致羊水过多。

3. 妊娠合并症　妊娠期糖尿病、母儿Rh血型不合、胎儿免疫性水肿及胎盘绒毛水肿等均可导致羊水过多。其中，妊娠期糖尿病羊水过多的发生率可高达13%~36%。

4. 胎盘脐带病变　胎盘绒毛血管瘤直径>1cm时，15%~30%合并羊水过多。巨大胎盘、脐带帆状附着也可导致羊水过多。

5. 特发性羊水过多　约1/3孕妇存在原因不明的羊水过多。

【护理评估】

（一）健康史

详细询问健康史，了解孕妇年龄、有无妊娠合并症、有无先天畸形家族史及生育史等。

（二）身体状况

1. 症状与体征

（1）急性羊水过多：较少见，多发生于妊娠20~24周，由于羊水急剧增多，孕妇在数日内子宫明显增大，膈肌抬高，出现呼吸困难，不能平卧，甚至出现发绀。孕妇表情痛苦，自觉腹部胀痛，行动不便。巨大的子宫压迫下腔静脉，影响静脉回流，出现下肢及外阴部水肿或静脉曲张。子宫明显大于妊娠周数，胎位不清，胎心音遥远或听不清。

（2）慢性羊水过多：较多见，多发生于妊娠晚期，羊水在数周内缓慢增多，多数孕妇能适应，常在产前检查时发现。孕妇子宫大于妊娠周数，腹壁皮肤发亮、变薄，触诊时感觉子宫张力大，胎位不清，胎心音遥远或听不到。

2. 对母儿影响　孕妇容易并发妊娠期高血压疾病、胎膜早破、胎盘早剥、子宫收缩乏力、产后出血及产褥感染等，应观察孕妇的生命体征，定期测量子宫底高度、腹围和体重，判断病情进展，了解孕妇有无因羊水过多而引发的症状，及时发现并发症。羊水过多还可能导致胎位异常、胎儿窘迫、早产及脐带脱垂的发生率增加，应评估胎儿胎心、胎动及宫缩，及早发现胎儿窘迫及早产的征象。

（三）心理-社会状况

孕妇及家属因担心胎儿可能会有某种结构异常而感到紧张、焦虑不安，甚至产生恐惧。

（四）辅助检查

1. 超声检查　是最重要的辅助检查方法，不仅能测量羊水量，还可了解胎儿情况，如无脑儿、脊柱裂、胎儿水肿及双胎等。超声诊断羊水过多的标准：① 羊水最大暗区垂直深度（amniotic fluid volume，AFV）≥8cm诊断为羊水过多，其中8~11cm为轻度羊水过多，12~15cm为中度羊水过多，

>15cm为重度羊水过多；② 羊水指数（amniotic fluid index，AFI）≥25cm诊断为羊水过多，其中25~35cm为轻度羊水过多，36~45cm为中度羊水过多，>45cm为重度羊水过多。

2. 胎儿疾病检查 可采用羊水或脐血中胎儿细胞进行细胞或分子遗传学检查，了解胎儿染色体数目、结构有无异常等。

3. 甲胎蛋白（AFP）测定 母血、羊水中AFP值明显增高提示胎儿可能存在神经管畸形、上消化道闭锁等。

理论与实践 该孕妇最可能的临床诊断是羊水过多。

（五）治疗原则

羊水过多合并严重的胎儿结构异常者，确诊后应尽早终止妊娠。对非严重胎儿结构异常，应评估胎儿情况及预后，结合新生儿外科救治技术，并与孕妇及家属充分沟通后决定处理方法。羊水过多合并正常胎儿者，应寻找病因，积极治疗原发病。妊娠≥34周、自觉症状严重、羊水量反复增长者，若胎肺已成熟，可终止妊娠。

【常见护理诊断/问题】

1. 有受伤的危险 与宫腔压力增加易致早产、胎膜早破、脐带脱垂等有关。

2. 自主呼吸障碍 与子宫过度膨胀导致呼吸困难等有关。

【护理目标】

1. 胎儿未出现早产、胎儿窘迫、脐带脱垂等。

2. 孕妇呼吸困难明显改善，舒适度增加。

【护理措施】

1. 心理护理 向孕妇及家属介绍羊水过多的相关知识，提供情感上的支持，使其保持心情愉快。

2. 一般护理 适当增加休息时间，保证充足睡眠，活动以不出现不良反应为宜。发生急性羊水过多、有压迫症状者可取半卧位，低流量氧气吸入，每日上午、下午各1次，每次30分钟，可改善呼吸情况并增加舒适度；压迫症状不明显者取左侧卧位，可改善胎盘血液供应；指导孕妇低盐饮食，多食蔬菜、水果，保持大便通畅，减少增加腹压的活动。

3. 病情观察 定期测量子宫底高度、腹围和体重，监测羊水量变化及胎儿发育情况，及时评估病情进展。

4. 治疗配合 症状严重者，配合医师抽取羊水。术前给孕妇讲解穿刺过程，做好心理安抚；测量体温、脉搏、呼吸、血压，清洁腹部皮肤；嘱孕妇排空膀胱，取平卧位或半卧位，在B型超声监测下，避开胎盘部位以15~18号腰椎穿刺针穿刺，放羊水的速度不宜过快，每小时约500ml，一次放羊水量不超过1 500ml。术中严格消毒以预防感染，密切观察孕妇血压、心率、呼吸变化，询问孕妇自觉症状，及时发现胎盘早剥、早产等情况。必要时3~4周后再次放羊水，以降低宫腔内的压力。

5. 健康指导　鼓励孕妇积极查明病因，并对病因进行积极治疗与预防，如糖尿病、遗传病等；若此次胎儿为畸形，指导孕妇再次受孕应做遗传咨询及产前诊断；妊娠期加强监护，避免一切对胎儿致畸的影响因素。

理论与实践　护理措施：① 一般护理，指导孕妇摄取低钠饮食，多食蔬菜和水果，防止便秘；② 病情观察；③ 增加舒适度；④ 治疗配合，症状严重者，配合医师抽取羊水。

【护理评价】

1. 胎儿平安出生。

2. 孕妇的呼吸正常。

二、羊水过少

妊娠晚期羊水量少于300ml，称为羊水过少。

【病因】

羊水过少主要与羊水产生减少或羊水外漏有关。常见原因有：

1. 胎儿结构异常　以胎儿泌尿系统结构异常为主，引起少尿或无尿，导致羊水过少。染色体异常、脐膨出、膈疝、法洛四联症、甲状腺功能减退等也可引起羊水过少。

2. 胎盘功能减退　过期妊娠、胎儿生长受限和胎盘退行性变均能导致胎盘功能减退。胎儿慢性缺氧引起胎儿血液重新分配，为保障胎儿脑和心脏血供，肾血流量降低，胎儿尿生成减少，导致羊水过少。

3. 母体因素　妊娠期高血压疾病可致胎盘血流减少。孕妇脱水、血容量不足时，孕妇血浆渗透压增高，使胎儿血浆渗透压相应增高，尿液生成减少。孕妇长时间服用某些具有抗利尿作用的药物，也可发生羊水过少。

4. 羊膜病变　某些原因不明的羊水过少与羊膜通透性改变、炎症及宫内感染有关。胎膜破裂后羊水外漏速度超过羊水生成速度，也导致羊水过少。

【护理评估】

（一）健康史

了解孕妇月经与生育史、用药史，有无妊娠合并症，有无先天畸形家族史等，同时了解孕妇感觉到的胎动情况。

（二）身体状况

1. 症状与体征　孕妇于胎动时感觉腹部不适，可伴有胎动减少。检查时发现子宫底高度、腹围较同期孕周小，子宫敏感，轻微刺激易引发宫缩。临产后阵痛剧烈，且宫缩多不协调，宫口扩张缓慢，产程延长。阴道检查示前羊膜囊不明显，人工破膜后羊水流出量少。

测量孕妇子宫底高度、腹围、体重，羊水过少者子宫底高度、腹围增长缓慢。评估时注意孕妇子宫的敏感度及胎动情况。

2. 对母儿影响 羊水过少对孕妇及胎儿都产生很大的影响，孕妇的手术分娩率和引产率均增加，应评估孕妇的情况。羊水过少还可能导致胎儿缺氧、胎儿结构异常等，使围生儿病死率明显增高，应评估胎儿有无相关情况。

（三）心理-社会状况

孕妇及家属因担心胎儿可能有结构异常，常感到恐惧与不安。

（四）辅助检查

1. 超声检查 是最重要的辅助检查方法。超声诊断羊水过少的标准：① 妊娠晚期AFV≤2cm诊断为羊水过少，其中≤1cm为严重羊水过少。② AFI≤5cm诊断为羊水过少，≤8cm为羊水偏少。

2. 羊水量测量 破膜时可以测量羊水量，但不能做到早期发现羊水过少。

（五）治疗原则

羊水过少合并胎儿严重致死性结构异常者应尽早终止妊娠。羊水过少合并正常胎儿者应积极寻找并祛除病因，尽量延长孕周，适时终止妊娠。对妊娠未足月、胎肺不成熟者，可采用羊膜腔灌注、增加饮水、静脉补液等方法增加羊水量，尽量延长孕周。对妊娠已足月、胎儿可宫外存活者，应及时终止妊娠。

【常见护理诊断/问题】

1. 有受伤的危险 与羊水过少导致对胎儿保护作用降低有关。

2. 焦虑 与担心胎儿畸形及早产有关。

【护理目标】

1. 胎儿没有受伤。

2. 孕妇焦虑有所改善。

【护理措施】

1. 心理护理 鼓励孕妇说出内心的担忧，护理人员在倾听过程中给予及时、恰当的反馈，了解她们的需求，针对焦虑的原因给予心理疏导，使其增强信心，减轻焦虑，理性对待妊娠和分娩结局。

2. 一般护理 指导孕妇休息时取左侧卧位，改善胎盘血液供应；教会孕妇自我监测宫内胎儿情况的方法和技巧。胎儿出生后应认真全面评估，识别畸形。

3. 病情观察 观察孕妇的生命体征，定期测量子宫底高度、腹围和体重，评估胎盘功能、胎动、胎心和宫缩的变化，及时发现异常并向医师汇报。

4. 治疗配合 协助进行羊膜腔灌注治疗，注意严格无菌操作，防止发生感染，同时遵医嘱给予抗感染药。分娩时严密观察胎心及产程进展，做好阴道助产或剖宫产，抢救新生儿的准备。

【护理评价】

1. 胎儿宫内情况好，胎心正常。

2. 孕妇具有积极平和的态度，治疗配合。

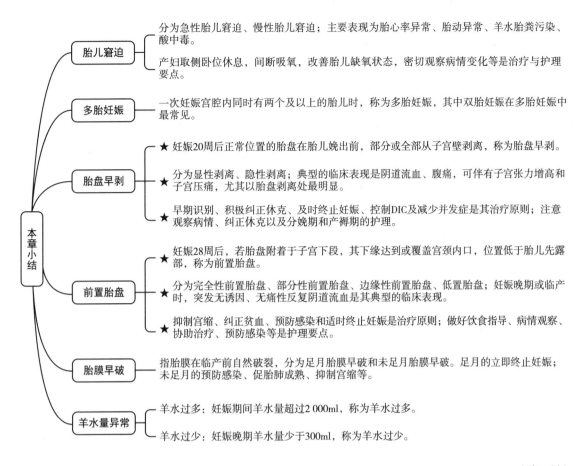

本章小结

胎儿窘迫
分为急性胎儿窘迫、慢性胎儿窘迫；主要表现为胎心率异常、胎动异常、羊水胎粪污染、酸中毒。
产妇取侧卧位休息，间断吸氧，改善胎儿缺氧状态，密切观察病情变化等是治疗与护理要点。

多胎妊娠
一次妊娠宫腔内同时有两个及以上的胎儿时，称为多胎妊娠，其中双胎妊娠在多胎妊娠中最常见。

胎盘早剥
★ 妊娠20周后正常位置的胎盘在胎儿娩出前，部分或全部从子宫壁剥离，称为胎盘早剥。
★ 分为显性剥离、隐性剥离；典型的临床表现是阴道流血、腹痛，可伴有子宫张力增高和子宫压痛，尤其以胎盘剥离处最明显。
★ 早期识别、积极纠正休克、及时终止妊娠、控制DIC及减少并发症是其治疗原则；注意观察病情、纠正休克以及分娩期和产褥期的护理。

前置胎盘
★ 妊娠28周后，若胎盘附着于子宫下段，其下缘达到或覆盖宫颈内口，位置低于胎儿先露部，称为前置胎盘。
★ 分为完全性前置胎盘、部分性前置胎盘、边缘性前置胎盘、低置胎盘；妊娠晚期或临产时，突发无诱因、无痛性反复阴道流血是其典型的临床表现。
★ 抑制宫缩、纠正贫血、预防感染和适时终止妊娠是治疗原则；做好饮食指导、病情观察、协助治疗、预防感染等是护理要点。

胎膜早破
指胎膜在临产前自然破裂，分为足月胎膜早破和未足月胎膜早破。足月的立即终止妊娠；未足月的预防感染、促胎肺成熟、抑制宫缩等。

羊水量异常
羊水过多：妊娠期间羊水量超过2 000ml，称为羊水过多。
羊水过少：妊娠晚期羊水量少于300ml，称为羊水过少。

（陈　丹）

复习参考题

（一）选择题

1. 导致慢性胎儿窘迫的原因是
   A. 脐带受压
   B. 胎盘早剥
   C. 子宫收缩过强
   D. 出血性休克
   E. 母亲患妊娠期高血压疾病

2. 羊水过多合并正常胎儿的处理，以下描述正确的是
   A. 无须特殊处理
   B. 每1周可行2次穿刺放羊水
   C. 吲哚美辛不能治疗羊水过多
   D. 人工破膜后放羊水2 000ml

   E. 压迫症状严重者可行羊膜腔穿刺放羊水

3. 为明确是否为胎儿神经管畸形导致的羊水过多，有助于判断的指标是
   A. 血hCG值
   B. 血AFP值
   C. 血人胎盘催乳素（hPL）值
   D. 血雌三醇值
   E. 羊水卵磷脂与鞘磷脂比值（L/S）

4. 羊水过多常见于
   A. 多胎妊娠
   B. 过期妊娠

C. 胎膜早破

D. 孕妇脱水

E. 胎儿先天性肾缺如

5. 诊断前置胎盘较安全、可靠的方法是

A. 阴道检查

B. X线检查

C. 腹腔镜检查

D. 阴道镜检查

E. B型超声检查

答案：1. E；2. E；3. B；4. A；5. E

（二）简答题

1. 简述前置胎盘的分类。

2. 简述胎盘早剥常见的诱发因素。

第七章

妊娠合并症妇女的护理

学习目标

知识目标	1. 掌握常见妊娠合并症的护理评估及护理措施。 2. 熟悉常见妊娠合并症与妊娠、分娩及产褥的相互影响及治疗原则。 3. 了解常见妊娠合并症的护理诊断。
能力目标	能运用所学知识对妊娠合并症妇女实施整体护理及健康指导。
素质目标	具有较强的责任心和多学科协作意识，善于与其他医护人员沟通合作，帮助妊娠合并症妇女安全度过妊娠期、分娩期。

临床上常见的妊娠合并症包括妊娠合并心脏病、糖尿病、病毒性肝炎、贫血、性传播疾病。妊娠合并症对妊娠结局和母儿健康产生不良影响。因此，加强妊娠合并症妇女的围产期保健与护理十分重要。

第一节 妊娠合并心脏病

案例导入与思考

某女士，25岁，妊娠32周，G_1P_0，因"感冒1周，近2日自觉心慌、活动后乏力"来院就诊。自诉患有先天性心脏病，行修补术15年，以往能正常参加工作，现出现咳嗽、气短，不能平卧。

体格检查：脉搏112次/min，呼吸20次/min，心电图异常，超声心动图显示短阵室性心动过速，孕妇情绪低落。

请思考：

1. 该孕妇目前的心功能分级为几级？
2. 该孕妇目前主要的护理问题有哪些？
3. 针对以上护理问题应采取的护理措施有哪些？

妊娠合并心脏病是产科严重的合并症，是我国孕产妇第二大死因，为非直接产科死因的首位。妊娠合并心脏病包括妊娠前已患有的心脏病、妊娠后发现或发生的心脏病，其中以先天性心脏病最多见，占35%~50%。妊娠期高血压疾病性心脏病、围产期心肌病、病毒性心肌炎、各种心律失常等临床也较常见。妊娠期、分娩期及产褥期均可加重心脏病患者的心脏负担而诱发心力衰竭。因此，妊娠合并心脏病患者的围产期监护及管理是产科护理的重要内容。

【妊娠、分娩与心脏病的相互影响】

（一）妊娠期

1. 心脏病对妊娠的影响　心脏病不影响受孕，但有下列情况者一般不宜妊娠：心脏病变较重、心功能Ⅲ~Ⅳ级、既往有心力衰竭史、严重心律失常、肺动脉高压、右向左分流型先天性心脏病、并发细菌性心内膜炎等。这些患者在妊娠期极易诱发心力衰竭，危及孕妇及胎儿的生命。多数先天性心脏病为多基因遗传，某些治疗心脏病的药物对胎儿也存在毒性反应。

2. 妊娠对心脏病的影响　妊娠期妇女总循环血量于妊娠6周时开始增加，妊娠32~34周达高峰，总循环血量的增加引起心排血量增加和心率加快，使心脏负荷加重；妊娠期妇女子宫增大、膈肌升高，使心脏向上、向左前发生移位，心脏大血管轻度扭曲，进一步加重心脏负荷，导致患心脏病的孕妇发生心力衰竭而危及生命。

（二）分娩期

1. 心脏病对分娩的影响　心脏病产妇心功能状态良好者，母儿相对安全，多以剖宫产终止妊娠。若心脏病产妇妊娠后心功能状态不良，则易发生死胎、胎儿生长受限，围生儿死亡率是正常妊娠的2~3倍。

2. 分娩对心脏病的影响　分娩期为心脏负担最重的时期，妇女在第一产程每次宫缩可使体循环血容量增加250~500ml，加重了心脏负担；第二产程由于腹肌、骨骼肌同时收缩，静脉回心血量进一步增加，加之产妇屏气使肺循环压力增加，第二产程成为心脏负担最重的时期。第三产程胎儿胎盘娩出后，子宫突然缩小，静脉回心血量增加，随后腹腔内压力骤减，造成血流动力学急剧变化。因此，患心脏病的妇女在分娩过程中易发生心力衰竭。

（三）产褥期

产后3日内仍是心脏负担较重的时期，由于子宫收缩使大量血液进入体循环，同时妊娠期形成的组织间潴留液体也开始回到体循环，加之产妇伤口和宫缩痛、分娩疲劳等，此时仍应警惕心力衰竭的发生。

【护理评估】

（一）健康史

详细询问孕妇日常活动、睡眠与休息、营养与排泄及用药情况，除采集一般产科病史外，应重点收集与心脏病诊治有关的既往史，包括询问其心脏病史及诊治情况，了解孕产妇心脏功能。了解是否存在导致心力衰竭的诱因，如呼吸道感染、贫血、妊娠并发症、过度疲劳、孕妇过度焦虑、缺乏社会支持系统等。

（二）身体状况

1. 症状与体征

（1）症状：妊娠合并心脏病可表现为心脏病常见症状，如心悸、呼吸困难、胸闷、胸痛、水肿等。其他症状可有劳力性呼吸困难、经常夜间端坐呼吸、咯血、发绀、杵状指、持续性颈静脉怒张等。

（2）体征：常见体征有心脏扩大、心脏杂音（舒张早期奔马律、心包摩擦音）等、严重的心律失常（心房颤动或心房扑动、三度房室传导阻滞）等。

2. 心功能分级　美国纽约心脏病协会（NYHA）依据患者生活能力状况，将心脏病孕妇心功能分为4级。

Ⅰ级：一般体力活动不受限制。

Ⅱ级：一般体力活动轻度受限制，活动时心悸、轻度气短，休息时无症状。

Ⅲ级：一般体力活动明显受限制，休息时无不适，轻微日常工作即感不适、心悸、呼吸困难，或既往有心力衰竭史者。

Ⅳ级：一般体力活动严重受限制，不能进行任何体力活动，休息时有心悸、呼吸困难等心力衰竭表现。

此种分级方案简便易行，不依赖任何器械检查，多年来一直应用于临床。其不足之处是主观症状和客观检查有一定差异。因此，美国心脏病协会（AHA）对NYHA的纽约心功能分级方案进行修订，采用并行的两种分级方案。第一种为上述的4级方案，第二种为客观评估，即根据客观检查如心电图、负荷试验、X线检查、超声心动图等评估心脏病变程度，分为A、B、C、D共4级。

A级：无心血管病的客观依据。

B级：客观检查表明属于轻度心血管疾病。

C级：客观检查表明属于中度心血管疾病。

D级：客观检查表明属于重度心血管疾病。

其中，对轻度、中度、重度的标准没有作出明确规定，由医师根据检查作出判断，分别将患者的两种分级并列，如心功能Ⅱ级C、Ⅰ级B等。

理论与实践　　根据该孕妇轻微活动就有不适的临床表现，其心功能目前属于Ⅲ级。

3. 早期心力衰竭的表现　以急性肺水肿为主要表现的急性左心衰竭多见。患者若出现下述症状与体征，应考虑为早期心力衰竭：① 轻微活动后即出现胸闷、心悸、气短；② 休息时心率超过110次/min，呼吸超过20次/min；③ 夜间常因胸闷而端坐呼吸，或到窗口呼吸新鲜空气；④ 肺底部出现少量持续性湿啰音，咳嗽后不消失。

（三）心理-社会状况

重点评估患者及家属因担心母儿的生命安危而引起的焦虑、恐惧程度，患者及其支持系统对妊娠合并心脏病知识的掌握情况等。

（四）辅助检查

1. 心电图　了解心律失常或心肌损害情况等。

2. X线检查　了解心脏扩大程度。

3. 超声检查 通过心脏B型超声检查了解心脏结构及代偿情况；产科B型超声检查了解胎儿的发育情况等。

4. 胎儿电子监护 动态监测胎心与胎动。

（五）治疗原则

积极防治心力衰竭和感染。

1. 非孕期 根据心脏病的种类、病变程度、心功能分级等情况，确定能否妊娠。对不宜妊娠者，指导其采取适宜的避孕措施。

2. 妊娠期 规范进行产前检查，早期发现和防治心力衰竭。如有以下情况，应考虑适时终止妊娠：有严重心脏病禁忌妊娠者，一经诊断应立即终止妊娠；凡不宜妊娠的心脏病孕妇应在12周前行人工流产；妊娠超过12周，因手术复杂、危险性高，应密切监护，积极防治心力衰竭，根据病情适时终止妊娠。

3. 分娩期 防止心力衰竭发生，预防产后出血和感染。心脏病妊娠风险低且心功能Ⅰ~Ⅱ级、胎儿不大、宫颈条件良好者，可考虑在严密监护下经阴道分娩；对有产科指征及心功能Ⅲ~Ⅳ级者，均应选择剖宫产。主张对心脏病产妇放宽剖宫产术指征，减少产妇因长时间宫缩所引起的血流动力学改变，减轻心脏负担。

4. 产褥期 产妇须充分休息，加强监护，防治心功能不全和感染。

【常见护理诊断/问题】

1. 活动无耐力 与心排血量低下有关。

2. 潜在并发症：心力衰竭、感染。

3. 焦虑 与担心自己和胎儿的生命安全有关。

理论与实践 目前该孕妇主要的护理问题如下所示。

（1）活动无耐力 与心排血量低下有关。

（2）焦虑 与担心自己和胎儿的生命安全有关。

（3）潜在并发症：心力衰竭、感染。

【护理目标】

1. 孕产妇妊娠期、分娩期及产褥期日常生活需要能够得到满足。

2. 孕产妇在住院期间未发生心力衰竭、感染。

3. 孕产妇在住院期间焦虑程度减轻。

【护理措施】

（一）非孕期

根据妇女患有的心脏病类型、病情程度及心功能状态，确定患者是否可以妊娠。对于有可能行手术矫正者，建议孕前手术，术后由产科和心血管内科医师共同评估妊娠风险。

（二）妊娠期

1. 一般护理

（1）休息与活动：保证孕妇每晚至少10小时的睡眠时间，休息时以左侧卧位或半卧位为主；心力衰竭时须绝对卧床休息，取半卧位或坐位。指导孕妇保持规律的生活作息，提供良好的家庭支持系统，协助孕妇分担家务，避免因过劳和情绪激动诱发心力衰竭。

（2）合理营养：孕妇摄入高热量、高蛋白质、高维生素、低盐、低脂肪及富含钙、铁、锌等微量元素的饮食，宜少量多餐。多食蔬菜、水果，防止便秘。一般食盐量不超过5g/d。妊娠期应适当控制体重，整个妊娠期体重增加不超过12.5kg，可根据妊娠前BMI对妊娠期体重增长进行控制。妊娠20周以后，预防性补充铁剂防止贫血。

2. 严密监护 加强产前检查，接受心血管内科和产科高危门诊的共同监护，以了解心脏功能及胎儿情况。对于妊娠低风险者，产前检查频率与正常妊娠相同；对于妊娠高风险者，应增加产前检查次数。妊娠32周后，每周检查1次。若心功能在Ⅲ级及以上，有心力衰竭征象者应立即入院治疗。心功能Ⅰ~Ⅱ级者应在妊娠36~38周提前入院待产。心力衰竭最容易发生在妊娠32~34周、分娩期及产褥早期，在此期间若出现早期心力衰竭的症状与体征，应及时入院治疗。

3. 预防心力衰竭和感染 积极预防或诊治贫血、维生素B族缺乏、心律失常、妊娠期高血压疾病及各种感染，尤其是上呼吸道感染等。有感染征象时遵医嘱给予抗感染治疗。使用输液泵时严格控制滴速，减少心力衰竭的发生。

4. 急性心力衰竭的处理 一旦发生急性左心衰竭，协助孕妇采取坐位，双腿下垂，减少静脉血回流，必要时给予四肢轮扎。采用高流量（6~8L/min）面罩吸氧，根据动脉血气分析结果进行氧流量调整，对抗组织液向肺泡内渗透。开放静脉通道，遵医嘱及时、准确地给予药物治疗，改善心功能状况。妊娠晚期孕妇出现心力衰竭时，处理原则是待心力衰竭控制后再行产科处理。如严重心力衰竭，可在控制心力衰竭的同时进行紧急剖宫产，以挽救母儿的生命。

5. 健康指导 通过各种途径耐心向孕妇及家属讲解诱发心力衰竭的常见因素及预防方法、早期心力衰竭的识别及处理、产后母乳喂养等知识，尤其要让孕妇了解遵医嘱用药的重要性。协助并提高孕妇的自我照顾能力，完善家庭支持系统。与孕妇及家属讨论其担心的问题，教会其放松技术，以减轻孕妇和家属的恐惧或焦虑程度。

（三）分娩期

1. 心理护理 护理人员应始终陪伴产妇，给予支持、安慰及鼓励，随时解答产妇问题。及时向产妇及家属介绍产妇产程进展情况，让其知晓病情和处理方案，使其能主动配合，有助于减轻焦虑。

2. 病情观察 严密观察产程进展及母儿情况。第一产程时每15分钟测量一次血压、脉搏、呼吸、心率，以便早期发现心力衰竭的先兆症状，一旦发现心力衰竭征象，应取半卧位，高浓度面罩吸氧。第二产程时每10分钟测一次生命体征，或持续胎心监测，如有异常及时报告医师处理。

3. 减轻产妇体力消耗 第一产程时专人守护，鼓励产妇在两次宫缩间隙尽量充分休息，适当应用地西泮、哌替啶等镇静药。宫缩时，指导产妇呼吸及放松技巧以减轻不适。第二产程时，采取半坐卧位，下肢尽量低于心脏水平，以减少静脉回心血量；指导产妇在宫缩时张口哈气，适当向下用力，无宫缩时完全放松，避免屏气用力，行会阴侧切、产钳及胎头吸引术，缩短第二产程，同时做好抢救新生儿的准备。

（四）产褥期

1. 心理护理 护理人员应与产妇讨论其妊娠、分娩的感受，协助缓解其不愉快情绪；指导产妇家属给予充分支持；与家人共同制订康复计划。

2. 一般护理 保证产妇充分休息，宜采取左侧卧位或半坐卧位。必要时遵医嘱给予镇静药。对于心功能Ⅰ~Ⅱ级者，鼓励并指导其正确母乳喂养，在心功能允许的情况下鼓励其早期离床适度活动，以减少血栓形成；对于心功能Ⅲ级或以上者，告知不宜哺乳的原因及退乳的方法，指导并协助家属人工喂养。

3. 病情观察 产后72小时内，尤其产后24小时内仍是发生心力衰竭的危险时期，应严密监测产妇生命体征、主诉及心功能状态。指导产妇卧床休息、详细记录24小时出入量，以早期发现心功能不全的症状。

4. 防治心力衰竭和产后出血 胎儿娩出后，立即在产妇腹部放置1kg的沙袋持续24小时，以防腹压骤减而诱发心力衰竭。应做好产后出血的预防，可静脉或肌内注射缩宫素，禁用麦角新碱，以防静脉压增高而发生心力衰竭。同时，密切观察产妇的血压、脉搏、子宫收缩情况。若发生产后出血，给予输血、输液，并严格控制输液输血的总量及滴速。对于妊娠期使用抗凝药物治疗者，分娩前遵医嘱及时停用抗凝药物。

5. 预防感染 注意观察产妇会阴切口或腹部切口的愈合情况、恶露量及性状等，并保持会阴部清洁。产后遵医嘱使用抗生素1周或更长时间，以防感染诱发心力衰竭。

6. 健康指导

（1）避孕指导：心功能Ⅰ~Ⅱ级者，产后42日后即采取工具型避孕措施；心功能Ⅲ级或以上者，可于产后1周左右行绝育术，如为剖宫产终止妊娠者，可在术中行输卵管结扎术；有心力衰竭者，应在病情得到有效控制后择期做绝育术。

（2）出院指导：出院时须与产妇、家属讨论并制订产妇休息、饮食、活动及新生儿照顾的计划，指导产妇保持会阴部清洁、预防感染，积极治疗原发心脏病，并根据病情定期产后复查和心脏内科随访。

理论与实践 护理措施包括严密监护、指导休息与活动、给予相应的心理支持、鼓励家属参与护理及告知引起心力衰竭的诱因。

【护理评价】

1. 孕产妇生命体征平稳，生活自理能力提高。

2. 孕产妇顺利经过妊娠期、分娩期，未发生感染、心力衰竭等并发症。

3. 孕产妇情绪稳定，积极配合治疗和护理。

第二节 妊娠合并糖尿病

案例导入与思考

某女士，30岁，妊娠38周，G_2P_0，因"近期出现多饮、多尿、多食症状"来院就诊。体格检查：血压140/80mmHg，子宫底高度36cm，胎心率140次/min，胎儿大于妊娠周数，孕妇肥胖。

请思考：

1. 该孕妇最可能的临床诊断是什么？

2. 该孕妇目前主要的护理问题有哪些？

3. 针对以上护理问题应采取的护理措施有哪些？

妊娠期高血糖包括孕前糖尿病、糖尿病前期和妊娠期糖尿病。孕前糖尿病合并妊娠分为1型糖尿病合并妊娠或2型糖尿病合并妊娠；糖尿病前期合并妊娠包括空腹血糖受损和糖耐量受损合并妊娠；妊娠期糖尿病（gestational diabetes mellitus，GDM）为妊娠前血糖正常，妊娠期才出现的糖代谢异常。妊娠期高血糖孕妇中85%以上为GDM，孕前糖尿病合并妊娠者不足15%。GDM患者糖代谢多数于产后能恢复正常，但将来患2型糖尿病概率增加。糖尿病孕妇的临床经过复杂，对母儿均有较大危害，应引起医护人员的重视。

【妊娠、分娩与糖尿病的相互影响】

（一）妊娠、分娩对糖尿病的影响

妊娠可使隐性糖尿病显性化，使既往无糖尿病的孕妇发生GDM，使原有糖尿病患者的病情加重。由于妊娠期糖代谢的复杂变化，部分患者可能会出现血糖过低或过高，严重者甚至可出现低血糖昏迷及酮症酸中毒。妊娠早期，孕妇空腹血糖低，应用胰岛素治疗时如果未及时调整胰岛素用量，可能会出现低血糖；随着妊娠进展，抗胰岛素物质增加，胰岛素用量需要不断增加。分娩过程中体力消耗较大，若不及时减少胰岛素用量，容易发生低血糖。产后胎盘排出体外，胎盘分泌的抗胰岛素物质迅速消失，胰岛素用量应及时减少。

（二）糖尿病对妊娠、分娩的影响

取决于血糖控制情况、糖尿病的严重程度及有无并发症。

1. 对母体的影响

（1）自然流产：妊娠早期高血糖可使胚胎发育异常甚至死亡，流产发生率达15%~30%。糖尿病患者宜在血糖控制正常后再妊娠。

（2）妊娠期高血压疾病：发生妊娠期高血压疾病的可能性较非糖尿病孕妇高2~4倍。当糖尿病伴有微血管病变尤其合并肾脏病变时，妊娠期高血压疾病及子痫前期发病率高达50%以上。糖尿病可以导致广泛血管病变，使小血管内皮细胞增厚，管腔变窄，组织供血不足。糖尿病孕妇一旦发生高血压，病情较难控制，对母儿极其不利。

（3）感染：是糖尿病主要的并发症，尤以泌尿系统感染最常见。未能很好控制血糖的孕妇易发生感染，感染亦可加重糖尿病代谢紊乱，甚至诱发酮症酸中毒等急性并发症。与GDM有关的感染有肾盂肾炎、产褥感染、伤口感染、乳腺炎、外阴阴道假丝酵母菌病等。

（4）羊水过多：发生率较非糖尿病孕妇多10倍，其原因可与胎儿高血糖、高渗性利尿导致胎尿排出增多有关。糖尿病诊断越晚，孕妇血糖水平越高，羊水过多越常见。血糖得到控制，羊水量一般也能逐渐转为正常。

（5）分娩损伤：因巨大胎儿发生率明显增高，难产、产道损伤、剖宫产概率增高，产程延长，易发生产后出血。

（6）糖尿病酮症酸中毒：糖尿病酮症酸中毒对母儿危害较大，是糖尿病产妇死亡的主要原因，酮症酸中毒发生在妊娠早期还有致畸作用，发生在妊娠中晚期易导致胎儿窘迫及胎死宫内，甚至还会导致孕产妇死亡。

（7）复发：GDM孕妇再次妊娠时复发率高达30%~50%。远期有17%~63%的患者会发展为2型糖尿病，心血管系统疾病的发生率也增高。

2. 对胎儿的影响

（1）巨大胎儿：GDM孕妇过胖或体重指数过大是发生巨大胎儿的重要危险因素，发生率高达25%~40%。其原因是孕妇血糖高，胎儿长期处于母体高血糖所致的高胰岛素血症环境中，会促进自身蛋白、脂肪合成，抑制脂解作用，从而导致躯干过度发育。

（2）胎儿生长受限：发生率为21%。妊娠早期高血糖有抑制胚胎发育的作用，导致妊娠早期胚胎发育落后。糖尿病合并微血管病变者，胎盘血管出血异常，影响胎儿发育。

（3）流产和早产：妊娠早期血糖高可使胚胎发育异常，最终导致胚胎死亡而流产。早产发生率为10%~25%，合并羊水过多易发生早产，并发妊娠期高血压、胎儿窘迫时，须提前终止妊娠。

（4）胎儿畸形：以心血管畸形和神经系统畸形最为常见。严重畸形发生率为正常妊娠的7~10倍，可能与母体早期高血糖、酮症酸中毒、缺氧或糖尿病药物毒性有关，是造成围生儿死亡的重要原因。合并糖尿病的孕妇应在妊娠期加强对胎儿畸形的筛查。

3. 对新生儿的影响

（1）新生儿肺透明膜病：又称新生儿呼吸窘迫综合征，胎儿长期处在高血糖环境中，刺激其胰岛素分泌增加，形成高胰岛素血症，拮抗糖皮质激素促进Ⅱ型肺泡细胞表面活性物质合成及释放的作用，使胎儿肺表面活性物质产生及分泌减少，胎儿肺成熟延迟，使新生儿肺透明膜病发生率增加。

（2）新生儿低血糖：新生儿脱离母体高血糖环境后，高胰岛素血症仍存在，若不及时补糖，易发生低血糖，严重时危及生命。

4. 对后代的影响　子代患糖尿病、肥胖、高血压等慢性代谢性疾病的概率增加。

根据本案例中"胎儿大于妊娠周数，孕妇肥胖，近期出现多饮、多尿、多食症状"的临床表现，最可能的临床诊断是GDM。

【护理评估】

（一）健康史

询问患者的糖尿病史及家族史，特别是孕妇有无不明原因的死胎、巨大胎儿、畸形儿、新生儿死亡等不良孕产史。询问本次妊娠经过、病情控制情况及用药情况，评估有无肾脏、心血管系统及视网膜病变。

知识链接 | **GDM的高危因素**

主要包括以下四个方面。

1. 孕妇因素　年龄≥35岁、妊娠前超重或肥胖、糖耐量异常史、多囊卵巢综合征。

2. 家族史　糖尿病家族史。

3. 妊娠分娩史　不明原因的死胎、死产、流产史、巨大胎儿分娩史、胎儿畸形和羊水过多史、GDM史。

4. 本次妊娠因素　妊娠发现胎儿大于孕周、羊水过多；反复外阴阴道假丝酵母菌病。

（二）身体状况

1. 症状与体征　主要表现为糖代谢紊乱综合征，即多饮、多食、多尿，或外阴阴道假丝酵母菌病反复发作，孕妇体重大于90kg，孕妇自觉子宫快速增大，胎儿大，全身乏力，皮肤瘙痒或外阴阴道瘙痒难忍，但大多数GDM患者无明显临床表现；病情较重的孕妇可出现视力模糊。确定胎儿宫内发育情况，有无巨大胎儿或生长受限。

分娩期，由于子宫收缩，消耗大量的糖原，加上临产后进食少，休息不好，孕妇易出现盗汗、头晕、心慌、面色苍白、饥饿等低血糖症状；或出现恶心、呕吐、视力模糊、呼吸快，且呼吸带有烂苹果味等酮症酸中毒症状。

产后胎盘排出，抗胰岛素的激素水平迅速下降，血糖波动大，易出现高血糖及低血糖的症状。

2. 评估糖尿病的严重程度及预后　根据患者年龄、病程及是否存在血管合并症等进行分期（White分类法），有助于评估糖尿病严重程度及预后。

A级：妊娠期出现或发现的糖尿病，且无血管及其他合并症。

A1级：经控制饮食，空腹血糖<5.3mmol/L，餐后2小时血糖<6.7mmol/L。

A2级：经控制饮食，空腹血糖≥5.3mmol/L，餐后2小时血糖≥6.7mmol/L。

B级：显性糖尿病，20岁以后发病，病程<10年，且无血管及其他合并症。

C级：发病年龄10~19岁，或病程达10~19年，且无血管及其他合并症。

D级：10岁前发病，或病程≥20年，或合并单纯性视网膜病。

F级：糖尿病性肾病。

R级：眼底有增生型糖尿病性视网膜病变或玻璃体积血。

H级：冠状动脉粥样硬化性心脏病。

T级：有肾移植史。

（三）心理-社会状况

评估孕产妇及家属对糖尿病的认知程度，是否能积极配合治疗及护理过程，有无紧张、焦虑等心理反应，社会支持系统是否健全等。

（四）辅助检查

1. 口服葡萄糖耐量试验（OGTT） 妊娠24~28周及28周后首次就诊时，应对所有尚未诊断为糖尿病的孕妇进行OGTT检查。目前我国多采用75g糖耐量试验，空腹及服糖后1小时、2小时的血糖值分别低于5.1mmol/L、10.0mmol/L、8.5mmol/L。任何一点血糖值达到或超过上述标准者诊断为GDM。孕妇具有GDM高危因素或在医疗资源缺乏地区，建议24~28周首先检查空腹血糖。空腹血糖≥5.1mmol/L，可直接诊断为GDM。

OGTT测量方法：应嘱孕妇前1日晚餐后禁食至少8小时至次日晨（最迟不超过上午9时），OGTT检查前连续3日正常体力活动、正常饮食，即每日进食碳水化合物不少于150g，检查期间应静坐、禁烟。检查时，5分钟内口服含75g葡萄糖的液体300ml，分别抽取服糖前、服糖后1小时及服糖后2小时的静脉血，时间从饮用葡萄糖水开始计算。

2. 胎儿发育异常的检查 在妊娠中期应用彩色多普勒超声对胎儿进行产前筛查，尤其要注意检查中枢神经系统和心脏的发育。

3. 胎儿生长速度的监测 妊娠28周后应每4~6周行1次B型超声检查，监测胎儿双顶径、股骨长度，了解羊水量及胎儿血流情况，判断胎儿发育情况。

4. 胎儿成熟度检查 连续测定卵磷脂与鞘磷脂比值（L/S）、雌三醇（E_3）、雌激素与肌酐比值（E/C）及血中人胎盘催乳素（hPL）。

5. 胎儿电子监护 做无应激试验（NST）、缩宫素激惹试验（OCT）等，以监测胎儿的健康状态。

（五）治疗原则

严格控制血糖，确保妊娠前、妊娠期及分娩期血糖在正常范围内，减少母儿并发症。对于未经治疗的D、F、R级糖尿病患者，因妊娠风险较大，应避孕，不宜妊娠；若已妊娠应尽早终止。对于器质性病变较轻，血糖控制良好者，可在积极治疗监护下继续妊娠。绝大多数GDM孕妇都可以通过医学营养治疗、运动指导等措施达到理想血糖控制，仅有少部分需要加用降糖药物治疗。经过医学营养治疗和运动指导可将血糖控制达标的为A1型；需加用降糖药物才能将血糖控制达标者为A2型。

【常见护理诊断/问题】

1. 营养失调 与低于或高于机体需要量和血糖代谢异常有关。

2. 知识缺乏：缺乏血糖监测、自我管理等相关知识。

3. 有母亲受伤的危险　与巨大胎儿难产有关。

4. 潜在并发症：低血糖昏迷、感染、新生儿肺透明膜病、低血糖。

理论与实践　目前该孕妇主要的护理问题如下所示。

（1）知识缺乏：缺乏血糖监测、自我管理的相关知识。

（2）潜在并发症：低血糖昏迷、感染、新生儿肺透明膜病、低血糖。

【护理目标】

1. 孕产妇能够配合糖尿病治疗方案和掌握自我控制饮食方法，血糖得到控制。

2. 孕产妇能描述监测血糖的方法，掌握高血糖和低血糖的症状及应对措施。

3. 孕产妇分娩顺利，未发生产伤。

4. 母婴未发生低血糖、感染等并发症。

【护理措施】

（一）妊娠期

1. 加强母儿监护　确诊GDM后应行微量血糖监测，记录空腹及餐后血糖直至血糖控制达标，之后A1型GDM孕妇每周监测1日空腹及三餐后血糖，A2型GDM孕妇每2~3日监测1次空腹及三餐前后血糖。产检时还需监测血压、水肿、尿蛋白的情况，必要时可适当增加产检次数。注意对胎儿的监测，可每4周行B型超声检查，了解胎儿有无畸形，监测胎头双顶径、胎盘成熟度及羊水量等；妊娠28周以后，教会孕妇及家属进行自我监护。一旦胎动减少或胎心率发生异常变化应立即去医院就诊，及时处理。

2. 控制饮食　控制饮食是糖尿病治疗及护理的重要手段。理想的饮食控制目标，既能保证和提供妊娠期间能量和营养需要，又能避免餐后高血糖、饥饿性酮症出现，还能保证胎儿正常生长发育；血糖维持在5.6mmol/L水平而孕妇又无饥饿感最为理想；控制餐后1小时血糖值在8mmol/L以下。根据孕前BMI和妊娠期体重增长速度指导每日摄入的总能量，妊娠中晚期以1 800~2 200kcal/d计算，制定个体化、合理的膳食方案。必要时请营养师制订营养配膳。超重、肥胖孕妇应适当控制能量摄入并适当增强锻炼以免体重过度增长。推荐孕妇食用禽肉、鱼肉、豆制品、粗谷物、低糖水果、蔬菜，烹调油宜选用橄榄油、大豆油等，增加维生素、钙、铁等微量元素的摄入。睡前适当进食蛋白质及碳水化合物，预防夜间低血糖。避免食用各种易升高血糖的食物，如糖、糕点、蜜饯等；避免食用含高胆固醇的食物，如蛋黄、肝、猪油；避免饮酒，适当限盐。

3. 预防感染　妊娠期、分娩期和产褥期上呼吸道、泌尿生殖系统、皮肤均易感染，护理人员须加强对孕妇的卫生宣教，并协助其增强机体抵抗力，以防发生感染。

4. 适度运动　孕妇适度地进行运动可以提高胰岛素的敏感性，改善血糖及脂代谢紊乱，避免体重增长过快，利于糖尿病病情控制和正常分娩。运动方式以有氧运动为主，如散步、打太极拳等。尽量避免恶劣天气，不在酷热或寒冷天气做室外运动，以不引起心悸、宫缩、胎心率变化为宜。国际妇产科联盟推荐每餐30分钟后开始运动，进行持续30~40分钟的有氧运动，并在饭后健步走或手臂抬举10分钟，运动后休息30分钟，同时密切关注胎动计数、有无宫缩及监测血糖。通过控制饮食和适度运动，孕妇的体重增加控制在10~12kg较为理想。先兆流产及合并其他严重并发症者不宜运动。

5. 合理用药 经过医学营养治疗和运动指导，血糖不能达标，或调整饮食后出现饥饿性酮体、增加热量摄入后血糖又超标者，可选用降糖药物治疗。目前最普遍的疗法是长效胰岛素和超短效胰岛素或短效胰岛素联合使用，即三餐前注射超短效或短效胰岛素，睡前注射长效胰岛素。胰岛素用量个体差异大，必须根据病情、血糖值精确计算，才能使血糖控制在标准水平。GDM孕妇妊娠期血糖控制目标设定为餐前及餐后2小时血糖值分别为≤5.3mmol/L和≤6.7mmol/L，夜间血糖不低于3.3mmol/L，妊娠期糖化血红蛋白（HbA1c）<5.5%。孕前糖尿病孕妇早期血糖控制勿过于严格，以预防低血糖发生，其餐前、夜间血糖及空腹血糖宜控制在3.3~5.6mmol/L，餐后血糖峰值控制在5.6~7.1mmol/L，HbA1c<6.0%。

6. 健康指导 通过健康指导使孕妇及家属懂得控制能量摄入与控制糖尿病的关系，控制血糖与降低胎儿并发症的关系，从而能主动参与和配合治疗；指导孕妇掌握胰岛素注射的种类、剂量、轮换注射的部位、注射时间及药物作用的高峰时间，以减少低血糖等并发症的发生，并能自行监测血糖或尿糖；指导孕妇适度进行妊娠期瑜伽练习，保持身心愉悦状态；教会孕妇高血糖及低血糖的症状及紧急处理措施，鼓励其外出携带糖果；与孕妇及家属共同设计食谱，给予心理支持并鼓励其说出内心的感受，以减轻其焦虑程度。

知识拓展 | **GDM 的产前管理目标**

通过对GDM孕妇进行产前管理，可降低与GDM相关的围产期并发症的风险，并且降低将来患2型糖尿病的风险。管理目标为：① 优化胎儿的生长并预防巨大胎儿；② 降低胎死宫内的风险；③ 降低子痫前期的风险；④ 降低剖宫产率；⑤ 降低包括肩难产、产伤和新生儿低血糖在内的新生儿并发症的风险。

（二）分娩期

1. 分娩时机 若血糖控制良好，妊娠晚期无合并症，胎儿宫内状况良好，应在严密监测下等待至妊娠39周后终止妊娠。若血糖控制不良，伴有严重的合并症或并发症，如重度子痫前期、酮症酸中毒、胎儿生长受限、胎儿窘迫等，根据病情决定终止妊娠时机。

2. 分娩方式 GDM本身不是剖宫产指征，如有巨大胎儿、胎盘功能不良、胎位异常或其他产科指征者，应行剖宫产。决定经阴道分娩者，应帮助其制订合理的分娩计划，并做好产程中的监测与护理。

3. 分娩期护理 注意休息，给予适当饮食，加强宫缩、胎心监护。严密观察血糖、尿糖及酮体变化，及时调整胰岛素用量，根据产程中测得的血糖值，调整静脉输液速度。鼓励产妇采取左侧卧位，以增加胎盘血流量。产程时间不超过12小时，如产程大于16小时易增加酮症酸中毒、胎儿缺氧和感染的风险。

（三）产褥期

1. 调整胰岛素用量　胎盘排出后，体内抗胰岛素物质迅速减少，须重新评估胰岛素的需要量，根据血糖调整胰岛素用量。大部分GDM患者在分娩后不再需要使用胰岛素，仅少数患者仍需胰岛素治疗。分娩后24小时内胰岛素减少为原用量1/2，48小时后减为原用量1/3。多数在产后1~2周胰岛素用量逐渐恢复至孕前水平。

2. 预防感染　保持伤口清洁，鼓励母乳喂养，防止发生乳腺炎。重症不宜哺乳者应及时给予退乳，并指导其进行人工喂养。

3. 新生儿护理　应视为高危新生儿，新生儿出生时应留脐血，进行血糖、胰岛素、胆红素、血细胞比容、血红蛋白、钙、磷、镁的测定；注意保暖及吸氧。同时，应重点预防新生儿发生低血糖，新生儿娩出后早开奶，同时在新生儿娩出30分钟后定时滴服25%葡萄糖液，并加强血糖的监护。多数新生儿在出生后6小时内血糖值可恢复正常。足月新生儿血糖<2.2mmol/L视为低血糖。

4. 健康指导　指导糖尿病患者产后应长期避孕，建议使用避孕套或行绝育术，不宜使用避孕药及宫内避孕器具；指导其合理饮食、适当运动及养成健康生活方式；指导其定期接受产科和内科复查。产后6~12周行OGTT检查，若仍异常，可能是产前漏诊的糖尿病患者；尤其是GDM患者，应重新确诊，如产后正常也需要每3年复查OGTT 1次，以减少或推迟GDM患者发展成2型糖尿病患者，并建议其子代进行随访和健康生活方式指导。

理论与实践　　护理措施包括心理支持、调整饮食、合理运动，加强母儿监护，提供相应的健康教育。

【护理评价】

1. 孕产妇饮食平衡，血糖控制在正常范围内，体重控制得当。
2. 孕产妇掌握血糖监测及GDM自我管理的知识。
3. 孕产妇分娩顺利，母儿平安。
4. 孕产妇顺利度过妊娠、分娩和产褥期，未发生低血糖、感染等并发症。

第三节　妊娠合并病毒性肝炎

案例导入与思考

某孕妇，29岁，妊娠36周，G_1P_0，因"近2周恶心、呕吐、食欲下降，右季肋部胀痛"来院就诊。

体格检查：皮肤无黄染，肝区叩击痛（＋），胎心率144次/min，血清转氨酶升高，HBsAg（＋），血清总胆红素179μmol/L，入院后给予重症监护。

请思考：

1. 对该孕妇进行重症监护的原因是什么？

2. 该孕妇目前主要的护理问题有哪些？

3. 针对以上护理问题应采取的护理措施有哪些？

病毒性肝炎是由肝炎病毒引起的，以肝细胞变性坏死为主要病变的传染性疾病，致病病毒包括甲型、乙型、丙型、丁型、戊型肝炎病毒等，其中以乙型肝炎病毒最为常见。妊娠合并病毒性肝炎总体发病率为0.8%~17.8%，我国是乙型肝炎的高发国家，妊娠合并重型肝炎仍是我国孕产妇死亡的重要主要原因之一。

【妊娠、分娩与病毒性肝炎的相互影响】

（一）妊娠、分娩对病毒性肝炎的影响

妊娠本身不增加对肝炎病毒的易患性，而妊娠期的生理变化及代谢特点使肝内糖原储备降低，使肝脏抗病能力降低及肝脏负担增加，可使病毒性肝炎病情加重。孕妇基础代谢率增高，各种营养物质需要量增加，肝内糖原储备减少；胎儿代谢产物部分靠母亲肝脏完成解毒；妊娠期产生的大量雌激素需要在肝内代谢和灭活；妊娠期内分泌系统变化，可导致体内HBV再激活；分娩时的疲劳、缺氧、出血、手术及麻醉等均加重肝脏负担。

（二）病毒性肝炎对母儿的影响

1. 妊娠早期　病毒性肝炎发生在妊娠早期可加重妊娠反应，流产、胎儿畸形发生率约高于正常妊娠2倍。

2. 妊娠晚期　可使妊娠期高血压疾病的发生率增加，产后出血发生率增高，妊娠期合并重型肝炎病死率高达60%。新生儿患病率及死亡率也增高。其围生儿死亡率高达4.6%。

（三）垂直传播

1. 甲型病毒性肝炎（简称"甲型肝炎"）　由甲型肝炎病毒（HAV）引起，经粪-口途径传播，不能通过胎盘感染胎儿，妊娠期妇女患病不必终止妊娠。分娩时可经接触母血、吸入羊水或经粪-口途径可能感染新生儿。

2. 乙型病毒性肝炎（简称"乙型肝炎"）　由HBV引起，垂直传播是HBV感染的主要原因，新生儿或婴幼儿感染HBV后，超过80%将成为慢性HBV感染者。

3. 丙型病毒性肝炎（简称"丙型肝炎"）　传播方式与HBV相似。当母亲血中丙型肝炎病毒（HCV）核糖核酸（RNA）滴度较高时，才会发生垂直传播，发生率为4%~7%，感染后易发展为慢性肝病，最终发展为肝硬化和肝癌。

4. 丁型病毒性肝炎（简称"丁型肝炎"）　因丁型肝炎病毒（HDV）是一种缺陷性RNA病毒，必须依赖HBV重叠感染引起肝炎，传播途径与HBV相同。

5. 戊型病毒性肝炎（简称"戊型肝炎"）　目前已有少数垂直传播的病例报告，孕妇一旦感染，病情常很危重。

【护理评估】

（一）健康史

询问患者有无与肝炎患者密切接触史或半年内曾输血，注射血液制品史，有无肝炎病家族史及当地流行史等。重型肝炎应评估其诱发因素，同时评估患者的治疗用药情况及家属对肝炎相关知识的知晓程度。

（二）身体状况

1. 症状　甲型肝炎的潜伏期为2~7周。起病急，病程短，恢复快。乙型肝炎潜伏期为6~20个月，病程长、恢复慢，易发展为慢性。妊娠期出现不能用早孕反应或其他原因解释的消化系统症状，如食欲减退、恶心、呕吐、腹胀、肝区痛、乏力、畏寒、发热等。重型肝炎出现肝性脑病表现，如嗜睡、烦躁不安、神志不清，甚至昏迷。

2. 体征　可见皮肤、巩膜黄染，尿色深黄，妊娠早、中期可触及肝大，并有肝区叩击痛，妊娠晚期受增大子宫影响，肝脏极少被触及。

（三）心理－社会状况

评估孕妇及家人对疾病的认知程度及家庭社会支持系统是否完善，孕妇可能会产生焦虑、矛盾及自卑心理，应重点评估。

（四）辅助检查

1. 肝功能检查　血清丙氨酸转氨酶（ALT）和天冬氨酸转氨酶（AST）升高。其中ALT是反映肝细胞损伤程度最常用的敏感指标。除外其他原因，表现为ALT数值升高（大于正常10倍以上）、持续时间较长，血清总胆红素＞171μmol/L或黄疸迅速加深，以及凝血酶原时间比正常对照延长1倍以上，对重度病毒性肝炎有诊断价值。

2. 血清病原学检测　相应肝炎病毒血清学抗原抗体检测阳性，如HBsAg、乙型肝炎表面抗体、核心抗体、e抗原及e抗体等，肝炎病毒DNA或RNA阳性。

3. 影像学检查　主要是超声检查，肝脾超声有助于鉴别诊断。必要时可行磁共振成像（MRI）检查，观察肝脾大小，有无肝硬化、腹水等表现。

（五）治疗原则

1. 妊娠期轻型肝炎　处理原则与非孕期肝炎患者相同，好转后可继续妊娠。

2. 妊娠重型肝炎　给予保肝治疗，预防及治疗肝性脑病，严禁肥皂水灌肠。为控制血氨，蛋白质摄入量应＜0.5g/（kg·d），增加糖类，使能量每日维持在7 531.2kJ（1 800kcal）以上。保持大便通畅，减少氨及毒素的吸收，防治凝血功能障碍和肾衰竭。妊娠末期重型肝炎者，经积极治疗24小时后，以剖宫产结束妊娠。禁用有肝毒性、肾毒性的药物。

3. 分娩期及产褥期　缩短第二产程，防止垂直传播及产后出血，预防产褥感染。使用对肝脏毒性作用较小的抗生素。

【常见护理诊断/问题】

1. 营养失调：低于机体需要量 与食欲下降、恶心呕吐、限制蛋白质有关。

2. 知识缺乏： 缺乏病毒性肝炎感染途径、传播方式及防治措施等知识。

3. 恐惧 与入住隔离病区、家属不能陪伴、担心母儿生命安全有关。

4. 潜在并发症： 肝性脑病、产后出血等。

理论与实践 目前该孕妇主要的护理问题：

　　　　　　（1）恐惧 与入住隔离病区家属不能陪伴、担心母儿生命安全有关。

　　（2）知识缺乏：缺乏病毒性肝炎感染途径、传播方式及防治措施等知识。

　　（3）潜在并发症：产后出血。

【护理目标】

1. 孕妇能描述造成营养失调的已知病因及保持体重的措施，体重增长在正常范围内。

2. 孕产妇能描述妊娠合并病毒性肝炎的自我护理及隔离措施。

3. 孕产妇及家属能说出内心的疑虑，情绪稳定，能维持母儿最佳状态。

4. 孕产妇住院期间产妇无产后出血情况发生。

【护理措施】

（一）妊娠期

1. 一般护理 充分休息，避免重体力劳动，加强营养，给予高蛋白、高维生素、富含碳水化合物、低脂肪食物，保持大便通畅、心情舒畅。

2. 加强妊娠期的监护 定期产前检查，定期进行肝功能、肝炎病毒血清病原学标志物的检查，积极指导治疗各种妊娠并发症，预防感染加重肝的损害。

3. 预防DIC及肾衰竭 严密监测生命体征，记录出入量，严格限制入液量，每日入液量为前日尿量加500ml液体。肝素治疗时注意有无出血倾向，量宜小不宜大，为防止产后出血，产前4小时及产后12小时内不宜使用肝素治疗。

4. 健康指导 讲解隔离可以避免传染他人的重要意义，取得孕妇及家属的理解与配合，消除孕妇因患传染病而产生的顾虑及自卑心理。注意个人卫生及饮食卫生，为避免交叉感染，应严格执行消毒隔离制度。已患肝炎的育龄妇女应避孕，在医师指导下肝炎痊愈后至少半年，最好两年后妊娠。

（二）分娩期

1. 心理护理 将产妇安排在有隔离设置的待产室及产房，主动关心产妇，严密观察产妇的一般情况，及时解决其生活需要，消除产妇因隔离而引起的孤独和自卑心理。

2. 正确处理产程 经阴道分娩会增加胎儿感染病毒的概率，建议剖宫产。经阴道分娩者，子宫口开全后可行产钳术或胎头吸引术，以缩短第二产程。避免产道损伤和新生儿产伤等引起的垂直传播。

3. 防止产后出血　密切观察产程进展的同时监测凝血功能。分娩前1周肌内注射维生素K$_1$，20~40mg/d，备好新鲜血、纤维蛋白原等。胎肩娩出后立即对患者进行静脉注射缩宫素以减少产后出血。

4. 预防感染　产时严格消毒并应用广谱抗生素。病毒性肝炎产妇使用过的医疗用品均须用含氯消毒液浸泡后按规定处理。

（三）产褥期

1. 预防感染及产后出血　应用对肝损害较小的广谱抗生素来预防及控制感染，防止感染加重肝炎病情。观察产后子宫收缩情况及阴道流血情况。

2. 指导母乳喂养　目前根据相关指南，主张新生儿接受免疫，只要产妇肝功能没有异常，即便表面抗原阳性、e抗原阳性也可以母乳喂养。但肝炎急性期、重型肝炎的产妇禁止哺乳；慢性肝病在肝炎活动期的产妇宜选择人工喂养，母乳喂养不利于母亲休息和康复。产妇不宜哺乳者应及早退乳，退乳时禁用雌激素等对肝脏有损害的药物，可口服生麦芽或乳房外敷芒硝。

3. 新生儿护理　胎儿娩出后，抽脐血做血清病原学检查及肝功能检查。对于HBsAg阳性产妇所生的新生儿，应在出生后12小时内尽早接种100U/ml乙型肝炎免疫球蛋白（HBIG），同时在不同部位注射10μg/0.5ml重组酵母乙型肝炎疫苗，越快越好，并于1月龄和6月龄时分别接种第2剂和第3剂乙型肝炎疫苗，可显著提高阻断垂直传播的效果。

对HBsAg阳性产妇所生的新生儿应加强随访，在最后1针后1~6个月检测HBV血清学标志物，若其HBsAg呈阴性，乙型肝炎表面抗体（抗–HBs）呈阳性，则说明预防接种成功，有抵抗力；若HBsAg、乙型肝炎表面抗体均呈阴性，则说明预防接种成功，但需要再接种第3剂乙型肝炎疫苗巩固；若HBsAg呈阳性，说明预防失败，已转为慢性HBV感染者，应更积极进行就医和治疗。

4. 健康指导　为产妇提供保肝治疗指导，加强休息和营养。指导产妇选择工具避孕措施，以免再度妊娠影响身体健康。宣教新生儿预防接种的重要意义，确保新生儿出生后及时接种高效价乙型肝炎免疫球蛋白或乙型肝炎疫苗，预防HBV垂直传播。

理论与实践　　　主要护理措施包括让孕产妇增加休息，加强营养，保持大便通畅、心情舒畅；加强妊娠期的监护；保肝治疗护理；预防DIC及肾衰竭。

【护理评价】

1. 孕产妇体重增长在正常范围内。

2. 产妇及家属均已学会食具、奶具消毒，以及排泄物处置、便具消毒的方法。

3. 孕产妇及家属的情绪稳定，能以积极的态度面对现实生活。

4. 妊娠和分娩经过顺利，母儿健康状况良好。

第四节 妊娠合并贫血

案例导入与思考

某孕妇，29岁，妊娠8周，G~1~P~0~，因"恶心、呕吐20多日"来院就诊。体格检查：孕妇皮肤黏膜苍白，毛发干燥无光泽，无力、头晕、气短。实验室检查：Hb 50g/L，血细胞比容0.15，血清铁5.0μmol/L。

请思考：

1. 该孕妇最可能的临床诊断是什么？
2. 应对该孕妇进行健康宣教的主要内容是什么？

贫血是妊娠较常见的合并症，属于高危妊娠范畴。由于妊娠期血液系统的生理变化，孕妇可以出现"生理性贫血"，妊娠期贫血的诊断标准不同于非孕期妇女。WHO规定孕妇外周血血红蛋白＜110g/L及血细胞比容＜0.33即为妊娠期贫血。根据血红蛋白水平，妊娠期贫血分为轻度贫血（100~109g/L）、中度贫血（70~99g/L）、重度贫血（40~69g/L）和极重度贫血（＜40g/L）。根据病因，妊娠期贫血分为缺铁性贫血、巨幼细胞贫血和再生障碍性贫血。缺铁性贫血最为常见，占妊娠期贫血的95%，是由孕妇对铁摄取不足或吸收不良所引起的。本节主要讨论缺铁性贫血。

【妊娠、分娩与贫血的相互影响】

（一）贫血对母儿的影响

1. 对母亲的影响 贫血使孕妇妊娠风险增加，贫血孕妇的抵抗力低下，导致对分娩、手术和麻醉的耐受力下降。重度贫血可导致贫血性心脏病、妊娠期高血压疾病性心脏病、产后出血、失血性休克、产褥感染等并发症的发生，危及孕产妇生命。

2. 对胎儿的影响 孕妇骨髓与胎儿在竞争摄取母体血清铁的过程中，一般以胎儿组织占优势，铁通过胎盘的转运为单向性运输，因此，一般情况下胎儿缺铁程度不会太严重。若孕妇缺铁严重，会影响骨髓造血功能，导致重度贫血，胎儿生长发育所需的营养物质和胎盘养分缺乏，可造成胎儿生长受限、胎儿窘迫、早产、死胎或死产等不良后果。

（二）妊娠、分娩对贫血的影响

妊娠早期，呕吐或偏食可能影响铁的摄入；妊娠晚期，机体对铁的吸收已不能满足母儿需求，因此，要及时补充铁剂以免体内储存铁耗尽加重病情。由于妊娠期血容量增加，且血浆增加多于红细胞增加，血液呈稀释状态，妊娠可使原有贫血病情加重。

【护理评估】

（一）健康史

询问患者既往有无月经过多或消化道疾病引起的慢性失血性疾病史，有无不良饮食习惯或胃肠道功能紊乱导致的营养不良史，有无代谢性障碍史。

（二）身体状况

1. **症状** 轻度贫血者多无明显症状，或只有皮肤、口唇黏膜和睑结膜稍苍白。重度贫血者可表现为头晕、乏力、耳鸣、心悸、气短、面色苍白、倦怠、食欲缺乏、腹胀、腹泻等症状，甚至出现贫血性心脏病、妊娠期高血压疾病性心脏病、胎儿生长受限、胎儿窘迫、早产、死胎、死产等并发症的相应症状。同时，由于贫血，孕产妇机体抵抗力低下，容易导致各种感染性疾病的发生。

2. **体征** 皮肤黏膜苍白、毛发干燥无光泽易脱落、指/趾甲脆薄易裂或反甲（指/趾甲呈勺状），并可伴发口腔炎、舌炎等，部分孕妇出现脾脏轻度肿大。

（三）心理–社会状况

重点评估孕妇因长期疲倦或知识缺乏而引起的倦怠心理；同时评估孕妇及家人对缺铁性贫血疾病的认知情况，以及家庭、社会支持系统是否完善等。

（四）辅助检查

1. **血常规** 血红蛋白<110g/L，血细胞比容<0.33或红细胞计数<$3.5×10^{12}$/L，即可诊断为贫血，白细胞计数及血小板计数均在正常范围。

2. **血清铁测定** 血清铁<6.5μmol/L（正常成年女性为7~27μmol/L），可诊断为缺铁性贫血。血清铁下降可出现在血红蛋白下降以前，是缺铁性贫血的早期表现。

3. **骨髓检查** 诊断困难时可做骨髓检查，骨髓细胞学检查示红细胞系统增生活跃，中、晚幼红细胞增多。骨髓铁染色可见细胞内外铁均减少，尤以细胞外铁减少明显。

4. **铁代谢检查** 血清铁蛋白是评估铁缺乏最有效、最容易获得的指标。

理论与实践 根据该孕妇实验室检查的结果及典型临床表现，判断最可能的临床诊断是妊娠合并缺铁性贫血。

（五）治疗原则

适当补充铁剂，纠正缺铁性贫血的病因，治疗并发症；积极预防产后出血和感染。

【常见护理诊断/问题】

1. **活动无耐力** 与贫血引起的乏力有关。

2. **有受伤的危险** 与贫血引起的头晕、视物模糊等症状有关。

3. **潜在并发症**：产后出血、产褥感染。

【护理目标】

1. 孕产妇贫血症状减轻，能进行日常活动。

2. 孕产妇住院期间得到满意的生活护理，无跌倒等意外发生。

3. 妊娠期、分娩期母儿维持最佳的身心状态，无感染等并发症发生。

【护理措施】

（一）妊娠期

1. 一般护理

（1）饮食指导：建议孕妇摄取高铁、高蛋白质及高维生素C食物，以改善体内缺铁现状，如动物肝脏、瘦肉、蛋类、葡萄干及菠菜、甘蓝等深色蔬菜。纠正偏食、挑食等不良习惯。

（2）活动与休息：依据贫血的程度安排工作量及活动量。轻度贫血患者可下床活动，并适当减少工作量；重度贫血患者需卧床休息，避免因头晕、乏力引起意外伤害。

2. 加强母儿监护 产前检查时常规给予血常规检测，妊娠晚期应重点复查。注意胎儿宫内生长发育状况的评估，并积极地预防各种感染。

3. 补充铁剂 铁剂的补充应首选口服制剂。建议妊娠4个月后，每日遵医嘱服用铁剂，可预防贫血的发生，如硫酸亚铁0.3g，每日3次，胃酸缺乏的孕妇可同时服用维生素C 0.1~0.3g或10%稀盐酸0.5~2ml，促进铁的吸收。也可选用10%枸橼酸铁10~20ml，每日3次口服。铁剂对胃黏膜有刺激作用，会引起恶心、呕吐、胃部不适等症状，应餐后或餐中服用。服用铁剂后，由于铁与肠内硫化氢作用而形成黑便，应予以解释。服用抗酸药时须与铁剂交错时间服用。对于妊娠末期重度缺铁性贫血或口服铁剂胃肠道反应较重者，可用右旋糖酐铁及山梨醇铁，深部肌内注射补充铁剂。首次给药应从小剂量开始，无副作用再逐渐加量。

（二）分娩期

1. 加强产程监护 严密观察产程进展，给予胎心监护、低流量吸氧。为减少产妇体力消耗，第二产程酌情给予阴道助产。

2. 纠正贫血 对于中、重度贫血产妇，临产前遵医嘱给予维生素K_1、维生素C等止血剂。对于血红蛋白在70g/L以下，且接近预产期或短期内需要进行剖宫产术者，应少量多次输红细胞悬液或全血，严密监控输血速度和输注总量，以防止发生急性左心衰竭。

3. 预防产后出血及感染 因贫血孕产妇对出血的耐受性差，少量出血易引起休克，应积极预防产后出血。胎儿前肩娩出时，遵医嘱肌内注射或静脉注射缩宫素，以加强宫缩，减少出血。严格无菌操作，产后遵医嘱给予抗生素预防感染。

（三）产褥期

1. 防治产后出血及感染 密切观察子宫收缩及阴道流血情况，保持外阴清洁，增加休息和营养，避免疲劳。遵医嘱补充铁剂，继续纠正贫血，应用抗生素预防和控制感染。

2. 健康指导 根据母亲情况选择新生儿喂养方式。对于轻度贫血者，指导其母乳喂养；对于重度贫血不宜哺乳者，指导产妇及家属掌握人工喂养的方法。及时退乳，如口服生麦芽或芒硝外敷乳房。提供避孕指导，以免再度妊娠影响身体健康。做好心理护理，预防产后抑郁。

理论与实践 健康宣教内容如下所示。

（1）调整饮食，摄取高铁、高蛋白质及高维生素C食物。

（2）给予心理支持，减少心理应激。

（3）指导孕妇正确补铁的方法。

【护理评价】

1. 孕产妇能够积极地应对缺铁性贫血对身心的影响，生活自理能力提高。

2. 住院期间，未发生跌倒坠床等意外发生。

3. 妊娠、分娩经过顺利，无感染等并发症发生。

第五节　妊娠合并性传播疾病

妊娠期感染性疾病是孕产妇和胎儿发病与死亡的主要原因之一。近年来我国妊娠期感染性疾病，特别是性传播疾病（sexually transmitted diseases，STD）发病率显著上升，如淋病、梅毒、尖锐湿疣、获得性免疫缺陷综合征等，其传播途径主要为性交。孕妇感染后，绝大部分病原体可通过胎盘、产道、产后哺乳或密切接触感染胚胎、胎儿或新生儿，导致流产、早产、胎儿生长受限、死胎、出生缺陷或新生儿感染，严重危害母儿健康。

一、淋病

案例导入与思考

某孕妇，30岁，妊娠24周，G_2P_1，因"阴道脓性分泌物增多，外阴瘙痒1周"来院就诊。孕妇自诉下腹部疼痛，伴尿频、尿急和尿痛等不适症状。妇科检查可见阴道有大量脓性分泌物，宫颈充血水肿。取阴道分泌物送检，检查结果是淋病奈瑟球菌感染。

请思考：

1. 该孕妇目前主要的护理问题是什么？

2. 针对以上护理问题应采取的护理措施有哪些？

淋病（gonorrhea）是由淋病奈瑟球菌（简称"淋球菌"）引起的以泌尿生殖系统化脓性感染为主要表现的STD。近年其发病率居我国STD首位。淋球菌为革兰氏阴性双球菌，对柱状上皮及移行上皮（又称变移上皮）黏膜有亲和力，常隐匿于泌尿生殖道而引起感染。

【淋病对母儿的影响】

1. **对母亲的影响**　该病在妊娠期的感染主要局限于下生殖道，包括宫颈、尿道、尿道旁腺和前庭大腺，急性淋病性输卵管炎极其少见。妊娠期盆腔供血增多及免疫功能改变可使淋球菌播散概率增加。分娩后产妇抵抗力低，易发生淋病播散，引起子宫内膜炎、输卵管炎等产褥感染，严重者可致播散性淋病。

2. 对围产儿的影响 妊娠各期感染淋球菌对妊娠结局均有不良影响。妊娠早期淋球菌性子宫颈管炎可致感染性流产和人工流产后感染。妊娠晚期子宫颈管炎使胎膜脆性增加，易发生绒毛膜羊膜炎、胎膜早破等。胎儿可发生宫内感染和早产，早产发病率约为17%。宫内感染易导致胎儿生长受限、胎儿窘迫和死胎等。分娩时约1/3胎儿通过产道感染淋球菌，发生新生儿淋球菌性结膜炎、肺炎，甚至出现淋球菌败血症，使围产儿死亡率增加。若未能及时治疗，结膜炎继续发展，可累及角膜形成角膜溃疡、角膜薄翳，甚至发生角膜穿孔或虹膜睫状体炎、全眼球炎，可致失明。

【护理评估】

（一）健康史

详细了解妊娠合并淋病的感染途径、症状及其出现时间、治疗经过等。

（二）身体状况

淋病潜伏期为1~10日，平均3~5日，以泌尿生殖系统黏膜柱状上皮与移行上皮的化脓性感染为主要表现。感染淋病后1~14日患者出现尿频、尿急、尿痛等急性尿道炎的症状，白带呈黄色、脓性，外阴红肿、有烧灼样疼痛。若病情继续发展，可发生子宫内膜炎、急性输卵管炎、盆腔脓肿、弥漫性腹膜炎，甚至感染性休克。若急性淋病未经治疗可逐渐转为慢性淋病，患者表现为慢性尿道炎、慢性子宫颈炎、慢性输卵管炎等。

（三）心理-社会状况

合并淋病的孕产妇及家属是一个特殊群体，将承受巨大的心理、社会压力；同时因为担心胎儿被感染而感到恐惧、悲观、绝望。

（四）辅助检查

1. 涂片检查 取子宫颈管或尿道外口脓性分泌物涂片，革兰氏染色，急性期可见中性粒细胞内有革兰氏阴性双球菌。

2. 细菌培养 诊断淋病的金标准方法为取子宫颈管分泌物进行培养。

3. 核酸扩增试验。

（五）治疗原则

尽早、彻底治疗，以及时、足量、规范化用药为原则。由于耐青霉素菌株增多，目前首选第三代头孢菌素。对不能耐受头孢菌素类药物者，可选用阿奇霉素2g，单次肌内注射。合并衣原体感染的孕妇应加用阿奇霉素或红霉素进行治疗。

对于淋病产妇分娩的新生儿，应尽快使用0.5%红霉素眼膏预防淋球菌性眼炎。应注意新生儿播散性淋病的发生，治疗不及时可致新生儿死亡。

【常见护理诊断/问题】

1. 有受伤的危险（胎儿） 与淋病所致的宫内感染有关。

2. 焦虑 与担心胎儿宫内安危及自身疾病预后有关。

3. 知识缺乏： 缺乏淋病传播及预后的相关知识。

（1）有受伤的危险（胎儿）　与性传播疾病所致的宫内感染有关。

（2）知识缺乏：缺乏淋病传播及预后的相关知识。

【护理目标】

1. 孕产妇无宫内感染发生。

2. 孕产妇及家属心态平稳，能正视淋病，尽快接受正规治疗。

3. 孕产妇及家属熟悉疾病传播有关知识，并积极参与预防过程。

【护理措施】

（一）孕产妇的护理

1. 心理护理　向孕产妇及家属讲解妊娠合并淋病的相关知识，劝导孕妇应积极面对现实，尽快接受正规治疗；护理人员应理解孕产妇和家属的心情，鼓励孕产妇说出心中的感受，帮助其正确认识和面对 STD。

2. 消毒隔离　应熟悉淋球菌的特性，这种细菌喜潮湿，在微湿的衣裤、毛巾中可生存 10~17 小时，离体后在完全干燥的情况下 1~2 小时死亡。一般消毒剂或肥皂可使其迅速灭活。淋病主要的传播途径为性传播，接触污染的衣物、器械等也可间接传播。因此，应做好床旁隔离，患者接触过的用物必须严格消毒灭菌，污染的手可用肥皂液洗净或经消毒液浸泡消毒。

3. 用药护理　淋病患者的首选治疗药物为第三代头孢菌素。在治疗过程中，用药应及时、准确，同时应观察药物的疗效和不良反应。若出现异常情况，应立即通知医护人员进行及时处理。

（二）胎儿及新生儿护理

1. 胎儿监护　监测胎儿宫内情况，密切注意胎心、胎动及宫缩情况，尽早发现胎儿窘迫、早产、胎死宫内的征象。

2. 新生儿护理

（1）新生儿隔离：淋病可通过宫内感染、产道感染等传给新生儿。因此应将感染的和有感染危险的新生儿隔离，其使用过的器械、布类，以及呕吐物、大小便等经消毒灭菌处理。

（2）新生儿观察与护理：对新生儿进行严密观察，如淋病患者的新生儿是否出现眼部红肿、脓性分泌物及肺炎等临床症状。同时，应告知其母亲，对新生儿应尽快采取措施，预防和治疗淋球菌性结膜炎等。

（3）新生儿喂养：淋病患者可通过乳汁感染新生儿，产妇应在医师的指导下决定是否采用母乳喂养。

（三）健康指导

加强卫生宣教，杜绝婚外性行为。加强个人卫生，尽量不与他人共用用具，患者内衣裤、被褥应全部煮沸消毒，保持干燥。早发现、早治疗，以防转为慢性。治疗期间应禁止性生活，配偶应同时进行检查和治疗。

　　护理措施：主要包括消毒隔离、用药护理、监测胎儿宫内情况、加强卫生宣教，配偶应同时进行检查和治疗等。

【护理评价】

1. 新生儿血液检测无被感染的阳性体征。

2. 孕产妇及家属心态平和，能正视疾病，尽快接受正规治疗。

3. 孕产妇熟悉疾病传播及预后相关知识。

二、梅毒

案例导入与思考

某孕妇，28岁，妊娠13周，因"近2周全身出现散在玫瑰色甲盖大的红斑"来院就诊。体格检查：躯干四肢可见大小不等的红斑。肛门附近有半环形排列的湿性丘疹，表面呈浸渍状。全身淋巴结肿大。

请思考：

1. 该孕妇最可能的临床诊断是什么？

2. 该孕妇目前主要的护理问题有哪些？

3. 针对以上护理问题应采取的护理措施有哪些？

梅毒（syphilis）是由梅毒螺旋体引起的慢性全身性STD。根据其病程分为早期梅毒和晚期梅毒。早期梅毒指病程在两年以内，包括：① 一期梅毒（硬下疳）；② 二期梅毒（全身皮疹）；③ 早期潜伏梅毒（感染一年内）。晚期梅毒指病程在两年以上，包括：① 皮肤、黏膜、骨、眼等梅毒；② 心血管梅毒；③ 神经梅毒；④ 内脏梅毒；⑤ 晚期潜伏梅毒。分期有助于指导该病的治疗与追踪。

【梅毒对母儿的影响】

孕妇可通过胎盘将梅毒螺旋体传给胎儿引起先天性梅毒。梅毒孕妇即使病期超过4年，梅毒螺旋体仍可通过胎盘感染胎儿，引起先天性梅毒；新生儿也可在分娩时通过软产道被传染，但不属于先天性梅毒。先天性梅毒（又称胎传梅毒）患儿占死胎的30%左右，即使幸存，病情也较重。早期表现为皮肤大疱、皮疹、鼻炎及鼻塞、肝脾大、淋巴结肿大；晚期先天性梅毒多出现在2岁以后，表现为楔状齿、鞍鼻、间质性角膜炎、骨膜炎、神经性耳聋等，其病死率及致残率均明显增高。

【护理评估】

（一）健康史

询问患者的感染史、婚姻史、妊娠史、生育史等。

（二）身体状况

潜伏期2~4周。一期梅毒可见于生殖器官的无痛溃疡性硬下疳病灶，伴有局部淋巴结肿大；二期梅毒可见全身皮疹，肛周、外阴出现扁平湿疣，头发虫蛀样脱落，全身淋巴结肿大；三期梅毒可见结节样皮疹，皮肤、黏膜、骨骼树胶肿，晚期可侵犯心血管、神经系统等多种组织器官，严重危及患者生命。

> **理论与实践**　　根据孕妇的临床表现，可判断该患者的临床诊断为梅毒，同时全身出现散在玫瑰色甲盖大的红斑，可判断为二期梅毒。

（三）心理–社会状况

对于妊娠合并梅毒的孕产妇，有的即使到医院就诊，也羞于启齿，避重就轻，不肯详述病史，同时担心胎儿安危而产生焦虑、恐惧、自责与内疚等情绪。

（四）辅助检查

1. 病原体检查　在一期梅毒的硬下疳取少许渗出液进行暗视野显微镜检查，见到梅毒螺旋体即可确诊。

2. 梅毒血清学检查　包括非梅毒螺旋体抗原血清试验和梅毒螺旋体抗原血清试验。① 非梅毒螺旋体抗原血清试验：包括性病研究实验室试验（VDRL）和快速血浆反应素试验（RPR）等。同一实验室内，采用同一方法的两次检测相差2个倍比稀释度（4倍）有意义。可用于筛查和疗效判断，但缺乏特异度，确诊须进一步做梅毒螺旋体抗原血清试验。② 梅毒螺旋体抗原血清试验：包括荧光密螺旋体抗体吸收试验（FTA–ABS）和梅毒螺旋体被动颗粒凝集试验（TPPA）等，测定血清特异性IgG抗体，但该抗体终身阳性，故不能用于观察疗效、鉴别复发或再感染。

3. 分子生物学技术　用聚合酶链反应（PCR）技术检测羊水、脐血中的梅毒螺旋体DNA（TP–DNA），对诊断先天性梅毒和神经梅毒有一定的灵敏度和特异度。

4. 脑脊液检测　梅毒患者出现神经症状，或者经过驱梅治疗后无效者，应做脑脊液检查。这一检查对神经梅毒的诊断、治疗及预后的判断均有帮助。检查项目包括脑脊液VDRL、白细胞计数、蛋白测定等。

5. 先天性梅毒　产前诊断神经梅毒很困难。B型超声检查可以提示甚至诊断，胎儿水肿、腹水、胎盘增厚和羊水过多等均支持感染，但感染胎儿的B型超声检查也可正常。PCR检测羊水中梅毒螺旋体DNA可诊断。

（五）治疗原则

早期明确诊断，及时治疗，足量、规范地使用抗生素。首选青霉素治疗，妊娠早期治疗有可能避免胎儿感染；妊娠中晚期治疗可使受感染胎儿在出生前治愈。梅毒患者妊娠时，已接受正规治疗和随诊，则无须再治疗。如果对上次治疗和随诊有疑问或本次检查发现有梅毒活动征象，应再接受1个疗程治疗。妊娠早期和妊娠晚期应各进行1个疗程的治疗，对妊娠早期以后发现的梅毒，争取完成2个疗程治疗，中间间隔2周。

【常见护理诊断/问题】

1. 有受伤的危险（胎儿）　与梅毒所致的宫内感染有关。

2. 焦虑　与担心胎儿宫内安危及自身疾病预后有关。

3. 自我形象紊乱　与梅毒引起患者硬下疳、全身皮疹等症状有关。

理论与实践　　目前该孕妇主要的护理问题如下所示。

（1）有受伤的危险（胎儿）　与性传播疾病所致的宫内感染有关。

（2）焦虑　与担心胎儿宫内安危及自身疾病预后有关。

（3）自我形象紊乱　与患者诊断性传播疾病后感到自卑有关。

【护理目标】

1. 孕妇尽快接受正规治疗，胎儿无宫内感染发生。

2. 孕妇心态平和，熟悉疾病传播有关知识，并积极参与预防过程。

3. 孕妇能够接受和正视自己的病情，治疗配合。

【护理措施】

1. 心理护理　正确对待患者，尊重患者，注意保护患者隐私，帮助其建立治愈的信心和生活的勇气。

2. 消毒隔离　梅毒主要经性接触通过黏膜擦伤处传播，接吻、哺乳、输血、污染的浴具等也可间接传播。因此，应告知患者在治疗期间禁止性生活，患者用物必须严格消毒灭菌。分娩期应正确处理产程，胎儿娩出后应取脐带血做梅毒血清试验，或在接近胎儿一侧的脐带的静脉血管内壁做刮片，进行暗视野镜检找梅毒螺旋体，以协助诊断先天性梅毒。

3. 用药护理　妊娠早期和晚期梅毒的孕妇首选青霉素疗法，应注意是否有青霉素过敏反应，若青霉素过敏可改用红霉素或多西环素，禁用四环素类药物，应告知患者并发症并加强用药后的病情观察。

4. 健康指导

（1）母乳喂养指导：因婴儿可通过接触乳房或乳头感染梅毒，故不主张母乳喂养，应指导人工喂养的方法，并给予实施退乳措施。

（2）随访：应告知患者产后须随访2~3年。第1年每3个月随访1次，以后每半年随访1次，包括临床表现及非梅毒螺旋体抗原血清试验。若在治疗后6个月内血清滴度未下降4个稀释度，应视为治疗失败或再感染，除需重新加倍治疗剂量外，还应进行脑脊液检查，确定有无神经梅毒。多数一期梅毒在1年内、二期梅毒在2年内血清学试验转阴。少数晚期梅毒血清非梅毒螺旋体抗体滴度低水平持续3年以上，可诊断为血清固定。

理论与实践　　护理措施：告知患者梅毒传播途径，治疗期间应禁止性生活，患者用物须经严格消毒灭菌；告知患者妊娠期间使用药物治疗的注意事项，并给予相应的心理支持。

【护理评价】

1. 新生儿血液检测无被感染的阳性体征。

2. 孕产妇及家属心态平稳能正视疾病，尽快接受正规治疗。

3. 孕产妇能正确面对现实，自尊感有所提高。

三、尖锐湿疣

案例导入与思考

某孕妇，27岁，妊娠20周，因"发现外部赘生物"来院就诊。孕妇主诉3个月前发现阴道口出现数个颗粒大小的淡红色丘疹，无任何症状，未进行处理，随后迅速增多。体格检查：阴道口见淡红色、菜花样赘生物，血尿常规、肝功能均正常，其他无异常。

请思考：

1. 该孕妇最可能的临床诊断是什么？

2. 该孕妇目前主要的护理问题有哪些？

3. 针对以上护理问题应采取的护理措施有哪些？

尖锐湿疣（condyloma acuminatum）是由人乳头瘤病毒（HPV）感染引起的鳞状上皮疣状增生性病变。其发病率在STD中仅次于淋病，居第二位，常与多种STD同时存在。HPV属环状双链DNA病毒，目前共发现100多个型别，其中有40多个型别与生殖道感染有关。生殖道尖锐湿疣主要与HPV-6型和HPV-11型感染有关。早年性交、多个性伴侣、免疫力低下、吸烟及高性激素水平等为发病的高危因素。

【尖锐湿疣对母儿的影响】

孕妇感染HPV可传染给新生儿，但其传播途径是经胎盘感染、分娩过程中感染还是出生后感染尚无定论，一般认为胎儿通过软产道时因吞咽含HPV的羊水、血或分泌物而感染。

妊娠期细胞免疫功能降低，甾体激素水平增高，会阴局部血液循环丰富，容易患尖锐湿疣，且病灶生长迅速，数目多，体积大，多区域，多形态。巨大尖锐湿疣可阻塞产道。此外，妊娠期尖锐湿疣组织脆弱，阴道分娩时容易导致大出血。

【护理评估】

（一）健康史

了解患者一般情况及可能发病的诱因，如婚育史、性生活史、个人卫生及月经期卫生保健、家庭状况等。询问患者不适的部位及特点，并观察有无典型特征。

（二）身体状况

1. 症状 部分患者有外阴瘙痒、烧灼痛或性交后疼痛。

2. 体征 患者唇后联合、小阴唇内侧、阴道前庭、尿道外口等部位可见多发性赘生物，初起为微小散在的乳头状疣，柔软，其上有细小的指样突起，或为小而尖的丘疹，质地稍硬，孤立、散在或呈簇状，粉色或白色。病灶逐渐增大、增多，互相融合成鸡冠状或菜花状，顶端可有角化或感染溃烂。

（三）心理-社会状况

多数患者在出现典型临床症状后出于无奈被迫就医，自觉羞愧，害怕被别人耻笑和歧视。妊娠妇女多担心胎儿的安危，害怕胎儿被感染。

（四）辅助检查

1. 病理组织学检查 光镜下见表皮细胞排列整齐，鳞状上皮呈乳头状增生，棘层细胞增生，有明显空泡形成，细胞增大，细胞质变淡，核大呈嗜碱性。病灶特征明显，容易诊断。

2. 活体组织检查 简称"活检"，取新鲜病变组织或在病变组织表面刮取细胞，采用PCR技术及DNA探针杂交核酸检测，确定HPV感染及类型。

> **理论与实践** 根据孕妇外阴部的典型症状，可能的临床诊断为妊娠合并尖锐湿疣。

（五）治疗原则

1. 药物治疗 妊娠36周前，外阴较小病灶可选局部药物治疗。可选用安息香酊和0.5%鬼臼毒素酊涂擦；80%~90%三氯醋酸病灶局部涂擦，或氟尿嘧啶乳膏涂擦均可治愈。治愈标准为疣体消失。治愈率高，但易复发。

2. 物理及手术治疗 若病灶大、有蒂，可行物理及手术治疗，如激光、微波、冷冻、电灼等。巨大尖锐湿疣可直接行手术切除湿疣主体，待愈合后再采取局部药物治疗，应同时治疗其性伴侣。妊娠近足月或足月孕妇，病灶局限于外阴者，可行冷冻治疗或手术切除病灶，届时可经阴道分娩。若病灶广泛，存在于外阴、阴道、宫颈时，经阴道分娩极易发生软产道裂伤，引起大出血；或巨大病灶堵塞产道者，均应行剖宫产结束分娩。

【常见护理诊断/问题】

1. 舒适度改变 与疣状物侵犯皮肤黏膜有关。

2. 有感染的危险 与物理或术后治疗的皮肤创面有关。

3. 焦虑 与担心胎儿宫内安危及自身疾病预后有关

4. 知识缺乏：缺乏尖锐湿疣传播及预后的相关知识。

> **理论与实践** 目前该孕妇主要的护理问题包括：
>
> （1）舒适度改变 与疣状物侵犯皮肤黏膜有关。
>
> （2）焦虑 与担心胎儿宫内安危及自身疾病预后有关。
>
> （3）知识缺乏：缺乏疾病传播及预后的相关知识。

【护理目标】

1. 孕妇舒适度提高。

2. 孕妇感染减轻或消失。

3. 孕妇及家属能正确认识尖锐湿疣，尽快接受和配合正规治疗。

4. 熟悉并掌握疾病传播的相关知识，并积极参与预防过程。

【护理措施】

1. 心理护理 以热情、诚恳、耐心的态度对待患者，了解并解除其思想顾虑和负担，使患者做到患病后及早接受正规诊断和治疗，帮助其树立战胜疾病的信心。

2. 一般护理 为孕产妇提供舒适、具有私密性的诊治环境，加强疾病知识宣传。晚期患者因内脏器官受累出现一系列脏器感染、衰竭症状等导致组织完整性受损，予以保护性隔离。告知患者应卧床休息并加强营养以增加抵抗力。嘱患者治疗期间禁性生活，污染的衣裤、生活用品要及时消毒。

3. 治疗配合

（1）用药护理：遵医嘱用药，注意药物的副作用及进行病情观察；配合医师进行物理或手术治疗；由于分娩后病灶有可能消退，主张妊娠期可暂不切除病灶。对于病灶大，影响阴道分娩者，应选择剖宫产术，并为其提供相应的手术护理。

（2）术后创面护理：保持创面清洁、干燥，预防继发感染，促进创面尽早愈合。创面较大者可辅以红外线照射，以促进局部组织的新陈代谢，改善局部组织的营养状态，促进创面尽快愈合。也可用抗生素湿敷，目的是减少渗出，预防感染。

4. 健康指导 注意个人卫生，保持外阴清洁卫生，以预防为主，避免混乱的性关系。孕前接种四价或九价HPV疫苗可预防HPV感染和尖锐湿疣的发生。孕妇不推荐使用HPV疫苗，哺乳期可注射HPV疫苗。该病复发率较高，嘱患者坚持治疗直至治愈。治疗期间，应注意保持外阴清洁干燥，禁止性生活，贴身用物应与家人分开泡洗，并放阳光下暴晒，穿宽松、柔软、吸水性强、透气性强的内衣裤。月经期勿行阴道内各类治疗。避免直接接触患者的损害部位及污染物。进行各类涂药治疗时要注意勿伤及周围健康黏膜组织。治疗结束后，每月随访1次。

理论与实践 护理措施：注意隔离治疗；卧床休息并加强肠外营养以增加抵抗力；坚持规律治疗，按时随访；性伴侣同时接受治疗，治疗期间禁止性生活；加强心理护理，使其了解疾病的发展与治疗，减轻焦虑和自卑。

【护理评价】

1. 孕妇舒适感提高。

2. 孕妇感染减轻或消失。

3. 孕妇及家属能正确认识尖锐湿疣。

4. 孕妇掌握疾病传播及疾病预后的相关知识。

四、获得性免疫缺陷综合征

案例导入与思考

某孕妇，33岁，妊娠10周，因"发热、咳嗽、吐白痰5日，气短2日"入院。体格检查：体温38.5℃、脉搏118次/min、呼吸28次/min、血压110/70mmHg。神志清楚，呼吸急促，唇发绀，双肺基底部轻度湿啰音，腹部肝脾未触及。Hb 15g/L，白细胞4.0×10⁹/L，中性粒细胞0.69×10⁹/L，淋巴细胞0.23×10⁹/L，单核细胞0.06×10⁹/L，嗜碱性粒细胞0.02×10⁹/L，肺部X线示间质性肺炎。

请思考：

1. 该孕妇最可能的临床诊断是什么？

2. 该孕妇目前最恰当的处理措施有哪些？

3. 护理该类患者时，如何体现以人为本的原则？

获得性免疫缺陷综合征（acquired immunodeficiency syndrome，AIDS）简称艾滋病，是由人类免疫缺陷病毒（human immunodeficiency virus，HIV）引起的一种STD。艾滋病引起T淋巴细胞损害，导致持续性免疫缺陷，多个器官出现机会性感染及罕见恶性肿瘤，最终导致死亡，是主要致死性传染病之一。HIV属逆转录RNA病毒，分为HIV-1和HIV-2两型。HIV-1引起世界流行，HIV-2主要在非洲西部局部流行。

【艾滋病对母儿的影响】

约82%的HIV感染孕妇无临床症状，12%有HIV感染相关症状，仅6%为艾滋病。对于HIV感染是否增加了妊娠不良预后，一直存在争议。妊娠期因免疫功能受限，可能影响HIV感染病程，加速HIV感染者从无症状期发展为艾滋病，并可加重艾滋病及其相关综合征的病情，45%~75%无症状孕妇在产后28~30个月后出现症状。

孕妇感染HIV可通过胎盘传染给胎儿，或分娩时经软产道感染，其中垂直传播20%发生在妊娠36周前，50%发生在分娩前几日，30%在产时传染给胎儿。出生后也可经母乳喂养感染新生儿。

宫内感染为HIV垂直传播的主要方式。无论是剖宫产还是经阴道分娩，25%~33%新生儿受HIV感染，感染HIV的儿童有85%为垂直传播。母乳传播风险尚不完全清楚，为降低风险，产后不应哺乳。鉴于HIV感染对胎儿、新生儿的高度危害性，对HIV感染合并妊娠者可建议终止妊娠。

【护理评估】

（一）健康史

HIV感染后潜伏期可以很长，因此，询问病史非常重要。对孕妇来说，性接触传染源一般为配偶，因而应同时详细询问其丈夫的情况。向夫妻双方询问的内容包括：① 有无不安全性生活史；② 有无静脉药瘾史；③ 有无输入未经HIV抗体检测的血液及血液制品史；④ 其他，如职业暴露或医源性感染。

（二）身体状况

艾滋病潜伏期较长，早期常无明显症状，部分患者有原因不明的淋巴结肿大，颈、腋窝处最为明显。发病后，表现为全身性、进行性病变，主要为机会性感染，不明原因的发热、乏力、消瘦、胸痛、咳嗽、呼吸困难、慢性腹泻、体重下降、头痛、人格改变等，恶性肿瘤，以卡波西肉瘤最为常见。

（三）心理–社会状况

患有艾滋病的孕产妇及家属是一个特殊的群体，受社会舆论的影响承受着巨大的心理、社会压力。孕产妇常因害怕遭人歧视或排斥等而未及时就诊，或在出现典型的症状后才被迫就医。大多数患者感到恐惧、悲观、绝望，甚至出现失眠、食欲下降等。

（四）辅助检查

抗HIV抗体阳性，CD4$^+$ T淋巴细胞总数<200/mm^3，或200~500/mm^3；CD4/CD8比值<1；血清p24抗原阳性；外周血白细胞计数及血红蛋白含量下降；β_2微球蛋白水平增高，合并机会性感染病原学或肿瘤病理依据均可协助诊断。

理论与实践　根据该孕妇的临床表现及辅助检查结果，诊断为妊娠合并获得性免疫缺陷综合征。

（五）治疗原则

目前尚无治愈方法，HIV感染孕妇主要是预防垂直传播和治疗HIV感染。一旦发现HIV感染的孕产妇，应当立即启动抗逆转录病毒治疗（anti-retroviral therapy，ART），并主动为其提供预防艾滋病垂直传播咨询与评估，其新生儿HIV感染率有可能显著下降（<8%）。

【常见护理诊断/问题】

1. 有受伤的危险（胎儿）　与艾滋病所致的宫内感染有关。

2. 绝望　与疾病无法治愈有关。

3. 知识缺乏：缺乏疾病传播及预后的相关知识。

【护理目标】

1. 孕妇及家属能正视艾滋病，尽快接受正规治疗，胎儿无宫内感染发生。

2. 孕妇心态平和，正视疾病并积极参与预防过程。

3. 孕妇能掌握疾病传播及疾病预后相关知识。

【护理措施】

1. 心理护理　与HIV感染的孕妇进行有效沟通，了解患者的真实想法；进行心理疏导，满足合理要求；鼓励患者与家属、亲友接触和沟通，解除患者孤独、恐惧感；不歧视患者，尊重其人格，使患者正视现实，融入社会。

2. 一般护理　指导妇女禁止吸毒和吸烟，注意休息，加强锻炼，坚持合理营养，提供高热量、高蛋白、高维生素、易消化饮食，注意补充维生素A及硒、锌等微量元素，以避免营养不良状态；急性感染期和艾滋病期妇女应绝对卧床休息；无症状感染期，可以正常工作；孕妇及配偶应改变不良行为及高危行为，掌握正确的STD预防措施。

3. 病情观察 密切观察孕产妇发热的程度，注意有无肺部、胃肠道、中枢神经系统、皮肤黏膜等感染的表现；监测各系统症状体征的变化；有无各种严重的机会性感染和恶性肿瘤等并发症的发生，以便及早发现，及时治疗。

4. 消毒隔离 HIV主要存在于人体的血液、精液、眼泪、唾液、阴道分泌物、胎盘及乳汁中。其主要传播途径为性传播，其次为血液传播和垂直传播。因此，应严格消毒隔离。

首先安置单间病房，房间内放置专人用的血压计、体温计，专用医疗垃圾、生活垃圾桶，锐器盒。医疗垃圾、生活垃圾、锐器盒集中焚烧处理。每日用含氯消毒剂擦病房台面、地面，出院后患者接触过的用物应进行终末消毒。在给HIV感染者进行静脉输液、抽血、涂擦伤口、换药时应戴一次性橡胶手套，操作完后立即更换手套。在接触患者血液、分泌物、排泄物时应戴双层乳胶手套。手术、接产时要穿一次性防水隔离衣，戴防护镜、口罩、帽子，穿雨靴。医护人员应避免锐器刺伤皮肤，严禁做双手回套针帽等动作。如果操作中不慎刺伤自己，应立即向外挤压血液，用流水或生理盐水冲洗伤口，再用2%碘酒、75%酒精消毒伤口，并向有关部门报告，做好记录。

5. 定期产前检查 建议并鼓励HIV阳性孕妇定期做产前检查，除常规产前检查、病史采集外，应注意以下几点：① 有无妊娠合并症和并发症、有无生殖道感染和STD，给予积极的预防和治疗；② 密切观察艾滋病相关的症状和体征；③ 胎儿宫内情况的监测；④ 艾滋病病情的监测；⑤ 避免羊膜腔穿刺、胎儿镜等有创性检查；⑥ 提倡住院分娩。

6. HIV垂直传播的干预措施 目前认为垂直传播途径可以通过干预手段被阻断。阻断HIV垂直传播的金标准为：ART＋产科干预＋人工喂养。

（1）用药护理：熟悉抗病毒治疗的药物及其副作用。如核苷逆转录酶抑制剂可抑制骨髓的造血功能，易出现贫血，用药期间应遵医嘱定期检查血常规；长期使用非核苷逆转录酶抑制剂可出现耐药性；蛋白酶抑制剂，如沙奎那韦应餐后服用，茚地那韦应餐前服用，奈非那韦应进餐时服用，若突然停药或换药时可出现反跳现象。

（2）产科干预护理：避免妊娠期、产程中进行损伤性操作，如羊膜腔穿刺、胎儿镜检查、宫内胎儿头皮电极监测、会阴切开术、产钳或吸引器助产等。如果出现胎膜早破或临产早期出现胎膜破裂，应协助医师积极处理，缩短产程。对于剖宫产能否减少分娩过程中HIV的传播，尚有争议。

（3）人工喂养指导：母乳喂养可增加艾滋病垂直传播机会，因此人工喂养是产后干预的主要措施，提倡实施人工喂养，尽量避免母乳喂养，绝对不要混合喂养。指导产妇及家属采用正确的喂养技术，注意哺乳期乳房的保护，以免出现乳头皲裂、乳腺炎和乳腺脓肿而显著增加母乳传播HIV的危险。

理论与实践 处理措施：因孕妇正处于妊娠10周左右，且HIV感染症状明显，正确的处理措施为建议其终止妊娠，以免造成胎儿的垂直传播，并积极治疗自身疾病。

7. 健康指导

（1）利用各种形式广泛开展预防艾滋病传播的健康教育。

（2）对HIV感染的高危人群进行HIV抗体检测，对HIV抗体阳性者进行教育及预防，防止播散，并对其配偶及性伴侣进行HIV抗体检测。

（3）对已感染HIV的妇女进行"不供血、终止妊娠、固定性伴侣、避孕套避孕"的宣教。

（4）艾滋病患者和HIV抗体阳性者均不宜妊娠，一旦妊娠应尽早终止妊娠；如继续妊娠，应告知胎儿感染的危险性。

（5）尽可能缩短破膜距离分娩的时间，尽量避免使胎儿暴露于血液和体液危险增加的操作。

（6）指导新生儿哺乳，提倡人工喂养。

理论与实践 应该充分尊重患者的隐私权和尊严，不泄露患者的个人信息和隐私。尽可能地减少患者和家庭成员在HIV感染方面的歧视和偏见。关注患者的心理健康，提供必要的心理支持和咨询，帮助他们克服疾病带来的困难和挑战。

【护理评价】

1. 新生儿血液检测无被感染的阳性体征。

2. 孕产妇及家属能正视疾病，尽快接受正规治疗。

3. 患者能掌握疾病传播及疾病预后相关知识。

4. 患者皮肤完整无损伤，感染减轻。

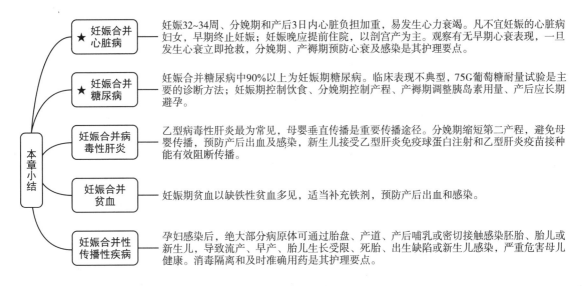

本章小结

★ 妊娠合并心脏病：妊娠32~34周、分娩期和产后3日内心脏负担加重，易发生心力衰竭。凡不宜妊娠的心脏病妇女，早期终止妊娠；妊娠晚应提前住院，以剖宫产为主。观察有无早期心衰表现，一旦发生心衰立即抢救，分娩期、产褥期预防心衰及感染是其护理要点。

★ 妊娠合并糖尿病：妊娠合并糖尿病中90%以上为妊娠期糖尿病。临床表现不典型，75G葡萄糖耐量试验是主要的诊断方法；妊娠期控制饮食、分娩期控制产程、产褥期调整胰岛素用量、产后应长期避孕。

妊娠合并病毒性肝炎：乙型病毒性肝炎最为常见，母婴垂直传播是重要传播途径。分娩期缩短第二产程，避免母婴传播，预防产后出血及感染，新生儿接受乙型肝炎免疫球蛋白注射和乙型肝炎疫苗接种能有效阻断传播。

妊娠合并贫血：妊娠期贫血以缺铁性贫血多见，适当补充铁剂，预防产后出血和感染。

妊娠合并性传播性疾病：孕妇感染后，绝大部分病原体可通过胎盘、产道、产后哺乳或密切接触感染胚胎、胎儿或新生儿，导致流产、早产、胎儿生长受限、死胎、出生缺陷或新生儿感染，严重危害母儿健康。消毒隔离和及时准确用药是其护理要点。

（郭洪花）

（一）选择题

1. 某孕妇，26岁，妊娠37周合并2型糖尿病，近2日自觉头晕头痛、视物模糊，血压170/115mmHg，空腹血糖20mmol/L。正确的处理措施为
   - A. 应用缩宫素引产
   - B. 立即行剖宫产术结束妊娠
   - C. 立即应用抗生素预防感染
   - D. 控制病情，促进胎儿肺成熟后终止妊娠
   - E. 控制血糖，密切观察病情变化至满40周

2. 某孕妇，28岁，妊娠32周合并糖尿病，空腹血糖10.2mmol/L，用胰岛素治疗，清晨5时惊醒，心慌、出汗，此时应立即
   - A. 进食
   - B. 饮水
   - C. 测体温
   - D. 测血糖
   - E. 测尿糖及酮体

3. 某孕妇，27岁，妊娠26周，丈夫乙型肝炎表面抗原（HBsAg）（＋），孕妇欲确诊是否感染乙型肝炎病毒，应检查的项目是
   - A. ALT
   - B. HBsAg
   - C. 肝脏CT
   - D. 肝脏B型超声
   - E. 乙型肝炎抗原抗体五项

4. 某孕妇，26岁，妊娠31周，自诉头晕、乏力、食欲不佳半月余，实验室检查：Hb 85g/L，血细胞比容25%，血清铁6.0μmol/L，治疗药物应首选
   - A. 叶酸
   - B. 硫酸亚铁
   - C. 右旋糖酐铁
   - D. 少量多次输血
   - E. 维生素B_{12}肌内注射

5. 某孕妇，28岁，妊娠24周，患风湿性心脏病，心功能Ⅱ级A，目前自觉日常活动后乏力、心悸、气短。护理人员告知其易发生心力衰竭的危险时期是
   - A. 妊娠16~20周
   - B. 妊娠20~24周
   - C. 妊娠24~28周
   - D. 妊娠28~32周
   - E. 妊娠32~34周

   答案：1. D；2. A；3. E；4. B；5. E

（二）简答题

1. 简述妊娠合并心脏病产妇产褥期护理要点。

2. 简述糖尿病对孕妇、胎儿及新生儿的主要影响。

第八章

高危妊娠管理

学习目标

知识目标	1. 掌握高危妊娠的定义、妊娠风险评估、孕妇及胎儿的健康状况监测及护理。 2. 熟悉高危妊娠的筛查、分级管理及处理。 3. 了解高危妊娠的常见风险因素。
能力目标	能够运用所学知识识别高危孕妇的风险因素并进行针对性健康指导。
素质目标	具有较强的责任心，理解高危孕妇及家属的心理感受并给予心理支持。

高危妊娠（high risk pregnancy）是指孕妇、胎儿或两者在妊娠期或分娩期存在一个或多个危险因素时发生不良结局的风险高于正常妊娠。具有高危妊娠因素的孕妇称为高危孕妇。高危妊娠并不是一种疾病，而是一组疾病，如妊娠合并症、并发症及异常妊娠史等，是引起孕产妇和围产儿死亡的重要原因。

案例导入与思考

某女士，38岁，G_1P_0，因"妊娠34^{+1}周，头晕、视物模糊1周"来院就诊。体格检查：身高158cm，体重88kg，血压165/108mmHg，双下肢及下腹部凹陷性水肿，子宫底高度35cm，腹围98cm，胎方位LOP，胎心率146次/min。实验室检查：Hb 86g/L，蛋白尿（+++）。

请思考：

1. 该孕妇具有哪些高危因素？
2. 该孕妇目前属于妊娠风险评估分级管理的哪一类？
3. 对该孕妇及胎儿应采取哪些监护措施？

第一节　高危妊娠的评估

高危妊娠的范畴广泛，基本包括所有的病理产科，早期筛查、规范监测和正确处理是保障母儿健康的重要措施。

一、高危妊娠常见的风险因素

1. 孕妇个体因素 孕妇的家庭收入不高、居住条件差、未婚或独居、营养不良；初次妊娠年龄≥35岁或<18岁，身高≤145cm，体重指数（body mass index，BMI）>25kg/m² 或<18.5kg/m²，Rh血型阴性；妊娠早期接触大量放射线或化学性毒物，服用对胎儿有影响的药物，孕产妇有吸烟、吸毒、酗酒等不良嗜好等，孕妇患有艾滋病、梅毒、乙型肝炎等传染性疾病等。

2. 异常妊娠及分娩史 生育间隔<12个月，有剖宫产史、不孕史、不良孕产史（各类流产≥3次、早产史、围产儿死亡史、滋养细胞疾病史、既往妊娠并发症及合并症史），本次妊娠为多胎、辅助生殖技术助孕等。

3. 妊娠合并症及并发症 妊娠合并心脏病、糖尿病、甲状腺功能亢进、原发性高血压、慢性肾炎等；妊娠期高血压疾病、前置胎盘、胎儿生长受限、母儿血型不合、羊水过多或过少、多胎妊娠、宫内感染等。

4. 妇产科疾病及手术史 生殖道畸形、子宫肌瘤或卵巢囊肿≥5cm、阴道及宫颈锥切手术史、瘢痕子宫、子宫附件恶性肿瘤手术史，各种重要脏器疾病史，其他特重大手术史、药物过敏史。

5. 家族史 高血压家族史且孕妇目前血压（BP）≥140/90mmHg，直系亲属患有糖尿病、凝血因子缺乏、严重的遗传病（如遗传性高脂血症、血友病等）。

理论与实践 该孕妇具有的高危因素：高龄孕妇、妊娠并发症。

二、妊娠风险评估

妊娠风险评估指各级各类医疗机构对妊娠至产后42日的孕产妇进行妊娠相关风险的筛查及评估分级，早发现、早干预影响妊娠的风险因素，防范不良妊娠结局。

（一）高危妊娠筛查

首诊医疗机构应当对首次建册的孕产妇进行妊娠风险筛查，孕产妇符合《孕产妇妊娠风险筛查表》（见附录一）中1项及以上情形的即认为筛查阳性。

1. 孕前筛查 评估孕前高危因素，对于不宜妊娠的妇女应及时告知，对于存在高危因素但可以妊娠的妇女应做好标记并在妊娠期适当增加产检的次数。

（1）询问健康史

1）询问计划妊娠夫妇健康状况。

2）询问既往慢性疾病史、家族史、遗传病史，不宜妊娠者应及时告知。

3）详细了解不良孕产史和前次分娩史，是否为瘢痕子宫。

4）生活方式、饮食营养、职业状况及人际关系等。

（2）体格检查：心肺听诊；测量血压、体重，计算BMI；常规妇科检查。

（3）辅助检查

1）必查项目：血常规、尿常规、血型（ABO和Rh）、肝肾功能、空腹血糖、HBsAg筛查、梅毒血清抗体、HIV筛查等。

2）备查项目：子宫颈细胞学检查、TORCH筛查（弓形虫、风疹病毒、巨细胞病毒及单纯疱疹病毒筛查）、阴道分泌物检查、甲状腺功能检测、75g OGTT检查、血脂水平检查、妇科超声检查及心电图检查等。

2. 孕期筛查　孕期主要通过产前检查对高危因素进行排查。了解孕妇既往孕产史、本次妊娠史、家族史，进行全面体格检查和产科检查，筛查有无对妊娠结局、母婴健康的不利因素。对于存在高危因素者及时请相关学科会诊，对于不宜继续妊娠者应告知并及时终止妊娠；对于高危孕妇可以继续妊娠者，须评估是否转诊。

（1）产前检查次数及孕周：《孕前和孕期保健指南（2018年）》根据目前我国孕期保健现状和产前检查项目的需要，推荐的产前检查孕周分别为：妊娠6~13^{+6}周、14~19^{+6}周、20~24周、25~28周、29~32周、33~36周、37~41周（每周1次）。高危妊娠者，酌情增加次数。

（2）评估孕期高危因素：主要包括孕产史（尤其不良孕产史，如流产、早产、死胎史等）、有无生殖道手术史及胎儿畸形，孕前准备情况，孕妇及配偶的家族史，以及孕妇有无妊娠并发症等。

（3）体格检查：心肺听诊；测量血压、体重，计算BMI；胎心率测定等。

（4）辅助检查

1）必查项目：血、尿常规等同孕前必查项目；GDM筛查，75g OGTT检查；超声检查等。

2）备查项目：丙型肝炎筛查、抗D滴度检测、结核菌素试验、双胎妊娠须确定绒毛膜性质、绒毛膜穿刺取样术、无创产前基因检测（NIPT）、胎儿染色体非整倍体异常的妊娠中期母体血清学筛查、羊膜腔穿刺术、B族链球菌（GBS）筛查、子宫颈检查及Bishop评分等。

3. 分娩期筛查　分娩期主要对拟行剖宫产的高危因素，以及与胎儿宫内情况评估有关的高危因素进行识别。主要包括以下几项。

（1）复查身高、骨盆，评估胎儿体重，判断有无头盆不称。

（2）观察胎心及羊水性状的情况，及早发现胎儿窘迫。

（3）评估宫缩、宫口扩张及胎先露下降情况，判断有无子宫收缩乏力及产程异常。

（二）高危妊娠风险评估分级

妊娠风险评估分级原则上应当在开展助产服务的二级以上医疗机构进行。

1. 首次评估　对妊娠风险筛查阳性的孕妇，医疗机构应当对照《孕产妇妊娠风险评估表》（见附录二）进行首次妊娠风险评估。按照风险严重程度分别以"绿（低风险）、黄（一般风险）、橙（较高风险）、红（高风险）、紫（传染病）"5种颜色进行分级标识。

（1）绿色标识：妊娠风险低。孕妇基本情况良好，未发现妊娠合并症、并发症。

（2）黄色标识：妊娠风险一般。孕妇基本情况存在一定危险因素，或患有妊娠合并症、并发症，但病情较轻且稳定。

（3）橙色标识：妊娠风险较高。孕妇年龄≥40岁或BMI≥28kg/m²，或患有较严重的妊娠合并症、并发症，对母儿安全有一定威胁。

（4）红色标识：妊娠风险高。孕妇患有严重的妊娠合并症、并发症，继续妊娠可能危及孕妇生命。

（5）紫色标识：孕妇患有传染性疾病。紫色标识孕妇可同时伴有其他颜色的风险标识。

理论与实践　　该孕妇目前属于妊娠风险评估分级管理橙色标识（较高风险）。

医疗机构应当根据孕产妇妊娠风险评估结果，在《母子健康手册》上标注评估结果和评估日期。对于风险评估分级为"橙色""红色"的孕产妇，医疗机构应当填写《孕产妇妊娠风险评估分级报告单》，在3日内将报告单报送辖区妇幼保健机构。如孕产妇妊娠风险分类为红色，应当在24小时内报送。

2. 动态评估　　医疗机构应当结合孕期保健服务，发现孕妇健康状况有变化时，立即进行妊娠风险动态评估，根据病情变化及时调整妊娠风险分级和相应管理措施，并在《母子健康手册》上标注评估结果和评估日期。

第二节　高危妊娠的管理与护理

一、高危妊娠的管理

各级医疗机构应当根据孕妇妊娠风险评估分级情况，对其进行分类管理。

（一）妊娠风险分级管理

对于妊娠风险分级为"橙色""红色"和"紫色"的孕产妇，医疗机构应当将其作为重点人群纳入高危孕产妇专案管理，合理调配资源，保证专人专案、全程管理、动态监管、集中救治，确保做到"发现一例、登记一例、报告一例、管理一例、救治一例"。对妊娠风险分级为"橙色"和"红色"的孕产妇，要及时向辖区妇幼保健机构报送相关信息，并尽快与上级危重孕产妇救治中心共同研究制订个性化管理方案、诊疗方案和应急预案。

1. 分级"绿色"　　按照《孕产期保健工作规范》及相关诊疗指南、技术规范，规范提供孕产期保健服务。

2. 分级"黄色"　　建议其在二级以上医疗机构接受孕产期保健和住院分娩。如有异常，应当尽快转诊到三级医疗机构。

3. 分级"橙色"　　建议其在县级及以上危重孕产妇救治中心接受孕产期保健服务，有条件的原则上应当在三级医疗机构住院分娩。

4. 分级"红色"　　建议其尽快到三级医疗机构接受评估以明确是否适宜继续妊娠。如适宜继续妊娠，应当建议其在县级及以上危重孕产妇救治中心接受孕产期保健服务，原则上应当在三级医疗机构住院分娩。对于患有可能危及生命的疾病而不宜继续妊娠的孕产妇，应当由副主任以上任职资格的医师进行评估和确诊，告知本人继续妊娠风险，提出科学严谨的医学建议。

5. 分级"紫色" 按照传染病防治相关要求进行管理，并落实预防艾滋病、梅毒和乙型肝炎垂直传播综合干预措施。

（二）高危妊娠的监测

1. 孕妇健康状况监测

（1）生命体征监测

1）体温：体温过高（腋下温度>37℃或口腔温度>37.5℃）和体温过低（口腔温度<35℃）。体温过高常见于产褥感染、泌尿系统感染、上呼吸道感染等。体温过低常见于大出血、休克等重症疾病。

2）脉搏：脉搏增快见于甲状腺功能亢进、发热，脉搏减慢见于休克晚期，脉搏短绌见于心房颤动、频发室性期前收缩。

3）呼吸：呼吸困难可见于硫酸镁中毒和急性羊水过多。呼吸过缓常见于麻醉药或镇静药中毒、硫酸镁中毒。呼吸过速常见于感染性疾病导致的发热。

4）血压：血压增高（BP≥140/90mmHg）、血压过低（BP≤90/60mmHg）及血压不对称（脉搏压>10mmHg）三种异常情况。

A. 血压增高：最常见于妊娠期高血压疾病，包括妊娠期高血压、子痫前期、慢性高血压并发子痫前期及妊娠合并慢性高血压，基本处理原则是镇静、解痉、利尿。

B. 血压过低：常见于产后出血、体位性低血压、心脏疾病等。产后出血的血压下降处理原则为针对出血原因迅速止血，补充血容量，纠正失血性休克，防止感染；体位性低血压采取左侧卧位，症状可自然消失；心脏疾病导致的血压过低，按妊娠期合并心脏病处理。

C. 血压不对称：主要由大血管病变和呼吸系统疾病引起。大血管病变主要有主动脉夹层、多发性大动脉炎、先天性动脉畸形等。呼吸系统疾病主要有呼吸道阻塞、肺淤血、肺栓塞、肺水肿等。

（2）产科常见异常症状

1）胎心异常

A. 胎心率增快（>160次/min）：胎儿因素包括心脏畸形或传导异常、脐带脱垂或受压、胎盘功能不全等；孕妇因素包括发热、贫血、甲状腺功能亢进、过度紧张焦虑、宫内感染等。

B. 胎心率减慢（<110次/min）：胎儿因素包括脐带脱垂、胎儿先天性心脏病或传导异常、过期妊娠；孕妇因素包括子宫收缩过强、低体温、低血压、抽搐等。

C. 各类减速：早期减速常见于胎头受压；变异减速常见于早产或硫酸镁、镇静药、麻醉药等药物因素；晚期减速常见于胎儿宫内缺氧和脐带受压。

2）胎动异常：胎动在夜间和下午较为活跃，在胎儿睡眠周期（持续20~40分钟）停止。孕妇应在每日同一时间计数胎动，记录并判断胎动增加或减少情况，若有异常应及时就医检查。

A. 胎动增多：胎儿轻度缺氧如外力撞击、胎盘早剥。胎动计数明显增加后出现胎动明显减少，甚至消失，提示有胎儿窘迫。

B. 胎动减少：胎儿严重或长时间缺氧如脐带绕颈、胎盘早剥、前置胎盘、胎盘功能障碍等。孕妇因素包括低血糖、羊水过多、使用镇静药。

3）阴道流血：妊娠28周前可见于先兆流产、难免流产；妊娠28~37周可见于早产、先兆早产；妊娠37周后为临产、先兆临产；前置胎盘、胎盘早剥。

4）阴道排液：常见于胎膜早破、阴道炎，可用羊水试纸对两者进行鉴别。若明确诊断，可按胎膜早破或阴道炎处理。

5）疼痛：胎盘早剥、子宫破裂、妊娠各期流产、先兆早产等均可引起腹部或腰背部疼痛；妊娠期高血压疾病可导致头痛。

6）水肿：见于妊娠期高血压疾病，心力衰竭，妊娠期糖尿病，急、慢性肾炎等。

7）抽搐：见于子痫、颅内感染、神经系统疾病等。

8）意识障碍：见于药物中毒如硫酸镁中毒；严重的肝肾疾病如妊娠期肝内胆汁淤积症、尿毒症等；神经系统病变，脑组织缺血缺氧；内分泌疾病如低血糖、甲状腺危象等。

9）视物模糊：见于妊娠期高血压疾病、妊娠期糖尿病、头部神经损伤等。

10）皮肤瘙痒：见于妊娠期糖尿病、妊娠期肝内胆汁淤积症等。

理论与实践　　　对该孕妇监护措施有：① 生命体征的监测，及时监测孕妇的脉搏、呼吸、血压及体温变化；② 心脏，评估有无心脏杂音及心功能情况；③ 子宫底高度和腹围，判断子宫底高度、腹围是否与停经周数相符；④ 心理状态，应全面评估高危妊娠孕妇的心理状态、应对机制及社会支持系统。

---

2. 胎儿健康状况监测　　高危孕妇应于妊娠32~34周开始评估胎儿健康状况，合并严重并发症的孕妇应于妊娠26~28周开始评估，内容包括胎儿宫内情况的监护、胎盘功能检查、胎儿成熟度检查等。根据评估结果综合观察、判断胎儿宫内情况以及时发现异常情况。

（1）胎儿生长发育的监测

1）定期产前检查：手测子宫底高度或尺测子宫长度和腹围，判断胎儿宫内发育情况与妊娠周数是否相符，同时检查胎产式、胎方位和胎心率。

2）B型超声检查：妊娠6~8周确定是否宫内妊娠，确认孕周、胎儿数目、胎儿原始心管搏动；妊娠11~13^{+6}周检查胎心，核定孕周，判断胎儿发育情况，测量胎儿颈项透明层厚度，双胎妊娠还需确定绒毛膜性质；妊娠20~24周胎儿系统超声筛查，筛查胎儿结构有无异常包括无脑儿、严重脑膨出、严重开放性脊柱裂、严重胸腹壁缺损并内脏外翻、单腔心、致死性软骨发育不良等；妊娠29~32周监测胎儿生长发育情况，羊水量、胎位、胎盘位置等；妊娠37~41周监测胎儿大小、羊水量胎盘成熟度、胎位，有条件可检测脐动脉收缩期峰值和舒张末期流速之比（S/D比值）等。

（2）胎儿宫内状态的监测

1）胎动监测：胎动监测是孕妇自我评价胎儿宫内状况的简便经济有效方法。一般妊娠16~20

周开始自觉胎动，胎动下午和夜间较为活跃。胎动常在胎儿睡眠周期消失，持续20~40分钟。随着妊娠周数增加，胎动逐渐由弱变强，至妊娠38周后，胎动又因羊水量减少和空间减少而逐渐减弱。胎动过频和胎动过少均为胎儿缺氧的征兆，妊娠28周以后，胎动计数≥10次/2h为正常，<10次/2h或减少50%者，提示子宫胎盘功能不良、胎儿宫内缺氧的可能。目前临床上很少只用胎心率来诊断胎儿窘迫，一般根据胎动与胎心率异常来综合判断胎儿缺氧。

2）胎儿血流动力学监测：应用彩色多普勒超声可以对高危因素的胎儿状况作出客观判断。常用的指标包括脐动脉和胎儿大脑中动脉血流。脐动脉血流常用监测指标为收缩期最大血流速度与舒张末血流速度比值（S/D）、动脉阻力指数（RI）、搏动指数（PI）等。较公认的判断胎儿血流异常的标准如下：脐动脉血流指数大于各孕周的第95百分位数或超过平均值2个标准差，预示胎儿缺氧；脐动脉的舒张末期血流频谱消失或倒置，预示胎儿缺氧严重，将在1周内死亡。

3）监测胎心

A. 胎心听诊：是判断胎儿宫内安危情况的一种简便方法。可用胎心听诊器或多普勒胎心听诊仪听诊胎心的强弱、频率和节律，判断胎心率是否正常。

B. 电子胎心监护（electronic fetal monitoring，EFM）：电子胎心监护为目前产科临床应用最广泛的评估胎儿宫内情况的辅助检查手段。其优点是能连续描记胎心率的动态变化、预测胎儿宫内储备能力，同时可以观察子宫收缩、胎动对胎心率的影响，反映三者间的关系。电子胎心监护包括内、外监护两种形式。内监护有一定风险，一般不用。外监护是将宫缩描绘探头和胎心描绘探头直接放在孕妇的腹壁上，操作方便。有条件的医院可实行远程电子胎心监护，孕妇租借电子胎心监护探头在家自我监测，结果通过应用软件直接传给医师，医师进行远程判读，以便早期识别和干预。

C. 监测胎心率：主要监测指标有胎心率基线（FHR baseline，BFHR）、胎心率基线变异、胎心率一过性变化，其中胎心率一过性变化主要是加速、早期减速（early deceleration，ED）、变异减速（variable deceleration，VD）和晚期减速（late deceleration，LD）（表8-1）。

▼ 表8-1 电子胎心监护评价指标及临床意义

名称	定义及临床意义
胎心率基线	指在无胎动、无子宫收缩影响时，10min以上的胎心率平均值。正常的BFHR变异由交感神经和副交感神经共同调节，包括每分钟心搏次数及FHR变异 正常：FHR的正常值为110~160次/min 异常：历时10min，FHR>160次/min称为心动过速（tachycardia），FHR<110次/min称为心动过缓（bradycardia），单纯心动过速或过缓可再观察，伴异常波时应查明原因、积极处理
胎心率基线变异	胎心率基线变异指BFHR在振幅和频率上的不规则波动或小的周期性波动，又称为基线摆动（baseline oscillation），包括胎心率摆动幅度和摆动频率 正常：摆动幅度指胎心率上下摆动波的高度，振幅变动范围正常为6~25次/min。摆动频率是指1min内波动的次数，正常为≥6次/min。BFHR变异表示胎儿有一定的储备能力，是胎儿健康的表现 异常：基线波动活跃则频率增高，基线平直则频率降低或消失，提示胎儿储备能力丧失
加速	指宫缩时FHR增加≥15次/min，持续时间≥15s，是胎儿情况良好的表现，原因可能是胎儿躯干局部或脐静脉暂时受压 意义：散发的、短暂的胎心率加速是无害的，但脐静脉持续受压则发展为减速

名称	定义及临床意义
早期减速	指FHR曲线下降几乎与宫缩曲线上升同时开始，FHR曲线最低点与宫缩曲线高峰相一致，即波谷对波峰，减速的开始到胎心率最低点的时间≥30s，宫缩后迅速恢复正常（图8-1） 意义：一般发生在第一产程后期，为宫缩时胎头受压引起，提示胎儿有缺氧的危险，不受孕妇体位及吸氧而改变
变异减速	指FHR减速与宫缩无固定关系，下降迅速且下降幅度大（>70次/min），持续时间长短不一，但恢复迅速（图8-2） 意义：提示脐带有可能受压。可改变体位继续观察，如果存在变异减速伴有FHR基线变异消失，提示可能存在胎儿宫内缺氧
晚期减速	指FHR减速多在宫缩高峰后开始出现，即波谷落后于波峰，减速的开始到胎心率最低点的时间≥30s，恢复所需时间较长（图8-3） 意义：提示胎盘功能不良、胎儿有宫内缺氧

注：BFHR，胎心率基线；FHR，胎心率；

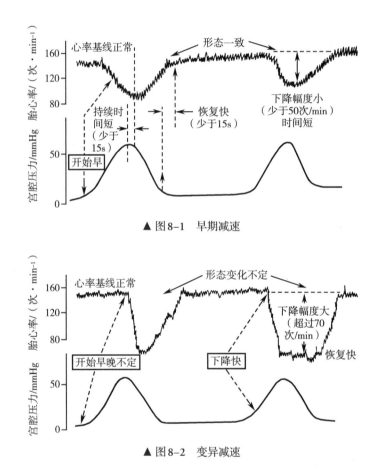

▲ 图8-1 早期减速

▲ 图8-2 变异减速

D. 预测胎儿宫内储备能力：① 无应激试验（non-stress test，NST），用于产前监护。指在无宫缩、无外界负荷刺激下，用电子胎儿监护仪进行胎心率与胎动的观察和记录，以了解胎儿储备能力。胎儿在不存在酸中毒或神经受压的情况下，胎动时会出现胎心率的短暂上升，预示着自主神经功能正常。方法为孕妇取坐位或侧卧位，一般监护20分钟。由于胎儿存在睡眠周期，NST

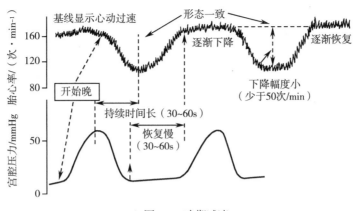

▲ 图8-3 晚期减速

可能需要监护40分钟或更长时间。② 缩宫素激惹试验（oxytocin challenge test，OCT），OCT的原理为用缩宫素诱导宫缩并用电子胎儿监护仪记录胎心率的变化。可用于产前监护及引产时胎盘功能的评价。其目的是观察和记录宫缩后胎心率的变化，了解宫缩时胎盘一过性缺氧的负荷变化，已处于亚缺氧状态的胎儿在宫缩刺激下缺氧逐渐加重，将诱导出现晚期减速。宫缩的刺激还可引起脐带受压，出现变异减速。若宫缩时或宫缩后胎心率变异正常或无晚期减速者为OCT阴性，提示胎盘功能良好，1周内无胎儿死亡危险，1周后可重复本试验。若多次宫缩后重复出现晚期减速，变异减少，胎动后无胎心率增快者为OCT阳性，提示胎盘功能减退。宫缩的要求是宫缩≥3次/10min，每次持续≥40秒，如果产妇的自发宫缩满足上述要求，无须诱导宫缩。

4）NST的评估：参照加拿大妇产科医师学会（SOGC）指南，根据胎心率基线、胎动时胎心率一过性变化（变异、减速和加速）等分为正常、不典型和异常NST（表8-2）。需要注意的是，NST结果的假阳性率较高，异常NST需要复查，延长监护时间，必要时行生物物理评分。

▼ 表8-2 NST评估结果及处理

参数	正常NST	不典型NST	异常NST
胎心率基线	110~160次/min	100~110次/min； >160次/min，<30min	胎心过缓（<100次/min）； 胎心过速（>160次/min），>30min
胎心率基线变异	6~25次/min（中等变异）	≤5次/min	<5次/min； ≥25次/min，>10min； 正弦波型
减速	无减速或者偶发变异减速持续时间<30s	变异减速持续30~60s	变异减速，持续时间>60s；晚期减速
加速（≥32周）	40min内≥2次加速超过15次/min，持续15s	40~80min内2次以下加速超过15次/min，持续15s	>80min内2次以下加速超过15次/min，持续15s
加速（<32周）	40min内≥2次加速超过10次/min，持续10s	40~80min内2次以下加速超过10次/min，持续10s	>80min内2次以下加速超过10次/min，持续10s
处理	继续随访观察或进一步评估	需进一步评估	复查，全面评估胎儿情况；胎儿生物物理评分；及时终止妊娠

注：NST，无应激试验。

5）OCT图形的评估：主要基于是否出现晚期减速和变异减速。① 阴性：没有晚期减速或重度变异减速。② 可疑（有下述任一种表现）：间断出现晚期减速或重度变异减速；宫缩过频（>5次/10min）；宫缩持续时间>90秒伴胎心减速；出现无法解释的监护图形。③ 阳性：50%以上的宫缩后伴随晚期减速。

6）产时胎心监护图形的评估：产程过程中，为了避免不必要的产时剖宫产，推荐采用产时胎心监护图形的三级判读系统。该判读系统参照2009年美国妇产科医师学会指南及2015年中华医学会围产医学分会制定的《电子胎心监护应用专家共识》中的三级电子胎心监护判读标准（表8-3）。

▼ 表8-3 三级电子胎心监护判读标准

分类	描述	意义
Ⅰ类	Ⅰ类电子胎心监护须同时满足下列条件：① 胎心率基线110~160次/min；② 胎心率基线变异为中度变异；③ 无晚期减速及变异减速；④ 存在或者缺乏早期减速；⑤ 存在或者缺乏加速。	Ⅰ类电子胎心监护结果提示胎儿酸碱平衡状态良好，可常规监护，不需要采取特殊措施。
Ⅱ类	Ⅱ类电子胎心监护除Ⅰ类和Ⅲ类电子胎心监护图形外的其他情况均归为Ⅱ类。	Ⅱ类电子胎心监护结果尚不能说明存在胎儿酸碱平衡失调，但是应该综合考虑临床情况、持续胎心监护、采取其他评估方法来判定胎儿有无缺氧，可能需要宫内复苏来改善胎儿状况。
Ⅲ类	Ⅲ类电子胎心监护有两种情况： 1. 胎心率基线无变异并且存在下面任何一种情况：① 复发性晚期减速；② 复发性变异减速；③ 胎心过缓（胎心率基线<110次/min）。 2. 正弦波形。	Ⅲ类电子胎心监护提示胎儿存在酸碱平衡失调即胎儿缺氧，应该立即采取相应措施纠正胎儿缺氧，包括改变孕妇体位、吸氧、停止缩宫素使用、抑制宫缩、纠正孕妇低血压等措施，如果这些措施均不奏效，应该紧急终止妊娠。

7）胎儿生物物理评分：是应用多项生物物理现象进行综合评定的方法，常用Manning评分法（表8-4）。该法通过NST联合实时超声检查，前者是对胎儿储备能力和胎盘功能的实时、有效的观察手段，后者可以对胎儿器官发育、功能状况、胎儿血液循环、胎盘循环、胎盘子宫循环的血流动力学状态作出评价。通过观察NST、胎儿呼吸运动（FBM）、胎动（FM）、胎儿张力（FT）、

▼ 表8-4 Manning评分法

指标	2分正常	0分异常
NST（20min）	≥2次胎动，FHR加速，振幅≥15次/min，持续时间≥15s	<2次胎动，FHR加速，振幅<15次/min，持续时间<15s
FBM（30min）	≥1次，持续时间≥15s	无持续或持续时间<30s
FM（30min）	≥3次躯干和肢体活动（连续出现累计1次）	≤3次躯干和肢体活动；无活动或肢体完全伸展；伸展缓慢，部分恢复到屈曲
FT	≥1次躯干伸展后恢复到屈曲，或手指摊开合拢	无活动；肢体完全伸展；伸展缓慢，部分屈曲
AFV	≥1个羊水暗区，最大羊水池垂直直径≥2cm	无羊水暗区，最大羊水池垂直直径<2cm

注：NST，无应激试验；FHR，胎心率；FBM，胎儿呼吸运动；FM，胎动；FT，胎儿张力；AFV，羊水最大暗区垂直深度。

羊水最大暗区垂直深度（AFV）共5项指标，综合判断胎儿宫内安危。每项指标2分，总分10分，观察时间为30分钟，8~10分提示胎儿健康；5~7分提示可疑胎儿窘迫，4分及以下建议终止妊娠，由于胎儿生物物理评分（BPS）较费时，且受诸多主观因素的影响，临床应用日趋减少。

8）胎儿成熟度监测：在高危妊娠管理中非常重要，因为肺透明膜病是早产儿主要死亡原因。因此，了解胎儿肺成熟度是提高早产儿存活的关键。

妊娠满34周（经妊娠早期超声核对）胎儿肺发育基本成熟；超声测定胎头双顶径≥8.5cm提示胎儿成熟；羊水成熟度分析，卵磷脂与鞘磷脂比值（lecithin/sphingomyelin，L/S）≥2或羊水中测出磷脂酰甘油（phosphatidylglycerol，PG）或振荡试验（泡沫试验）结果阳性，均提示胎儿肺成熟。

9）胎盘功能检查：通过胎盘功能检查可以间接了解胎儿在宫内的健康状况。该检查受多种因素干扰，且须动态连续监测评估。

A. 雌三醇（E3）：孕妇血及尿中所含雌激素总量随妊娠进展而增加，妊娠晚期达高峰，其中E3占雌激素的90%，因此，可通过测孕妇尿或血中E3了解胎盘功能。孕妇尿中E3正常值为>15mg/24h，10~15mg/24h为警戒值，<10mg/24h为危险值。由于留取24小时尿液不方便，可采用孕妇随机尿测量雌激素与肌酐比值（E/C），估计胎盘功能，E/C比值>15为正常值，10~15为警戒值，<10为危险值。还可以测定孕妇血中游离E3值，正常妊娠足月时临界值为40nmol/L，若低于此值提示胎盘功能低下。过期妊娠时可出现E3值逐渐下降，如果下降明显，提示胎盘功能损害，若急剧下降10%~30%，提示胎儿有死于宫内的危险。

B. 血清人胎盘催乳素（hPL）：临床采用放射免疫测定法测定孕妇血清中人胎盘催乳素，妊娠足月为4~11mg/L。若该值在妊娠足月时<4mg/L或突然下降50%，提示胎盘功能低下。

10）胎儿缺氧程度检查：常用检查方法包括胎儿头皮血血气分析、胎儿血氧饱和度测定等，或用羊膜镜直接观察羊水的量、颜色、性状。

理论与实践　　对该胎儿监护措施有：① 生长发育的监测，如定期产前检查、B型超声检查；② 胎儿宫内状况监测，如胎动监测、胎儿血流动力学监测、胎心监测、NST的评估、胎儿生物物理评分、胎儿成熟度监测、胎盘功能检查、胎儿缺氧程度检查。

（三）高危妊娠的处理

1. 一般处理

（1）筛查：对妊娠12周前孕妇，应系统地收集病史及进行全身检查，包括盆腔妇科检查、实验室检查，评估是否有高危因素。高危妊娠者定期在高危门诊随访，不适宜妊娠者适时终止妊娠。

（2）补充营养：孕妇的营养状态对胎儿的生长发育极为重要，严重贫血或营养不良会导致新生儿出生体重过低或胎儿生长受限。因此，应指导孕妇摄入高蛋白、适当的脂肪和碳水化合物，并补充足够的维生素及钙、铁。

（3）注意休息：休息对高危孕妇尤其重要，休息可改善子宫胎盘血流，增加 E3 的合成。卧床休息时建议孕妇取左侧卧位，可缓解右旋子宫对下腔静脉的压迫。妊娠后期避免取仰卧位，以防子宫压迫造成静脉回流受阻和心排血量降低。先兆早产、前置胎盘和妊娠期高血压疾病孕妇更应该增加卧床休息。

2. 产科处理

（1）注射葡萄糖、维生素 C：对进食差、营养不良的高危孕妇，每日静脉补充能量，10% 葡萄糖液 500ml 中加入维生素 C 2g，缓慢静脉滴注，可促进腺苷二磷酸（ADP）转化为腺苷三磷酸（ATP）。在胎儿生长受限或胎儿宫内缺氧恢复期，给母体补充葡萄糖有助于提高糖原储备，增强对缺氧的耐受力。

（2）间歇吸氧：孕妇贫血可严重损害母体的携氧能力和对胎儿胎盘的供氧能力，给母体吸氧可减轻胎儿的低氧血症，增加胎儿组织的携氧能力，改善胎儿心率。因此，可给予贫血孕妇吸氧，每日 3 次，每次 1 小时。

（3）产前监护：对高危妊娠采取全程监护，其中以产前高危门诊定期检查、指导随访最重要，可及时发现孕妇的各种危险因素，及早采取各种措施，并监测胎儿在子宫内的生长发育情况及安危，预测胎儿的成熟度，为临床决策提供依据。

（4）分娩期监护：对采取阴道分娩的高危孕妇，产时监护至关重要，采用产程图监测产程进展是否顺利，采用电子胎儿监护仪观察胎心与宫缩及胎动的关系，判断胎儿在子宫内是否缺氧，并定时观察产妇的全身情况、进食、睡眠及血压、心率等生命体征的变化，确保高危孕妇顺利度过分娩期。

（5）产褥期处理：高危产妇在产后应继续重视，必要时送高危病房进行监护，新生儿按高危儿处理。产后哺乳视产妇具体情况而定，各种传染性疾病、严重心脏病孕妇等原则上不宜哺乳。

二、高危妊娠妇女的护理

（一）心理护理

了解孕妇的心理状态及应对方式，鼓励其倾诉内心的感受，支持家人的参与，及时告知相关信息和注意事项，减轻其焦虑和恐惧。

（二）一般护理

1. 生活护理　一般高危孕妇需要卧床休息，指导其取左侧卧位，以改善子宫胎盘血液循环；注意个人卫生，勤换衣裤，保持会阴清洁干燥。

2. 营养指导　对胎儿发育迟缓的孕妇给予高蛋白、高热量饮食，补充维生素、钙、铁及多种氨基酸；对胎儿增长过快或血糖测量异常者要指导其控制饮食。

（三）病情观察

产前监测孕妇血压、心率、体重、腹围、子宫底高度等，观察有无阴道流血、流液、腹痛、水肿等异常情况；产时观察宫缩、胎心变化，破膜后观察羊水的颜色、量及性状，若有异常及时报告医师，及时处理；产后观察产妇一般情况、乳房、子宫、恶露、会阴或腹部伤口恢复等情况，监测产妇的各项生命指标、产后出血量等。

（四）治疗配合

告知孕妇检查和治疗的目的，取得其配合。妊娠合并糖尿病患者做好血糖、尿糖监测；需要人工破膜、剖宫产的孕妇应做好术前准备及新生儿抢救准备。

（五）健康指导

1. 做好孕前准备　做好生育计划；确保叶酸的摄入，妊娠前3个月和后3个月服用叶酸；控制良好的体重；了解家庭健康史，医护人员应询问夫妻双方家族基因和健康史。如果存在某些慢性疾病或家族遗传病，应建议转介相应专科咨询治疗；维持良好的心理状态。

2. 加强孕期指导　增加产前检查次数，并做好家庭自我监护，包括胎动计数、胎心听诊及测量体重、血压等。如果胎动频繁或者减少，应及时就诊；做好体重管理，在孕妇首次产检时即应确定其BMI，定期对其进行饮食、运动及孕期增重指导和监测，同时避免营养失调的问题；指导活动与锻炼；合理用药，如有特殊情况应嘱其严格遵医嘱用药；预防感染，某些感染可能会增加妊娠期胎儿畸形、流产及早产等的风险；维持稳定情绪状态；提醒孕妇适当限制咖啡因的摄入（每日不超过200mg），禁止吸烟、饮酒及使用毒品等。

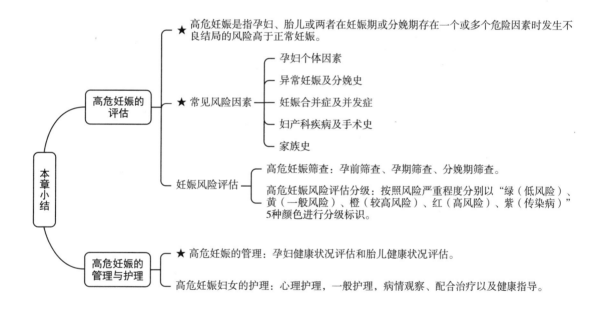

（王　敏）

复习参考题

（一）选择题

1. 高危妊娠是指
   - A. 对胎儿有较高风险的妊娠
   - B. 对孕妇有较高风险的妊娠
   - C. 对孕妇、胎儿有较高风险的妊娠
   - D. 对孕妇、胎儿及新生儿有较高风险的妊娠
   - E. 对孕妇、胎儿或两者在妊娠期或分娩期危及其健康的风险高于正常妊娠

2. 初产妇，28岁，妊娠25周，合并心脏病，在休息时应采取的卧位方式为
   - A. 半坐卧位
   - B. 右侧卧位
   - C. 平卧位
   - D. 左侧卧位
   - E. 端坐卧位

3. 某女士，28岁，自然流产2次，现停经4个月，阴道流血1$^+$日，应首先为该孕妇做的检查是
   - A. B型超声
   - B. 心电图
   - C. 肝肾功能
   - D. 血尿常规
   - E. 大便常规

4. 高危孕妇电子胎心监护最早可以开始的时间是
   - A. 28周
   - B. 30周
   - C. 32周
   - D. 33周
   - E. 35周

5. 初孕妇，38周，规律宫缩入院，子宫口开大5cm，电子胎心监护发现减速在宫缩高峰后开始出现，减速开始到胎心率最低点的时间≥30秒，恢复所需时间较长，此监护结果的临床意义正确的是
   - A. 改变体位可改善
   - B. 可能存在胎儿缺氧
   - C. 不受孕妇体位及吸氧而改变
   - D. 胎儿有缺氧的危险，胎头受压
   - E. 胎盘功能不良，胎儿有宫内缺氧

   答案：1. E；2. D；3. A；4. A；5. E

（二）简答题

1. 简述判定胎儿缺氧程度的常用检查方法。

2. 简述用电子胎心监护预测胎儿宫内储备能力的两种方法。

正常分娩妇女的护理

09章

学习目标

知识目标	1. 掌握分娩及临产的定义、分娩机制、分娩的影响因素、子宫收缩力的特点、产程分期及处理措施。
	2. 熟悉骨产道各平面及其径线、胎头各径线。
	3. 了解分娩镇痛的种类及护理要点。
能力目标	1. 能够运用所学知识为各产程的产妇实施整体护理。
	2. 能够为分娩期妇女提供照护与支持，减轻产痛。
素质目标	1. 具有尊重女性、感恩母亲、敬佑生命的职业素养。
	2. 具有较强的责任心和同理心，能够耐心倾听产妇的诉求，为产妇提供全方位的照护，减轻其分娩疼痛。

分娩（delivery）指妊娠满28周及以上，胎儿及其附属物自临产开始到从母体娩出的全过程。妊娠满28周至36^{+6}周期间分娩，称为早产（premature delivery）；妊娠满37周至41^{+6}周期间分娩，称为足月产（term delivery）；妊娠满42周及以上分娩，称为过期产（postterm delivery）。

有关分娩启动的学说众多，如炎症反应学说、子宫下段形成及成熟学说、神经介质理论、免疫学说、机械性理论及内分泌控制理论等，至今尚无定论，目前认为分娩启动是多因素综合作用的结果。

案例导入与思考

某女士，29岁，G_1P_0，因"妊娠39^{+4}周，阵发性腹痛2小时"入院。体格检查：身高161cm，生命体征无异常。子宫底高度33cm、腹围95cm，胎方位LOA，胎心率140次/min，宫缩30s/5min，强度中。阴道检查：子宫颈管消退50%，子宫口可容一指尖，胎头S^{-3}，胎膜未破，骨盆测量示对角径12.5cm，坐骨棘间径10cm，坐骨结节间径9cm。B型超声示胎儿双顶径（BPD）9.3cm。产妇现疼痛难忍。

请思考：

1. 该产妇能否自然分娩？其影响因素有哪些？

2. 该产妇是否临产？若已临产，当前处于第几产程？

3. 为该产妇缓解分娩期疼痛的措施有哪些？

第一节　影响分娩的因素及枕先露的分娩机制

影响分娩的因素有产力、产道、胎儿及产妇的精神心理因素。若各因素均正常并能相互适应，胎儿能顺利经阴道自然娩出，为正常分娩（normal delivery）。

一、影响分娩的因素

（一）产力

产力是将胎儿及其附属物从宫腔内逼出的力量。产力包括子宫收缩力、腹壁肌及膈肌收缩力和肛提肌收缩力。

1. 子宫收缩力（简称宫缩）　是临产后的主要产力，贯穿于分娩全过程。临产后的宫缩能迫使子宫颈管缩短直至消失、宫口扩张、胎先露下降和胎儿、胎盘娩出。临产后的正常子宫收缩具有以下特点。

（1）节律性：宫缩的节律性是临产的重要标志。正常宫缩是子宫体肌不随意、有规律地阵发性收缩并伴有疼痛。临产后随着产程进展，每次宫缩总是由弱渐强（进行期），维持一定时间（极期），随后由强渐弱（退行期），直至消失进入间歇期（图9-1），如此反复，直至分娩结束。

临产开始时，宫缩持续时间30~40秒，间歇期为5~6分钟。随着产程的进展，宫缩持续时间逐渐延长，间歇期逐渐缩短。当子宫口开全（10cm）后，宫缩持续时间可长达60秒，间歇期仅为1~2分钟。宫缩强度也随产程进展逐渐增加，宫腔压力在临产初期为25~30mmHg，于第一产程末可增至40~60mmHg，第二产程期间可高达100~150mmHg，而间歇期宫腔压力仅为6~12mmHg。宫缩时子宫肌壁血管受压，子宫血流量减少，间歇期子宫血流量恢复，有利于胎儿血流灌注。

（2）对称性：正常宫缩起自两侧子宫角部，以微波形式迅速向子宫底中线集中，左右对称，再以2cm/s速度向子宫下段扩散，约在15秒内均匀、协调地扩展至整个子宫，此为宫缩的对称性（图9-2）。

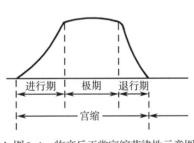

▲ 图9-1　临产后正常宫缩节律性示意图

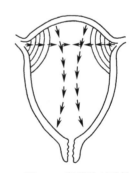

▲ 图9-2　宫缩的对称性

（3）极性：宫缩以子宫底部最强、最持久，向下逐渐减弱，子宫底部收缩力的强度几乎是子宫下段的2倍，此为宫缩的极性。

（4）缩复作用：宫缩时，子宫底部肌纤维缩短变宽，间歇期肌纤维不能恢复到原来长度，经反复收缩，肌纤维越来越短，这种现象称为缩复作用。缩复作用使宫腔内容积逐渐缩小，迫使胎先露下降及子宫颈管逐渐缩短直至消失。

2. 腹壁肌及膈肌收缩力（统称腹压） 是第二产程娩出胎儿的重要辅助力量。当子宫口开全时，胎先露部已降至阴道。每当宫缩时，前羊膜囊或胎先露部压迫盆底组织及直肠，反射性地引起排便动作。产妇主动屏气，腹壁肌及膈肌强有力地收缩使腹内压增高，促使胎儿娩出。第二产程末期宫缩时运用腹压最有效。过早使用腹压易致产妇疲劳和宫颈水肿，导致产程延长。第三产程使用腹压还可协助胎盘娩出。

3. 肛提肌收缩力 可协助胎先露部在骨盆腔进行内旋转。当胎头枕部位于耻骨弓下时，能协助胎头仰伸及娩出。胎儿娩出后，肛提肌收缩有助于已剥离的胎盘娩出。

（二）产道

产道是胎儿娩出的通道，分为骨产道及软产道两部分。

1. 骨产道 是指真骨盆，其大小、形状与分娩是否顺利关系密切。

（1）骨盆各平面及其径线：真骨盆有3个假想平面，每个平面又有多条径线。

1）骨盆入口平面：呈横椭圆形，其前方为耻骨联合上缘，两侧为髂耻缘，后方为骶岬上缘。入口平面共有4条径线（图9-3）。

A. 入口前后径：即真结合径。从耻骨联合上缘中点至骶岬上缘正中间的距离，正常值平均为11cm，其长短与胎先露衔接关系密切。

B. 入口横径：左右髂耻缘间的最大距离，正常值平均为13cm。

C. 入口斜径：左右各一。左骶髂关节至右髂耻隆突间的距离为左斜径；右骶髂关节至左髂耻隆突间的距离为右斜径，正常值平均为12.75cm。

2）中骨盆平面：为骨盆最小平面，是骨盆腔最狭窄部分，呈前后径长的纵椭圆形。其前方为耻骨联合下缘，两侧为坐骨棘，后方为骶骨下端。该平面有2条径线（图9-4）。

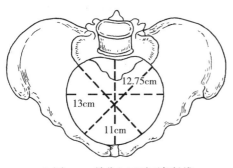

▲ 图9-3　骨盆入口平面各径线

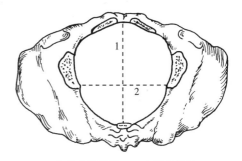

1. 中骨盆前后径；2. 中骨盆横径。

▲ 图9-4　中骨盆平面各径线

A. 中骨盆前后径：耻骨联合下缘中点通过两侧坐骨棘连线中点至骶骨下端间的距离，正常值平均为11.5cm。

B. 中骨盆横径：也称坐骨棘间径。两坐骨棘间的距离，正常值平均为10cm，是胎先露部通过中骨盆的重要径线，其长短与胎先露内旋转关系密切。

3）骨盆出口平面：由两个不在同一平面的三角形组成。前三角平面顶端为耻骨联合下缘，两侧为耻骨降支；后三角平面顶端为骶尾关节，两侧为骶结节韧带。骨盆出口平面有4条径线（图9-5）。

A. 出口前后径：耻骨联合下缘至骶尾关节间的距离，正常值平均为11.5cm。

B. 出口横径：也称坐骨结节间径，指两侧坐骨结节内缘间的距离，正常值平均为9cm，是先露部通过骨盆出口的径线，其长短与分娩关系密切。

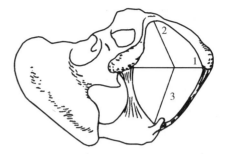

1. 出口横径；2. 出口前矢状径；3. 出口后矢状径。
▲ 图9-5　骨盆出口平面各径线（斜面观）

C. 出口前矢状径：耻骨联合下缘中点至坐骨结节间径中点间的距离，正常值平均为6cm。

D. 出口后矢状径：骶尾关节至坐骨结节间径中点间的距离，正常值平均为8.5cm。若坐骨结节间径稍短，而出口后矢状径较长，此两条径线之和＞15cm时，正常大小的妊娠足月胎头可通过后三角区经阴道娩出。

（2）骨盆轴与骨盆倾斜度

1）骨盆轴（pelvic axis）：为连接骨盆各假想平面中点的曲线。此轴上段向下向后，中段向下，下段向下向前（图9-6）。分娩时，胎儿沿此轴娩出。

2）骨盆倾斜度：指妇女直立时，骨盆入口平面与地平面所形成的角度，一般为60°（图9-7）。若骨盆倾斜度过大，会影响胎头衔接。

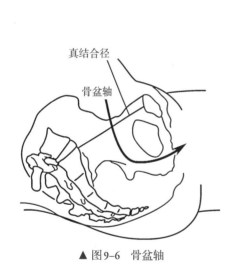

▲ 图9-6　骨盆轴

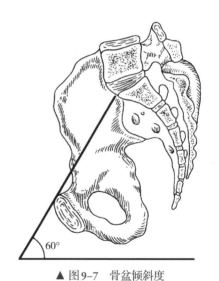

▲ 图9-7　骨盆倾斜度

2. 软产道　是由子宫下段、子宫颈、阴道和骨盆底软组织构成的弯曲管道。

（1）子宫下段的形成：由非妊娠时长约1cm的子宫峡部形成（图9-8）。子宫峡部于妊娠12周后逐渐扩展为宫腔的一部分，至妊娠末期形成子宫下段。临产后的规律宫缩进一步拉长子宫下段达7~10cm，肌壁变薄成为软产道的一部分。由于子宫肌纤维的缩复作用，子宫上段的肌壁越来越厚，子宫下段肌壁被牵拉而越来越薄。由于子宫上下段的肌壁厚薄不同，两者间在子宫内面有一环状隆起，称为生理性缩复环（physiologic retraction ring）。正常情况下，此环不易自腹部见到。

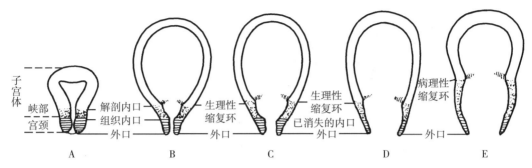

▲ 图9-8　子宫下段形成及宫口扩张

A. 非妊娠子宫；B. 妊娠足月子宫；C. 分娩第一产程妊娠子宫；D. 分娩第二产程妊娠子宫；E. 病理性缩复环。

（2）宫颈的变化

1）子宫颈管消失：临产前的子宫颈管长为2~3cm，初产妇比经产妇稍长。临产后的规律宫缩牵拉子宫颈内口的子宫肌纤维及周围韧带，加之胎先露压迫前羊膜囊呈楔状，致使子宫颈内口向上向外牵拉，子宫颈管形成漏斗形，随后子宫颈管逐渐变短直至消失。初产妇多是子宫颈管先消失，子宫口后扩张；经产妇多是子宫颈管消失与宫口扩张同时进行。

2）宫口扩张：临产后，子宫收缩及缩复向上牵拉使得宫口扩张。胎膜多在子宫口近开全时自然破裂，破膜后，胎先露部直接压迫宫颈，扩张子宫口的作用更显著。产程继续进展，当子宫口开全（10cm）时，妊娠足月胎头方能通过。

（3）骨盆底组织、阴道及会阴的变化：前羊膜囊及胎先露部先扩张阴道上部，破膜后胎先露部下降直接压迫骨盆底，使软产道下段形成一个向前向上弯曲的筒状通道，前壁短后壁长，阴道黏膜皱襞展平使腔道加宽。肛提肌向下及向两侧扩展，肌纤维拉长，使5cm厚的会阴体变薄到仅2~4mm，以利于胎儿通过。

（三）胎儿

胎儿能否顺利通过产道，还取决于胎儿大小、胎位及有无造成分娩困难的胎儿畸形。

1. 胎儿大小　是影响分娩的一个重要因素。

（1）胎头颅骨：由顶骨、额骨、颞骨各2块及1块枕骨构成。颅骨间缝隙为颅缝，两顶骨之间为矢状缝，顶骨与额骨之间为冠状缝，枕骨与顶骨之间为人字缝，颞骨与顶骨之间为颞缝，两额骨之间为额缝。两颅缝交界处的较大空隙为囟门，位于胎头前方的菱形间隙为前囟（大囟门），位于胎头后方的三角形间隙为后囟（小囟门）（图9-9）。颅缝与囟门之间均有软组织覆盖，使骨板有一定的活动余地，在分娩过程中，通过颅骨轻度移位重叠使头颅变形、变小，有利于胎头娩出。

（2）胎头径线：① 双顶径（biparietal diameter，BPD），为两顶骨隆突间的距离，妊娠足月时平均值为9.3cm；② 枕额径，为鼻根上方至枕骨隆突间的距离，胎头以此径线衔接，妊娠足月时平均值为11.3cm；③ 枕下前囟径，又称小斜径，为前囟中央至枕骨隆突下方的距离，胎头俯屈后以此径通过产道，妊娠足月时平均值为9.5cm；④ 枕颏径，又称大斜径，为颏骨下方中央至后囟顶部的距离，妊娠足月时平均值为13.3cm。

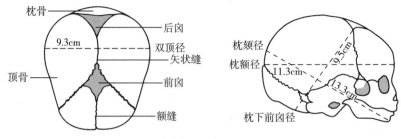

▲ 图9-9 胎头颅骨、颅缝、囟门及径线

2. 胎位　产道为一纵行管道，纵产式胎儿容易通过产道。头先露时，胎头先通过产道，较臀先露容易娩出。其中枕前位更有利于完成分娩机转。臀先露时，较胎头周径小且软的胎臀先娩出，软产道不能充分扩张，胎头后娩出时无变形机会，使胎头娩出困难。肩先露时，胎体纵轴与骨盆轴垂直，妊娠足月活胎不能通过产道，对母儿威胁极大。

3. 胎儿畸形　如脑积水、联体儿等，胎头或胎体过大导致胎儿通过产道困难。

（四）精神心理因素

分娩既可产生生理应激，也可产生精神心理应激。产妇的一系列负性精神心理因素，如情绪紧张、过度焦虑和恐惧等，使产妇机体产生一系列变化，如心率加快、呼吸急促、肺内气体交换不足，致使子宫收缩乏力、宫口扩张缓慢，胎先露下降受阻，产程延长；同时也促使产妇精神内分泌发生变化，交感神经兴奋，释放儿茶酚胺，血压升高，导致胎儿缺血缺氧，出现胎儿窘迫。

理论与实践　　影响产妇自然分娩的因素包括产力、产道、胎儿和精神心理因素。目前该产妇的产力、产道、胎儿均无异常，可以正常分娩，但要特别关注产妇的精神心理状况，因为目前产妇疼痛难忍。

二、枕先露的分娩机制

分娩机制（mechanism of labor）指胎儿先露部随着骨盆各平面的不同形态，被动地进行一系列适应性转动，以其最小径线通过产道的全过程。临床上枕先露占95%以上，以枕左前位最多见，故以枕左前位分娩机制为例进行说明（图9-10）。

1. 衔接　又称入盆。指胎头双顶径进入骨盆入口平面，胎头颅骨最低点接近或达到坐骨棘水平。胎头取半俯屈状态以枕颏径进入骨盆入口。由于枕颏径大于骨盆入口前后径，胎头矢状缝坐落在骨盆入口右斜径上，胎头枕骨位于母体骨盆左前方。经产妇多在分娩开始后胎头衔接，大部分初产妇可在预产期前1~2周内胎头衔接。若产程开始后胎头仍不能良好衔接，要警惕有头盆不称的可能。

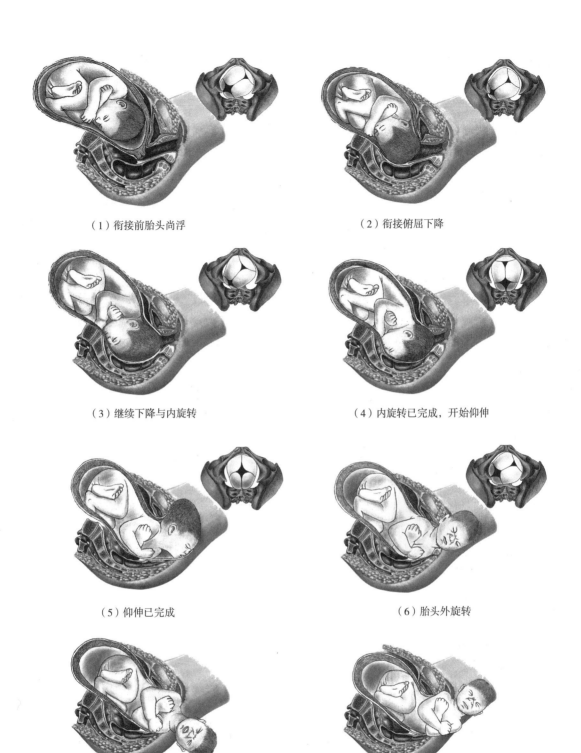

（1）衔接前胎头尚浮　　　　　　　　　　　（2）衔接俯屈下降

（3）继续下降与内旋转　　　　　　　　　　（4）内旋转已完成，开始仰伸

（5）仰伸已完成　　　　　　　　　　　　　（6）胎头外旋转

（7）前肩娩出　　　　　　　　　　　　　　（8）后肩娩出

▲ 图9-10　枕左前位分娩机制示意图

2. 下降　是指胎头沿骨盆轴前进的动作，是胎儿娩出的首要条件。下降贯穿于分娩全过程，并与其他动作同时进行。下降呈间歇性，宫缩时胎头下降，间歇时胎头又稍退缩。迫使胎头下

降的因素有：① 宫缩时通过羊水传导，压力经胎轴传至胎头；② 宫缩时子宫底直接压迫胎臀；③ 宫缩时胎体伸直伸长；④ 腹肌收缩使腹压增加。胎头下降程度是临床上判断产程进展的重要标志之一。

3. 俯屈　胎头下降至骨盆底遇到肛提肌的阻力，借杠杆作用使胎儿下颏紧贴胸部，由胎头衔接时的枕额径变为枕下前囟径，称为俯屈，以适应产道形态，有利于胎头继续下降。

4. 内旋转　胎头围绕骨盆纵轴向前旋转，使矢状缝与中骨盆及出口前后径相一致的动作称为内旋转。内旋转从中骨盆平面开始至骨盆出口平面完成，以适应中骨盆及骨盆出口前后径大于横径的特点，有利于胎头下降。胎头俯屈下降时枕部最低，首先遇到肛提肌的阻力，引起肛提肌反射性收缩，将胎头枕部推向阻力小、部位宽的前方，使枕部向母体中线方向旋转45°，后囟转至耻骨弓下。胎头于第一产程末完成内旋转动作。

5. 仰伸　完成内旋转后，胎头继续下降达阴道外口时，宫缩和腹压迫使胎头继续下降，而肛提肌收缩力又将胎头向前推进，两者的合力作用使胎头沿骨盆轴下段向下向前的方向转为向上向前，胎头枕骨下部达耻骨联合下缘时，以耻骨弓为支点，使胎头逐渐仰伸，胎头的顶、额、鼻、口、颏相继娩出。胎儿双肩径沿左斜径进入骨盆入口。

6. 复位　胎头娩出时，胎儿双肩径沿骨盆入口左斜径下降。胎头娩出后，为恢复胎头与胎肩的正常关系，胎头枕部向母体左外旋转45°，称为复位。

7. 外旋转　胎肩在骨盆腔内继续下降，前（右）肩向前向母体中线旋转45°，使双肩径转成与骨盆出口前后径相一致的方向，胎头枕部随之在外继续向母体左外旋转45°，以保持胎头与胎肩的垂直关系，称为外旋转。

8. 胎肩及胎儿娩出　完成外旋转后，胎儿前（右）肩在耻骨弓下先娩出，后（左）肩从会阴前缘娩出，胎体及胎儿下肢随之顺利娩出。

第二节　分娩期各产程妇女的护理

一、临产诊断及产程分期

（一）先兆临产

分娩发动前，往往出现一些预示孕妇不久将临产的症状，称为先兆临产。

1. 不规律宫缩　又称假临产。分娩发动前，子宫出现不规律的收缩，常在夜间出现而于清晨消失，收缩持续时间短（<30秒），间隔时间长且无规律，收缩强度不进行性加强，不伴有子宫颈管缩短和宫口扩张，给予镇静药可将其抑制。

2. 胎儿下降感　产前胎先露下降进入骨盆入口使子宫底下降，初产妇感到上腹部较前轻松，食量增加，呼吸轻快。

3. 见红　正式临产前1~2日，阴道内流出少量血性黏液或血性白带，称为见红。它是分娩即将开始的一个比较可靠的征象。

（二）临产的诊断

临产（in labor）的标志为有规律且逐渐增强的宫缩，持续30秒或以上，间歇5~6分钟，同时伴有进行性子宫颈管消失、宫口扩张和胎先露部下降，用镇静药不能抑制。

理论与实践　　该产妇宫缩30s/5min，强度中，子宫颈管消退50%，子宫口可容一指尖，目前已临产。

（三）产程分期

总产程（total stage of labor）即分娩全过程，是从开始出现规律性宫缩至胎儿胎盘娩出的全过程。临床上根据不同阶段的特点分为三个产程。

1. 第一产程（**first stage of labor**）　又称宫颈扩张期，指从规律宫缩开始到子宫口开全（10cm），可分为潜伏期和活跃期。潜伏期宫口扩张较慢，初产妇一般不超过20小时；经产妇子宫颈较松，不超过14小时。活跃期宫口扩张加速。部分孕妇可在子宫口开大4~6cm即进入活跃期，直到子宫口开全。此期宫口扩张速度应≥0.5cm/h。

知识链接　|　　　　　　　　第一产程潜伏期与活跃期的特点

　　　　　　　无论是经产妇还是初产妇，第一产程潜伏期的特点都是伴有疼痛的宫缩和子宫颈不同程度的变化，包括子宫颈不同程度容受和子宫口缓慢扩张至5cm；第一产程活跃期特点是伴有阵痛的规律宫缩、子宫颈容受和子宫口从5cm快速扩张到开全。

2. 第二产程（**second stage of labor**）　又称胎儿娩出期，指从子宫口开全到胎儿娩出。未实施硬膜外镇痛者，初产妇不应超过3小时，经产妇不应超过2小时；实施硬膜外镇痛者，初产妇最长不应超过4小时，经产妇最长不应超过3小时。初产妇第二产程超过1小时即应评估产程进展，超过2小时必须由有经验的产科医师进行母胎情况全面评估，决定下一步处理方案。

3. 第三产程（**third stage of labor**）　又称胎盘娩出期，指从胎儿娩出到胎盘胎膜娩出。需5~15分钟，不超过30分钟。

理论与实践　　该产妇子宫口可容一指尖，目前处于第一产程的潜伏期。

二、第一产程妇女的护理

第一产程历时较长，可能发生各种异常情况，需要医护人员全程评估，严密观察，及时发现并处理异常情况，持续提供支持、陪伴与照护，确保母儿安全。

【护理评估】

1. 健康史

（1）一般情况：评估产妇的年龄、身高、体重等。

（2）此次妊娠经过：评估末次月经和预产期，产前检查、实验室检查及特殊检查的结果，妊娠期有无并发症及其处理情况。

（3）孕产史：评估孕次、产次、有无合并症，既往分娩胎儿出生体重，产程及分娩方式，新生儿出生状况。

（4）过敏史和家族史：评估有无过敏史，家族中有无慢性疾病、血液病、遗传病。

2. 身体状况

（1）一般状况评估：评估产妇生命体征、精神状态、疼痛程度、休息、睡眠、饮食及大小便等情况。

（2）产科评估：评估子宫收缩、宫口扩张和胎先露下降程度、胎心率、胎膜是否破裂、分娩疼痛程度等，常用多普勒超声、电子胎儿监护仪监测胎儿宫内情况。

1）胎心监测：潜伏期每小时听胎心1次，活跃期每30分钟听胎心1次，在宫缩后听诊1分钟并记录。通过胎儿监护仪描记的胎心曲线，可以观察胎心率的变异及其与宫缩、胎动的关系，判断胎儿在宫内的状态。

2）子宫收缩：产程初期，宫缩持续时间较短（30~40秒），间歇时间较长（5~6分钟）。随着产程进展，持续时间渐长（50~60秒）且强度增加，间歇期渐短（2~3分钟）。当子宫口近开全时，宫缩持续时间可长达1分钟，间歇期仅1~2分钟。最简单的评估方法是触诊法，观察者将手掌放于产妇腹壁上，宫缩时子宫体部隆起变硬，间歇期松弛变软。反映宫缩的客观指标是胎儿监护仪描记的宫缩曲线，可以看到宫缩强度、频率和每次宫缩持续时间。

3）宫口扩张及胎头下降：是观察产程进展的重要指标。可以用阴道检查评估，根据宫缩情况和产妇的临床表现适当增减检查次数，潜伏期每2~4小时检查1次，活跃期每1~2小时检查1次。胎头下降情况的评估有两种方法。胎儿颅骨最低点与坐骨棘平面的关系：坐骨棘平面是判断胎头高低的标志。胎头颅骨最低点平坐骨棘时，以"0"表示；在坐骨棘平面上1cm时，以"-1"表示；在坐骨棘平面下1cm时，以"+1"表示，其余依次类推（图9-11）。胎头于潜伏期下降不明显，于活跃期下降加快，平均每小时下降0.86cm，可作为评估分娩难易的有效指标。

为了直观了解产程，目前多将阴道检查的结果绘制成产程图（图9-12），以记录产程进展情况，及时发现异常并尽早处理。产程图横坐标为临产时间（h），纵坐标左侧为宫口扩张程度（cm），纵坐标右侧为胎先露下降程度（cm），画出宫口扩张曲线和胎先露下降曲线。近年来新型产程图逐渐兴起，以阶梯状第95百分位数线取代以往的直线型处理线。自产妇入院起开始记录宫口扩张程度，分别以宫口扩张2cm、3cm、4cm和5cm为起点，依据宫口扩张生理功能的变化情况，绘制出4条阶梯状处理线，若越过相应处理线则考虑产程停滞（图9-13）。

4）胎膜破裂：宫缩时子宫羊膜腔内压力增高，到一定程度时胎膜自然破裂，多发生在子宫口近开全时。如胎膜已经破裂，须观察羊水的性状、颜色和流出量，并记录破膜时间，破膜超过

12小时未分娩者，应遵医嘱给予抗生素预防感染。

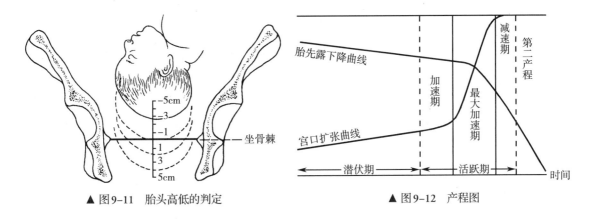

▲ 图9-11　胎头高低的判定　　　　　　　　　▲ 图9-12　产程图

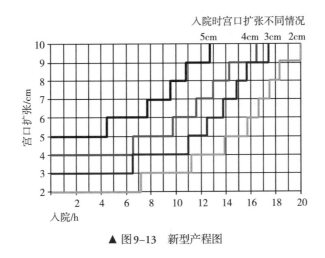

▲ 图9-13　新型产程图

3. **心理－社会状况**　评估产妇精神心理状态、对分娩的态度及信心、对疼痛的耐受性、有无镇痛分娩要求等。

【常见护理诊断/问题】

1. **焦虑**　与知识缺乏、担心分娩能否顺利进行等有关。

2. **疼痛**　与子宫收缩有关。

3. **知识缺乏**：缺乏正常分娩的相关知识。

【护理目标】

1. 产妇情绪稳定，有信心正常分娩。

2. 产妇疼痛程度减轻。

3. 对正常分娩有所了解，能配合医护人员完成分娩。

【护理措施】

1. **心理护理**　向产妇及家属做自我介绍和环境介绍，建立良好的护患关系。认真听取产妇的叙述及提问，提供分娩知识及产程进展的信息，尊重其生活习惯，多给予安慰和鼓励，消除其紧张情绪。

2. 照护与支持

（1）营造家庭分娩环境：营造家庭化、温馨的分娩环境，护理人员态度温和、动作轻柔体贴，减少不必要的医疗干预，可以使产妇放松休息，减轻紧张心理。

（2）支持性护理：鼓励产妇在两次宫缩间歇期少量多次饮水、进食易消化的食物，如牛奶、米粥、水果、饮料等，以保证精力和体力充沛。帮助产妇擦汗，协助沐浴、更换衣物，及时更换产垫和床单，大小便后行会阴清洁，保持产妇清洁卫生并促进舒适。

（3）活动和休息：宫缩不强且未破膜的产妇可在室内走动，有助于加速产程进展。

（4）排尿与排便：鼓励产妇每2~4小时排尿1次，以免膀胱充盈影响宫缩及胎头下降。因胎头压迫引起排尿困难者，应警惕头盆不称，必要时导尿。产妇主诉有便意时，应先检查宫口扩张程度，如厕时须有人陪伴，并指导产妇勿长时间屏气用力排便。

（5）体位和按摩：指导产妇取舒适体位，不限制其体位。应用分娩球、分娩椅、床、摇椅等辅助用具或者陪产者的身体力量，帮助产妇有效应对疼痛。按摩背部、抚摸腹部或脚部对于某些产妇缓解疼痛亦有帮助。

（6）热水浴：热水浴可以有效使人放松，水的浮力可减轻人体关节所承受的压力，去除肌肉疼痛，减轻分娩疼痛。水温调至36~38℃，保证产妇安全。

3. 分娩镇痛 见本章第三节。

知识拓展 | **第一产程的管理**

在宫口扩张至5cm之前，如果母胎状况良好，不建议进行医疗干预来加速产程进展（如缩宫素加强宫缩或剖宫产）；对于已经临产的健康孕妇，不推荐进入产房时常规进行骨盆测量，入产房时不推荐常规进行胎心监护，推荐使用多普勒超声或胎心听诊器听诊胎心以评估胎儿状态；对于低危产妇，推荐在第一产程活跃期，常规每隔4小时进行阴道检查来评估产程进展；对于风险较低的产妇，推荐在产程中口服液体和进食。

【护理评价】

1. 产妇在分娩过程中情绪稳定，对分娩有信心。

2. 产妇能积极应对分娩疼痛，疼痛感减轻。

3. 产妇能保持适当的摄入与排泄、休息与活动。

三、第二产程妇女的护理

第二产程宫缩达到最强，间隔时间最短，产妇开始出现屏气用力，第二产程的正确处理对母儿安全至关重要。

【护理评估】

1. 健康史 了解产程进展情况、胎儿宫内情况、胎膜是否破裂、第一产程的经过及处理。

2. 身体评估 了解子宫口开全时间，评估子宫收缩、胎心率及羊水等情况。询问有无排便感，观察胎头拨露和着冠情况。评估会阴条件，根据胎儿大小，判断是否须行会阴切开术。

（1）子宫收缩增强：进入第二产程以后，宫缩增强，持续1分钟或更长，间歇期1~2分钟。胎膜多已自然破裂，若未破膜，应于宫缩间歇期行人工破膜，以利于胎头下降。

（2）胎儿下降及娩出：随着产程进展，当胎头降至骨盆底部时，产妇有排便感，不自主地向下屏气用力。胎头在宫缩时露出于阴道口，露出部分不断增大，在宫缩间歇期，胎头又缩回阴道内，称为胎头拨露。当胎头双顶径越过骨盆出口时，宫缩间歇期胎头不再回缩，称为胎头着冠。此时会阴极度扩张，产程继续进展，胎头娩出，接着出现复位及外旋转，随后前肩和后肩相继娩出，胎体很快娩出，羊水随之涌出。

3. 心理-社会状况 评估产妇心理状态，有无焦虑、恐惧、急躁等情绪，对正常分娩有无信心。

【常见护理诊断/问题】

1. 焦虑 与担心胎儿能否顺利娩出有关。

2. 知识缺乏：缺乏正确使用腹压配合宫缩的知识。

3. 有受伤的危险 与会阴裂伤及新生儿产伤等有关。

【护理目标】

1. 产妇情绪稳定，信心增强。

2. 产妇正确使用腹压，积极参与、控制分娩全过程。

3. 产妇及新生儿未发生产伤。

【护理措施】

1. 心理护理 护理人员应陪伴在旁，有条件可鼓励家属陪伴。及时提供产程进展信息，给予产妇鼓励和安慰，以缓解紧张和恐惧的心理。同时给予产妇饮水、擦汗等帮助。

2. 密切监测胎心 此期宫缩频而强，需5~10分钟听一次胎心，必要时用胎儿监护仪监测。若发现胎心异常，应立即行阴道检查，尽快结束分娩。

3. 选择分娩体位 鼓励产妇采取自认为舒适和方便用力的直立体位分娩（非平卧位分娩，如坐、站立、手膝俯卧位、蹲位、侧卧位）。

4. 指导产妇屏气 指导产妇运用腹压，方法是产妇双足蹬在产床上，两手握产床把手，宫缩时深吸气屏住，然后如解大便样向下用力屏气以增加腹压。宫缩间歇时，产妇全身肌肉放松，安静休息。宫缩时再做屏气动作，以加速产程进展。

5. 接产准备 初产妇子宫口开全、经产妇宫口扩张6cm且宫缩规则有力时，应做好接产准备。指导产妇两腿屈曲分开，露出外阴部，用温开水清洁外阴部后，用聚维酮碘溶液消毒，顺序是大阴唇、小阴唇、阴阜、大腿内上1/3、会阴及肛门周围（图9-14）。接产者按无菌操作要求洗手、戴手套及穿手术衣后，打开接产包，铺好消毒巾准备接产。

6. 接产

（1）评估会阴发育情况：识别会阴裂伤的诱因，产妇会阴体过长、会阴过紧、会阴水肿、耻骨弓过低、胎儿过大、胎儿娩出过快等，均易造成会阴裂伤。必要时行会阴切开术。

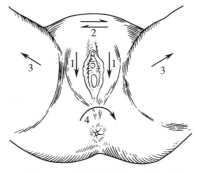

▲ 图9-14　外阴部擦洗、消毒顺序

（2）接产要领：在唇后连合紧张时，保护会阴并协助胎头俯屈，使胎头以最小径线在宫缩间歇时缓慢通过阴道口，胎肩娩出时仍应注意保护好会阴。

（3）接产步骤

1）协助娩出胎头：接产者站在产妇右侧，当胎头拨露使唇后连合紧张时，开始保护会阴。在会阴部盖消毒巾，接产者右肘支在产床上，右手拇指与其余四指分开，利用手掌大鱼际肌顶住会阴部。每当宫缩时可向内上方轻轻托压，左手同时轻轻下压胎头枕部，协助胎头俯屈。宫缩间歇时，保护会阴的右手稍放松，但并不离开会阴，以免压迫过久引起会阴水肿。当胎头枕部在耻骨弓下露出时，左手可协助胎头仰伸。宫缩时嘱产妇张口哈气消除腹压，让产妇在宫缩间歇时稍向下屏气，使胎头缓慢娩出。

2）处理脐带绕颈：当胎头娩出见有脐带绕颈1周且较松时，可用手将脐带顺胎肩推下或从胎头滑下。若脐带绕颈过紧或绕颈2周及以上，可先用两把止血钳将其一段夹住从中剪断脐带，注意勿伤及胎儿颈部（图9-15）。

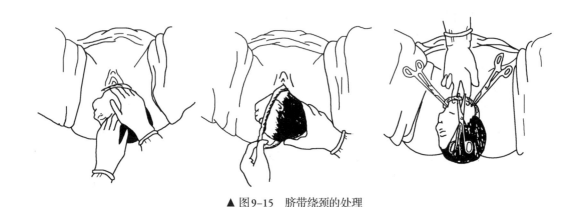

▲ 图9-15　脐带绕颈的处理

3）协助娩出胎体：胎头娩出后，右手仍继续保护会阴，不要急于娩出胎肩，应先以左手自新生儿鼻根向下颏挤压，挤出口鼻腔内的黏液和羊水，待胎头自然复位后，协助胎头外旋转，使胎儿双肩径与骨盆出口前后径一致。接产者左手向下轻压胎儿颈部，协助前肩从耻骨弓下先娩出，再托胎颈向上使后肩从会阴前缘缓慢娩出。双肩娩出后，保护会阴的右手方可放松，双手协助胎体及下肢相继以侧位娩出（图9-16）。

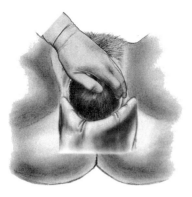
（1）保护会阴，协助胎头俯屈

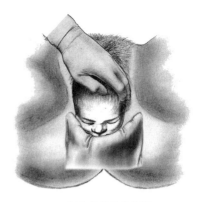
（2）协助胎头仰伸

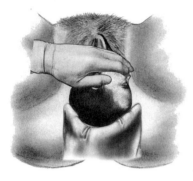
（3）助前肩娩出

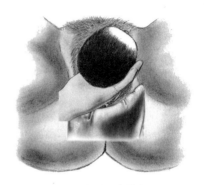
（4）助后肩娩出

▲ 图9-16　接产步骤

【护理评价】

1. 产妇对分娩过程中得到的指导和帮助感到满意，情绪平稳。

2. 产妇积极参与，顺利分娩。

3. 产妇及新生儿未发生产伤。

四、第三产程妇女的护理

正确处理新生儿，协助胎盘胎膜完整娩出，常规检查软产道有无裂伤及预防产后出血是第三产程的重要内容。

【护理评估】

1. **健康史**　了解第一产程、第二产程的经过及有无特殊处理。

2. **新生儿健康状况**　进行Apgar评分，以出生后1分钟内的心率、呼吸、肌张力、喉反射及皮肤颜色5项体征为依据，每项为0~2分，满分为10分，判断有无新生儿窒息及窒息严重程度（表9-1）。Apgar评分8~10分属正常新生儿；4~7分为轻度窒息；0~3分为重度窒息。对于缺氧严重的新生儿，出生后5分钟、10分钟时再次评分，直至两次评分均≥8分。出生后1分钟评分反映胎儿宫内情况，5分钟及以后评分反映新生儿复苏效果。评估新生儿身长、体重、有无畸形。

▼ 表9-1 新生儿Apgar评分法

体征	评分标准		
	0分	1分	2分
心率/（次·min⁻¹）	0	<100	≥100
呼吸	无	浅、慢、不规则	正常，哭声响
肌张力	松弛	四肢稍屈曲	四肢屈曲，活动好
喉反射	无反射	有些动作	咳嗽、恶心
皮肤颜色	全身苍白	躯干红，四肢青紫	全身粉红

3. 产妇健康状况

（1）子宫收缩及阴道流血：胎儿娩出后，子宫底降至平脐，产妇感到轻松，宫缩暂停数分钟后重又出现。评估子宫收缩的强度、频率。评估阴道流血的时间、颜色，用称重法、容积法或面积法评估阴道流血量。

（2）胎盘剥离征象：由于子宫腔容积突然缩小，胎盘不能相应缩小而与子宫壁发生错位剥离。剥离面有出血，形成胎盘后血肿。子宫继续收缩，剥离面积增加，直至胎盘完全剥离而排出。胎盘剥离的征象有：① 子宫体变硬呈球形，子宫底升高达脐上；② 阴道口外露的一段脐带自行延长；③ 阴道少量流血；④ 在产妇耻骨联合上方向下轻压子宫下段时，子宫底上升而脐带不回缩。

（3）胎盘娩出方式：① 胎儿面娩出式，即胎盘从中央开始剥离，而后向周围剥离，其特点是胎盘胎儿面先娩出，后见少量阴道流血，临床多见；② 母体面娩出式，即胎盘从边缘开始剥离，血液沿剥离面流出，其特点是先见较多量阴道流血，后见胎盘母体面娩出，较少见。

（4）胎盘胎膜完整性：胎盘娩出后，评估胎盘胎膜完整性，检查胎盘小叶和胎膜有无残留；检查胎盘周边有无断裂的血管，判断有无副胎盘。

（5）软产道裂伤：评估会阴伤口情况，有无切口延伸或软产道损伤。

4. 心理-社会状况 评估产妇的情绪状态，对新生儿性别、健康及外貌是否满意，有无进入母亲角色。

【常见护理诊断/问题】

1. 组织灌注不足 与消耗过大和产后失血有关。

2. 有父母不称职的危险 与产后疲惫或对新生儿性别不满意有关。

【护理目标】

1. 产妇未发生产后出血。

2. 产妇接受新生儿，并开始亲子互动。

【护理措施】

1. 新生儿护理

（1）清理呼吸道：是处理新生儿的首要措施。用新生儿吸痰管或洗耳球轻轻吸出新生儿咽部及鼻腔黏液和羊水，以防发生吸入性肺炎。当确认呼吸道通畅而仍未啼哭时，可用手轻拍新生儿足底，使其啼哭。若新生儿大声啼哭，面色红润，表示呼吸道已通畅。

（2）脐带处理：擦干新生儿身上的羊水和血迹，待脐带搏动消失后，在距离脐根1~2cm处用无菌气门芯结扎脐带。在结扎处外0.5cm用无菌剪刀切断脐带。用5%聚维酮碘溶液或75%乙醇消毒脐带断端。

（3）新生儿检查与记录：擦净足底胎脂，在新生儿记录单上盖新生儿足印和产妇拇指印。将标记新生儿性别、体重、出生时间、母亲姓名和床号的腕带系于新生儿手腕与脚腕。

2. 产妇护理

（1）协助娩出胎盘：观察胎盘剥离征象，切忌在胎盘完全剥离前牵拉脐带或按揉子宫；确定胎盘剥离后，于宫缩时左手握住子宫底并按压，右手轻拉脐带，当胎盘娩出至阴道口时，双手捧住胎盘，向一个方向旋转并缓慢向外牵拉，协助胎盘胎膜完整娩出。在胎盘娩出过程中，如发现胎膜有断裂可能，用止血钳夹住断裂上端的胎膜，缓慢小心娩出。

（2）检查胎盘胎膜：将胎盘铺平，用纱布将母体面血凝块轻轻擦去，检查胎盘小叶有无缺损，测量胎盘大小、厚度和脐带长度，然后提起胎盘，检查胎膜是否完整，再检查胎盘胎儿面边缘有无血管断裂。如发现副胎盘、部分胎盘残留或大部分胎膜残留时，应在无菌操作下伸手入宫腔取出残留组织。若确认仅有少量胎膜残留，可给予子宫收缩剂待其自然排出。

（3）检查软产道：检查软产道有无裂伤，若有裂伤，立即按解剖层次缝合。

（4）预防产后出血：遇有产后出血高危因素的产妇，为预防产后出血，可在胎儿前肩娩出后立即肌内注射缩宫素10U。

（5）产后2小时观察：产后在产房内观察2小时，重点观察血压、脉搏、子宫收缩情况、子宫底高度、阴道流血量、膀胱充盈情况和会阴阴道有无血肿。

（6）情感支持：帮助产妇进入母亲角色，促进产妇与新生儿早接触和新生儿早吸吮，建立母子情感。

（7）生活护理：为产妇擦浴更衣，更换床单及会阴垫，产妇分娩后易感口渴及饥饿，应及时提供清淡、易消化、富含营养的流质饮食。

【护理评价】

1. 产妇组织灌流正常，情绪稳定。

2. 产妇接受新生儿，积极进行皮肤接触及早吸吮。

第三节　分娩镇痛与护理

分娩疼痛产生的主要原因是子宫在分娩过程中强烈地收缩。分娩疼痛是一种生理性的急性疼痛，包括因宫颈扩张与局部组织缺血、牵拉、挤压等造成的内脏疼痛及部分的躯体疼痛。分娩疼痛是产妇的主观感受，它既是一种生理现象，又与产妇的心理状况息息相关。分娩镇痛主要分为非药物性分娩镇痛和药物性分娩镇痛两大类。

【非药物性分娩镇痛】

非药物性分娩镇痛对产程和胎儿是最安全的，但临床镇痛效果往往不理想，适用于轻、中度疼痛的产妇。

1. 自由体位分娩 是指产妇根据自身情况如病情、体力、环境、设备等，自愿选择自己感到舒适并能有效促进分娩的体位，如侧卧位、站立位、蹲位、跪位、坐位等，而不是静卧在床或固定某种单一的体位，并且多指除仰卧位以外的体位分娩。自由体位分娩能纠正异常胎方位，改善产妇精神心理状态，增加舒适度，缓解疼痛。在产程中自由体位的应用原则上仅限于低危产妇，实施过程中须实时关注母胎安全，出现胎心异常及产程异常时须指导产妇更换体位，保持同一体位的时间最好不超过30分钟。

2. 导乐陪伴分娩 指在整个分娩过程中有一位具有丰富生育经验的妇女陪伴在旁，传授分娩经验，不断提供生理和心理上的支持，充分调动产妇的主观能动性，顺利完成分娩过程。导乐陪伴人员应接受专业培训，并在产前与孕妇建立相互信任的关系。

3. 呼吸减痛技术 指导产妇在分娩过程中采取各种呼吸技术，达到转移注意力、放松肌肉、减少紧张和恐惧、减轻分娩疼痛的目的（具体方法见第四章第三节）。

4. 按摩镇痛法

（1）全身按摩：① 从头部开始，两拇指以环形动作按摩前额和"太阳穴"，双手移向下颌和颈部，然后从上到下按摩颈椎、肩部、上臂、前臂直至每一根手指；② 双手平铺，用十指尖从乳房到颈根部来回按摩乳房及其周围；③ 腹部从下到上环形按摩，稍用力揉搓大腿和小腿肌肉以促进血液循环，按摩双足和每一个足趾；④ 产妇侧卧，按压脊柱和背部肌肉。

（2）腰部按摩：① 按摩产妇的腰部和臀部；② 用一只手托住产妇的髋骨，选择效果最好的一点作为按压点，在宫缩时按压，宫缩间歇期则使用按摩或热敷、冷敷等；③ 用热水淋洒产妇的腰部。

5. 针刺麻醉镇痛法 是我国传统医学中的一种止痛方法，常用于分娩镇痛的穴位是合谷、三阴交、足三里，也可选择耳穴子宫、神门及内分泌等穴位，通过针刺穴位达到抑制痛觉信号的传递，从而达到镇痛的目的。

6. 经皮神经电刺激疗法 是通过使用表皮层电极神经刺激器，持续刺激背部胸椎和骶椎的两侧，使局部皮肤和子宫的痛阈提高，并传递信息到神经中枢，激活内源性镇痛物质的产生而达到镇痛目的。

7. 音乐治疗 通过音乐治疗可以分散产妇的注意力，增加内啡肽的产生，增强内源性镇痛作用。选择产妇喜欢的音乐，以柔和、舒缓的曲调为主，使产妇感觉放松，缓解焦虑，减轻疼痛。

8. 集中和想象 通过让产妇注视图片或固定的物体等方法集中注意力，降低产妇对疼痛的感知。通过让产妇想象经历过的某些愉快的情景，并辅以联想诱导等方法分散注意力，转移产妇对疼痛的关注。

9. 水中分娩 在充满温水的分娩池中分娩，利用水的浮力减轻胎儿对会阴部的压迫，利用水温和水流的按摩缓解产妇紧张的情绪，使身体肌肉放松，软产道弹性增加，减少疼痛信号向大脑传递，从而减轻分娩疼痛。但水中分娩对分娩环境和人力资源要求较高，应严格遵守无菌原则，预防感染。

【药物性分娩镇痛】

药物性分娩镇痛的效果要优于非药物性分娩镇痛，但药物对母儿有一定的影响，要注意观察药物不良反应和麻醉并发症，一旦出现异常，应遵医嘱对症护理。

1. 理想的分娩镇痛药特点　对母儿影响小、易于给药、起效快、作用可靠，满足整个产程镇痛的需求；避免运动阻滞，不影响宫缩和产妇活动；产妇清醒，可参与分娩过程；必要时可满足手术的需要。

2. 常用的药物镇痛方法

（1）吸入镇痛药：通过吸入氧化亚氮（N_2O）抑制中枢神经系统兴奋性神经递质的释放及神经冲动的传导，达到镇痛目的。

（2）肌内注射镇痛药：临床常用地西泮和哌替啶，由于均可通过胎盘抑制新生儿的呼吸，要根据实际情况严格掌握给药剂量和给药时间。

（3）硬膜外镇痛：镇痛效果最可靠，运动阻滞最小，是使用最广泛的分娩镇痛方法。① 产妇自控硬膜外镇痛：镇痛效果好，易于掌握用药剂量，常用的药物有布比卡因、芬太尼。② 腰硬联合麻醉：镇痛起效快，用药剂量少。

3. 药物不良反应及麻醉并发症　药物不良反应包括恶心、呕吐、呼吸抑制等；麻醉并发症包括硬膜外感染、硬膜外血肿、神经根损伤、下肢感觉异常等。

知识链接 ｜ **WHO-产时管理改进分娩体验（2018）**

健康孕妇分娩时可以使用硬膜外镇痛，或使用肠外阿片类药物，如芬太尼、吗啡、哌替啶以帮助孕妇减轻分娩疼痛；可使用一些放松技巧，如渐进式肌肉放松、呼吸调节、听音乐、冥想等，也可以根据其偏好，采用一些缓解疼痛的手法，如按摩或者热敷等。

【护理评估】

（一）健康史

通过产前检查记录了解分娩因素及产妇生命体征有无异常。详细询问产妇接受孕期健康教育情况、对疼痛的感知及耐受性、预期分娩方式及自然分娩的信心。

（二）身体状况

对产妇的身高、体重、骨盆等因素做全面评估。正确评估产妇的疼痛程度、胎儿宫内情况、产程进展情况。

（三）心理-社会状况

评估产妇对分娩过程的认知、分娩的环境、家人的鼓励支持程度、同产房其他产妇的表现等。

（四）辅助检查

1. **电子胎心监护** 见本章第二节。

2. **实验室检查** 测定血、尿常规及出凝血时间。

【常见护理诊断/问题】

1. **知识缺乏**：缺乏分娩镇痛相关知识。

2. **个人应对无效** 与剧烈宫缩痛及未能有效应对有关。

3. **恐惧** 与疼痛、担心自己和胎儿安危有关。

【护理目标】

1. 产妇自觉疼痛程度减轻。

2. 产妇积极运用有效的应对技巧。

3. 产妇情绪稳定，能以正常心态分娩。

【护理措施】

1. **心理护理** 向产妇和陪产者解释分娩的正常生理变化，介绍并示范缓解疼痛的方法，使产妇心理放松，消除顾虑，增强自然分娩的信心。注意观察产妇情绪变化，及时调整分娩镇痛方式。

2. **专科护理** 密切监测产妇的血压、心率、呼吸、脉搏、血氧饱和度、宫缩、胎心率和产程进展情况，及时了解分娩镇痛效果，确保分娩期母儿安全。

3. **分娩镇痛方法的选择及实施** 根据产程的进展情况和产妇的不同需求，配合医师为产妇选择合适的镇痛方式并实施。

理论与实践 此时应根据产妇的个人意愿及疼痛程度为其选择分娩镇痛方式。轻、中度疼痛可选择非药物性分娩镇痛，其中包括自由体位分娩、导乐陪伴分娩、呼吸减痛技术、音乐治疗等；如疼痛剧烈，可优先选择药物性分娩镇痛，如硬膜外镇痛。

【护理评价】

1. 产妇运用有效的应对疼痛技巧，自觉疼痛程度减轻。

2. 产妇对分娩镇痛有正确的认知，以正常心态接受分娩。

3. 产妇情绪稳定。

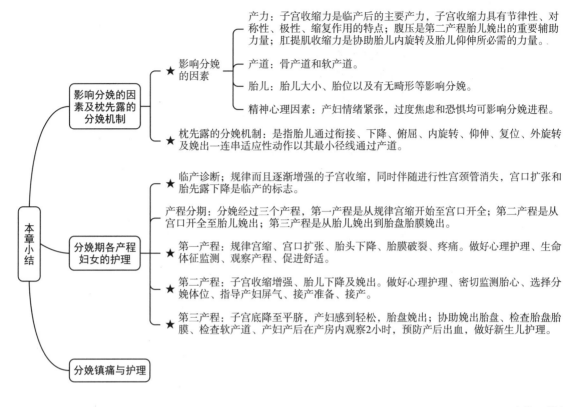

本章小结 ── 影响分娩的因素及枕先露的分娩机制

影响分娩的因素及枕先露的分娩机制

★ 影响分娩的因素
产力：子宫收缩力是临产后的主要产力，子宫收缩力具有节律性、对称性、极性、缩复作用的特点；腹压是第二产程胎儿娩出的重要辅助力量；肛提肌收缩力是协助胎儿内旋转及胎儿仰伸所必需的力量。

产道：骨产道和软产道。

胎儿：胎儿大小、胎位以及有无畸形等影响分娩。

精神心理因素：产妇情绪紧张，过度焦虑和恐惧均可影响分娩进程。

★ 枕先露的分娩机制：是指胎儿通过衔接、下降、俯屈、内旋转、仰伸、复位、外旋转及娩出一连串适应性动作以其最小径线通过产道。

分娩期各产程妇女的护理

★ 临产诊断：规律而且逐渐增强的子宫收缩，同时伴随进行性宫颈管消失，宫口扩张和胎先露下降是临产的标志。

产程分期：分娩经过三个产程，第一产程是从规律宫缩开始至宫口开全；第二产程是从宫口开全至胎儿娩出；第三产程是从胎儿娩出到胎盘胎膜娩出。

★ 第一产程：规律宫缩、宫口扩张、胎头下降、胎膜破裂、疼痛。做好心理护理、生命体征监测、观察产程、促进舒适。

★ 第二产程：子宫收缩增强、胎儿下降及娩出。做好心理护理、密切监测胎心、选择分娩体位、指导产妇屏气、接产准备、接产。

★ 第三产程：子宫底降至平脐，产妇感到轻松，胎盘娩出；协助娩出胎盘、检查胎盘胎膜、检查软产道、产妇产后在产房内观察2小时，预防产后出血，做好新生儿护理。

分娩镇痛与护理

（苏　茜）

复习参考题

（一）选择题

1. 某孕妇，28岁。妊娠20周后进行全面产检，检查结果提示其骨盆形态及各径线均正常。其骨盆入口平面前后径值约为
   A. 8cm
   B. 9cm
   C. 10cm
   D. 11cm
   E. 13cm

2. 某孕妇，妊娠37周，宫缩间隔10~20分钟，持续约20秒，子宫口未开，应诊断为
   A. 先兆临产
   B. 先兆流产
   C. 先兆早产
   D. 早产临产
   E. 足月临产

3. 某产妇，30岁，妊娠38周，因临产急诊入院，体格检查：子宫口开大10cm，胎心率140次/min。此时应考虑为
   A. 未进入产程
   B. 进入第一产程
   C. 进入第二产程
   D. 进入第三产程
   E. 进入第四产程

4. 某产妇，30岁，G_1P_0，妊娠39周，因"见红伴有规律宫缩3小时"入院。体格检查：胎方位LOA，先露已衔接，胎膜未破，胎心率145次/min，

子宫口开1cm，此时该如何处理

A. 行剖宫产

B. 行人工破膜

C. 静脉滴注缩宫素引产

D. 行钳产或吸引产

E. 无须特殊处理，注意观察

5. 某新生儿，娩出后1分钟内全身粉红，清理呼吸道时咳嗽，有恶心表现，四肢屈曲活动度好，心搏110次/min，呼吸正常，哭声响，该新生儿Apgar评分应为

A. 2分

B. 4分

C. 6分

D. 8分

E. 10分

答案：1. D；2. A；3. C；4. E；5. E

（二）简答题

1. 简述产程分期。

2. 简述分娩期妇女疼痛的原因及镇痛方法。

第十章

异常分娩妇女的护理

学习目标

知识目标	1. 掌握子宫收缩力异常的分类、护理评估、护理措施；常用产科手术操作与配合。
	2. 熟悉产道异常、胎位及胎儿发育异常的护理评估及护理措施。
	3. 了解子宫收缩力异常的病因，产道异常、胎位异常的分类。
能力目标	1. 能够对异常分娩的产妇进行早期识别、快速反应及有效干预。
	2. 能够对异常分娩的产妇进行护理及健康教育。
素质目标	1. 具有较强的工作责任心，能够耐心与产妇沟通，密切关注产妇产程进展及情绪反应，及时处理并给予心理疏导。
	2. 具有爱伤观念，护理操作时动作轻柔，询问产妇的感受和意见，注意保护其隐私。

在分娩过程中，影响产妇分娩的主要因素中的任何一个或一个以上发生异常，或几个因素间不能相互协调、适应，从而使分娩过程受到阻碍，称为异常分娩（abnormal labor），又称难产（dystocia）。及时准确地评估和判断产程进展，恰当地处理异常分娩是保障母儿安全的关键。

案例导入与思考

某女士，36岁，G_1P_0，因"妊娠37^{+4}周，规律宫缩10小时"入院。产科检查：宫缩（5~10）s/（5~6）min，胎方位LOA，胎先露S^{-3}，胎膜未破，子宫口未开，胎心率138次/min。12小时后，宫缩30s/（3~4）min，子宫口开大2cm，胎心率140次/min，宫缩高峰时子宫不硬，无明显头盆不称。产妇精神差，入睡困难。

请思考：

1. 该产妇产程异常的类型是什么？

2. 针对该产妇的产程进展情况，应采取的护理措施有哪些？

第一节　产力异常

在分娩过程中，子宫收缩的节律性、对称性及极性不正常或收缩力的强度、频率异常，均称为子宫收缩力异常，简称产力异常（abnormal uterine action）。

临床上子宫收缩力异常主要有两大类，即子宫收缩乏力（简称宫缩乏力）和子宫收缩过强（简称宫缩过强），每一类又分为协调性子宫收缩异常和不协调性子宫收缩异常（图10-1）。

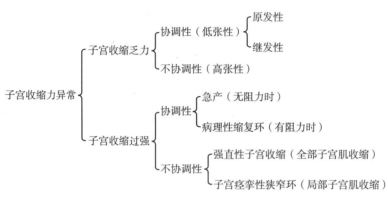

▲ 图10-1　子宫收缩力异常的分类

一、子宫收缩乏力

【病因】

1. 头盆不称或胎位异常　是导致继发性子宫收缩乏力的最常见原因。当头盆不称或胎位异常时，胎先露不能紧贴子宫下段及子宫颈内口，故不能有效刺激子宫收缩。

2. 子宫肌源性因素　子宫壁过度膨胀（如羊水过多、巨大胎儿等）、子宫肌瘤、子宫发育不良等均有可能影响子宫纤维正常收缩。

3. 精神因素　多见于初产妇。产妇对分娩存在恐惧、紧张等心理问题所致大脑皮质功能紊乱、待产时间过久等，均可导致原发性子宫收缩乏力。

4. 内分泌失调　产妇体内缩宫素等合成及释放减少，或者缩宫素受体量少，以及子宫对宫缩物质的敏感性下降等导致子宫收缩乏力。

5. 药物影响　产程中使用大剂量解痉、镇静、镇痛药及子宫收缩抑制剂，可以抑制子宫收缩。

【临床类型】

1. 协调性子宫收缩乏力　又称低张性子宫收缩乏力，指子宫收缩具有正常的节律性、对称性和极性，但收缩力弱。根据子宫收缩乏力在产程中出现的时间又分为：① 原发性子宫收缩乏力，产程开始即出现子宫收缩乏力；② 继发性子宫收缩乏力，产程开始时子宫收缩正常，在产程进行到第一产程活跃期或第二产程后，子宫收缩力减弱。协调性子宫收缩乏力多为继发性子宫收缩乏力。

2. 不协调性子宫收缩乏力 又称高张性子宫收缩乏力，指宫缩失去正常的对称性、节律性，尤其是极性，不能产生向下的合力，为无效宫缩。

【护理评估】

（一）健康史

首先要评估产前检查的一般资料，了解产妇的身体发育状况、身高与骨盆测量值、胎儿大小、有无头盆不称等；同时还要注意既往史、妊娠史及分娩史。

（二）身体状况

1. 一般情况评估 评估产妇的精神状态、神志、腹痛、休息、进食、皮肤弹性、大小便等。是否存在休息不好、持续腹痛、呻吟和过度换气、进食减少、精神疲惫、乏力、肠胀气等情况。

2. 产科评估

（1）子宫收缩力评估

1）协调性子宫收缩乏力：产程开始时产妇无特殊不适，仅表现为子宫收缩力弱，在宫缩的高峰期，子宫体隆起不明显，按压时有凹陷。

2）不协调性子宫收缩乏力：多见于初产妇，表现为临产后持续腹痛。宫缩时子宫底部较子宫下段弱，宫缩间歇期子宫不能完全松弛，表现为子宫收缩不协调。产妇自觉宫缩强，持续腹痛，拒按。

（2）产程评估：分娩过程中，动态监测宫口扩张及胎先露下降情况。子宫收缩乏力导致的产程异常有以下6种。

1）潜伏期延长：初产妇潜伏期＞20小时，经产妇潜伏期＞14小时，称为潜伏期延长。

2）活跃期延长：宫口扩张速度＜0.5cm/h称为活跃期延长。

3）活跃期停滞：当破膜且进入活跃期后，若宫缩正常，子宫口停止扩张≥4小时；若宫缩欠佳，子宫口停止扩张≥6小时称为活跃期停滞。

4）第二产程延长：第二产程初产妇＞3小时，经产妇＞2小时，椎管内镇痛分娩时初产妇第二产程＞4小时，经产妇＞3小时，尚未分娩，称为第二产程延长。

5）胎头下降延缓：第二产程胎头下降速度初产妇＜1cm/h，经产妇＜2cm/h，称为胎头下降延缓。

6）胎头下降停滞：第二产程胎头先露停留在原处不下降＞1小时，称为胎头下降停滞。

（3）子宫颈成熟度评估：目前多采用Bishop评分法判断子宫颈成熟度，估计试产和加强宫缩的成功率。通过阴道检查了解子宫口的扩张情况、子宫颈管消退程度、子宫颈硬度、子宫口位置、胎先露位置5项指标并打分，每项满分2~3分，总分13分，≥10分加强宫缩均成功，7~9分成功率为80%，4~6分成功率为50%，≤3分成功率几乎为零（表10-1）。

3. 对母儿的影响

（1）对产妇的影响：① 子宫收缩乏力使产程进展缓慢、产程延长，容易使产妇体力耗损，表现为精神疲惫、全身无力、肠胀气、排尿困难等，严重者可引起脱水、酸中毒、低钾血症；② 产程延长也容易造成膀胱阴道瘘或尿道阴道瘘等；③ 容易导致产后出血，产后感染率增加。

指标	分值			
	0分	1分	2分	3分
子宫口开大/cm	0	1~2	3~4	≥5
子宫颈管消退/%	0~30	40~50	60~70	≥80
胎先露位置	−3	−2	−1~0	+1~+2
子宫颈硬度	硬	中	软	
子宫口位置	后	中	前	

（2）对胎儿、新生儿的影响：不协调性子宫收缩乏力使宫缩间歇期子宫肌不能完全松弛，影响子宫胎盘循环，易导致胎儿窘迫；产程延长，导致胎头及脐带受压时间过久，手术干预及产伤机会增多，容易发生新生儿颅内出血、新生儿窒息或死亡等。

（三）心理-社会状况

因产程延长，产妇易出现焦虑。产妇及家属易对阴道分娩方式失去信心，通常要求手术分娩。不协调性子宫收缩乏力产妇因持续腹痛，易出现焦虑、恐惧。

（四）辅助检查

1. 实验室检查　电解质、二氧化碳结合力、尿酮体。

2. 电子胎心监护　监测胎儿宫内情况。

（五）治疗原则

尽可能做到产前预测，产时及时、准确诊断，适时处理。

【常见护理诊断/问题】

1. 疲乏　与产程延长、孕妇体力消耗有关。

2. 有体液不足的危险　与产程延长、孕妇体力消耗、过度疲乏影响摄入有关。

3. 焦虑　与担心母儿的安危有关。

【护理目标】

1. 产妇体力得到补充，疲乏感减弱或消失。

2. 产妇体液不足的问题得到纠正，处于水、电解质平衡状态。

3. 产妇情绪稳定，平稳度过分娩期。

【护理措施】

（一）心理护理

产妇的心理状态是影响子宫收缩的重要因素，要及时给予解释和支持。指导产妇在宫缩间歇期休息。鼓励产妇表达自己的担心和不适，耐心解答产妇及家属的问题。关心和安慰产妇，消除其精神紧张与恐惧心理，帮助其树立自然分娩的信心。

（二）协调性子宫收缩乏力

明确病因，评估产程进展，及时发现头盆不称或胎位异常。对于经评估不能经阴道分娩的产妇，应及时做好剖宫产术前准备。对于经阴道试产者，应做好以下护理。

1. 第一产程的护理

（1）改善全身情况：① 保证休息，对产程长、过度疲劳或烦躁不安的产妇，遵医嘱给予镇静药，如地西泮或哌替啶等；② 鼓励产妇及时补充水分和膳食营养，同时注意纠正产妇的水、电解质代谢紊乱状态；③ 开展陪伴分娩，让有经验的助产士陪伴和指导产妇，鼓励家属陪伴在产妇身边，以便消除其紧张情绪，减少精神紧张所致的子宫收缩乏力；④ 鼓励产妇排尿、排便。

（2）加强子宫收缩

1）人工破膜：对于宫口扩张≥3cm，无头盆不称，胎头已衔接而产程延缓者，可行人工破膜。破膜前必须检查有无脐带先露，破膜应在宫缩间歇期进行，破膜后注意检查有无脐带脱垂，并观察羊水量、羊水性状和胎心变化。破膜后若子宫收缩乏力仍未改善，可考虑应用缩宫素加强宫缩。

2）缩宫素静脉滴注：适用于产程延长且存在协调性子宫收缩乏力、胎心良好、胎位正常、头盆相称者。原则是以最小浓度获得最佳宫缩。用缩宫素时，需要专人守护，监测宫缩、胎心、血压及产程进展等。一般将缩宫素2.5U加入0.9%的生理盐水500ml内，从1~2mU/min开始，根据宫缩强弱进行调整。每隔15~30分钟观察并记录宫缩、胎心、血压、脉搏及产程进展。若宫缩不强，可逐渐加快滴速，以每次增加1~2mU/min为宜，最大剂量通常不超过20mU/min，以达到宫缩持续40~60秒，间隔2~3分钟为佳。若10分钟内宫缩超过5次，每次宫缩持续1分钟以上或胎心率异常，应立即停止滴注缩宫素，避免因子宫收缩过强而发生子宫破裂或胎儿窘迫等严重并发症。

3）针刺穴位：针刺合谷、三阴交、太冲、关元、中极等穴位。

4）刺激乳头加强宫缩。

5）地西泮静脉注射：地西泮能使子宫颈平滑肌松弛，软化子宫颈，促进宫口扩张，而不影响子宫体肌纤维收缩，适用于宫口扩张缓慢及子宫颈水肿者。常用10mg缓慢静脉注射。

（3）剖宫产术前准备：若经上述处理，试产2~4小时产程仍无进展，甚至出现胎儿窘迫、产妇体力衰竭等情况，应立即做好剖宫产术前准备。

2. 第二产程的护理　应做好阴道助产和抢救新生儿的准备，密切观察宫缩、胎心与胎先露下降情况。若无头盆不称，第二产程期间出现子宫收缩乏力时，应加强宫缩，可静脉滴注缩宫素以加快产程进展。若母儿状况良好，胎头下降至≥+3水平，则等待自然分娩或行阴道助产结束分娩；若经处理后胎头位置在≤+2水平或出现胎儿窘迫征象时，应行剖宫产术。

3. 第三产程的护理　预防产后出血及感染。遵医嘱于胎肩娩出后应用缩宫素10~20U静脉注射，以预防产后出血。凡破膜时间超过12小时、总产程超过24小时、多次行阴道指诊或行阴道助产操作者，应给予抗生素预防感染。

（三）不协调性子宫收缩乏力

遵医嘱给予镇静药，确保产妇充分休息。在协调性宫缩恢复之前，严禁应用缩宫素。若经处理后宫缩仍不协调或出现胎儿窘迫征象，或伴有头盆不称、胎位异常等，应及时通知医师，并做好剖宫产术和抢救新生儿的准备。若不协调性宫缩已被纠正，但宫缩较弱时，按协调性子宫收缩乏力处理。

理论与实践

1. 该产妇属于潜伏期延长。

2. 护理措施为改善该产妇全身情况，包括保证休息、鼓励产妇及时补充水分和膳食营养、开展陪伴分娩、鼓励产妇排尿排便等。遵医嘱为产妇静脉注射地西泮。

【护理评价】

1. 产妇在待产和分娩过程中获得支持，满足了基本需要且舒适度增加。

2. 产妇未出现水、电解质代谢紊乱与酸中毒。

3. 产妇及家属情绪平稳地度过了分娩期。

二、子宫收缩过强

【病因】

目前尚不十分明确，可能与急产、缩宫素应用不当、产妇精神过度紧张或宫腔内操作等有关。

【临床类型】

1. 协调性子宫收缩过强　子宫收缩的节律性、对称性和极性均正常，子宫收缩力过强、过频。宫缩≥5次/10min，宫缩时宫腔压力≥60mmHg。

2. 不协调性子宫收缩过强　子宫强烈收缩，失去节律性，宫缩无间歇。

【护理评估】

（一）健康史

认真阅读产前检查记录，对经产妇，须了解有无急产史。评估此次临产时间、宫缩频率、宫缩强度及胎心、胎动情况。

（二）身体状况

1. 一般情况　评估内容参照子宫收缩乏力。

2. 产科评估

（1）协调性子宫收缩过强：若产道无阻力、无头盆不称及胎位异常情况，往往产程进展很快，易造成急产。初产妇总产程<3小时者称为急产（precipitate delivery）。若存在产道梗阻或瘢痕子宫，子宫收缩过强时可能出现病理性缩复环（pathologic retraction ring），甚至子宫破裂。

（2）不协调性子宫收缩过强

1）强直性子宫收缩：常见于缩宫素静脉滴注剂量过大时，产妇表现为烦躁不安、持续腹痛、拒按。胎方位触诊不清，胎心听不清。若合并产道梗阻，可出现病理性缩复环、血尿等先兆子宫破裂的征象。

2）子宫痉挛性狭窄环：是指子宫局部平滑肌痉挛性不协调性收缩，持续不放松，而形成的环状狭窄。狭窄环多发生在子宫上下段交界处，也可在胎体某一狭窄部，以胎颈、胎腰处常见（图10-2）。产妇出现持续腹痛、烦躁、宫颈扩张缓慢、胎先露下降停滞、胎心时快时慢。

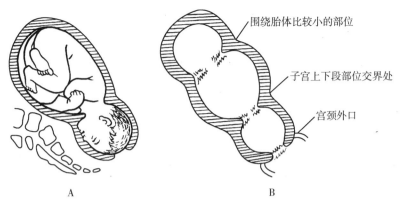

围绕胎体比较小的部位

子宫上下段部位交界处

宫颈外口

▲ 图10-2　子宫痉挛性狭窄环
A. 狭窄环绕胎颈；B. 狭窄容易发生的部位。

3. 对母儿的影响

（1）对产妇的影响：子宫收缩过强、过频，产程过快，可致初产妇宫颈、阴道及会阴裂伤，若有梗阻则可发生子宫破裂，危及产妇生命。子宫收缩过强可增加羊水栓塞的风险，并容易导致胎盘嵌顿、产后出血等。

（2）对胎儿及新生儿的影响：子宫收缩过强、过频影响子宫胎盘的血液循环，易发生胎儿窘迫甚至胎死宫内、新生儿窒息。胎儿娩出过快，易发生新生儿颅内出血；若坠地，可致新生儿骨折、外伤等。

（三）心理－社会状况

产程进展快，产妇无思想准备，担心胎儿与自身的安危，或感觉疼痛难忍，易产生恐惧和极度无助感。

（四）治疗原则

以预防为主，识别发生急产的高危人群和急产征兆，及时纠正异常。评估母儿状况，根据需要，及时采取剖宫产或阴道助产。若胎死宫内，以不损害母体为原则，阴道助产处理死胎。

【常见护理诊断/问题】

1. 急性疼痛　与子宫收缩过频、过强有关。

2. 焦虑　与担心自身及胎儿的安危有关。

【护理目标】

1. 产妇能应用减轻疼痛的常用技巧。

2. 产妇能描述自己的焦虑和应对方法。

【护理措施】

（一）分娩前护理

有高危妊娠因素或异常分娩史的孕妇在预产期前1~2周不宜外出，宜提前住院待产。待产妇主诉有便意时，先判断子宫口大小及胎先露下降情况，以防发生意外伤害。与孕产妇沟通，让其了解分娩过程，减轻其焦虑与紧张等不良情绪。

（二）分娩期护理

临产后慎用缩宫药物及其他促进宫缩的方法。提前做好待产及抢救新生儿的准备。子宫收缩过强时遵医嘱给予子宫收缩抑制剂。若属梗阻性原因，应禁止阴道内操作，停用缩宫素。子宫收缩恢复正常时，可等待自然分娩或行阴道助产。若经上述处理不能缓解，子宫口未开全，胎先露较高，或伴有胎儿窘迫征象者，均应行剖宫产。

（三）分娩后护理

1. 若急产来不及消毒及新生儿坠地，应给予新生儿维生素K_1 10mg肌内注射，预防颅内出血，并尽早肌内注射精制破伤风抗毒素1 500U。

2. 若属未消毒的接产，应给予抗生素预防感染。

3. 产后仔细检查宫颈、阴道、外阴，若有撕裂，应及时缝合。

4. 密切观察子宫体复旧、会阴伤口、阴道流血、生命体征等情况外，应向产妇进行健康指导及出院指导。

5. 若新生儿出现意外，须协助产妇及家属顺利度过哀伤期，并为产妇提供出院后的避孕指导。

【护理评价】

1. 产妇能应用减轻疼痛的技巧，舒适度增加。

2. 产妇顺利分娩，母子平安出院。

第二节 产道异常

产道异常包括骨产道异常及软产道异常，临床上以骨产道异常多见。

【骨产道异常类型】

由于骨盆径线过短或形态异常，骨盆腔小于胎先露可通过的限度，阻碍胎先露下降，影响产程进展，称为狭窄骨盆。

1. 骨盆入口狭窄　在扁平骨盆中最常见，以骨盆入口平面前后径狭窄为主，其形态呈横椭圆形，常见有单纯扁平骨盆（图10-3）和佝偻病性扁平骨盆（图10-4）。妊娠末期或临产后影响胎头衔接，不能入盆。初产妇腹部多呈尖腹，经产妇多呈悬垂腹，经检查胎头跨耻征阳性；若已经临产，常导致潜伏期及活跃期延长，出现胎膜破裂及脐带脱垂等，也可发生梗阻性难产。

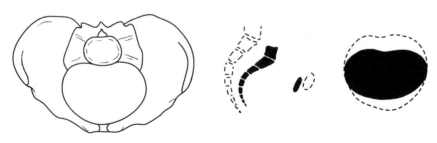

▲ 图10-3　单纯扁平骨盆

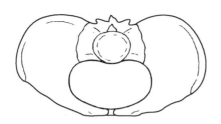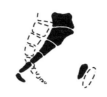

▲ 图 10-4　佝偻病性扁平骨盆

2. 中骨盆狭窄　中骨盆狭窄较骨盆入口狭窄更常见，主要见于男型骨盆及类人猿型骨盆，以坐骨棘间径及中骨盆后矢状径狭窄为主。临产后胎头能正常衔接，但胎头下降至中骨盆时内旋转受阻，常出现持续性枕横位或枕后位（图 10-5），活跃期晚期及第二产程进展缓慢，甚至停滞。若中骨盆狭窄程度严重，宫缩又较强，可发生先兆子宫破裂，甚至子宫破裂。若强行阴道助产，可导致严重软产道裂伤及新生儿产伤。

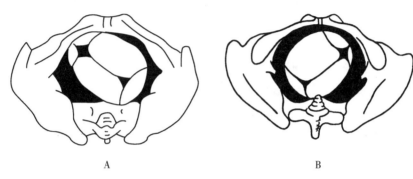

A   B

▲ 图 10-5　持续性枕后位
A. 枕左后位；B. 枕右后位。

3. 骨盆出口狭窄　常与中骨盆狭窄相伴行，主要见于男型骨盆，以坐骨结节间径及骨盆出口后矢状径狭窄为主。第一产程进展顺利，胎头达盆底受阻，第二产程停滞，继发子宫收缩乏力，胎头双顶径不能通过坐骨结节间径。若强行产道助产，可导致严重软产道裂伤及新生儿产伤。中骨盆平面和骨盆出口平面的狭窄常见于漏斗骨盆（图 10-6）和横径狭窄骨盆。

4. 骨盆三个平面狭窄　骨盆外形属正常女性骨盆，但骨盆三个平面各径线均比正常值小 2cm 或更多，称为均小骨盆（图 10-7）。多见于身材矮小、体形匀称的妇女。

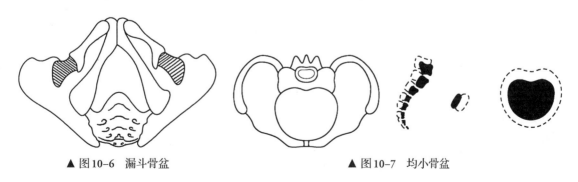

▲ 图 10-6　漏斗骨盆　　　　　　　　　　　　▲ 图 10-7　均小骨盆

5. 畸形骨盆　骨盆失去正常形态及对称性，包括跛行及脊柱侧凸所致的偏斜骨盆（图10-8）和骨盆骨折所致的畸形骨盆。

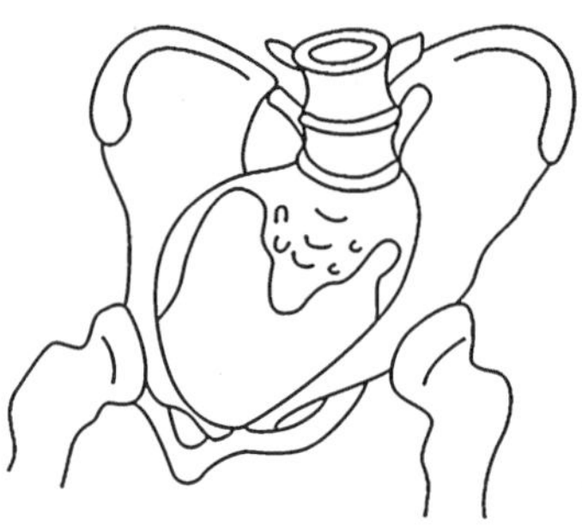

【软产道异常类型】

软产道异常可由先天发育异常及后天疾病引起。

1. 阴道异常　如阴道纵隔、阴道横隔和阴道包块。

2. 宫颈异常　如宫颈粘连、瘢痕、宫颈坚韧、宫颈水肿等。

3. 子宫异常　如子宫畸形和瘢痕子宫。

4. 盆腔肿瘤　如子宫肌瘤和卵巢肿瘤。

▲ 图10-8　偏斜骨盆

【护理评估】

（一）健康史

仔细阅读产妇产前检查的有关资料，尤其是骨盆各径线测量值及妇科检查记录。重点了解既往分娩史，内、外科疾病史，询问产妇有无佝偻病、脊髓灰质炎、脊柱结核、髋关节结核及外伤史。若为经产妇，应了解既往有无难产史或阴道助产史及新生儿有无产伤等。

（二）身体状况

1. 一般情况　观察产妇的体形、步态有无异常，有无跛行，有无脊柱及髋关节畸形，米氏菱形窝是否对称等。身高低于145cm者，应警惕均小骨盆；脊柱侧凸或跛行者可伴有偏斜骨盆畸形；骨骼粗壮、颈部较短者易伴有漏斗骨盆；米氏菱形窝对称但过扁者易伴有扁平骨盆；米氏菱形窝对称但过窄者易伴中骨盆狭窄；米氏菱形窝不对称、一侧髂后上棘突出者易伴有偏斜骨盆。

2. 产科评估

（1）腹部检查：① 观察腹部形态，尖腹及悬垂腹者提示可能有骨盆入口狭窄；② 测量子宫底高度和腹围，估计胎儿大小；③ 腹部四步触诊，了解胎先露、胎方位及胎先露是否衔接；④ 听诊胎心音，了解胎儿是否缺氧；⑤ 评估头盆关系，产妇排空膀胱后仰卧，两腿伸直。检查者一手放于耻骨联合上方，另一手将胎头向骨盆腔方向推压。若胎头低于耻骨联合平面，为胎头跨耻征阴性，提示头盆相称；若胎头与耻骨联合在同一平面，表示可疑头盆不称，为跨耻征可疑阳性；若胎头高于耻骨联合平面，则表示头盆明显不称，为跨耻征阳性。对出现跨耻征阳性的孕妇，应再次检查。此项检查在初产妇预产期前2周或经产妇临产后胎头尚未入盆时有一定的临床意义。

（2）骨盆测量：评估骨盆大小，判断骨盆狭窄的类型及程度。检查内容包括测量对角径、中骨盆前后径、出口前后径、出口后矢状径、坐骨结节间径及耻骨弓角度等。

（3）阴道检查：评估产妇阴道是否通畅、是否合并阴道横隔或阴道纵隔、宫颈软硬程度、有无宫颈粘连或瘢痕、有无子宫畸形或子宫手术史、是否合并盆腔肿瘤等。

3. 对母儿的影响

（1）对产妇的影响：易发生继发性子宫收缩乏力，产程延长或停滞，或因子宫收缩过强，出现病理性缩复环，进一步发展可导致子宫破裂，危及产妇生命。胎头长时间嵌顿于产道内，压迫软组织致其水肿、坏死，可致生殖道瘘。由于容易发生胎膜早破、产程延长，阴道检查、手术助产或手术分娩机会增多，感染发生率高。此外，产后出血及软产道裂伤的发生率也增加。

（2）对胎儿和新生儿的影响：骨盆入口狭窄影响胎先露部衔接，导致胎膜早破或脐带脱垂概率增加。中骨盆狭窄影响胎头俯屈，使内旋转受阻，易发生持续性枕横位或枕后位。产程延长，胎头在产道受压过久，易致胎儿缺血缺氧。胎头在下降过程中受阻，强行通过狭窄产道或手术助产，易发生新生儿颅内出血，严重时可发生颅骨骨折。

（三）心理－社会状况

因产程进展不顺利，产妇和家属易出现焦虑等情绪。产妇及家属易对阴道分娩方式失去信心，通常要求手术分娩。

（四）辅助检查

1. B型超声检查　了解胎先露与骨盆的关系，评估胎儿大小，预测胎儿体重，判断胎儿能否通过骨产道。

2. 电子胎心监护　监测子宫收缩和胎心率的情况。

（五）治疗原则

应明确狭窄骨盆的类型和狭窄程度，了解产力、胎方位、胎儿大小、胎心率、宫口扩张程度、胎先露下降程度、破膜与否，同时结合年龄、产次、既往史进行综合分析、判断，决定分娩方式。软产道异常者应对症处理，可根据产妇情况适时行剖宫产术。

【常见护理诊断/问题】

1. 有感染的危险　与胎膜早破、产程延长、手术操作有关。

2. 焦虑　与产道异常、产程延长有关。

【护理目标】

1. 产妇的感染征象得到预防和控制。

2. 产妇的焦虑情绪缓解。

【护理措施】

1. 有明显头盆不称、不能经阴道分娩者，做好剖宫产术的围手术期护理。

2. 阴道试产的护理　轻度头盆不称者，可行阴道试产。

（1）心理护理：向产妇及家属讲清楚阴道分娩的可能性及优点，认真解答产妇及家属提出的疑问，并让其了解目前产程进展状况。

（2）生活护理：做好产妇的生活护理，鼓励产妇进食、进水并保证良好休息，保证产妇保持良好的产力。

（3）观察产程进展：观察宫缩及胎心率变化，发现异常及时通知医师处理。

（4）产科处理

1）骨盆入口狭窄：胎膜未破者可在宫口扩张≥3cm时行人工破膜。试产过程中若出现子宫收缩乏力，可静脉滴注缩宫素加强宫缩。试产2~4小时，若胎头仍未入盆，宫口扩张缓慢，并伴胎儿窘迫者，则应停止试产，及时行剖宫产术结束分娩。

2）中骨盆狭窄者，若子宫口已开全，胎头双顶径达坐骨棘水平或更低，可经阴道徒手旋转胎头为枕前位，待其自然分娩，或行胎头吸引术、产钳术等阴道助产术，并做好抢救新生儿的准备；若胎头双顶径未达坐骨棘水平，或出现胎儿窘迫征象，应做好剖宫产的术前准备。

3）骨盆出口狭窄者，应在临产前对胎儿大小、头盆关系进行充分估计，及早决定分娩方式。若坐骨结节间径与出口后矢状径之和>15cm，多数可经阴道分娩，有时须行阴道助产术；若坐骨结节间径与出口后矢状径之和≤15cm者，足月胎儿不易经阴道分娩，应行剖宫产术。

3. 软产道异常的处理

（1）阴道异常：阴道纵隔、阴道横隔阻碍胎先露下降，可行手术将阴道纵隔或阴道横隔切开。阴道内肿瘤等阴道包块阻碍胎先露下降又不能经阴道处理者，应行剖宫产术。

（2）宫颈异常：轻度宫颈粘连和瘢痕者，可试行粘连分离、机械性扩展等，严重者应行剖宫产术。宫颈水肿轻者可抬高产妇臀部，减轻胎头对宫颈的压力，也可于宫颈两侧各注入0.5%利多卡因5~10ml。对于宫颈坚韧者，分娩时也可于宫颈两侧各注入0.5%利多卡因5~10ml。若上述处理对宫颈水肿或宫颈坚韧无明显效果，可行剖宫产术。宫颈癌肿质硬而脆，阴道分娩易导致宫颈裂伤、出血及癌肿扩散，应行剖宫产术。

（3）子宫异常：存在子宫纵隔、双角子宫等子宫畸形时难产的发生率明显增加，须适当放宽剖宫产术指征。对瘢痕子宫者应根据前次手术术式、指征、术后有无感染、术后再孕间隔时间、本次妊娠临产后产力、产道及胎儿相互适应情况等进行综合分析，决定分娩方式。

（4）盆腔肿瘤：若肿瘤不阻碍产道可经阴道分娩。若子宫肌瘤或卵巢肿瘤阻碍胎先露衔接及下降，应行剖宫产术。

4. 预防产后出血和感染　胎儿娩出后，及时遵医嘱使用子宫收缩药、抗生素，预防产后出血及感染。保持外阴清洁。

5. 新生儿护理　对于胎头在产道压迫时间过长或经阴道助产的新生儿，须严密观察有无颅内出血或其他损伤的症状。

【护理评价】

1. 产妇无感染征象，产后体温、恶露、白细胞计数均正常，伤口愈合良好。

2. 产妇及家属焦虑感缓解，情绪平稳。

第三节　胎儿异常

胎儿的胎位异常或发育异常均可导致不同程度的异常分娩。

【胎位异常类型】

胎位异常包括胎头位置异常、臀先露及肩先露，其中以头先露的胎头位置异常最常见，常见于持续性枕后位或枕横位。

【胎儿发育异常】

巨大胎儿和胎儿畸形是常见的胎儿发育异常。巨大胎儿是指胎儿出生体重达到或超过4 000g者。巨大胎儿常引起头盆不称、肩难产、软产道损伤、新生儿产伤等不良后果。常见的胎儿畸形有脑积水、联体儿等。

【护理评估】

（一）健康史

仔细阅读产妇的产前检查资料，询问既往分娩史，注意有无糖尿病史，有无分娩巨大胎儿、畸形儿等家族史。评估待产过程中产程进展、胎头下降等情况。

（二）身体状况

1. 一般情况评估　评估产妇的身高、体重、体形、步态，有无跛行，有无脊柱及髋关节畸形等。

2. 产科评估

（1）持续性枕后位或持续性枕横位：若在子宫底部触及胎臀，胎背偏向母体后方或侧方，前腹壁触及胎儿肢体，胎心在脐下偏外侧处听得最清楚，一般为枕后位。在分娩过程中，经充分试产后，若胎头枕骨持续不能转向前方，直至临产后仍位于母体骨盆后方或侧方，致使分娩发生困难者，称为持续性枕后位或持续性枕横位，易致第二产程延长。持续性枕后位时胎儿枕骨持续位于母体骨盆后方，直接压迫直肠，产妇自觉肛门坠胀及排便感，子宫口尚未开全时，过早屏气用力，使产妇疲劳，宫颈水肿，影响产程进展。

（2）胎头高直位：胎头以不屈不仰姿势衔接入盆，称为胎头高直位，其胎头矢状缝与骨盆入口前后径相一致。胎头枕骨向前靠近耻骨联合者，称为高直前位，胎头枕骨向后靠近骶岬者，称为高直后位。高直位时，胎背占据腹前壁，不易触诊及胎儿肢体，胎心位置稍高靠近腹中线。因胎头嵌顿在骨盆入口，子宫口很难开全，常致活跃期停滞。

（3）前不均倾位：枕横位入盆的胎头侧屈以其前顶骨先入盆的异常胎位称为前不均倾位。前不均倾位因后顶骨入盆困难，胎头下降停滞，产程延长，一般需剖宫产。前顶骨紧嵌于耻骨联合后方，宫颈前唇因受压出现水肿。若膀胱颈受压于前顶骨与耻骨联合之间，产妇可能会过早出现排尿困难、尿潴留等。

（4）面先露：胎头极度仰伸，胎儿枕部与胎背接触，胎儿以颜面为先露，多于临产后发现。在骨盆入口平面很少发生面先露，通常是额先露在胎儿下降的过程中胎头进一步仰伸而形成面先露。面先露者，常有第一产程延长。经阴道可触诊到胎儿口腔及下颏的位置，触不到圆而硬的颅骨，子宫口开大后，仅能触及不平坦及柔软的胎儿颜面，如口、鼻、眼、颧骨及眼眶等。

（5）臀先露：可在子宫底部触到圆而硬、按压时有浮球感的胎头，在耻骨联合上方触及软而宽、不规则的胎臀，胎心在脐上左（右）侧听得最清楚。临产后阴道指诊若触及软而宽且不规则的胎臀、胎足或生殖器官等可确定为臀位。臀先露时胎臀形状不规则，对前羊膜囊压力不均匀，易致胎膜早破、脐带脱垂等并发症。临床表现为孕妇常感觉肋下或上腹部有圆而硬的胎头，由于胎臀不能紧贴子宫下段及子宫颈，常导致子宫收缩乏力，产程延长。

（6）肩先露：对母儿最不利的胎位。肩先露时，胎儿横卧于骨盆入口以上，其纵轴与母体纵轴垂直，胎产式为横产式（俗称横位）。肩先露的足月活胎不可能经阴道娩出。若处理不及时，易造成子宫破裂、胎儿窘迫甚至死亡。腹部触诊时，子宫呈横椭圆形，子宫底高度低于孕周，子宫底部触不到胎头或胎臀，耻骨联合上方空虚，子宫一侧可触及胎头，另一侧触及胎臀。在脐周两侧胎心听诊最清晰。横产式临产时胎膜多已破，阴道检查可触及胎儿肩胛骨或肩峰、肋骨及腋窝等。

（7）复合先露：胎头或胎臀伴有四肢（上肢或下肢）作为先露部同时进入骨盆入口，称为复合先露，常发生于早产时。复合先露时，产程进展缓慢，常在行阴道检查时发现，以胎头和手复合先露最常见。

（8）肩难产：胎头娩出后，胎儿前肩被嵌顿于耻骨联合上方，用常规助产方法不能娩出胎儿双肩者称为肩难产。肩难产表现为胎头娩出后，胎颈回缩，胎儿颏部紧压会阴，胎肩娩出受阻。

> **知识链接** | **肩难产危险因素及预测**
>
> 根据美国妇产科医师学会的肩难产临床实践指南，肩难产尚不能被准确预测，但为了识别潜在的肩难产病例，产科医务人员应熟知这些危险因素，并应做好随时处理肩难产的准备。胎儿过重及孕妇患糖尿病已证实与肩难产相关，但大多数的肩难产却发生在胎儿体重正常的非糖尿病孕妇。第二产程延长合并其他危险因素或干预措施已被证实与肩难产相关。但第二产程延长、孕妇超重或孕期增重过多、阴道助产、多次妊娠、使用缩宫素或硬膜外麻醉等因素也不能准确预测肩难产。有肩难产史的孕妇再次发生肩难产的风险增加。

3. 对母儿的影响

（1）对产妇的影响：可致继发性子宫收缩乏力，产程延长，常需手术助产。行阴道助产时，易造成会阴裂伤、宫颈裂伤，严重者甚至可发生子宫破裂。胎头位置异常，长时间压迫软产道造成局部组织缺血、坏死；长时间压迫邻近脏器，易形成生殖道瘘。此外，产褥感染、产后出血的发生率增加。

（2）对胎儿、新生儿的影响：胎位异常易引起胎儿窘迫、新生儿窒息，围产儿死亡率增高。臀先露和肩先露等产妇，易发生胎膜早破，进而导致早产儿及低体重儿发生率增加，分娩时由于胎头等娩出困难，新生儿可能出现分娩性臂丛神经损伤、胸锁乳突肌损伤、颅内出血、骨折等损伤。

（三）心理-社会状况

产妇因产程时间过长、极度疲乏等易失去阴道分娩的信心，并产生焦虑、急躁情绪。产妇及家属担心母儿的安危。

（四）辅助检查

1. B型超声检查　评估头盆是否相称，探测胎头的位置、大小及形态，可作出胎位及胎儿发育异常的诊断。

2. 实验室检查　可疑为巨大胎儿的孕妇，产前应做血糖、尿糖检查，妊娠晚期抽羊水做胎儿肺成熟度检查、胎盘功能检查。疑为脑积水合并脊柱裂者，妊娠期可查孕妇血清或羊水中的甲胎蛋白水平。

（五）治疗原则

定期产前检查，纠正胎位异常，若发现胎儿畸形，及时终止妊娠。可根据胎位、胎儿大小等决定是否行阴道助产或剖宫产术。肩难产时，缩短胎头–胎体娩出时间间隔，是新生儿存活的关键。

【常见护理诊断/问题】

1. 急性疼痛　与分娩时子宫收缩有关。

2. 焦虑　与难产及胎儿发育异常有关。

【护理目标】

1. 产妇能应用减轻疼痛的常用技巧，疼痛缓解。

2. 产妇能正视分娩障碍，与医护合作，顺利分娩，母儿健康，无并发症。

【护理措施】

1. 加强孕期保健　通过产前检查及时发现并处理异常情况。臀先露者于妊娠30周前多能自行转为头先露，若妊娠30周后仍为臀先露，可指导孕妇采取胸膝卧位来矫正胎位，姿势如图10-9所示。

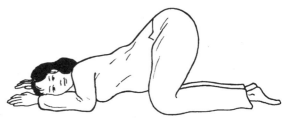

▲ 图10-9　胸膝卧位

2. 产程早期产妇宜取坐位或半卧位，以减少骨盆倾斜度，尽量避免前不均倾位。有明显头盆不称、胎位异常或确诊巨大胎儿的产妇，应做好剖宫产围手术期护理。

3. 阴道试产或阴道分娩的产妇，应做好如下护理。

（1）心理护理：针对产妇及家属的疑问，给予充分解释，鼓励产妇更好地与医护配合，安全度过分娩期。

（2）照护与支持：鼓励产妇进食，必要时遵医嘱补液，维持水、电解质平衡。在第一产程，应保障产妇休息，避免体力消耗；对于枕后位者，嘱其不要过早屏气用力，以防宫颈水肿及疲劳；对于持续性枕后位或枕横位者，让产妇向胎儿肢体方向侧卧，以利于胎头枕部向前；对于高直前位者，指导产妇侧卧或取半卧位，促进胎头衔接、下降。对于复合先露者，在排除头盆不称后，让产妇向脱出肢体的对侧侧卧，以利于胎儿肢体自然回缩。

（3）严密观察产程：试产过程中应严密观察产程。对于臀先露者，宫缩时用无菌巾以手掌堵住阴道口，阻止胎臀娩出，以利于子宫颈及阴道充分扩张。待子宫口开全、阴道充分扩张后，才能让胎臀娩出。在堵住阴道口的过程中，应每隔10~15分钟听胎心一次，并注意子宫口是否开全。

（4）防止胎膜早破：对于臀先露者，在第一产程应尽可能防止胎膜过早破裂。产妇在待产过程中应尽量减少站立行走，尽量少做阴道指诊，不用缩宫素引产。一旦发生胎膜早破，立即观察胎心，抬高臀部。若胎心有改变，立即行阴道检查，及早发现脐带脱垂情况，并及时报告医师。

（5）做好阴道助产及新生儿复苏抢救的准备：必要时为缩短第二产程可行阴道助产。肩难产时，让产妇将双腿极度屈曲贴近腹部，双手抱膝，便于嵌顿在耻骨联合上方的前肩自然松解。新生儿出生后应仔细检查有无产伤，必要时立即给予复苏抢救。第三产程应仔细检查胎盘、胎膜的完整性及母体产道的损伤情况。遵医嘱及时应用子宫收缩药与抗生素，预防产后出血与感染。

【护理评价】

1. 产妇疼痛减弱，新生儿健康。

2. 产妇能与医护配合，顺利度过分娩期。

第四节　产科常用手术及护理

一、会阴切开及缝合术

会阴切开术（episiotomy）是产科最常用的手术，常用术式有会阴左后-侧切开和会阴正中切开两种。临床上以会阴左后-侧切开最为常用（图10-10、图10-11）。

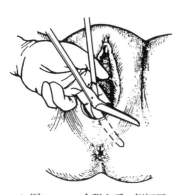

▲ 图10-10　会阴左后-侧切开

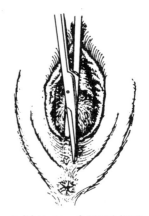

▲ 图10-11　会阴正中切开

【适应证】

1. 估计会阴裂伤不可避免，如会阴坚韧、水肿或瘢痕形成，会阴体较长，持续性枕后位，耻骨弓狭窄等。

2. 需阴道助产，如产钳术、胎头吸引术及臀位助产术等。

3. 需要缩短第二产程，如继发性子宫收缩乏力或胎儿过大导致第二产程延长者，胎儿窘迫、妊娠期高血压疾病、妊娠合并心脏病等。

【评估与准备】

1. 评估

（1）评估产妇心理状态，向产妇及家属讲解手术目的及方法，并取得产妇的配合。

（2）评估产妇的手术史、药物过敏史，向产妇说明局部麻醉的作用，减轻其对疼痛的担心。

（3）评估产妇的宫缩情况、胎先露下降程度、会阴情况及胎心率变化情况。

（4）评估产妇生命体征情况及阴道流血、流液情况。

2. 准备

（1）操作台准备：保证操作台光线明亮，调节并保持产房温度在25~28℃，适当为产妇遮挡和保暖。

（2）用物准备：备好无菌会阴切开包1个（内有弯盘1个，会阴切开剪1把，止血钳2把，有齿镊1把，持针器1把，线剪1把），圆针、三角针各1枚，无菌治疗巾4张，2.0号及3.0或4.0号可吸收缝线各1根，纱布、尾纱若干，7号长针头1个，20ml注射器1支，棉球若干，消毒液。

（3）药物准备：备好2%利多卡因1支，缩宫素注射液，止血药，0.9%生理盐水（稀释利多卡因至0.5%~1%）。

【操作步骤】

1. 协助产妇取屈膝仰卧位或截石位。

2. 以拟切开部位为中心，常规冲洗消毒会阴并铺无菌巾。

3. 用0.5%~1%利多卡因20ml进行阴部神经阻滞麻醉或者行阴部神经阻滞麻醉联合会阴局部浸润麻醉。行阴部神经阻滞麻醉时，术者一手示指和/或中指伸入阴道，触及坐骨棘的位置，另一手持注射器，在左侧坐骨结节至肛门连线的中点稍靠近坐骨结节处进针，朝向坐骨棘方向，穿刺至坐骨棘内侧，回抽无血后，注入稀释后的利多卡因10ml，然后一边退针一边继续注入剩余的麻醉药；进行会阴局部浸润麻醉时，术者一手示、中指伸入阴道，另一手持注射器分别向拟切开部位、会阴体方向及坐骨结节处，做局部皮下扇形浸润麻醉。

4. 经麻醉后，在宫缩间歇期，术者一手示指和中指伸入阴道，两指稍分开，放于胎头和会阴体之间；另一手持会阴切开剪，一叶置于阴道外，一叶置于阴道内的示指和中指之间，会阴切开剪刀刃与皮肤垂直。于胎头拨露后、着冠前、会阴高度扩张变薄时，且等待宫缩开始会阴紧绷时行会阴切开，一次全层剪开。若沿会阴后联合正中垂直切开，则为会阴正中切开；若自会阴后联合中线向左向后45°切开会阴，则为会阴后-侧切开，若会阴高度膨隆，剪开角度应增大至60°。

5. 剪开后，配合用纱布压迫止血。操作过程中严格执行无菌操作规程，配合术者传递所需物品及药品。

6. 分娩结束后，仔细检查会阴切口。检查完毕，以生理盐水冲洗切口及外阴，重新更换无菌手套，并铺好无菌巾（遮挡住肛门），按层次逐层缝合切口，对合整齐、松紧适宜，不留无效腔。先于阴道放入尾纱将子宫颈上推以暴露切口，从切口顶端上方0.5~1.0cm处开始缝合，用可吸收缝线间断或连续缝合阴道黏膜至处女膜内缘处打结。缝合时注意将两侧处女膜痕的切缘对齐。继之用可吸收缝线间断缝合肌层，严密止血，不留无效腔。然后消毒切口两侧皮肤，用缝合线间断缝合，注意松紧适宜，间距均匀，可用可吸收缝线进行皮内缝合（包埋缝合）。缝合完毕后，取出尾纱，检查切口顶端是否有空隙，阴道是否有纱布遗留。用有齿镊对合表皮，防止表皮边缘内卷，用生理盐水将切口及周围皮肤擦净。常规肛诊检查有无缝合线穿透直肠黏膜，若有穿透，立即拆线，重新消毒缝合。

7. 协助产妇放平双腿休息，注意为其保暖。

【护理要点】

1. 评估切口情况（有无渗血、红肿、硬结及脓性分泌物），如有异常及时通知医师处理。

2. 外阴伤口肿胀伴疼痛明显者，可用50%硫酸镁湿敷或者红外线照射。

3. 嘱产妇多取健侧卧位，及时更换会阴垫，保持外阴清洁、干燥。每日会阴冲（擦）洗2次，嘱产妇大小便后，及时清洗会阴。

> **知识链接** | **会阴切开及会阴裂伤损伤组织的类型及愈合时间**
>
> 损伤组织的类型及愈合时间：仅损伤皮肤，组织较薄但很致密，其愈合时间为5~7日，对缝线的反应性敏感；损伤阴道黏膜及黏膜下层，组织较厚且坚韧，血供丰富，其愈合时间为5~7日，如对合不良可形成无效腔或局部开放腔隙，易形成肉芽组织；损伤会阴肌层，组织致密且敏感，其愈合时间为7~14日。

二、胎头吸引术

胎头吸引术是利用负压吸引原理，将胎头吸引器置于胎头顶部，按分娩机制牵引胎头，配合产力，协助胎儿娩出的一项助产技术。常用的胎头吸引器有金属锥形、金属牛角形、金属扁圆形和硅胶喇叭形等（图10-12）。胎头吸引器基本构造相同，由胎头端、牵引手柄和吸引管构成。

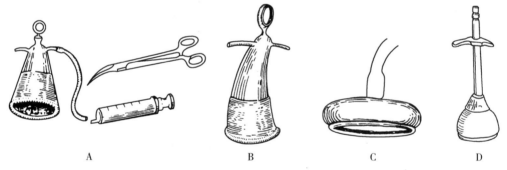

A   B   C   D

▲ 图10-12 常用的胎头吸引器
A. 金属锥形；B. 金属牛角形；C. 金属扁圆形；D. 硅胶喇叭形。

【适应证】

1. 需要缩短第二产程者，如胎儿窘迫、妊娠合并心脏病、子痫前期等。

2. 子宫收缩乏力导致第二产程延长者。

3. 明确或可疑胎儿窘迫者。

【禁忌证】

1. 严重头盆不称、产道梗阻或胎儿畸形不能经阴道分娩者。

2. 胎位异常（面先露、横位、臀位）。

3. 胎头位置高或子宫口未开全者。

【评估与准备】

1. 评估

（1）评估产妇心理状况，向家属和产妇说明胎头吸引术的目的、方法及必要性，缓解产妇紧张恐惧心理，并取得产妇及家属的同意及配合。

（2）评估胎头下降程度、宫颈扩张程度、会阴情况、宫缩情况、胎心率的变化、胎方位等。

2. 准备

（1）物品准备：备好胎头吸引器、负压吸引器、50/100ml注射器1个、一次性负压吸引管1根、止血钳2把、治疗巾2张、纱布4块、无菌手套、导尿包、聚维酮碘消毒棉球、新生儿抢救设备等。

（2）药物准备：备好新生儿抢救药品等。

【操作步骤】

1. 检查吸引器有无损坏、漏气，橡皮套是否松动等，确保吸引装置处于完好备用状态。

2. 协助产妇取截石位或屈膝仰卧位，导尿，冲洗后消毒外阴、套脚套，铺无菌巾。

3. 阴道检查，进一步确定子宫口是否开全、胎膜是否破裂及胎位情况。

4. 评估会阴情况，若会阴体较长或会阴皮肤弹性较差者，应先行会阴后－侧切开术。

5. 协助术者放置胎头吸引器，检查吸引器是否与胎头顶端紧贴，有无子宫颈及阴道壁组织夹入，调整吸引器横柄与胎头矢状缝相一致，以便做旋转胎头的标记。在确保吸引器位置正确后启动吸引器，抽吸形成负压，逐渐使负压达300mmHg并保持，最大不超过500mmHg。负压形成后，胎头顶部形成产瘤，术者再次检查确认胎头吸引器与胎头间无产道软组织夹入后，开始按分娩机制缓慢牵引。

6. 牵引过程中随时监测胎心率的变化，发现异常及时报告医师。

7. 待胎头双顶径越过骨盆出口时，协助术者解除负压，取下胎头吸引器，按分娩机制娩出胎头及胎体。

【护理要点】

1. 评估产妇宫缩情况、阴道流血情况，遵医嘱给予缩宫素等。

2. 评估产妇软产道损伤情况，如有裂伤应及时缝合。保持外阴清洁，行会阴冲（擦）洗每日2次。

3. 评估产妇生命体征变化，进行严密监测，发现异常及时通知医师。

4. 密切观察新生儿有无头皮血肿及头皮损伤的发生，注意观察新生儿面色、反应、肌张力，警惕发生颅内出血；常规给予新生儿维生素K_1肌内注射，防止出血；24小时内避免搬动新生儿。必要时将新生儿转入新生儿科给予监护治疗。

三、产钳术

产钳术是利用产钳作为牵引力，牵拉胎头娩出胎儿的助产技术。根据手术时胎头所处位置，分为高位、中位、低位及出口产钳术。高位产钳术和中位产钳术风险大，目前临床上已极少采用。产钳由左右两叶组成，每叶产钳又分为四个部分，即钳叶、钳胫、钳锁和钳柄（图10-13）。

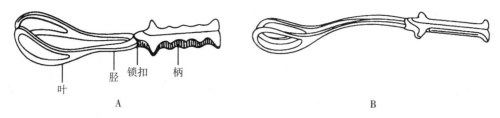

▲ 图 10-13　产钳

A. 常用产钳及其结构；B. 臀位后出头产钳。

【适应证】

1. 同"胎头吸引术"。

2. 胎头吸引术失败而胎儿存活者。

3. 臀先露胎头娩出困难者。

4. 剖宫产娩出胎头困难者。

【禁忌证】

1. 严重胎儿窘迫，估计短时间内不能结束分娩者。

2. 畸形儿、死胎，行穿颅术者。

3. 其他同"胎头吸引术"。

【评估与准备】

1. 评估

（1）评估产妇心理状况，向家属和产妇说明产钳术的目的、方法及必要性，缓解产妇紧张恐惧心理，并取得产妇及家属的同意及配合。

（2）评估产妇胎头下降程度、宫颈扩张程度、会阴情况、宫缩情况、胎心率的变化、胎方位等。

2. 准备

（1）用物准备：备好无菌产钳1副（注意检查产钳的开合，避免器械故障，并在产钳的外侧缘涂润滑剂）、正常接产包1个、会阴切开包1个、吸氧面罩1个、无菌手套2副、新生儿抢救设备等。

（2）药物准备：备好麻醉药、抢救药品等。

【操作步骤】

1. 协助产妇取截石位，导尿以排空膀胱，常规消毒外阴、套脚套，戴无菌手套。

2. 阴道检查，明确胎方位及施术条件。

3. 经双侧会阴部神经阻滞麻醉和局部浸润麻醉后，行会阴后-侧切开术。

4. 协助术者置入产钳，先左钳叶后右钳叶，分别放在胎头左右两侧，枕左前位时胎头矢状缝在两个钳叶正中，注意检查钳叶与胎头间有无软组织或脐带。尝试扣合产钳，并在宫缩间歇时略放松钳锁。宫缩时，按产轴方向向下、向后缓慢牵引，待胎头枕骨结节超过耻骨弓下方时，逐渐将产钳向前提，当胎头双顶径越过骨盆出口时，松开并取下产钳，按分娩机制娩出胎儿。行产钳术时助产士需与术者互相配合，全程保护会阴。若一次宫缩未将胎头牵出，应等待下一次宫缩，宫缩间歇时应松开产钳锁扣。

5. 手术过程中随时监测胎心率的变化，发现异常及时通知医师。

6. 术后检查子宫颈、阴道壁及会阴切口情况并及时缝合。

【护理要点】

1. 注意观察有无血尿发生。

2. 扣合产钳后，立即听诊胎心，及时发现有无脐带受压。

3. 其他同"胎头吸引术"。

四、人工剥离胎盘术

人工剥离胎盘术是指胎儿娩出后，胎盘不能自行与子宫壁相剥离，部分或全部粘连，助产人员用手剥离并取出胎盘的手术。

【适应证】

1. 胎儿经阴道娩出后30分钟，胎盘尚未娩出者。

2. 剖宫产术胎儿娩出5~10分钟，胎盘仍未娩出者。

3. 胎盘部分剥离，引起子宫大量出血者。

【评估与准备】

1. 评估

（1）评估产妇心理状况，向产妇说明行人工剥离胎盘术的目的及必要性，取得配合。

（2）评估产妇生命体征，发现异常及时通知医师。

（3）评估产妇的宫缩、阴道流血情况、子宫颈条件及子宫口闭合情况。

2. 准备

（1）用物准备：备好无菌手套1副，无菌手术衣1件，导尿管1根，会阴消毒包1个，无菌洞巾1个，0.5%聚维酮碘溶液1瓶，5ml注射器，抢救车。

（2）药物准备：备好阿托品0.5mg及哌替啶50mg，缩宫素注射液，麦角新碱，抢救药品。

【操作步骤】

1. 产妇保持截石位或屈膝仰卧位，为产妇导尿以排空膀胱。

2. 助手遵医嘱为产妇静脉注射哌替啶50mg以镇痛。

3. 重新消毒外阴，铺无菌洞巾，术者更换无菌手术衣及无菌手套。

4. 术者一手轻轻牵拉脐带，另一手五指并拢，沿脐带伸入子宫腔，找到胎盘边缘。若子宫口较紧，术者手不能进入子宫腔，可肌内注射阿托品0.5mg。术者一手进入子宫腔后，手背紧贴子宫壁，五指并拢，插入胎盘与子宫壁之间，以手掌尺侧缘钝性剥离胎盘，另一手在腹壁协助按压子宫底。为避免子宫内翻，剥离时，助手可以手压在耻骨联合上方的子宫颈处，固定子宫的位置，直到胎盘全部剥离，娩出胎盘。若无法剥离，应考虑胎盘植入，切忌强行或暴力剥离。

5. 胎盘取出后应仔细检查是否完整，若有缺损，应再次徒手伸入子宫腔清除残留胎盘及胎膜，必要时行刮宫术，刮出物送病理检查。

6. 胎盘取出后立即测量出血量，遵医嘱给予止血药。

7. 手术全过程密切观察产妇的生命体征，必要时备血、输血。

8. 手术过程中严格执行无菌操作。

【护理要点】

1. 密切观察产妇生命体征。

2. 评估产妇宫缩及出血情况，宫缩不佳时应按摩子宫，并遵医嘱给予缩宫素或麦角新碱等。

3. 评估产妇子宫颈、阴道、会阴是否有裂伤，发现裂伤及时缝合。

4. 评估产妇体温有无升高、下腹有无疼痛及阴道分泌物是否正常。遵医嘱应用抗生素预防感染。

五、剖宫产术

剖宫产术是经腹切开子宫取出胎儿及其附属物的手术。主要术式包括子宫下段剖宫产术、子宫体部剖宫产术、腹膜外剖宫产术。剖宫产术的麻醉方法主要包括椎管内麻醉和全身麻醉。椎管内麻醉包括硬膜外麻醉、蛛网膜下腔阻滞（简称腰麻）、腰硬联合麻醉和全身麻醉。

【适应证】

1. 子宫收缩力异常、骨盆狭窄、软产道异常、头盆不称、横位、臀位、巨大胎儿、珍贵儿等。

2. 妊娠并发症和妊娠合并症不宜经阴道分娩者。

3. 脐带脱垂、胎儿窘迫者。

【禁忌证】

死胎及可经阴道处理的胎儿畸形者。

【评估与准备】

1. 评估

（1）评估产妇心理状况，告知产妇行剖宫产术的目的，耐心解答有关疑问，缓解其焦虑情绪。

（2）评估并记录产妇生命体征及胎心率的变化。

（3）评估产妇的手术史、药物过敏史等。

（4）评估产妇的宫缩情况、胎先露下降程度等。

2. 准备

（1）用物准备：备好剖宫产手术包1个，内有25cm不锈钢盆1个，弯盘1个，卵圆钳6把，1、7号刀柄各1把，解剖镊2把，小无齿镊2把，大无齿镊1把，18cm弯止血钳6把，10cm、12cm、14cm直止血钳各4把，组织钳4把，持针器3把，吸引器头1个，阑尾拉钩2个，腹腔双头拉钩2个，刀片2个。还需备双层剖腹单1块，手术衣6件，治疗巾10块，纱布垫4块，纱布20块，1、4、7号丝线各1个，可吸收缝线若干。准备无菌手套6副，新生儿保暖和复苏抢救用物。

（2）药物准备：备好麻醉药、抢救药品等。

（3）产妇准备：帮助产妇做好术前准备，注意术前禁用呼吸抑制剂，以防止新生儿窒息。

【术中配合】

1. 密切观察并记录产妇生命体征及胎心率的变化。

2. 若胎头入盆太深导致取胎头困难，助手可在台下戴无菌手套自阴道向子宫腔方向上推胎头。

3. 建立静脉通道，遵医嘱使用缩宫素等。

4. 麻醉后行留置导尿，观察并记录尿液颜色、性状及量。

5. 当刺破胎膜时，应注意产妇有无咳嗽、呼吸困难等症状，预防羊水栓塞的发生。

6. 配合进行新生儿抢救与护理。

【护理要点】

1. 密切观察并记录产妇生命体征变化。

2. 评估产妇子宫收缩及阴道流血状况。

3. 评估手术切口有无红肿、渗出。

4. 留置导尿24小时，拔管后指导产妇自行排尿。

5. 鼓励产妇勤翻身并尽早下床活动，6小时后进流食，根据肠道功能恢复情况指导饮食。

6. 协助母婴完成皮肤接触，指导产妇进行母乳喂养。

7. 指导产妇出院后保持外阴部清洁；落实避孕措施，术后避孕2年；鼓励符合母乳喂养条件的产妇坚持母乳喂养；做产后保健操，促进骨盆肌及腹肌恢复；若出现发热、腹痛或阴道流血过多等，及时就医；产后42日去医院做健康检查。

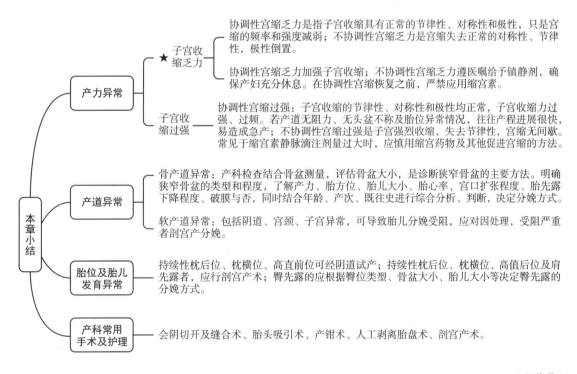

（邱萍萍）

复习参考题

（一）选择题

1. 某产妇，G_2P_1，已临产15小时，宫口扩张3cm，该产妇的产程情况属于
   - A. 潜伏期延长
   - B. 潜伏期缩短
   - C. 活跃期延长
   - D. 活跃期停滞
   - E. 第二产程延长

2. 某产妇，G_1P_0，未行药物镇痛，子宫口开全已3.5小时，尚未娩出，该产妇的产程情况属于
   - A. 潜伏期延长
   - B. 活跃期延长
   - C. 活跃期停滞
   - D. 胎头下降延缓
   - E. 第二产程延长

3. 某产妇，G_1P_0，临产2小时于入院途中娩出一男婴，娩出前未消毒。入院应给予该新生儿维生素K_1的量为
   - A. 5mg
   - B. 10mg
   - C. 15mg
   - D. 20mg
   - E. 25mg

4. 某产妇，G_1P_0，已临产9小时，宫口扩张6cm，持续性枕右横位，可以嘱产妇采取的卧位是
   - A. 坐位
   - B. 站位
   - C. 蹲位
   - D. 左侧卧位
   - E. 右侧卧位

5. 某产妇，G_1P_0，已临产20小时，因子宫收缩乏力，静脉滴注缩宫素，护理人员观察评估的间隔时间为
   - A. 5~10分钟
   - B. 10~15分钟
   - C. 15~30分钟
   - D. 30~45分钟
   - E. 45~60分钟

   答案：1. A；2. E；3. B；4. D；5. C

（二）简答题

1. 简述协调性子宫收缩乏力的产妇静脉滴注缩宫素时的观察要点。

2. 阐述轻度头盆不称产妇阴道试产时的注意事项。

第十一章　分娩期并发症妇女的护理

学习目标

知识目标	1. 掌握产后出血、子宫破裂和羊水栓塞的定义、护理评估及护理措施。
	2. 熟悉产后出血、子宫破裂和羊水栓塞的病因。
	3. 了解羊水栓塞的病理生理。
能力目标	1. 能够及早发现产后出血，并准确估测产后出血量。
	2. 能够早期识别子宫破裂和羊水栓塞。
	3. 能够配合医师对分娩期并发症患者实施急救。
素质目标	1. 具有较强的责任心和多学科协作意识，善于与孕产妇沟通，与其他医护人员团队协作。
	2. 具有救死扶伤、生命时速的急救意识，对产科急危重症患者能敏锐地觉察到异常，并果断地实施急救措施。

　　分娩过程中，产妇可能会出现一些严重威胁母儿生命安全的并发症，比如产后出血、子宫破裂、羊水栓塞等。医护人员对这些分娩期并发症的早期识别、快速准确评估、及时处理和护理至关重要。

第一节　产后出血

案例导入与思考

某女士，36岁，妊娠40周，G_2P_1，临产入院，第一产程中出现潜伏期延长，第二产程中产妇自诉无力，子宫口开全后因胎儿窘迫行会阴侧切分娩一女婴，体重4 050g，胎盘胎膜娩出完整，予以会阴切口缝合，缝合过程中出血约500ml。触摸子宫大而软，子宫底升高，轮廓不清，产妇主诉心慌、眩晕、口渴。

请思考：

1. 该产妇产后出血的主要原因是什么？

2. 产后出血量的评估方法是什么？

3. 该产妇目前主要的护理问题是什么？

4. 应为该产妇采取的护理措施有哪些？

产后出血（postpartum hemorrhage，PPH）是指胎儿娩出后24小时内，阴道分娩的产妇出血量≥500ml，剖宫产分娩的产妇出血量≥1 000ml。产后出血是分娩期的严重并发症，是产妇死亡的首要原因。

【病因】

子宫收缩乏力、胎盘因素、软产道裂伤和凝血功能障碍是产后出血的常见原因，这些原因可共存、相互影响或互为因果。

1. 子宫收缩乏力 是产后出血最常见的原因。任何影响子宫平滑肌收缩和缩复功能的因素，均可导致子宫收缩乏力性产后出血。

（1）全身因素：产妇精神过度紧张，产妇合并有急慢性全身性疾病或体质虚弱等。

（2）产科因素：产程延长或难产、前置胎盘、胎盘早剥等。

（3）药物因素：临产后使用镇静药、麻醉药等。

（4）子宫因素：多胎妊娠、羊水过多等使子宫肌纤维过度拉伸；剖宫产史、子宫肌瘤切除术史、产次过多造成子宫肌壁损伤；子宫病变如子宫畸形、子宫肌瘤或子宫肌纤维变性等。

2. 胎盘因素

（1）胎盘滞留：胎儿娩出后，胎盘若超过30分钟仍未娩出，可使产后出血的风险增加。造成胎盘滞留的常见原因有：① 膀胱充盈；② 胎盘嵌顿，子宫颈内口肌纤维出现环形收缩，使已剥离的胎盘嵌顿在子宫腔内；③ 胎盘剥离不全，第三产程中过早牵拉脐带或按压子宫，影响胎盘正常剥离，导致胎盘剥离不全，已剥离胎盘部位血窦开放而出血。

（2）胎盘植入：据胎盘绒毛滋养层细胞侵入的深度，分为粘连型胎盘植入、植入性胎盘植入和穿透性胎盘植入。粘连型胎盘植入侵入深度为子宫浅肌层；植入性胎盘植入侵入深度为子宫深肌层；穿透性胎盘植入穿透子宫壁全层到达子宫浆膜层，甚至侵入子宫毗邻器官，胎盘植入性疾病可引起严重产后出血，甚至子宫破裂等。

（3）胎盘部分残留：部分胎盘小叶、副胎盘或胎膜残留在子宫腔内，影响子宫正常收缩而导致产后出血。

3. 软产道损伤 分娩过程中出现软产道裂伤会导致产后出血。软产道裂伤包括会阴、阴道、宫颈裂伤，严重裂伤者可达阴道穹、子宫下段甚至盆壁，导致腹膜后或阔韧带血肿。软产道裂伤的常见原因有阴道手术助产操作不规范、巨大胎儿分娩、急产、软产道组织弹性较差、软产道静脉曲张、外阴水肿等。

4. 凝血功能障碍 任何原发或继发的凝血功能异常均可导致产后出血。产科并发症所导致的凝血功能障碍，如重度子痫前期、重度胎盘早剥、羊水栓塞、死胎滞留过久等均可影响凝血功能导致 DIC，出现持续性阴道流血；再生障碍性贫血、原发性血小板减少、肝脏疾病等，常因凝血功能异常而引起产后出血。

理论与实践 该产妇第一产程中出现潜伏期延长，第二产程中疲劳无力，胎儿体重 4 050g，这些都可能导致该产妇子宫收缩乏力，而该产妇阴道流血呈暗红色，伴有血块。触摸子宫大而软，子宫底升高，轮廓不清。故该产妇出现产后出血最可能的原因是子宫收缩乏力。

【护理评估】

（一）健康史

评估产妇是否存在与产后出血病因相关的健康史。如孕产次、胎儿大小，是否多胎妊娠，有无羊水过多，有无多次人工流产史、剖宫产史、难产史、死产史、产后出血史及子宫肌瘤切除术史等。是否患有再生障碍性贫血、原发性血小板减少、肝脏疾病、妊娠期高血压疾病、前置胎盘、胎盘早剥等。分娩期评估产妇镇静药、麻醉药、子宫收缩抑制剂的使用情况，是否精神过度紧张，有无产程延长、急产及软产道裂伤等导致产后出血的相关危险因素。

（二）身体状况

评估产妇全身表现、阴道流血情况并初步判断出血原因。

1. **全身表现** 出血早期产妇尚有代偿能力，失血的临床表现不明显；随着失血量逐渐增多，出现失代偿且很快进入休克状态，患者表现为眩晕、口渴、打哈欠、烦躁不安等，随之出现面色苍白、皮肤湿冷、脉搏细速、血压下降、呼吸急促等表现。

2. **阴道流血情况** 正确测评和估计产后出血量，对产后出血的抢救至关重要。根据出血发生的时间、出血量，以及与胎儿、胎盘娩出之间的关系初步判断产后出血的原因。

（1）失血量的测定及估计：容积法或称重法是理论上最准确估计产后出血量的方法，应作为首选方法。

1）容积法：用聚血盆等产后接血容器收集血液后，置入量杯测量失血量。此法可以准确测量出血量，但是当容器中混入羊水时其测量值便不准确。

2）称重法：失血量（ml）=［胎儿娩出后接血敷料的湿重（g）－接血前敷料干重（g）］/1.05（血液比重 g/ml）。

3）面积法：按照接血纱布血液浸湿的面积大小粗略估算失血量。将血液浸湿的纱布面积按 10cm×10cm（4 层纱布）为 10ml 血液计算，该法简便易行，但是准确性较差。

4）休克指数（shock index，SI）法：休克指数=脉率/收缩压（mmHg）。在称重法或容积法不能准确估计出血量的情况下，休克指数法显得尤为重要，能够作为判断出血严重程度的重要指标。

产妇 SI 正常范围为 0.7~0.9；当休克指数为 1.0 时，估计失血量为 1 000ml，占总血容量的 20%~30%；当休克指数为 1.5 时，估计失血量为 1 500ml，占总血容量的 30%；当休克指数为 2.0

时，估计失血量为2 500ml，占总血容量的50%以上。

5）血红蛋白测定：血红蛋白每下降10g/L，失血量为400~500ml。但在产后出血的早期，因血液浓缩，血红蛋白常不能准确反映实际的出血量。

理论与实践　　该产妇的产后出血量可以通过容积法、称重法、面积法、休克指数法等来评估。

（2）产后出血原因的判断

1）子宫收缩乏力：常发生在胎盘娩出后，阴道流血量大，色暗红伴有血块。子宫体软，呈袋状，子宫底升高，按压子宫底常有较多血块流出。按摩子宫及使用子宫收缩药后子宫变硬，阴道流血减少或停止。

2）胎盘因素：胎儿娩出后胎盘尚未娩出，阴道大量流血，子宫的轮廓清楚，应考虑胎盘因素，可能是由胎盘植入性疾病或胎盘嵌顿引起。胎盘娩出后应常规检查胎盘及胎膜是否完整，明确有无残留。胎盘胎儿面若有断裂血管，则应考虑副胎盘残留的可能。

3）软产道损伤：胎儿娩出后即发生阴道流血，鲜红色，可自凝，子宫收缩较好，应考虑是软产道损伤引起的出血。应仔细检查软产道，注意有无子宫下段、宫颈、阴道及会阴裂伤。软产道损伤按裂伤程度分为4度。

Ⅰ度裂伤：指会阴皮肤及阴道入口处黏膜撕裂，出血不多。

Ⅱ度裂伤：指裂伤已达会阴体筋膜及肌层，累及阴道后壁黏膜，并且可沿后壁两侧沟向上撕裂，出血常较多。

Ⅲ度裂伤：指裂伤向会阴深部扩展，累及肛门括约肌。

Ⅳ度裂伤：指阴道、肛门内外括约肌和直肠黏膜全部撕裂，肛管和直肠肠腔外露。

4）凝血功能障碍：持续性阴道流血，血液不凝，合并全身多部位出血、瘀斑。血小板计数、凝血酶原时间、纤维蛋白原测定等凝血系列检测可帮助诊断。

（三）心理-社会状况

产前及产时注意评估产妇的心理压力和社会支持情况。产妇和家属往往情绪高度紧张和恐惧，产妇甚至有濒死感，迫切希望得到医护人员的全力救护。医护人员需要注意密切观察产妇的表现，倾听其主诉。

（四）辅助检查

实验室检查：血常规、血型、交叉配血、出凝血时间、凝血酶原时间、血小板计数、血浆鱼精蛋白副凝试验。

（五）治疗原则

针对出血原因，迅速止血，补充机体血容量，纠正休克，预防感染。

学科前沿

《产后出血预防与处理指南（2023）》相关推荐

2023版指南针对产后出血相关问题提出了六个推荐。

（1）预防产后出血首选缩宫素，高危者可考虑联合使用麦角新碱。

（2）发生严重产后出血时，应进行多学科团队抢救。

（3）缩宫素是治疗子宫收缩乏力性产后出血的一线用药，若缩宫素效果不佳，应尽早使用其他子宫收缩药。

（4）一旦诊断产后出血（不论病因），应尽早使用氨甲环酸。

（5）如果子宫收缩药无法止血，应尽快寻求其他止血方法，包括宫腔填塞及其他手术止血方法。

（6）产后出血输血目标是维持血红蛋白≥70g/L、凝血酶原时间（PT）及活化部分凝血活酶时间（APTT）均<1.5倍平均值、血小板≥$50×10^9$/L、纤维蛋白原≥2g/L。

【常见护理诊断/问题】

1. 组织灌注量不足 与阴道大量流血，血容量减少有关。

2. 恐惧 与阴道大量出血，担心生命安全有关。

3. 潜在并发症：出血性休克。

4. 有感染的危险 与失血量过多，机体抵抗力下降有关。

理论与实践 该产妇的主要护理问题包括组织灌注量不足、出血性休克、有感染的危险。

【护理目标】

1. 产妇阴道流血减少，口渴、头晕、烦躁等症状减轻或消失。

2. 产妇情绪稳定，积极配合治疗与护理。

3. 产妇血容量得到及时补充，血压、脉搏及尿量正常。

4. 产妇无感染征象，体温正常。

【护理措施】

（一）积极预防产后出血

1. 加强妊娠期管理

（1）加强孕期保健：有血液系统疾病者，应在妊娠前治愈，如有必要，早孕时终止妊娠。定期进行产前检查，早期发现并及时治疗妊娠并发症与合并症，如妊娠期高血压疾病，妊娠合并肝炎等。

（2）提供心理支持：为孕妇提供关于分娩的生育教育，缓解分娩恐惧。教会孕妇积极分娩的应对技巧，建立孕妇分娩的信心，提升分娩自我效能。

2. 加强分娩期护理

（1）第一产程：保证产妇的饮食和休息；为产妇提供积极的情感支持；合理使用镇静药及麻

醉药；密切观察产程进展；及时评估及早发现产后出血的高危因素，做好输血、输液及急救的准备。

（2）第二产程：为存在产后出血高危因素的产妇建立静脉通道；保护好会阴组织，行阴道助产手术时操作应规范，胎儿娩出时指导产妇正确使用腹压，避免胎儿娩出速度过快；可能发生产后出血时，胎肩娩出后可立即给予缩宫素10~20U静脉注射，预防产后出血。

（3）第三产程：胎盘剥离前不宜按揉子宫及过早牵拉脐带；胎儿娩出后15分钟，如无胎盘剥离征象，应即刻查明原因并及时处理；胎盘娩出后仔细检查胎盘、胎膜是否完整，若有残留及时处理；检查软产道有无裂伤及血肿，并予以及时处理。

3. 加强产褥期管理

（1）产后2小时内严密观察：大多数产后出血发生在产后2小时内，产妇分娩后应在产房观察2小时，密切观察其生命体征、阴道流血及宫缩情况；督促产妇及时排空膀胱；协助新生儿与产妇早接触，新生儿早吸吮，促进产妇子宫收缩。

（2）预防产后出血：为存在产后出血高危因素的产妇做好产后出血的预防及急救准备工作。

（二）针对出血原因迅速止血

1. 子宫收缩乏力所致出血的止血　加强宫缩是最迅速且有效的止血方法，可采用的止血方法如下所示。

（1）按摩子宫：① 腹部子宫按摩法，即胎盘娩出后，操作者一手的大拇指在前，其余四指在后，在腹部按摩并按压子宫底，将子宫腔内积血挤出（图11-1）。按摩子宫时需均匀而有节奏。如效果差，可用腹部–阴道双手按摩子宫法。② 腹部–阴道子宫按摩法，操作者一手戴无菌手套伸入阴道，握拳置于阴道前穹隆，顶住子宫前壁，另一手在腹部按压子宫后壁，使子宫体前屈，双手相对紧压并均匀而有节律地按摩按压子宫（图11-2）。子宫按摩的有效标准是子宫轮廓清楚、子宫收缩质硬，阴道或子宫切口出血减少。按摩子宫时间以子宫恢复正常收缩并能保持收缩状态为止。

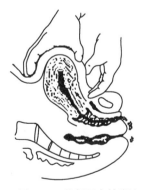
▲ 图11-1　腹部子宫按摩法

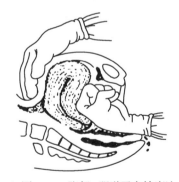
▲ 图11-2　腹部–阴道子宫按摩法

（2）应用子宫收缩药：① 缩宫素是预防及治疗产后出血的一线药物。治疗产后出血时将缩宫素稀释后持续静脉滴注（5~10U/h），亦可缩宫素10U肌内注射或子宫肌层注射或宫颈注射，24小时内总量不超过60U。② 麦角新碱应尽早加用，可用0.2mg麦角新碱静脉注射或者肌内注射，但妊娠期高血压疾病及其他心血管病变者禁用麦角新碱。③ 前列腺素类药物，包括卡前列素氨丁三醇、米索前列醇和卡前列甲酯等，应在缩宫素及麦角新碱无效或者麦角新碱禁用时加用，首选肌内注射。

（3）宫腔填塞：包括宫腔球囊填塞（图11-3）和宫腔纱条填塞（图11-4）。阴道分娩后适宜使用球囊填塞，剖宫产术中可以选用球囊填塞或纱条填塞。宫腔填塞后需要密切观察出血量、子宫底高度及产妇生命体征，动态监测血常规及凝血功能。宫腔填塞24~48小时后取出，取出时应用子宫收缩药，并注意预防感染。

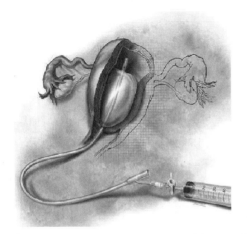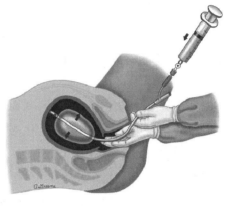

▲ 图11-3　宫腔球囊填塞

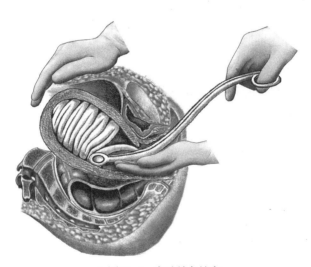

▲ 图11-4　宫腔纱条填塞

（4）手术治疗：包括子宫压迫缝合法、结扎盆腔血管、经导管动脉栓塞术、子宫切除术。护理人员需要配合医师做好术前准备。

2. 胎盘因素所致出血的止血　应立即检查阴道或宫腔，明确胎盘是否剥离完整。

（1）胎盘已剥离但滞留于宫腔时，可协助产妇排空膀胱，然后牵拉脐带，按压子宫底协助胎盘娩出。若为子宫狭窄环所致胎盘嵌顿，须配合麻醉师使用麻醉药，待环松解后协助胎盘娩出。

（2）胎盘粘连时，可尝试徒手剥离胎盘后取出，当剥离困难疑有胎盘植入时，停止剥离，根据产妇情况及胎盘剥离面积行保守治疗或子宫切除术。

3. 软产道损伤所致出血的止血　应缝合裂伤，彻底止血。宫颈裂伤<1cm且无活动性出血时，不需要缝合；若裂伤>1cm且有活动性出血，应缝合；软产道血肿时应切开血肿、清除积血，彻底止血、缝合，必要时置橡皮片引流。

4. 凝血功能障碍所致出血的止血　尽快补充凝血因子。如并发DIC，应按DIC处理。

（三）失血性休克的急救护理

1. 为产妇提供安静的环境并保暖；嘱产妇平卧；及时排空膀胱，必要时给予留置导尿；保持气道通畅，给予吸氧。

2. 立即开通双静脉通路，及时补充血容量，输血，遵医嘱正确使用子宫收缩药、止血药、升压药等。

3. 严密观察并记录患者的意识变化、生命体征、皮肤颜色，阴道流血的颜色和性状，并准确测量阴道流血量，监测尿量，发现病情变化及时向医师报告。

4. 抢救过程中配合医师做好血气分析等。

（四）预防感染

抢救过程中遵循无菌原则，遵医嘱给予抗生素。

（五）心理护理

1. 医护人员陪伴产妇，并以熟练的技术及责任心赢得产妇及家属的信任。

2. 关爱、安慰产妇，向患者及家属耐心解释病情和抢救情况。

（六）健康指导

1. 指导产妇合理安排休息，加强营养，协助体力恢复。

2. 做好产褥期卫生指导及产后避孕指导。

3. 做好产后复查指导。

4. 告知产妇出院后继续观察子宫复旧及恶露情况，发现异常及时就诊。

理论与实践　护理措施：向产妇及家属解释清楚病情及抢救情况；进行急救护理，产妇取平卧位，吸氧，注意保暖；开通静脉通道，尽快补充血容量，遵医嘱应用药物；采集血液标本，交叉配血，进行辅助检查并动态监测；严密观察患者的生命体征、阴道流血情况及尿量等；按摩子宫，观察子宫收缩情况等。

【护理评价】

1. 产妇组织灌注量恢复，全身状况得到改善，血压、血红蛋白恢复或接近正常。

2. 产妇体温正常，恶露无异常，伤口无红肿及渗出等炎症表现。

3. 产妇情绪稳定，能主动配合各种治疗与护理。

第二节 子宫破裂

案例导入与思考

某女士，30岁，G_2P_1，因"妊娠38周，规律性腹痛4小时，疼痛严重加剧1小时"急诊入院。产妇主诉2年前因"臀位"行经腹部子宫下段剖宫产。本次妊娠未做规律产检，孕妇及家属均希望此胎能经阴道分娩。体格检查：血压85/45mmHg，脉搏120次/min，呼吸24次/min。产妇面色苍白，全腹压痛明显，在腹壁下可触及胎儿肢体，听不到胎心，阴道流出少量鲜血。疑似子宫破裂，拟紧急行剖腹取胎术。

请思考：

1. 该产妇子宫破裂的原因是什么？

2. 针对该产妇的病情，应该采取的护理措施有哪些？

子宫破裂（rupture of uterus）是指妊娠晚期或者分娩期子宫体部或子宫下段发生的破裂，是产科极其严重的并发症，直接危及孕产妇和胎儿的生命。

【病因】

1. 胎先露下降受阻 多见于骨盆狭窄、头盆不称、软产道梗阻等导致胎先露下降受阻的情况，子宫强烈收缩时，子宫下段被过分拉伸变薄而致子宫破裂。

2. 产科手术损伤 多由阴道助产术操作不当所致；强行剥离植入性胎盘或粘连胎盘也可引起子宫破裂。

3. 瘢痕子宫 是近年来子宫破裂的常见原因。妊娠晚期或临产后子宫壁原有瘢痕由于宫腔压力升高而发生断裂。

4. 子宫收缩药使用不当 胎儿娩出前使用缩宫素或其他子宫收缩药应用指征、剂量或使用方法不当，或孕产妇对药物敏感性高，导致子宫收缩过强而破裂。

5. 子宫发育异常或者有多次宫腔操作的孕产妇，因其子宫局部肌层菲薄也易发生子宫破裂。

理论与实践 引起某女士子宫破裂的主要原因是瘢痕子宫。

【临床类型】

子宫破裂大多发生在分娩期，也可发生在妊娠晚期，多为渐进性，多由先兆子宫破裂发展为子宫破裂。根据破裂部位不同分为子宫体部破裂和子宫下段破裂；按破裂程度不同分为完全性子宫破裂和不完全性子宫破裂。

【护理评估】

（一）健康史

详细询问与子宫破裂相关的既往史与现病史，比如妊娠产次、既往有无剖宫产史、子宫手术史；此次妊娠胎位是否正常，有无头盆不称；在产程中是否使用缩宫素及是否有阴道手术助产史。

（二）身体状况

1. 先兆子宫破裂　常见于产程长，有胎先露下降受阻情况的产妇，常见以下临床表现。

（1）下腹部疼痛：疼痛剧烈难以忍受，产妇烦躁、呼吸急促，心率快。

（2）病理性缩复环形成：因胎先露下降受阻，子宫收缩过强，子宫体部肌肉极度变短增厚，而子宫下段肌肉逐渐变薄拉长，在体部和下段之间两者形成环形凹陷，称为病理性缩复环（图11-5）。

（3）排尿困难和血尿：因膀胱受压充血，患者出现排尿困难和血尿。

（4）胎心率改变：因子宫收缩过强、过频，胎心率可加快、减慢或听不清。

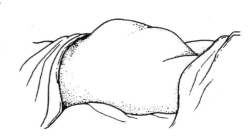

▲ 图11-5　病理性缩复环

2. 子宫破裂

（1）不完全性子宫破裂：子宫肌层部分或全部破裂，但浆膜层完整，宫腔与腹腔不相通，胎儿及其附属物仍在宫腔内，称为不完全性子宫破裂。不完全性子宫破裂多见于子宫下段剖宫产后切口瘢痕破裂，常无先兆子宫破裂症状，体征也不明显，仅在不全破裂处有压痛。如果破裂口累及两侧子宫血管可致急性大出血。如果破裂口在子宫侧壁阔韧带两叶之间，可形成阔韧带血肿，常有胎心率异常。

（2）完全性子宫破裂：子宫肌层、浆膜层和黏膜完全裂开，为完全性子宫破裂，病情凶险。完全性子宫破裂可能继发于先兆子宫破裂后，产妇突感下腹撕裂样剧痛，子宫收缩骤停，继之腹痛略缓解，随着羊水及血液进入腹腔，产妇出现全腹持续性疼痛，并伴有面色苍白及低血容量性休克征象。产妇全腹压痛明显，有反跳痛，腹壁下可清楚地扪及胎体，子宫位于侧方，胎心音和胎动消失。阴道检查可有鲜血流出，胎先露部较前升高，原来扩张的子宫口缩小。若子宫体部瘢痕破裂多为完全性子宫破裂，常没有先兆子宫破裂的典型症状。

（三）心理-社会状况

产妇出现先兆子宫破裂时，会感到紧张、恐惧。发生子宫破裂后，得知胎儿已死亡，而自己再次妊娠机会渺茫时会感到悲伤。家属常表现为不知所措、震惊、恐惧等。

（四）辅助检查

进行血常规、血红蛋白、红细胞计数、尿常规、B型超声等检查。

（五）治疗原则

1. 先兆子宫破裂　迅速采取措施抑制子宫收缩，可肌内注射哌替啶、吸入或静脉全身麻醉，备血的同时，立即行剖宫产结束分娩，防止子宫破裂。

2. 子宫破裂 一旦子宫破裂确诊，无论胎儿存活与否，均应在积极抢救休克的同时，尽快手术治疗。根据子宫破裂及感染的程度决定手术方式。术前后给予足量、足疗程的抗生素控制感染。

【常见护理诊断/问题】

1. 急性疼痛 与子宫收缩剧烈，或子宫破裂后血液及羊水刺激腹膜有关。

2. 组织灌注量改变 与子宫破裂后失血量较大有关。

3. 预感性悲哀 与胎儿已死亡及可能切除子宫有关。

4. 有感染的风险 与多次阴道检查、子宫完整性受损、失血量大等有关。

【护理目标】

1. 强烈的子宫收缩缓解，产妇疼痛感减轻。

2. 产妇低血容量性休克得到纠正。

3. 产妇情绪得到适当调整，悲伤程度减低。

4. 产妇无感染症状。

【护理措施】

（一）预防子宫破裂

1. 加强产前检查，做好产前保健，有子宫破裂高危因素的孕妇提前住院待产。

2. 严格掌握子宫收缩药的使用指征和方法。

3. 严密观察产程进展，及时发现先兆子宫破裂征象，及时处理。

（二）先兆子宫破裂妇女的护理

1. 在待产过程中如出现子宫收缩过强，下腹部有压痛，或下腹部出现病理性缩复环时，应立即通知医师，停止使用缩宫素等促进宫缩的操作，并给予药物抑制宫缩。

2. 对出现先兆子宫破裂的产妇应立即做好剖宫产术前准备。

（三）子宫破裂妇女的护理

1. 迅速建立静脉通道，补液，输血，纠正低血容量，同时给予吸氧。

2. 严密观察产妇的生命体征、记录出入量，评估失血量，观察宫缩及胎心变化。

3. 立即做好术前准备，术前后遵医嘱应用抗生素控制感染，术后给予剖宫产术后常规护理。对胎儿已经死亡的产妇给予哀伤护理，并指导产妇有效退乳。

（四）心理护理

1. 对产妇及家属因子宫破裂造成的应激反应给予理解，尽可能稳定产妇及家属的情绪，并解释护理计划及对再次妊娠的影响。

2. 对胎儿已经死亡的产妇及家属，予以耐心的沟通，倾听其诉说内心的感受，帮助其度过悲伤阶段。

（五）健康指导

1. 避孕指导 对于行子宫破裂口修补、保留子宫的产妇，应告知避孕2年。计划再妊娠时应到产科门诊咨询、检查。

2. 康复指导 为产妇及家属提供安静、舒适的环境，注意保障产妇的睡眠和营养，为产妇提供产褥期保健计划，促进其身心尽快恢复。

> **理论与实践** 立即建立静脉通道，抢救休克的同时为剖宫取胎术做好术前准备；严密观察产妇生命体征，急查血常规，评估失血量，记录出入量；手术前后给予大剂量广谱抗生素控制感染；了解产妇及家属的心理反应，稳定产妇及家属的情绪；术后加强心理护理，指导退乳及避孕知识。

【护理评价】

1. 产妇过强的子宫收缩得到抑制。
2. 产妇的低血容量状态得到及时纠正。
3. 产妇的情绪较稳定，饮食及睡眠基本恢复正常。
4. 产妇伤口愈合良好，无感染征象。

第三节 羊水栓塞

案例导入与思考

某女士，38岁，G_1P_0，因"妊娠37^{+3}周，规律宫缩1小时"入院。体格检查：生命体征无异常，子宫底高度36cm，腹围99cm，胎方位LOA，先露头，胎先露S^{-2}，胎膜未破，胎心率146次/min。子宫收缩30s/5min，强度中。3小时后胎膜自然破裂，羊水Ⅰ度污染，量中，胎心150次/min，宫缩40s/4min，强度中，子宫口开3cm，胎先露S^{-2}。6小时后，产妇宫缩60s/1min，强度强，子宫口开全，先露S^{+3}，羊水Ⅱ度污染。产妇屏气用力，突然烦躁不安，诉胸闷、濒死感、气短，面色青紫，口唇发绀，四肢抽搐，随即呼之不应，意识丧失，血压70/40mmHg。

请思考：

1. 某女士最可能发生的并发症是什么？
2. 应对该产妇立即采取的护理措施有哪些？

羊水栓塞（amniotic fluid embolism，AFE）是指在分娩过程中羊水进入母体血液循环，引起肺动脉高压、低氧血症、循环衰竭、弥散性血管内凝血（DIC）及多器官功能衰竭等一系列病理生理改变的过程，是极其严重的分娩期并发症。起病急骤、病情凶险、难以预测、病死率高，发病率为（1.9~7.7）/10万，病死率为19%~86%。

【病因】

羊水栓塞的具体病因尚不清楚，可能与下列因素有关。

1. **羊膜腔压力过高**　当羊膜腔内压力明显高于静脉压时，羊水有可能通过破损的微血管进入母体血液循环。

2. **血窦开放**　分娩时各种原因引起的子宫颈或子宫体损伤、血窦破裂后，羊水通过破损的血管或开放的血窦进入母体血液循环。

3. **胎膜破裂**　大部分羊水栓塞发生于胎膜破裂后，羊水从蜕膜或子宫颈管破损的小血管进入母体血液循环。

【病理】

羊水进入母体血液循环后，可能发生下列病理生理变化。

1. **肺动脉高压**　羊水内有形物质形成小栓子，进入肺循环，造成肺部小血管机械性阻塞，并刺激肺组织产生和释放血管活性物质，导致肺血管痉挛，引起肺动脉高压。肺动脉高压直接加重右心负荷，引起急性右心扩张和急性右心衰竭，继而导致左心房回心血量减少，左心排出减少，引起周围循环衰竭，出现一系列休克症状。

2. **过敏性休克**　羊水中的有形成分作为变应原，引起Ⅰ型变态反应，出现过敏反应。

3. **炎症损伤**　羊水栓塞时，炎性介质系统被突然激活，引起类似全身炎症反应综合征。

4. **DIC**　羊水中含有大量促凝物质，进入母体血液循环后，可以激活凝血系统，在母体血管内产生大量的微血栓，消耗大量凝血因子及纤维蛋白原，引发DIC；同时，炎性介质和内源性儿茶酚胺大量释放，触发凝血级联反应（又称凝血瀑布），导致DIC。发生DIC时，因大量凝血物质被消耗及纤溶系统的激活，产妇的血液系统由高凝状态迅速转为纤溶亢进，凝血困难。产妇发生大出血，甚至失血性休克。

【护理评估】

（一）健康史

了解是否存在引起羊水栓塞的诱因。

（二）身体状况

羊水栓塞起病较急，来势凶险。典型的羊水栓塞以低氧血症、低血压（血压下降程度与失血量不符合）和凝血功能障碍为特征，也称羊水栓塞三联征。常有以下典型临床表现。

1. **前驱症状**　30%~40%的患者会出现前驱症状，如气短、胸痛、憋气、呛咳、寒战、头晕、乏力、心慌、恶心、呕吐、焦虑、烦躁等非特异性症状。发生在胎儿娩出前的羊水栓塞可能会出现胎心减速、胎心基线变异消失等。识别并重视前驱症状有助于及早发现羊水栓塞。

2. **心力衰竭、肺衰竭和休克**　产妇突然出现呼吸困难、发绀、血氧饱和度下降、心动过速、血压下降、抽搐、意识丧失或昏迷、肺底部湿啰音等。严重时发病急骤，产妇仅尖叫一声或打一次哈欠后，血压迅速下降甚至消失，在数分钟内死亡。

3. **凝血功能障碍**　产妇出现以子宫出血为主的全身出血倾向，表现为阴道大量出血、切口渗血、全身皮肤黏膜出血，有时发生血尿甚至消化道大出血。

4. **急性肾衰竭等脏器受损**　羊水栓塞时全身脏器均可受损，中枢神经系统和肾脏是最常见的受损器官。

羊水栓塞的表现较为多样和复杂，以上临床表现不一定按顺序出现。有些羊水栓塞病例的临床表现不典型，仅出现低血压、心律失常、心搏骤停、气短、抽搐、急性胎儿窘迫、产后出血、凝血功能障碍或者典型羊水栓塞的前驱症状。当其他原因不能解释时，应考虑羊水栓塞。

理论与实践　　该产妇为高龄初产妇，在第二产程宫缩强烈，羊水Ⅱ度污染，产妇屏气用力，突然烦躁不安，诉胸闷、濒死感、气短，面色青紫，口唇发绀，四肢抽搐，随即呼之不应，意识丧失，血压70/40mmHg，可能为羊水栓塞。

（三）心理-社会状况

羊水栓塞起病急骤，病情凶险，患者和家属都易产生恐惧、焦虑的情绪。

（四）辅助检查

进行DIC各项目血液检查、胸部X线片、心电图等。

（五）治疗原则

一旦怀疑或确诊羊水栓塞，应立即按羊水栓塞的急救流程实施抢救，推荐多学科密切协作以提高抢救成功率。主要采取支持性和对症性处理，以维持生命体征，保护器官功能为原则。

【常见护理诊断/问题】

1. 气体交换受损　与肺血管阻力增加，肺动脉高压及肺水肿有关。

2. 组织灌注量不足　心力衰竭、肺衰竭、失血及弥散性血管内凝血有关。

3. 恐惧　与病情危重、生命受到威胁有关。

【护理目标】

1. 产妇胸闷、呼吸困难症状改善。

2. 产妇能维持体液平衡，各器官组织得到充分灌注并维持良好功能。

3. 患者及家属的恐惧感减轻。

【护理措施】

（一）羊水栓塞的预防

1. 加强产前检查，注意诱发因素，及时发现胎盘早剥、胎膜早破等并发症并早期处理。

2. 密切观察产程进展，正确掌握缩宫素的使用指征及方法，防止子宫收缩过强。

3. 严格掌握破膜时间，人工破膜应在宫缩间歇期，破口要小，控制羊水流出的速度。人工破膜时不兼行剥膜术。

4. 剖宫产术中刺破羊膜前应保护好子宫切口，避免羊水进入切口处的开放性血管。

5. 中期妊娠引产时，羊膜腔穿刺次数不超过3次；行钳刮术时须先刺破羊膜，待羊水流尽后再钳夹胎块。

（二）羊水栓塞的紧急处理

1. 增加氧合　保持气道通畅，立即面罩给氧，必要时行气管插管或气管切开，人工辅助呼吸，维持氧供，增加氧合。

2. 血流动力学支持 保证心排血量，维持血流动力学稳定，解除肺动脉高压，避免过度输液。

3. 抗过敏 使用大剂量糖皮质激素尚有争议，但基于临床实践经验，早期使用大剂量糖皮质激素或能控制变态反应。

4. 纠正凝血功能障碍 处理措施包括积极处理产后出血；及时补充凝血因子等，必要时可静脉输注氨甲环酸。

5. 病情监测 抢救过程中严密监测患者血压、呼吸、心率、血氧饱和度、尿量、电解质、凝血功能、动脉血气、肝肾功能、心电图、中心静脉压等。

6. 对症护理 包括呼吸循环支持、保护神经系统、肝脏功能支持、适时应用血液透析、控制血糖水平、维持胃肠功能、积极防治感染等。

（三）产科处理与配合

1. 严密观察产程进展 密切监测宫缩强度与胎儿情况。

2. 产科处理 分娩前发生羊水栓塞时，应考虑立即终止妊娠。第一产程发病者，应行剖宫产终止妊娠。若在第二产程发病，可阴道助产结束分娩。出现凝血功能障碍时，应配合医师快速实施子宫切除术。

3. 对于中期妊娠钳刮术或羊膜腔穿刺所致羊水栓塞，立即停止手术并进行抢救。

（四）心理护理

1. 对于神志清醒的患者，应给予安慰和精神鼓励。对于家属的恐惧情绪表示理解，向家属介绍患者的病情，以取得配合。

2. 产妇因病情重、抢救无效死亡时，对家属给予劝慰。

理论与实践 立即启动抢救预案，实行分工负责，备好抢救物品。

1. 增加氧合，在麻醉师到场行气管插管前，立即采用简易呼吸器给氧。

2. 立即开放可靠静脉通路至少2路，遵医嘱用药。

3. 连接好心电监护仪、血氧饱和度监测仪，留置导尿，留取检验标本并送检。

4. 配合医师立即结束分娩。

5. 与家属沟通，做好心理护理。

【护理评价】

1. 患者胸闷、呼吸困难症状得到改善。

2. 患者血压及尿量正常，出血逐渐停止，无器官功能严重受损。

3. 患者及家属情绪平稳。

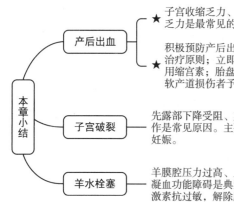

本章小结

产后出血

★ 子宫收缩乏力、胎盘因素、软产道损伤、凝血功能障碍是产后出血四大原因。子宫收缩乏力是最常见的原因；失血量评估方法包括容积法、面积法、称重法、休克指数法等。

★ 积极预防产后出血，针对出血原因迅速止血，补充机体血容量，纠正休克，预防感染是治疗原则；立即建立静脉通路，遵医嘱输血输液。宫缩乏力者给予按摩子宫、遵医嘱应用缩宫素；胎盘因素所致者立即检查胎盘是否剥离完成，协助产妇排空膀胱，对因处理；软产道损伤者予以缝合伤口，彻底止血；凝血功能障碍者补充凝血因子等。

子宫破裂

先露部下降受阻、产科手术损伤、瘢痕子宫、药物使用不当、子宫发育异常及多次宫腔操作是常见原因。主要表现为腹痛、病理性缩复环及胎心异常，一旦确诊应尽快剖宫产终止妊娠。

羊水栓塞

羊膜腔压力过高、血窦开放、胎膜破裂是临床常见原因。骤然出现的低氧血症、低血压、凝血功能障碍是典型临床表现；一旦发生立即吸氧、建立静脉通路，早期使用大量糖皮质激素抗过敏，解除肺动脉高压，纠正凝血功能障碍是急救的关键。

（邱萍萍）

复习参考题

（一）选择题

1. 某产妇，35岁，G_1P_0，阴道分娩后臀下所垫会阴垫重量增加300g，该产妇产后出血量约有

   A. 200ml

   B. 232ml

   C. 254ml

   D. 286ml

   E. 308ml

2. 某产妇，20岁，G_1P_0，产后出血，血压85/60mmHg，心率125次/min，该产妇产后出血量大概有

   A. 200~300ml

   B. 300~500ml

   C. 500~1 000ml

   D. 1 500~2 500ml

   E. 2 500~3 000ml

3. 某产妇，36岁，G_1P_0，阴道分娩后检查其软产道发现裂伤已达会阴体筋膜及肌层，累及阴道后壁黏膜，该产妇会阴阴道裂伤属于

   A. Ⅰ度裂伤

   B. Ⅱ度裂伤

   C. Ⅲ度裂伤

   D. Ⅳ度裂伤

   E. Ⅴ度裂伤

4. 某产妇，35岁，G_1P_0，阴道分娩后出现子宫收缩乏力性产后出血，护理人员已为其按摩子宫，按摩子宫有效的标准为

   A. 按摩时子宫持续收缩

   B. 按摩时子宫软硬度无变化

   C. 按摩时子宫变硬，停止后变软

   D. 按摩子宫时，阴道流血未减少

   E. 子宫恢复正常收缩并能保持收缩状态

5. 某产妇，35岁，G_1P_0，阴道分娩后出现子宫收缩乏力性产后出血，下列药物中属于治疗的一线用药的是

   A. 缩宫素

   B. 麦角新碱

   C. 米索前列醇

   D. 卡前列甲酯

   E. 卡前列素氨丁三醇

   答案：1. A；2. D；3. B；4. A；5. A

（二）简答题

1. 简述产后出血的病因。

2. 简述预防产后出血的措施。

第十二章

产褥期管理

学习目标

知识目标	1. 掌握产褥期妇女、新生儿的护理评估、护理措施及常用护理技术。 2. 熟悉产褥期、子宫复旧、恶露的定义；产褥期妇女生理与心理变化；正常新生儿生理特点；母乳喂养指导及乳房常见问题的护理。 3. 了解乳房的解剖与泌乳生理；乳汁的成分及母乳喂养的好处。
能力目标	能运用所学知识与技术，为产褥期母儿实施整体护理。
素质目标	1. 具有较强的责任心和关心、爱护母婴的职业情感。 2. 具有爱伤观念，护理母婴时动作轻柔，并保护其隐私。

产褥期（puerperium）是指从胎盘娩出至产妇全身各器官（除乳腺外）恢复正常未孕状态所需要的一段时期，一般为6周，是产妇全身各系统恢复的关键时期。在此期间，为母儿做好护理对促进产妇的身心康复和新生儿发育均十分重要。

第一节　产褥期妇女的生理与心理变化

产褥期妇女全身各系统会发生较大的生理变化，其中以生殖系统的变化最为显著。同时，伴随着新生儿的出生，产妇及其家庭也经历着心理和社会的适应性变化。

【产褥期妇女的生理变化】

（一）生殖系统的变化

1. 子宫　子宫是产褥期生殖系统中变化最大的器官，其主要变化是子宫复旧。子宫复旧（involution of uterus）是指妊娠子宫自胎盘娩出后逐渐恢复至未孕状态的过程，一般为6周。主要变化为子宫体肌纤维缩复、子宫内膜再生、子宫血管变化、子宫下段和子宫颈的复原。

（1）子宫体肌纤维缩复：子宫复旧的机制不是肌细胞数目的减少，而是肌质（又称肌浆）中蛋白质分解排出，使细胞质减少，导致肌细胞缩小。被分解的蛋白质及其代谢产物由肾脏排出体外。随着肌纤维不断缩复，子宫体积和重量均发生变化。胎盘娩出后，子宫逐渐缩小，通常于产后1周可缩小至约妊娠12周大小，在耻骨联合上方可扪及；产后10日子宫降至骨盆腔内，腹部检查不能扪及子宫底；产后6周子宫恢复至妊娠前正常大小。伴随着子宫体积的缩小，子宫重量也逐渐减轻，分娩结束时约1 000g，产后1周约500g，产后2周约300g，至产后6周恢复到50~70g。

（2）子宫内膜再生：胎盘胎膜娩出后，遗留在宫腔内的表层蜕膜逐渐变性、坏死、脱落，随恶露自阴道排出；接近肌层的子宫内膜基底层逐渐再生出新的功能层，修复子宫内膜。胎盘附着部位的子宫内膜约在产后6周完成修复，其余部位的子宫内膜约在产后3周完成修复。

（3）子宫血管变化：胎盘娩出后，胎盘附着面缩小为原来的一半，使螺旋动脉和静脉窦压缩变窄，数小时后形成血栓，出血量逐渐减少直到停止，最终被机化吸收。在子宫内膜修复期，若胎盘附着面因复旧不良出现血栓脱落，可引起晚期产后出血。

（4）子宫下段和子宫颈的复原：由于产后肌纤维缩复，子宫下段逐渐恢复至非妊娠时的子宫峡部。胎盘娩出后子宫颈外口呈环状如袖口。产后2~3日，子宫口可容纳2指；产后1周，子宫颈内口关闭，子宫颈管复原；产后4周，子宫颈完全恢复至非妊娠时形态。由于分娩时子宫颈外口常发生轻度裂伤（多在子宫颈3点、9点处），初产妇子宫颈外口由产前的圆形（未产型）变为产后的"一"字形横裂（已产型）。

2. 阴道　分娩后阴道腔扩大、阴道黏膜及周围组织水肿、黏膜皱襞减少甚至消失，阴道壁松弛、肌张力降低。阴道壁肌张力在产褥期逐渐恢复，阴道腔逐渐缩小，阴道黏膜皱襞约在产后3周重新显现，但产褥期结束时，阴道仍不能完全恢复至未孕时的紧张度。

3. 外阴　分娩后的外阴可有轻度水肿，产后2~3日逐渐消退。因会阴部血液循环丰富，轻度撕裂或会阴后－侧切开缝合后的伤口，多于产后3~4日愈合。

4. 盆底组织　分娩过程中，由于胎先露长时间压迫，盆底组织过度伸展，弹性降低，且常伴有盆底肌纤维的部分撕裂。因此，产褥期应避免过早进行较强的体力劳动，坚持做产后康复锻炼，有利于盆底肌的恢复。

（二）乳房

乳房的主要变化是泌乳，详见本章第四节。

（三）循环及血液系统

产褥早期血液仍处于高凝状态，有利于胎盘剥离创面形成血栓，减少产后出血量。纤维蛋白原、凝血酶、凝血酶原于产后2~4周降至正常。血红蛋白水平于产后1周左右回升。白细胞计数在产褥早期较高，可达（15~30）×10^9/L，一般于产后1~2周恢复至正常水平。淋巴细胞稍减少，中性粒细胞增多，血小板数增多。红细胞沉降率于产后3~4周降至正常。由于分娩后子宫胎盘血液循环终止和子宫缩复，大量血液从子宫涌入血液循环，同时妊娠期潴留的组织液回吸收，产后72小时内产妇的血液循环量可增加15%~25%，须注意预防心力衰竭的发生。循环血量于产后2~3周恢复至未孕状态。

（四）消化系统

妊娠期胃肠蠕动及肌张力均减弱，胃液中盐酸分泌量减少，产后1~2周逐渐恢复。产妇因分娩时的能量消耗及体液流失，产后1~2日常感口渴，喜进流质饮食或半流质饮食。产后因活动减少、腹肌及盆底肌松弛、肠蠕动减弱等，容易发生便秘和肠胀气。

（五）泌尿系统

妊娠期体内潴留大量的液体在产褥早期主要由肾脏排出，故产后1周内尿量增多。产后24小时内，由于分娩过程中膀胱受压致黏膜水肿、充血及肌张力降低，加之会阴伤口疼痛、不习惯卧床排尿、器械助产、区域阻滞麻醉等，均可导致尿潴留的发生。

（六）内分泌系统

产后雌激素、孕激素水平急剧下降，产后1周降至未孕时水平。人胎盘催乳素于产后6小时已不能测出。产妇的催乳素水平、月经复潮及排卵恢复时间因是否哺乳而异。若产妇哺乳，催乳素水平于产后下降，但仍高于非孕时水平；若产妇不哺乳，催乳素水平于产后2周降至非孕时水平。不哺乳产妇一般在产后6~10周月经复潮，产后10周左右恢复排卵；哺乳期产妇月经复潮延迟，平均在产后4~6个月恢复排卵。产后月经复潮较晚者，复潮前多有排卵，故哺乳期妇女虽无月经来潮，仍有受孕的可能。

（七）腹壁的变化

妊娠期子宫增大使腹部皮肤部分弹力纤维断裂，腹直肌呈不同程度分离，产后腹壁明显松弛，其紧张度需产后6~8周恢复。妊娠期出现的下腹正中线色素沉着，在产褥期逐渐消退。初产妇腹部紫红色妊娠纹变为银白色。

【产褥期妇女的心理变化】

产褥期产妇心理处于脆弱和不稳定状态，面临着潜意识的内在冲突及初为人母的角色和情绪调整，家庭关系改变，经济需求增加，社会支持需求也增多。因此，产褥期的心理疏导和情感支持十分重要。

（一）产褥期妇女的心理变化

产褥期妇女的心理变化与分娩经历、伤口愈合、体态恢复、婴儿性别、哺乳情况和健康问题等密切相关。可表现为情绪高涨、希望、高兴、满足、幸福、乐观，或压抑及焦虑等。有的产妇可因为理想与现实中母亲角色的差距而发生心理冲突，因为胎儿娩出后生理上的排空而感到空虚，因新生儿外貌及性别与理想的不相吻合而感到失望，因丈夫注意力转移至新生儿而感到失落，或因母亲承担太多责任而感到有压力，甚至焦虑、恐惧等。

（二）影响产褥期妇女心理变化的因素

影响因素包括产妇的年龄、身体恢复情况、分娩感受、是否胜任母亲角色、家庭环境和社会支持等。

1. **年龄** 年龄<18岁的产妇，由于自身在生理、心理及社会等各方面的发展尚未成熟，在母亲角色的适应上常常遇到很多困难，影响其心理适应。年龄>35岁的产妇，心理及社会等各方面发展较成熟，但体力和精力下降，容易出现疲劳感，在事业和母亲角色之间的转换上也常常面临冲突，对心理适应有不同程度的影响。

2. **身体恢复情况** 产妇身体健康状况、有无并发症、是否剖宫产等因素，都可能影响产妇的心理适应。

3. **分娩感受** 产妇对分娩过程的感受与产妇的分娩知识储备、对分娩的期望、分娩方式及分娩过程中获得的支持有关。当产妇对分娩的期望与实际情况有差异时，则可能影响其日后的自尊。

4. 社会支持　社会支持系统不但提供心理方面的支持，而且提供物质支持。稳定的家庭经济状况、家人的理解与帮助，有助于产妇的心理适应，更能胜任新生儿的照顾角色。

第二节　产褥期妇女的护理

产褥期产妇发生的生理与心理变化属于生理范畴，科学规范的护理与健康指导可促进产妇身心恢复，预防产褥期并发症。

案例导入与思考

某女士，30岁，G_1P_0，妊娠40周临产入院，入院后自然分娩一女婴，体重3 300g，胎盘胎膜娩出完整，会阴Ⅰ度裂伤，产时出血约280ml。产后第3日，产妇体温37.8℃，脉搏70次/min，呼吸18次/min，血压120/75mmHg；子宫底平脐，阴道流血为暗红色，量少，会阴伤口无异常。产妇自诉乳房胀痛，哺乳时下腹部疼痛。

请思考：

1. 该产妇目前存在的主要护理问题是什么？
2. 针对以上护理问题采取的护理措施有哪些？

【护理评估】

（一）健康史

询问健康史，查看妊娠期产检记录和分娩记录，对产妇妊娠过程和分娩过程进行全面了解。评估产妇妊娠前的身体健康状况，有无慢性疾病及精神心理疾病；评估产妇妊娠期有无妊娠并发症、合并症；评估产妇分娩过程是否顺利、产后出血量、会阴有无裂伤及程度、新生儿出生后的Apgar评分等内容。

（二）身体状况

1. 生命体征　大多数产妇产后体温正常，少数产妇因产程中过度疲劳、产程较长或饮水不足可出现产后24小时内体温轻度升高，但一般不超过38℃，可自然恢复。产后3~4日因生理性乳胀，体温可升高至37.8~39℃，称为泌乳热（breast fever），一般持续4~16小时降至正常。产后脉搏略慢，60~70次/min，1周左右恢复；若脉搏过快，应考虑发热并警惕是否为产后出血引起的休克早期症状。产后呼吸深慢，14~16次/min；血压无明显变化，妊娠期高血压疾病的产妇，产后血压明显下降或恢复正常。

2. 生殖系统

（1）子宫复旧：产后每日在同一时间评估产妇子宫复旧情况，评估的方法是检测子宫底高度、软硬度及子宫的位置。检查前产妇先排空膀胱,取仰卧位,双膝屈曲,腹部放松,检查者先按摩子宫使其收缩。正常情况下,产后子宫位于下腹部中央,圆而硬,产后当日子宫底平脐或脐下1横指,以后每日下降1~2cm,产后10日耻骨联合上触不到子宫底。如子宫底上升,子宫体变软,可能有子宫收缩乏力或宫腔积血;子宫偏向一侧应考虑膀胱充盈。

(2)恶露:产后随子宫蜕膜的脱落,血液、坏死蜕膜组织等经阴道排出,称为恶露(lochia),根据恶露的颜色、内容物及持续时间不同,可分为以下3种。

1)血性恶露(lochia rubra):含有大量血液、脱落的蜕膜组织及少量胎膜,色鲜红,量多,有时可伴小血块,有血腥味,一般持续3~4日,此后转为浆液恶露。

2)浆液恶露(lochia serosa):含少量血液,有较多的坏死蜕膜组织、宫颈黏液、阴道排液、白细胞及细菌,色淡红似浆液,一般持续10日左右。

3)白色恶露(lochia alba):含大量白细胞、坏死蜕膜组织、表皮细胞及细菌,色泽较白,质黏稠,持续约3周干净。

正常恶露有血腥味,但无臭味,持续4~6周,总量为250~500ml。若产后子宫复旧欠佳,血性恶露可增多,持续时间长,应怀疑子宫收缩乏力或胎盘残留所致的产后出血;若阴道流血不多但子宫收缩不佳,子宫底上升,应考虑宫腔积血;若产妇自觉肛门坠胀,多有阴道后壁血肿;若子宫收缩好,但阴道持续流出鲜红色恶露,应高度怀疑软产道裂伤出血;若恶露有臭味,可能有感染。

(3)外阴:评估外阴有无水肿、血肿及其程度,会阴部有缝线者应注意进行伤口疼痛评估,观察伤口周围有无渗血、红肿、硬结及分泌物等,及早发现伤口感染。

3. 排泄

(1)褥汗:产后大量的组织间液经皮肤排出,皮肤排泄功能旺盛,大量出汗,尤以睡眠或初醒时明显,一般产后1周左右好转,这是正常的生理现象。

(2)排尿、排便情况:产后应注意评估膀胱充盈程度及第一次排尿情况。膀胱充盈可影响子宫收缩,引起子宫收缩乏力,导致产后出血;评估产妇第一次排尿时间、排尿顺畅度及尿量,预防产后尿潴留;询问有无尿频、尿急或尿痛症状,及时发现尿路感染;产妇因分娩时大便已排空,产后卧床少动、食物纤维素缺乏、腹肌张力降低等,产后1~2日多不排大便。

4. 乳房

(1)乳头:评估乳头大小、形状、软硬度,有无平坦、内陷、分叉及皲裂,评估乳晕大小、延展性、有无水肿等。产妇在最初几日容易出现哺乳时疼痛,哺乳后乳头皲裂,表现为乳头红、裂开,有时有出血。新生儿含接姿势不当时也可出现上述症状。

(2)乳房胀痛:评估乳房胀痛的原因。乳房胀痛在产后早期(产后48~72小时)十分常见,由于乳汁开始大量分泌及血管扩张,乳房充盈,产妇可自觉乳房发热、胀满,乳房局部皮肤紧绷,通常为生理现象,称为生理性乳胀。严重的生理性乳胀与产后哺乳延迟或未及时排空乳房有关。当产妇乳房出现局部红、肿、热、痛,或有痛性结节时,应警惕患乳腺炎的可能。

(3)乳汁的质和量:初乳呈淡黄色,质稠,产后3日每次哺乳可吸出初乳2~20ml。过渡乳和成熟乳呈白色。乳量是否充足主要根据两次哺乳间新生儿的满足感，是否安静，小便、大便、体重等情况进行评估。

（三）心理-社会状况

1. **评估产妇对分娩的感受**　不同的分娩感受，如美好、愉悦，或痛苦、恐惧，直接影响母亲角色的适应。

2. **评估母亲的行为**　是属于适应性还是非适应性行为。母亲若能满足新生儿的需要，积极学习新生儿护理的知识与技能，并表现出喜悦，属于适应性行为；若母亲不愿意接触新生儿，认为其给自己带来太多的烦恼和压力，不亲自喂哺和照顾新生儿，表现为不开心，不愿交流，精神食欲差，属于非适应性行为。

3. **评估母亲对孩子的看法**　认为孩子吃得好、睡得好、不哭闹即为好孩子，自己也是好妈妈。而常哭闹、睡眠少、喂哺困难的孩子是坏孩子，自己是不称职的妈妈，不能正确评价孩子的母亲将影响日后母子良好关系的建立。

4. **评估产妇是否有产后压抑**　受产后体内雌孕激素水平急剧下降，产后心理压力及疲劳等因素影响，产妇在产后2~3日内容易发生轻度或中度情绪反应，表现为忧虑、不安、易哭、易激惹，有时喜怒无常等症状，一般几日后自然消失，称为产后压抑。

5. **评估影响心理调适的因素**　产妇的年龄、心理状态、对分娩的承受能力、分娩体验、环境及社会支持、夫妻关系、经济条件等均不同程度地影响产妇的心理调适。年轻产妇可能在母亲角色的学习上会遇到很多困难，影响其心理适应；年龄较大的产妇身体恢复速度较年轻产妇慢，往往有疲乏感，需要更多的时间休息。一般来说，分娩过程顺利，经济条件较好，夫妻关系和亲友关系良好更有助于产妇的心理调适。

6. **社会支持**　包括家庭支持、医护人员的支持及社区支持等。配偶积极参与新生儿照护，医护人员的健康教育与指导，社区的及时随访，都有利于产妇的母亲角色适应，有助于家庭各成员角色的获得。

（四）辅助检查

根据产妇情况做血常规、尿常规、超声等相关检查。

（五）治疗原则

产褥期妇女的身心变化很大，属于生理范畴，若处理不当则可转变为病理状态。处理的原则是科学护理，为产妇及时提供支持和帮助，促进舒适，促进成功母乳喂养，促进产后生理功能恢复，预防产后出血、尿潴留、感染、中暑、抑郁等并发症发生。

【常见护理诊断/问题】

1. **知识缺乏**　与缺乏产后自我保健及新生儿护理知识有关。

2. **舒适度改变**　与产后宫缩痛、会阴伤口疼痛、乳房胀痛、褥汗等因素有关。

3. **尿潴留**　与产程延长、产时损伤、会阴肿胀及不习惯床上排尿有关。

4. **有感染的危险**　与产道损伤、贫血、营养不良等因素有关。

5. **母乳喂养无效**　与母乳喂养技能不熟、知识缺乏及母亲产后疲劳等因素有关。

理论与实践　该产妇目前存在的主要护理问题如下所示。

1. 舒适度减弱　与体温增高、会阴伤口、乳房胀痛、宫缩痛有关。

2. 母乳喂养无效　与喂养技能不熟、生理性乳胀有关。

【护理目标】

1. 产妇获得正确的产褥期保健知识。

2. 产妇舒适度增加。

3. 产妇未发生尿潴留、感染、便秘。

4. 产妇成功母乳喂养。

【护理措施】

（一）一般护理

1. **环境**　为产妇提供温度和湿度适宜、安静舒适的休养环境。室内光线充足，每日通风换气2次，保持空气新鲜，室温保持在18~20℃，湿度为55%~60%，护理活动集中进行，不打扰产妇休息，保证产妇有充足的睡眠。

2. **饮食**　产后1日鼓励产妇进流质饮食或清淡半流质饮食，以后可进普通饮食。食物应多样化，富含营养，保证营养均衡。产褥期可适量增加富含优质蛋白质及维生素A的动物性食物和海产品，多喝水，限制浓茶、咖啡的摄入，忌烟酒。

3. **个人卫生**　产褥期早期褥汗较多，产后衣着被褥薄厚适当，勤用热水擦身或淋浴，但须注意保暖。每日梳头刷牙，勤换衣裤及床单。

4. **活动与休息**　鼓励产妇早期下床活动，经阴道自然分娩者产后6~12小时可下床轻微活动，产后第2日可在室内随意走动，做产褥期保健操，每1~2日增加1节，循序渐进地增加身体活动量。产褥期以日常生活活动、步行、盆底运动、伸展运动等低强度活动为主，避免过早进行负重劳动及高强度运动，避免久蹲、久站，以防子宫脱垂。产后适宜活动可以促进血液循环，增强子宫收缩，促进恶露排出，促进大小便排泄，并可预防盆腔或下肢静脉血栓形成。充足的休息和睡眠对促进乳汁分泌和产后恢复十分重要，指导产妇与新生儿同步休息，生活有规律。

5. **排尿与排便**

（1）排尿：产后4小时鼓励产妇自行排尿。若出现排尿困难，首先要解除产妇担心排尿引起疼痛的顾虑，鼓励产妇坐起或下床排尿，必要时可采取措施协助其排尿：① 热水熏洗外阴或用温开水冲洗尿道外口周围诱导排尿；② 热敷下腹部、按摩膀胱区刺激膀胱肌收缩；③ 针刺关元、气海、三阴交、阴陵泉等穴位促进排尿；④ 肌内注射甲硫酸新斯的明1mg，兴奋膀胱逼尿肌促进排尿。若上述方法均无效，应给予留置导尿1~2日。

（2）排便：产后因卧床休息、食物缺乏纤维素、肠蠕动减弱、腹肌及盆底肌张力降低等，产妇容易发生便秘。应鼓励产妇多饮水，多进食蔬菜、水果、富含纤维素的食物，尽早下床活动以防便秘。发生便秘者，可口服缓泻剂。

（二）对症护理

1. 子宫复旧的观察与护理　产后2小时内易发生子宫复旧不良导致的产后出血，故产后即刻、30分钟、1小时、2小时须各观察1次子宫收缩，并按摩子宫，同时观察阴道流血情况；以后每日应在同一时间观察子宫复旧情况，观察前嘱产妇排尿，排空膀胱，按摩子宫后测量子宫底高度，在检查子宫底高度的同时注意子宫及双侧附件区有无压痛，如子宫底上升，子宫体变软，可能有宫腔积血，应按摩子宫以排出血块，促进子宫收缩。

2. 恶露的观察与护理　注意观察恶露的量、性质和气味。若产后子宫复旧不佳，血性恶露多，持续时间长，应按摩子宫，遵医嘱给予子宫收缩药；若有臭味，提示可能有胎盘、胎膜残留或感染，应仔细观察，及时报告医师并处理；阴道有组织物掉出时，应保留组织物送病理检查；疑发生感染时，应检查白细胞及中性粒细胞分类计数，做阴道拭子细菌培养及药敏试验，同时注意体温和脉搏的变化，遵医嘱使用抗生素。

3. 会阴护理

（1）会阴擦洗/冲洗：每日用1:5 000高锰酸钾溶液擦洗/冲洗外阴2次，大便后亦应冲洗。会阴擦洗/冲洗的具体方法见本章第五节。

（2）会阴水肿的护理：尽量保持会阴部清洁干燥。会阴水肿者局部用50%硫酸镁或95%酒精湿热敷，每日2~3次，每次20分钟，促进水肿消退及伤口愈合。

（3）会阴侧切伤口的护理：嘱产妇取健侧卧位，勤换会阴垫。会阴擦洗/冲洗时注意观察伤口周围有无渗血、红肿、血肿、硬结及分泌物。

（4）会阴伤口异常的护理：会阴部小血肿者，24小时后可行湿热敷或远红外线灯照射，大的血肿应配合医师行切开处理；会阴伤口有硬结者可用大黄、芒硝外敷或用95%酒精湿热敷；会阴切口疼痛剧烈或产妇有肛门坠胀感应及时报告医师，检查有无阴道壁及会阴部血肿；会阴部伤口多以可吸收缝线缝合，无须拆线；若为非可吸收缝线，通常于产后3~5日拆线，伤口感染者，应提前拆线引流，并定时换药。

4. 乳房护理　产妇应穿大小适宜的棉质胸罩，避免过松或过紧；每次哺乳前，洗净双手，用温热毛巾清洁乳头和乳晕，乳头处如有痂垢可用油脂浸软后再用温水洗净，切忌用肥皂或酒精擦洗，以免引起局部皮肤干燥、皲裂；每次哺乳前可热敷或柔和地按摩乳房，刺激泌乳反射。

（三）心理护理

产后妇女从妊娠期和分娩期的不适、疼痛、焦虑中逐渐恢复，接纳家庭新成员及新家庭的过程，称为产褥期心理调适。产褥期妇女的心理调适主要表现在确立家长与孩子的关系和承担母亲角色的责任两个方面。根据鲁宾的研究结果，产褥期妇女的心理调适过程一般经历3个时期，护理人员应在心理调适的各个时期做好心理护理及健康指导。

1. 依赖期　产后前3日。产妇的很多需要是通过别人来满足，如对孩子的关心、换尿布、沐浴等，同时产妇喜欢用语言表达对孩子的关心，较多地谈论自己的妊娠和分娩感受。良好的妊娠和分娩经历、满意的产后休息、丰富的营养和较早较多地与孩子间的目视及身体接触，有助于产妇较快地进入第二期。在依赖期，丈夫及家人的关心帮助，医务人员的悉心指导极为重要。

2. 依赖-独立期 产后3~14日。产妇表现出较为独立的行为，开始注意周围的人际关系，主动参与活动，学习和练习护理婴儿。但这一时期容易产生压抑情绪，可能是由分娩后产妇感情脆弱、太多的母亲责任、婴儿诞生而产生的爱的被剥夺感、较长的妊娠和分娩过程、糖皮质激素和甲状腺素处于低水平等因素造成。严重者表现为哭泣，对周围漠不关心，拒绝哺乳和护理婴儿等。此时，应及时给予更多关心和指导，如提供哺乳支持、婴儿护理指导、鼓励产妇表达情绪与需求等，并督促其家人共同参与照护婴儿，关注产妇心理需求，帮助产妇纠正消极情绪，提高其自信心和自尊感，促进接纳孩子、接纳自己，缓解不良情绪状态，平稳地度过这一时期。

3. 独立期 产后2周至1个月。此时，新家庭形成，产妇、家人和婴儿已成为一个完整的系统，形成新的生活形态。产妇及丈夫会承受更多的压力，出现兴趣与需要、事业与家庭间的矛盾，哺育孩子、承担家务及维持夫妻关系等各种角色的矛盾。家庭成员之间要相互关心、支持，夫妇两人共同分享欢乐和责任，逐渐恢复分娩前的家庭生活。

（四）健康指导

1. 一般指导 产妇居室应清洁通风，产妇应合理饮食，保证充足的营养。注意休息，合理安排家务及新生儿护理，注意个人卫生和会阴部清洁，保持良好心境，适应新的家庭生活方式。

2. 适当活动 经阴道分娩的产妇，循序渐进增加身体活动，产后6~12小时即可起床轻微活动。行剖宫产的产妇，根据身体情况可适当推迟起床活动时间。

3. 出院指导 强调母乳喂养的重要性，评估产妇对母乳喂养知识和技能的掌握情况，对知识缺乏的产妇及时进行宣教；保证合理的睡眠和休息，保持精神愉快并注意乳房卫生，特别是哺乳母亲上班期间应注意摄取足够的水分和营养；指导母亲背奶的方法。母亲可在上班前亲自喂一次，上班期间挤出乳汁存放于冰箱或冰包内，下班时带回家，以供母亲不在家期间婴儿有需要时由他人代为哺喂，下班后及节假日坚持自己喂养；告知产妇及家属如遇到喂养问题时可选用的咨询方法及途径。

4. 产后健身操 产后健身操（图12-1）可促进腹壁、盆底肌肉张力的恢复，避免腹壁皮肤过度松弛，预防尿失禁、膀胱直肠膨出及子宫脱垂。根据产妇的情况，运动量由小到大，由弱到强循序渐进练习。一般从产后第2日开始，每1~2日增加1节，每节做8~16次。出院后继续做产后健身操直至产后6周。

第1节：仰卧，深吸气，收腹部，然后呼气。

第2节：仰卧，两臂直放于身旁，进行缩肛与放松动作。

第3节：仰卧，两臂直放于身旁，双腿轮流上举和并举，与身体呈直角。

第4节：仰卧，髋与腿放松，分开稍屈，足底支撑，尽力抬高臀部及背部。

第5节：仰卧坐起。

第6节：跪姿，双膝分开，肩肘垂直，双手平放床上，腰部进行左右旋转动作。

第7节：全身运动，跪姿，双臂伸直支撑，双腿交替向背后抬高。

5. 性生活及避孕指导 产后42日内禁止性生活。根据产后检查情况，恢复正常性生活，并指导产妇选择适当的避孕措施，哺乳者一般宜选用工具避孕，不哺乳者可选用药物避孕。

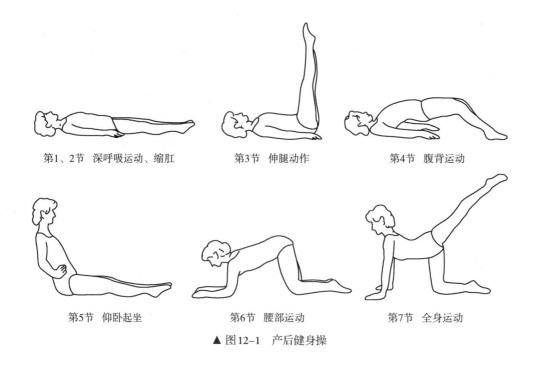

第1、2节 深呼吸运动、缩肛　　　第3节 伸腿动作　　　第4节 腹背运动

第5节 仰卧起坐　　　第6节 腰部运动　　　第7节 全身运动

▲ 图12-1　产后健身操

6. 产后访视及产后健康检查

（1）产后访视：由社区医疗保健人员在产妇出院后3日内、产后14日、产后28日分别进行3次产后访视，了解产妇及新生儿健康状况。访视内容包括：了解产妇饮食、睡眠及心理状况；观察子宫复旧及恶露情况；检查乳房，了解哺乳情况；观察会阴伤口或剖宫产腹部伤口情况；了解新生儿大小便情况、脐带脱落情况、生长发育情况等，若发现异常给予及时指导。

（2）产后健康检查：告知产妇于产后42日带孩子一起到医院进行一次全面检查，以了解产妇全身情况，特别是生殖器官的恢复情况及婴儿生长发育情况。产后健康检查包括全身检查和妇科检查。全身检查主要是测血压、脉搏，查血、尿常规等；妇科检查主要了解盆腔内生殖器官是否已恢复至非孕状态。

> **理论与实践**　　　护理措施：一般护理；子宫复旧的观察、恶露观察、会阴护理、乳房护理；健康指导。

【护理评价】

1. 产妇基本掌握新生儿护理及自我护理知识，积极参与新生儿护理。

2. 产妇产后及时排尿、排便，未发生尿潴留及便秘。

3. 产妇母乳喂养顺利。

4. 新生儿体重正常增长。

第三节 正常新生儿的护理

正常足月儿（normal term infant）是指胎龄≥37周且<42周，出生体重≥2 500g并<4 000g，无畸形或疾病的活产婴儿。新生儿期是从胎儿出生后断脐到满28日的一段时间。

一、新生儿的特点

（一）生理特点

1. 外观特点

（1）足月儿哭声响亮、头大，躯干长，四肢屈曲，皮肤红润，胎毛少，耳郭软骨发育良好、轮廓清楚。乳晕明显，可扪及乳房结节，指/趾甲达到或超过指/趾端，足底纹丰富遍及整个足底，男婴睾丸降入阴囊，女婴大阴唇覆盖小阴唇。

（2）早产儿哭声弱，四肢肌张力低，皮肤红嫩，皮下脂肪少，胎毛多，耳郭软、贴近颅骨，轮廓不清楚，乳房无结节，指/趾甲未达到指/趾端，足底纹少，足跟光滑，男婴睾丸未降入阴囊，女婴大阴唇不能遮盖小阴唇。

2. 体温调节　新生儿体温调节中枢功能不成熟，体温易随环境温度的变化而变化。皮下脂肪较薄，体表面积相对较大而易散热，依靠棕色脂肪的氧化代谢产热。若室温过高、保暖过度或摄入水分不足，易致血液浓缩，使新生儿在出生后2~3日突然出现体温过高，达38℃以上，但一般情况良好，若立即降低室温、打开包被散热，并给新生儿喂水，体温可在短时间内恢复正常，这种现象称为脱水热。

3. 呼吸系统　新生儿胸廓呈圆桶状，肋间肌薄弱，呼吸主要靠膈肌运动，故以腹式呼吸为主。新生儿呼吸中枢发育不成熟，呼吸浅表、频率较快，40~60次/min，节律不规则。早产儿可出现间歇性呼吸暂停或青紫。

4. 循环系统　新生儿心率快，波动范围大，通常90~160次/min。血压平均为70/50mmHg，血液多集中于躯干及内脏，而四肢分布较少，故四肢易发冷，末梢易出现青紫。早产儿心率快、血压较足月儿低。

5. 消化系统　新生儿胃呈水平位，容量小，贲门括约肌不发达，幽门括约肌发育良好，易发生呕吐和溢乳。早产儿吸吮力差，常出现哺喂困难。新生儿除了淀粉酶分泌不足，其余消化酶均能满足消化蛋白质和脂肪的需要，故不宜过早喂淀粉类食物。生后12小时内开始排出墨绿色、黏稠的胎便，3~4日内排完，以后转为黄色大便，若超过24小时仍无胎便排出，应检查是否有消化道畸形。

6. 泌尿系统　新生儿肾小球滤过率低，浓缩功能较差，故不能迅速有效地处理过多的水和溶质，容易出现水肿或脱水症状。一般出生后24小时内排尿，若生后超过24小时仍未排尿，应仔细寻找原因。

7. 血液系统　新生儿出生时血液中红细胞数、白细胞计数和血红蛋白量较高，以后逐渐下降。

8. 神经系统　新生儿大脑皮质及锥体束发育尚不成熟，故其动作缓慢、不协调，肌张力稍高，哭闹时可有肌强直；大脑皮质兴奋性低，睡眠时间长；眼部肌肉活动不协调，具有凝视和追视能力；神经髓鞘未完全形成，易出现泛化现象。

9. 免疫系统 新生儿非特异性免疫和特异性免疫功能均不够成熟。胎儿在母体内通过胎盘获得IgG，而免疫球蛋白A（IgA）、免疫球蛋白M（IgM）不能通过胎盘到达胎儿体内。新生儿对某些病毒感染如麻疹有免疫力，但易发生呼吸道、消化道等感染。

10. 常见的几种特殊生理状态

（1）生理性体重下降：新生儿出生后2~4日，因进食少、水分丢失、胎便排出而出现生理性体重下降，但一般不超过10%，7~10日恢复到出生时体重。

（2）生理性黄疸：新生儿出生后，体内红细胞破坏增加，产生大量间接胆红素，而其肝脏功能不完善，肝细胞内尿苷二磷酸葡萄糖醛酸转移酶的含量低，且活力不足，形成结合胆红素的能力低下导致高胆红素血症。常表现为新生儿出生后2~3日出现皮肤、巩膜黄染，4~5日最明显，7~14日自然消退，早产儿可延至3~4周逐渐消退。一般情况良好，肝功能正常，称为生理性黄疸。

（3）上皮珠、板牙、螳螂嘴：新生儿口腔上腭中线两旁的黄白色小点，称上皮珠；牙龈边缘有黄白色、米粒大小的颗粒，称板牙，俗称"马牙"。以上两种情况均是上皮细胞堆积或黏液腺分泌物积留所致，数周后可自行消失，不可挑破，以免发生感染。新生儿口腔两侧有厚的脂肪层，称为颊脂体，俗称"螳螂嘴"，有助于哺乳时形成负压，利于吸吮。

（4）乳腺肿大和假月经：新生儿多在生后4~7日出现乳腺肿大，2~3周后消退，无须处理，若强行挤压，易发生感染。部分女婴在生后1周内可见阴道流出少量血性分泌物，通常1周左右自然消退。以上两种现象均是母亲妊娠期雌激素进入胎儿体内，分娩后母体雌激素对新生儿影响突然中断所致。

（5）胎脂、新生儿红斑及粟粒疹：新生儿出生时体表覆盖一层白色乳酪状胎脂，具有保护皮肤，减少散热的作用。胎脂在皮肤皱褶处较多，长时间存留可刺激皮肤；新生儿生后1~2日，在头部、躯干及四肢常出现大小不等的多形红斑，称为新生儿红斑，1~2日后消失；1~2周的新生儿鼻尖、前额等部位可见黄白色粟粒大小的斑点，是皮脂腺淤积所致，称为粟粒疹，2周内自然消退。

（二）行为特征

新生儿出生后不仅在生理上发生变化以适应外界环境，在行为上也会发生一些变化，虽各不相同，但都具有一些基本特征，构成新生儿社会能力的基础。

1. 睡眠和觉醒 健康新生儿的睡眠－觉醒模式，包括深睡眠（安静睡眠）、浅睡眠（活动睡眠）、瞌睡、安静觉醒、活动觉醒、哭闹6种状态。安静觉醒状态时，新生儿眼睛睁大，能够与人互动，身体活动幅度小，是开始哺乳的最佳时机。新生儿睡眠时间每日约20小时以上，随着大脑发育，觉醒时间逐渐延长，睡眠时间减少。

2. 感知觉

（1）视觉：新生儿出生时即有对光反射，视野范围17~20cm，相当于哺乳时新生儿与母亲脸之间的距离。新生儿出生2周即具有辨别颜色的能力，据研究报道，新生儿喜欢黑白相间的物体。

（2）听觉：新生儿听力发育较为成熟，出生时即接近成人。新生儿对母亲声音敏感，90dB的响声即能引起其发生惊跳反射（又称莫罗反射）。

（3）触觉：新生儿触觉灵敏，任何部位的抚摸都能引起反应，最敏感的部位是脸、手指、足趾，母亲可以通过轻轻抚摸、拍打或按摩来交流母子感情。

（4）味觉：新生儿出生时味觉发育良好，对不同的味道可有不同的反应，喜欢甜味，苦味会引起不快。

（5）嗅觉：新生儿嗅觉发育完善，母乳喂养的孩子能区别自己母亲与别人母亲奶味的不同，这是影响母子感情建立和母乳喂养的重要因素。

3. 神经反射　新生儿出生时便具备一些原始的神经反射，如觅食反射、吸吮反射、吞咽反射、握持反射、拥抱反射等，后两个反射在生后3~4个月自然消失。早产儿原始反射较难引出或反射不完全，若患有神经系统疾病时上述反射可能不出现或延迟消失。

二、新生儿的护理

【护理评估】

（一）健康史

了解母亲既往妊娠史，有无特殊家族史，本次妊娠的经过，分娩方式与经过，产程中胎儿情况，新生儿出生日期、时间、体重、性别、Apgar评分，第1次胎便时间，第1次小便时间等。

（二）身体状况

1. 一般检查　注意新生儿的发育、反应、皮肤颜色，有无瘀斑、产伤或感染灶等。

（1）体重：一般在沐浴后测裸体体重。正常体重儿为2 500g至不足4 000g。体重≥4 000g为巨大胎儿，见于父母身材高大、多胎经产妇、过期妊娠或孕妇有糖尿病等；体重<2 500g见于早产儿或足月低体重儿（又称足月小样儿）。

（2）身高：测量头顶最高点至足跟的距离，正常为45~55cm。

（3）体温：一般测腋下体温，正常为36~37.2℃，体温可随外界环境温度变化而波动。

（4）呼吸：于新生儿安静时测1分钟，正常为40~60次/min。产时母亲使用麻醉药、镇静药或新生儿产伤可使新生儿呼吸减慢。早产儿可出现呼吸过快，持续性呼吸过快见于新生儿肺透明膜病、膈疝等。

（5）心率：新生儿心率较快，为120~140次/min。

2. 皮肤　正常新生儿皮肤呈微粉红色，手足可有轻微发绀，出生后2~3日会出现生理性黄疸，若皮肤苍白，全身发绀或出现病理性黄疸，须及时报告医师；观察皮肤有无脓疱、水疱、弥漫性皮疹或全身性鳞屑，有无海绵状血管瘤或色素不足等。

3. 头面部　观察新生儿头颅大小、形状，有无产瘤、血肿及皮肤破损；检查囟门大小和紧张度，有无颅骨骨折和缺损；巩膜有无黄染或出血点；口腔有无唇裂、腭裂等。

4. 颈部　注意颈部对称性、位置、活动范围和肌张力。

5. 胸部　观察胸廓形态、对称性，有无畸形；呼吸时是否有肋下缘和胸骨上下软组织下陷；

通过心脏听诊了解心率、节律，各听诊区有无杂音；通过肺部听诊判断呼吸音是否清晰，有无啰音及啰音的性质和部位。

6. **腹部** 出生时腹部平软，以后肠管充满气体，腹部略膨出。观察呼吸时胸腹是否协调，外形有无异常；触诊肝脾大小；听诊肠鸣音。

7. **脐带** 观察脐带残端有无出血或异常分泌物。若脐部红肿或分泌物有臭味，提示脐部感染。

8. **脊柱、四肢** 检查脊柱、四肢发育是否正常，四肢是否对称，有无骨折或关节脱位。

9. **肛门、外生殖器** 检查肛门有无闭锁，外生殖器有无异常，男婴睾丸是否已降至阴囊，女婴大阴唇有无完全遮盖小阴唇。

10. **大小便** 正常新生儿出生后不久排小便，出生后10~12小时内排胎便。若24小时后未排胎便，应检查是否有消化道发育异常。

11. **肌张力、活动情况** 健康新生儿反应灵敏、哭声洪亮、肌张力正常。如中枢神经系统受损可表现为肌张力及哭声异常。

12. **新生儿神经系统评估**

（1）行为状态评估：正常分六期，即深度睡眠期、活动睡眠期、昏昏欲睡期、安静清醒期、活动清醒期及哭泣期。新生儿神经反射评估一般在安静清醒期进行。

（2）常见神经反射评估

1）觅食反射：检查者用手指刺激婴儿口角及口唇皮肤，婴儿会向刺激方向张口寻找。若婴儿吃饱或有重症神经障碍时该反射可能会减弱或欠缺。

2）吸吮反射：检查者用奶嘴或手指深入婴儿口腔约3cm，婴儿可出现规则的吸吮动作，观察吸吮的力度、节奏、吸吮持续时间。此反射一般5~6月龄减弱，1岁消失。若婴儿吃饱或有重症神经障碍时该反射可能会减弱或欠缺。

3）握持反射：婴儿仰卧，检查者手指由小儿手掌尺侧放入手中并向手掌压迫，此时婴儿手掌会收缩将检查者手指握住，4月龄开始消失。该反射于哺乳时减弱，臂丛神经损伤时消失，脑及脊髓损伤时减弱或消失。

4）颈紧张反射：婴儿仰卧，头转向一侧，同侧肢体伸直，对侧肢体屈曲，出生时可没有或无反应。

5）交叉伸展反射：检查者用手轻压婴儿一侧膝部，使之伸展，另一手的指尖刺激同侧足底，婴儿另一下肢会屈曲，有欲推开刺激的反应。脊髓损伤或末梢神经受损时该反射会减弱或欠缺。

6）吞咽反射：配合吸吮，观察有无作呕、咳嗽或液体反流等异常现象。

7）踏步反射：扶起婴儿后有向前踏步的动作，评估下肢肌张力及神经有无异常，1~2月龄消失。

8）俯爬反射：俯卧时婴儿企图向前爬行，1~2月龄消失。

9）惊跳反射：突然移动或突然巨响，婴儿会外展及屈曲所有的肢体并可能开始哭泣，通常于4月龄减少，6月龄消失，脑部受损时无此反射。

10）拥抱反射：检查者支撑婴儿呈半坐位，再突然放低，婴儿两侧对称性伸展肢体，拇指与示指呈"C"形特征，继之肢体内收恢复到松弛屈曲状态，3~4月龄消失。锁骨骨折时不对称。

13. 亲子互动 观察母亲与婴儿的互动方式，评估母亲是否有拒绝喂养及护理新生儿的行为。

【常见护理诊断/问题】

1. 有窒息的危险 与呛奶、呕吐有关。

2. 有体温平衡失调的危险 与体温调节系统不完善、缺乏体脂及环境温度低有关。

3. 有感染的危险 与新生儿免疫功能发育不完善和其特殊生理状况有关。

【护理目标】

1. 新生儿不发生窒息。

2. 新生儿生命体征正常。

3. 新生儿住院期间不发生感染。

【护理措施】

（一）一般护理

1. 环境 新生儿居室的温度与湿度应根据气候温度变化进行调节，房间宜向阳，光线充足、空气流通，室温保持在24~26℃，相对湿度在50%~60%为宜。

2. 生命体征 定时测新生儿体温，体温过低者加强保暖，过高者采取降温措施。观察呼吸及呼吸道通畅情况，保持新生儿侧卧体位，防止溢奶、吐奶后再吸入导致窒息。

（二）日常生活护理

1. 日常观察 每日观察新生儿的精神、面色、哭声、吸乳、睡眠等情况，如有异常应及时处理。

2. 喂养 提倡母乳喂养新生儿，出生后1小时内尽早开奶，防止发生低血糖。母乳喂养不限时间和次数，每日至少8次，胎龄越小，出生体重越低，哺乳间隔时间越短。

3. 排便护理 正常母乳喂养新生儿大便为黄色、膏状、无臭微带酸味，每日3~5次。配方奶喂养儿大便呈淡黄色，较母乳喂养儿的大便干燥，微臭。肠蠕动过快、消化不良时大便为黄色或绿色，蛋花汤样便。饥饿时大便为绿色、量少、次数多。肠道感染时大便次数多、水样或带有黏液、脓性。每次大便后用温水清洗臀部，保持臀部干燥，勤换尿布，积极预防和及时治疗尿布疹。若发生红臀，可用红外线照射。若发生皮肤溃烂，用消毒植物油涂于患处。

4. 衣着舒适 新生儿衣服应宽松、柔软、舒适、易穿脱，用浅色棉布缝制。尿布要清洁、柔软、透气性好，吸水性强，避免使用化纤织物。

5. 皮肤护理 新生儿娩出后立即用温软毛巾擦净皮肤上的羊水、血液，趴于母亲胸前行皮肤早接触、早吸吮。为保持皮肤清洁，促进血液循环，增加婴儿舒适感，应每日沐浴。沐浴后行婴儿抚触，具体操作方法见本章第五节。

（三）安全防范措施

1. 防止抱错 出生后在新生儿出生记录单印新生儿脚印；新生儿手腕上系写有母亲姓名、床号、住院号、婴儿性别、出生时间、出生体重的腕带，以便新生儿在洗浴或治疗处置时的核对，并防止抱错。

2. 防止意外 婴儿床应有床挡，床上不放危险物品，以防发生意外伤害。

3. 防止窒息 注意哺乳姿势，避免乳房堵塞婴儿口鼻；提倡母婴分睡，避免熟睡时母亲肢体、被褥等压住婴儿口鼻而引起窒息；喂奶后可将婴儿竖立抱起，轻拍后背，排出胃内空气后置于右侧卧位，防止发生呛奶而引起窒息；冬季外出时不要将婴儿包裹得过严、过厚、过紧；注意不要捏鼻喂药；如果发现婴儿意外窒息，应迅速祛除引起窒息的原因，保持呼吸道通畅；若婴儿呼吸心跳停止，即刻行心肺复苏，同时转送医院抢救。

（四）预防感染

1. 加强皮肤黏膜护理 不可挑破新生儿口腔内的上皮珠和两颊部的脂肪垫。保持脐部干燥，敷料一旦被尿液污染应及时更换，脐带脱落后，若脐窝有渗出物，可涂75%酒精，若有脓性分泌物，先用3%过氧化氢溶液清洗，然后涂2%碘酊。不可挤压乳腺结节，以免造成损伤和感染。

2. 注意卫生 注意环境卫生，保持居室空气清新，每日开窗通风至少两次；减少亲友探望；护理新生儿前后必须洗手；若照护人员患感染性疾病，应暂时与新生儿隔离，上呼吸道感染者须戴口罩；注意用具卫生，新生儿奶具要蒸煮消毒，玩具清洁。新生儿个人卫生用具与成人分开，避免交叉感染。

3. 按时预防接种 按计划免疫程序积极开展预防接种，防止传染病发生。

（1）卡介苗：足月正常新生儿出生后12~24小时接种卡介苗，难产或出生后病情不稳定的新生儿，待病情稳定后接种。

方法：将卡介苗0.1ml皮内注射于左臂三角肌下端偏外侧。

禁忌证：① 体温高于37.5℃；② 早产儿；③ 低体重儿；④ 产伤或严重呕吐、腹泻、湿疹、脓疱疹等不能接种。

（2）乙型肝炎疫苗：足月正常新生儿出生当日、1月龄、6月龄各注射乙型肝炎疫苗1次。

（五）新生儿疾病筛查

1. 听力筛查 新生儿听力筛查的目标是早期发现有听力障碍的儿童，给予及时干预，减少对语言发育和其他神经精神发育的影响。

（1）筛查时间：实行两阶段筛查，即出院前进行初筛，未通过者于42日内进行复筛，仍未通过者转新生儿听力检测中心进行听力检测；有高危因素的新生儿，即使通过筛查仍应结合听性行为观察法，3年内每6个月随访一次。

（2）筛查方法：包括耳声发射测试和/或自动脑干听觉诱发电位筛查。

2. 遗传代谢性疾病筛查 是对严重危害新生儿健康的先天性、遗传代谢性疾病施行的专项检查，全国新生儿疾病筛查病种包括苯丙酮尿症和先天性甲状腺功能减退症。

（1）筛查时间：采血时间为出生72小时后至7日之内，并充分哺乳后。对于各种原因如早产儿、低体重儿、提前出院等未采血者，最迟不宜超过出生后20日。

（2）筛查方法：采用国家推荐的实验方法进行滤纸干血片检测，对于2次实验结果均阳性者，应追踪确诊。苯丙酮尿症以苯丙氨酸作为筛查指标，先天性甲状腺功能减退症以促甲状腺激素作为筛查指标，以血清促甲状腺激素、游离三碘甲状腺原氨酸、游离甲状腺素浓度作为确诊指标。

（六）促进亲子互动

观察母亲、父亲与孩子间的相互反应，鼓励父母与新生儿交流，解释孩子的情感反应，促进父母与孩子的情感互动。

【护理评价】

1. 新生儿哭声洪亮、无发绀，呼吸平稳。
2. 新生儿体温维持正常。
3. 新生儿脐部、皮肤正常。

第四节　母乳喂养

母乳是婴儿最好的天然食物，含有6月龄内婴儿所需的全部营养物质及丰富的免疫活性物质，可满足婴儿在不同阶段的生长发育需求，促进婴儿健康成长。世界卫生组织和联合国儿童基金会推荐纯母乳喂养婴儿到6月龄，然后在添加辅食的基础上持续母乳喂养至2岁及以上。

【泌乳的基础知识】

（一）乳房的解剖

乳房是皮肤的特殊分化器官，是人类和哺乳动物特有的结构，女性乳房具有泌乳、哺育婴儿的功能。

1. 位置与形态　乳房位于胸前壁两侧，基底部约从第2肋延伸至第6肋，两侧由胸骨边缘至腋中线。95%的乳房一部分乳腺组织延伸至腋窝，称为腋尾。成年女性未产妇乳房呈半球形，紧张且富有弹性。乳房中心的突起称为乳头，乳头神经丰富，具有勃起功能，表面有许多小窝，内有输乳孔。乳头周围颜色较深的环形皮肤区域，称为乳晕，直径1.5~6.0cm，妊娠、哺乳期色素沉着，颜色加深，呈深褐色甚至黑色。乳晕表面有许多小隆起的乳晕腺，称蒙哥马利腺（Montgomery's glands），可分泌脂性物质，具有滋润乳晕皮肤的保护作用（图12-2A），还分泌一种特殊的气味，可吸引婴儿寻乳。

2. 组织学结构　乳房由皮肤、脂肪组织、纤维组织和乳腺组成，含有丰富的血管、神经和淋巴管。乳腺组织分为15~20个乳腺叶，每个乳腺叶内有20~40个乳腺小叶，每个小叶由10~100个腺泡组成，这是最基本的分泌单位。每个乳腺叶有一引流导管，称为输乳管，直径约2mm，在乳晕下乳头后方可膨大扩张达5~8mm，然后末端变细，开口于乳头。乳腺叶和输乳管以乳头为中心呈放射状排列（图12-2B）。

3. 生理变化　乳房大小决定于脂肪组织的多少，女性一生中乳房的大小和形态变化较大。不同女性乳房的脂肪组织含量差异巨大，但脂肪组织的多少，并不影响乳房的储存容积和乳汁合成能力。乳腺的发育始于胚胎早期，婴儿出生后，乳房继续发育但非常有限。在雌激素、催乳素、黄体激素、FSH和生长激素的作用下，乳房在青春期生长发育迅速，乳腺功能在妊娠期发育完善，乳房增大、乳头乳晕色素沉着加深。哺乳期结束后，由于激素迅速减退，乳房缩小。

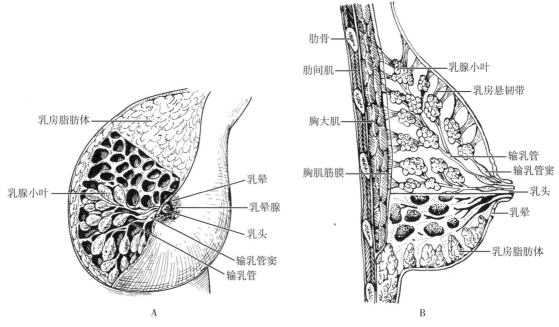

▲ 图12-2 女性乳房结构
A. 成年女性乳房；B. 女性乳房矢状面。

（二）泌乳的生理学基础

乳腺的发育及泌乳受一系列激素的影响，包括生殖激素和代谢激素。生殖激素包括雌激素、孕酮、人胎盘催乳素、催乳素和缩宫素（又称催产素）。代谢激素包括糖皮质激素、胰岛素、生长激素和甲状腺素等。生殖激素直接作用于乳腺，代谢激素通过调节内分泌间接作用于乳腺。妊娠期胎盘分泌的雌激素刺激乳腺腺管的发育，孕激素刺激乳腺腺泡的发育，催乳素、人胎盘催乳素等多种激素参与乳腺的发育完善，为泌乳做准备；分娩后血液中雌激素、孕激素及人胎盘催乳素水平急剧下降，抑制下丘脑分泌的催乳素抑制因子释放，在催乳素的作用下，乳腺细胞开始分泌乳汁。当婴儿吸吮乳房时，来自乳头的感觉信号经传入神经纤维抵达下丘脑，通过抑制下丘脑分泌的多巴胺及其他催乳素抑制因子，使腺垂体催乳素呈脉冲式释放，促进乳汁分泌。婴儿吸吮乳房反射性地引起神经垂体释放缩宫素。缩宫素使乳腺腺泡周围的肌上皮收缩，使乳汁从腺泡、小导管进入输乳导管而喷出乳汁，此过程称为射乳反射。泌乳包括泌乳启动和维持泌乳两个阶段。

1. 泌乳启动阶段　是指乳腺从非泌乳状态转变为泌乳的过程。此过程分为泌乳启动 I 期和 II 期。

（1）泌乳启动 I 期：乳腺上皮细胞分化为分泌细胞，又称乳腺分化期。从妊娠中期开始，乳腺细胞在体内雌、孕激素的作用下，具备了分泌乳汁的能力，但是由于体内孕激素含量高，抑制了乳汁的分泌。

（2）泌乳启动 II 期：又称乳腺活化期。产后胎盘娩出触发泌乳启动 II 期，体内孕激素水平迅速下降，解除了对下丘脑和腺垂体的抑制作用，导致催乳素迅速释放，促进乳汁大量合成分泌。

一般情况下，大量乳汁分泌出现在产后48小时（产后2日）左右，最晚不超过产后3日，通常产后5日乳腺细胞达到全能产奶。

2. 维持泌乳阶段　泌乳启动后，乳腺能在整个哺乳期持续进行泌乳活动。此期乳房的产奶几乎根据"供需"来进行调节。吸吮是保持不断泌乳的关键环节，不断排空乳房也是维持泌乳的重要条件。乳汁的分泌还与产妇的营养、睡眠、情绪及健康状况等因素密切相关。

【乳汁的分类与成分】

（一）乳汁分类

根据乳汁成分的变化，泌乳过程可分为初乳期、过渡乳期和成熟乳期。但目前对初乳、过渡乳和成熟乳的定义尚无统一标准，目前临床使用较多的定义如下。

1. 初乳　产后7日内分泌的乳汁称为初乳（colostrum）。初乳量少，质地黏稠，呈无色或淡黄色。初乳中的钠、钾、氯、蛋白质、脂溶性维生素、矿物质、抗体［分泌型免疫球蛋白A（sIgA）］、乳铁蛋白等含量丰富，脂肪和乳糖含量较少。初乳中的激素和生长因子，可以刺激新生儿小肠黏膜的生长与成熟。初乳中含有的丰富寡糖，有助于新生儿正常肠道菌群的建立，同时具有轻泻作用，可促进胎便排出，减少新生儿黄疸的发生。相较于成熟乳，初乳有更为丰富的蛋白质和免疫物质，可以提供新生儿出生时的初次免疫，对新生儿的发育和抗感染能力非常重要。新生儿生理性胃容量在第1日为5~7ml、第2日为10~13ml、第3日为22~27ml，产妇初乳的分泌量足以满足新生儿的需要。

2. 过渡乳　产后7~14日分泌的乳汁为过渡乳（transitional milk）。这个时期，乳房进入全能力泌乳期，乳汁产量相比初乳大幅度增加。过渡乳的蛋白质（包括免疫球蛋白）浓度逐渐降低，乳糖、脂肪、水溶性维生素的含量逐渐增加。

3. 成熟乳　产后14日以后分泌的乳汁为成熟乳（mature milk），呈白色，脂肪和乳糖含量均较高。这个时期的乳汁中所含成分较为稳定，乳汁的产量由乳汁移出量决定。

哺乳过程中，乳汁成分也会随单次哺乳的不同阶段而有所变化，如同一次哺乳中，刚开始的乳汁称为前奶，脂肪含量较低，可以缓解婴儿的口渴；后面的乳汁称为后奶，脂肪含量较高，提供饱食感。

（二）乳汁的成分

1. 水分　是母乳的主要成分，约占88%，足以提供婴儿在炎热、潮湿环境中的需求，纯母乳喂养婴儿前6个月不需要额外补充水分。

2. 蛋白质　母乳蛋白质含量随泌乳期的延长而变化。初乳蛋白质含量最高，为成熟乳的2倍。母乳中的蛋白质以乳清蛋白和酪蛋白为主，其浓度亦随哺乳期的进展而不同，以满足婴儿不同阶段的营养需求。乳清蛋白与酪蛋白的比例从初乳的90：10，过渡乳的60：40，到成熟乳时为50：50。牛乳中两者的比例为20：80。乳清蛋白除了提供能量，还有大量的生物活性功能，利于婴儿消化吸收。溶菌酶是母乳乳清蛋白中的主要成分之一，具有杀菌、抗炎作用，人乳溶菌酶水平远高于牛乳。酪蛋白具有对抗胃幽门螺杆菌的作用，在婴儿胃内形成坚硬不易消化的凝乳，需要消耗更多的能量，也难以完全消化。母乳中的乳铁蛋白具有抗菌、抗病毒和抗真菌的作用，能减少炎症反应。人乳牛磺酸是牛乳的30倍，可以保证婴儿神经系统和视网膜的发育。

3. 脂肪 脂肪是母乳中含量波动最大的成分，提供了母乳50%以上的能量。母乳中不饱和脂肪酸含量较高，除亚油酸、亚麻酸外，还有微量的花生四烯酸和二十二碳六烯酸（DHA），胆固醇含量丰富。这些物质有利于婴儿神经系统的发育。母乳中的脂肪含量与多种因素有关，初乳中脂肪含量较少，过渡乳和成熟乳脂肪含量逐渐增加；同次哺乳中后奶的脂肪含量是前奶的2倍；乳房排空度越高，乳汁脂肪浓度越高；喂养间隔越长，随后喂养时母乳中脂肪的含量越低。母亲膳食中的脂肪量不影响乳汁脂肪的总量，但摄入的脂肪类型影响乳汁脂肪酸的构成。

4. 碳水化合物 母乳中碳水化合物的主要成分为乳糖，在母乳中含量丰富且相对恒定，提供婴儿所需能量的40%。乳糖具有改善婴儿肠道环境，促进婴儿大脑发育，帮助增加乳汁量等功能。

5. 矿物质 母乳中电解质浓度低，但易被婴儿吸收。母乳的钙浓度低于牛乳，但钙磷比例（2:1）恰当，利于钙的吸收。乳汁中的高乳糖及维生素C有助于铁的吸收，母乳中的铁含量足够满足健康足月婴儿前6个月的需要。锌不足会引起婴儿皮肤病变，但母乳中锌的生物利用率很高，母乳喂养儿很少缺锌。

6. 维生素 脂溶性维生素A、D、E、K不易通过血液进入乳汁，受母亲饮食影响较小，主要靠母亲体内的储存；水溶性维生素如维生素C、维生素B_1含量和膳食有关，反映母亲的膳食情况。若母亲营养状况良好，母乳可提供除维生素D、维生素K外的婴儿所需的各种维生素，新生儿出生后要补充维生素K和维生素D。

7. 免疫物质 母乳中含有大量的免疫物质，如免疫球蛋白、免疫活性细胞、乳铁蛋白及溶菌酶、双歧因子等，可以发挥免疫调节作用，特别是初乳中含量更高。母乳中含有丰富的分泌型IgA（具有抗感染和抗过敏作用），少量的IgG、IgM及一些特异性抗体。母乳中含有大量的免疫活性细胞（巨噬细胞、淋巴细胞），释放多种细胞因子发挥免疫调节作用。母乳中有丰富的乳铁蛋白，能够抑制细菌生长。

8. 生长调节因子 母乳中含有牛磺酸、激素样蛋白、酶和干扰素等，对细胞增殖、发育有重要作用。

【母乳喂养的好处】

（一）对婴儿的好处

1. 营养丰富、促进发育 母乳含有婴儿生长发育所需的所有营养成分，蛋白质、脂肪、碳水化合物比例适宜，适合婴儿消化吸收。乳汁中的蛋白质以乳清蛋白为主，在胃中形成凝块小，容易消化吸收；不饱和脂肪酸含量多，脂肪颗粒少，利于消化吸收；乳糖含量高，以乙型乳糖为主，有助于肝糖原储存，促进双歧杆菌生长；母乳中钙、磷比例（2:1）适宜，有利于钙的吸收；初乳含微量元素多，且含有较多的优质蛋白、必需氨基酸、磷脂、不饱和脂肪酸及乳糖，都有利于婴儿大脑的发育。

2. 提高免疫力、预防疾病 母乳中含有多种免疫活性细胞和丰富的免疫球蛋白。免疫活性细胞有巨噬细胞、淋巴细胞等；免疫球蛋白包括分泌型免疫球蛋白、乳铁蛋白、溶菌酶、纤维连接蛋白、双歧因子等。母乳喂养可预防婴儿腹泻、呼吸道和皮肤感染。

3. 母子互动，增加母婴感情　母乳喂养增加了婴儿与母亲皮肤接触的机会，母亲哺乳时，母婴间的眼睛交流，母亲用手轻抚婴儿身体时的肢体交流，均有助于母婴间的情感联结，促进婴儿心理和智能的发育，也便于母亲观察婴儿的变化。

（二）对母亲的好处

1. 预防产后出血　吸吮刺激促使催乳素和缩宫素分泌，后者促进子宫收缩，减少产后出血。

2. 避孕　哺乳推迟月经复潮及排卵，有利于计划生育。

3. 降低女性患癌的危险性　母乳喂养可减少哺乳母亲患乳腺癌、卵巢肿瘤的可能性。

（三）对家庭及社会的好处

母乳喂养方便、经济、环保，温度适宜，是婴儿最安全的喂养方式，也是任何一种喂养方式所不能替代的。

【母乳喂养方法】

1. 清洗乳房　每次喂奶前产妇应洗净双手，用清水擦洗乳房和乳头。

2. 体位　母亲可取舒适的坐位或卧位，在其腰部和手臂下方放置一软枕，坐位时在足下放一脚凳，使母亲全身放松。

3. 抱婴儿的要点　婴儿的头与身体呈一条直线；婴儿的身体贴近母亲，脸朝向乳房；婴儿下颌贴母亲乳房，鼻尖对着母亲乳头。

4. 常用哺乳姿势

（1）侧卧式：适用于剖宫产术后、顺产后第1日的母亲或喜欢卧位哺乳、夜间哺乳的母亲。母亲舒适放松，头枕在枕头边缘，下方的一只手臂放于枕头旁，注意婴儿的头不要枕在母亲的手臂上，让婴儿头部能自由活动，避免乳房堵住婴儿头部引起呼吸不畅（图12-3）。夜间卧位哺乳时，注意婴儿安全。

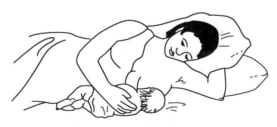

▲ 图12-3　母乳喂养姿势（侧卧式）

（2）摇篮式：是产妇常用的姿势，适用于大部分的母亲和婴儿。母亲一手臂抱婴儿头颈及背臀部，使婴儿身体呈一直线，将婴儿身体转向母亲，胸贴胸、腹贴腹、下颌贴乳房、鼻尖对乳头；另一手呈"C"形托起乳房，用乳头触碰婴儿口唇，诱发婴儿觅食反射（图12-4）。

（3）环抱式：又称橄榄球式，适用于乳房较大、双胎、剖宫产的母亲或乳头内陷及乳头扁平的母亲。母亲将婴儿放于腋下，母亲手置于婴儿耳朵或耳下方托住其头颈部，用软枕支托婴儿身体（图12-5）。

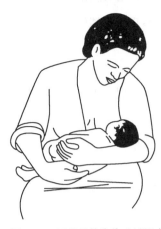

▲ 图12-4　母乳喂养姿势（摇篮式）

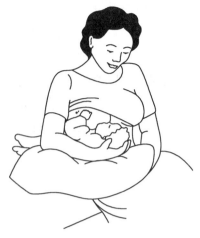

▲ 图12-5　母乳喂养姿势（环抱式）

5. 婴儿含接姿势　婴儿的嘴张得很大，面颊鼓起呈圆形；婴儿口腔上方露出的乳晕比下方多；婴儿下唇外翻，舌头呈勺状环绕乳晕；慢而深地吸吮，有时有暂停；能看到吞咽动作或听到吞咽声（图12-6）。

6. 哺乳结束时，用示指轻轻向下按压婴儿下颌，避免在口腔负压情况下强行拉出乳头而导致乳头疼痛或皮肤破损。

7. 注意事项

（1）进行母乳喂养指导时，指导母亲应取舒适的姿势，避免肌肉过度疲劳，以免出现背痛和其他不适。

（2）母亲喂哺时应保持心情愉悦，体位舒适，全身放松，以利于乳汁排出。

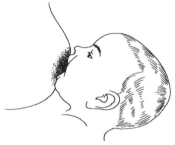

▲ 图12-6　婴儿正确含接姿势

（3）保持婴儿头颈略微伸展，以免鼻部受压影响呼吸，但也要防止过度伸展造成吞咽困难。

（4）母乳喂养过程中，母亲可通过眼神、语言、抚摸等方式与婴儿进行情感交流。

（5）每次哺乳，应在吸空一侧乳房后，再吸吮另一侧乳房。

（6）每次哺乳后，应将婴儿抱起轻拍背部1~2分钟，排出胃内空气，以防吐奶。哺乳后产妇佩戴合适的棉制乳罩。

【母乳喂养的效果评估】

对母乳喂养效果的观察和评估见表12-1。

▼ 表12-1　母乳喂养效果评估观察表

观察项目	母乳喂养有效表现	母乳喂养无效表现
身体姿势	母亲舒适、放松 婴儿身体紧贴母亲，脸朝向乳房 婴儿头部及身体呈一直线 婴儿下颌贴着乳房 婴儿臀部有支撑	肩膀僵硬，身体倾向婴儿 婴儿身体离开母亲 婴儿颈部扭转 婴儿下颌没有贴着乳房 母亲只托着婴儿头和肩膀

观察项目	母乳喂养有效表现	母乳喂养无效表现
反应	婴儿饥饿时会朝向乳房 婴儿会寻找乳房 婴儿以舌头探索乳房 婴儿接触乳房时平静而清醒 婴儿持续含住乳房 有喷乳的表现 哺乳后乳房变软	婴儿对乳房无反应 婴儿无觅食反射 婴儿对乳房无兴趣 婴儿哭闹或烦躁 婴儿不停地放开乳房 无喷乳表现 哺乳后乳房仍胀满
情感交流	母亲稳定、自信地抚抱 母亲给予脸对脸的注视 母亲给予很多的抚摸	母亲神经质地抚抱 没有母子眼神的接触 母亲摇晃婴儿
含接姿势	婴儿嘴巴张开 婴儿下唇外翻 婴儿舌头环绕乳房 婴儿两颊圆鼓 婴儿嘴巴上方的乳晕较多 婴儿缓慢而深地吸吮，有时暂停 可听到婴儿吞咽声 婴儿自己松开乳房	婴儿嘴巴张得不够大，嘴巴噘起 婴儿下唇内翻 看不到婴儿的舌头 婴儿两颊凹入 婴儿嘴巴下方的乳晕较多 婴儿只有浅快吸吮 婴儿吸吮时有咂唇声 母亲将婴儿抱离乳房

【影响母乳喂养的因素】

1. 生理因素

（1）母体方面：严重疾病；伤口疼痛；乳房发育不良、乳头皲裂、乳腺炎等；使用某些药物；营养不良等。

（2）婴儿方面：如早产儿、畸形儿吸吮力差，影响喂哺；小儿鹅口疮因疼痛拒哺。

2. 心理因素　异常分娩史，不良分娩体验，疲劳，失眠或睡眠不佳，自尊紊乱，缺乏信心等导致焦虑、压抑，可引起乳汁分泌减少。

3. 家庭因素　丈夫及家人的关心不够，工作负担过重或离家工作，婚姻问题，青少年母亲或单身母亲，母婴分离，缺乏母乳喂养知识，延迟开奶，早期使用奶瓶等。

4. 社会因素　工作负担过重或离家工作等。

【哺乳期保健与护理】

（一）哺乳期营养

哺乳期女性既要分泌乳汁哺育后代，还需要逐步补偿妊娠及分娩时的营养素损耗，促进各器官、系统的功能恢复。因此，产褥期及哺乳期所需要的能量和营养成分较未孕时高。

产妇营养供给原则：① 能量，每日应多摄取 2 100kJ（500kcal），但总量一般不超过 8 370kJ/d（2 000kcal/d）；② 蛋白质，每日增加蛋白质20g；③ 脂肪，控制食物中总的脂肪摄入量，保持脂肪提供的能量不超过总能量的25%，每日胆固醇的摄入量应低于300mg；④ 无机盐类，补充足够的钙、铁、硒、碘等必需的无机盐；⑤ 足够的蔬菜、水果及谷类；⑥ 锻炼，产妇营养过剩可造成产后肥胖，配合适当锻炼以维持合理的体重。由于母乳中含水量约占88%，产后应加以补充。

（二）哺乳期用药

多数药物都会进入乳汁，哺乳期妇女用药必须在医师指导下进行。

1. 对婴儿有影响的常见药物

（1）抗生素及磺胺类：青霉素类、头孢菌素类和大环内酯类药物在哺乳期相对安全，虽然理论上可能会影响婴儿的肠道菌群或产生过敏，但这种反应极其轻微。四环素类抗生素可导致牙釉质色素沉积，引起四环素牙；喹诺酮类可能影响婴幼儿软骨发育；氯霉素可引起婴儿的骨髓抑制；磺胺类药物通过乳汁的药量可使某些婴儿发生溶血性贫血，或增加婴儿发生核黄疸（又称胆红素脑病）的危险，如非必要，哺乳期应避免使用。

（2）中枢神经抑制药：癫痫乳母每日口服苯妥英钠和苯巴比妥各400mg，婴儿可出现高铁血红蛋白症、全身瘀斑、嗜睡和虚脱。

（3）镇静催眠药：如乳母使用催眠剂量的苯巴比妥类药物，可引起婴儿镇静、嗜睡，吸吮反应减弱。乳母使用地西泮对婴儿有蓄积中毒作用。

（4）镇痛药：吗啡等成瘾性镇静药易通过乳汁进入婴儿体内，引起婴儿呼吸抑制，甚至引起婴儿成瘾，并产生药物依赖综合征。

2. 哺乳期妇女用药的注意事项

（1）权衡用药的必要性和对乳儿可能造成的危害性以决定取舍。如非必需，避免哺乳期用药，包括大多数中草药。

（2）选用进入乳汁最少，对婴幼儿影响最小的药物。因婴幼儿的组织器官及生理功能尚未发育成熟，特别是体内酶系统尚不十分健全，易产生毒性反应。

（3）注意用药和哺乳时间间隔。可根据药物的半衰期长短调整用药和哺乳的最佳间隔时间，一般应避免在药物浓度高峰时哺乳。当用药剂量过大或疗程过长时，为防止对乳儿产生不良影响，应监测乳儿血药浓度。

【哺乳期常见问题的预防与处理】

1. 乳头疼痛　乳头疼痛是产后早期常见的问题，也是母亲早期终止母乳喂养的最主要原因。不恰当的体位和婴儿含接不良是乳头疼痛的最常见原因。协助母亲采取放松舒适的哺乳体位和婴儿深含乳非常重要。正确含接时，乳头应位于婴儿口腔中软、硬腭交界处。

2. 乳头混淆　是指婴儿在人工奶嘴和母亲的乳头上发生了混淆，主要原因是产后早期使用了人工奶嘴、小勺等。一旦发生乳头混淆，需要有足够的耐心和技巧进行纠正，否则会导致母乳喂养失败。因此，不要轻易使用人工奶嘴，避免发生乳头混淆。

3. 乳头凹陷　有些产妇的乳头凹陷，一旦受到刺激乳头呈扁平或向内回缩，造成含接困难，可指导产妇做乳头伸展和乳头牵拉练习。① 乳头伸展练习：将两示指平行放在乳头两侧，慢慢地由乳头向两侧外方拉开，牵拉乳晕皮肤及皮下组织，使乳头向外突出。接着将两示指分别放在乳头上侧和下侧，将乳头向上、向下纵形拉开（图12-7）。此练习重复多次。② 乳头牵拉练习：用一只手托乳房，另一只手的拇指、中指和示指握住乳头向外牵拉重复10~20次，每日练习2次。另外，指导孕妇从妊娠7个月起佩戴乳头罩，对乳头周围组织起稳定作用，柔和的压力可使内陷的乳头外翻，乳头经中央小孔保持持续突起。必要时指导产妇使用多种喂奶姿势，或使用乳盾以利婴儿含接，也可利用吸乳器进行吸引。在婴儿饥饿时可先吸吮平坦一侧，因此时婴儿吸吮力强，容易吸住乳头和大部分乳晕。

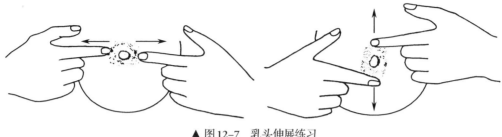

▲ 图12-7　乳头伸展练习

4. 乳房胀痛　可用以下方法缓解。

（1）尽早哺乳：产后半小时内开始母乳喂养。

（2）外敷乳房：哺乳前热敷乳房，可促使乳腺管畅通。在两次哺乳间冷敷乳房，可减少局部充血、肿胀。

（3）按摩乳房：哺乳前按摩乳房，方法为从乳房边缘向乳头按摩，可促进乳腺管畅通，减少疼痛。

（4）佩戴乳罩：乳房肿胀时，产妇穿戴合适的具有支托性的乳罩，可减轻乳房充盈时的沉重感。

（5）服用药物：可口服维生素B_6或散结通乳的中药，常用方剂为柴胡（炒）、当归、王不留行、木通、漏芦各15g，水煎服。

5. 乳腺炎　轻度乳腺炎在哺乳前湿热敷乳房3~5分钟，并按摩乳房，轻轻拍打和抖动乳房，哺乳时先喂患侧，因饥饿时婴儿的吸吮力强，有利于吸通乳腺管。每次哺乳时应充分吸空乳汁，同时增加哺乳的次数，每次哺乳至少20分钟。哺乳后充分休息，饮食要清淡。若病情严重，需药物及手术治疗。

6. 乳头皲裂　轻者可继续哺乳。哺乳时产妇取舒适的姿势，哺乳前湿热敷乳房3~5分钟，哺乳时让乳头和大部分乳晕含吮在婴儿口中。哺乳后，挤出少许乳汁涂在乳头和乳晕上，短暂暴露使乳头干燥，因乳汁具有抑菌作用，且含丰富蛋白质，能起到修复表皮的作用。疼痛严重者，可暂停亲喂，用吸乳器吸出喂给婴儿或使用乳盾间接哺乳，在皲裂处涂抗生素软膏或10%复方苯甲酸酊，于下次喂奶时洗净。

7. 退乳　原则上自然离乳，若产妇因疾病或其他原因不能哺乳时，应尽早退乳。最简单的方法是停止哺乳，不排空乳房，少进汤汁，但有半数产妇会感到乳房胀痛，可口服镇痛药，一般2~3日后疼痛减轻。目前不推荐采用雌激素或溴隐亭退乳。其他退乳方法包括：① 生麦芽60~90g，水煎服，每日1剂，连服3~5日；② 芒硝250g分装于2个布袋内，敷于两侧乳房并包扎固定，湿硬后及时更换，直至乳房不胀；③ 维生素B_6 200mg口服，每日3次，连服3~5日。

知识拓展 | 母亲常见感染与母乳喂养指导

母亲有乙型肝炎病毒感染时，可母乳喂养。即使母亲有高病毒载量或乙型肝炎e抗原（HBeAg）阳性、乳头皲裂或出血、肝功能异常，婴儿存在口腔溃疡或其他损伤等，也不影响母乳喂养。

母亲感染人类免疫缺陷病毒时，应尽可能完全人工喂养；因某种原因不能提供足够配方奶时，可纯母乳喂养6个月（最好经消毒后喂养）；禁忌混合喂养。

母亲感染梅毒螺旋体时，经规范治疗后可母乳喂养；未规范治疗者，暂缓直接哺乳，乳汁经巴氏消毒后可喂养。疗程结束后可直接哺乳。

第五节　产褥期母婴常用护理技术

一、母亲常用的护理技术

包括会阴擦洗/冲洗、会阴湿热敷、乳房护理、手挤奶等。

（一）会阴擦洗/冲洗

会阴擦洗/冲洗是利用消毒液对女性会阴部进行擦洗/冲洗的技术，常用于外阴的局部清洁，是妇产科护理工作中最常用的护理技术。

【目的】

清除会阴部分泌物，保持患者会阴及肛门部清洁，促进舒适和会阴伤口愈合；防止泌尿生殖系统的逆行感染。

【适应证】

1. 妇科或产科术后留置导尿的患者。

2. 会阴部手术术后的患者。

3. 分娩后会阴有伤口的产妇。

4. 卧床的患者。

【评估与准备】

1. 评估　现场环境是否整洁、安静、私密，物品是否准备齐全，产妇会阴部情况及配合程度。

2. 准备

（1）用物准备：会阴擦洗盘1个，其内放置消毒弯盘2个，无菌镊子或无菌卵圆钳2把，消毒干棉球，无菌干纱布2块。一次性垫巾1块，一次性手套1副，冲洗壶1个，便盆1个。

（2）药物准备：消毒液500ml，可选择1:5000高锰酸钾溶液、0.02%聚维酮碘溶液等。

【操作方法】

携用物至床旁，核对患者的床号、姓名，解释操作目的、方法；屏风或围帘遮挡，评估患者的会阴情况。

1. 会阴擦洗

（1）体位：嘱患者排空膀胱，脱去一侧裤腿，取双腿屈膝仰卧位，暴露外阴。

（2）协助患者臀下垫一次性垫巾、便盆。

（3）护理人员戴一次性手套，用一把消毒的镊子或卵圆钳夹取消毒的药液棉球，用另一把镊子或卵圆钳夹取棉球进行擦洗。

（4）擦洗的顺序：第1遍自上而下、由外向内（自耻骨联合向下擦至臀部，再用另一棉球自阴阜向下擦洗中间），初步清除会阴部的污垢、分泌物及血迹。第2遍和第3遍的顺序则由内向外或以伤口为中心向外擦洗，其目的是防止伤口、尿道外口、阴道口污染，最后用干纱布擦干。

（5）必要时可根据患者的具体情况增加擦洗次数，直到擦洗干净为止。

（6）擦洗完毕，撤去一次性垫巾，协助患者整理衣裤及床单位。

2. 会阴冲洗　如需要进行冲洗者，备好冲洗壶和便盆，调节好冲洗液的温度。冲洗时用无菌纱布堵住阴道口，以免污水进入阴道，引起逆行感染。先将便盆放于垫单上，用镊子夹住消毒棉球，一边冲洗一边擦洗，冲洗的顺序同会阴擦洗。

【注意事项】

1. 会阴擦洗时注意评估患者会阴部情况，注意会阴及伤口有无红肿、分泌物及性质、伤口愈合情况等，发现异常情况及时记录并报告医师。

2. 产后妇女及接受会阴部手术的患者，在每次排便后均应擦洗会阴，预防感染。

3. 对留置导尿的患者，应注意观察导尿管是否通畅，避免脱落、折叠或受压。

4. 为避免交叉感染，应最后擦洗有感染的患者。

5. 注意无菌操作，在每次擦洗/冲洗前后均应洗净双手，然后再护理下一位患者。

6. 进行会阴擦洗/冲洗时要注意保护患者隐私，以减轻患者的心理负担。

（二）会阴湿热敷

会阴湿热敷是利用热原理和药物化学反应直接接触患部，促进患部血液循环，增强局部白细胞的吞噬能力和组织活力的一种护理技术。

【目的】

改善局部血液循环，改善组织营养，提高抵抗力，增强白细胞的吞噬功能，加快组织再生，消炎、止痛，使陈旧性血肿局限，利于外阴伤口的愈合。

【适应证】

1. 会阴部水肿及会阴血肿的吸收期。

2. 会阴伤口硬结及早期感染患者。

【评估与准备】

1. 评估　环境准备情况、物品准备情况及产妇会阴部皮肤情况等。

2. 准备

（1）用物准备：橡胶中单1块，棉布垫1块，一次性垫巾1块，会阴擦洗盘1个（内有消毒弯盘2个、镊子或消毒止血钳2把、无菌纱布数块），医用凡士林、沸水、热源袋（如热水袋或电热宝），红外线灯等。

（2）药物准备：50%硫酸镁溶液、95%乙醇。

【操作方法】

1. 携用物至床旁，核对患者床号、姓名，向患者解释会阴湿热敷的目的、方法、效果及预后等，取得其理解和配合。

2. 嘱患者排空膀胱，协助其松解衣裤，暴露热敷部位，臀下垫一次性垫巾，按会阴擦洗法清洁会阴后擦干。热敷部位先涂一层凡士林软膏，盖上纱布，再轻轻敷上浸有热敷溶液的温纱布，外面盖上棉布垫保温。一般每3~5分钟更换热敷垫1次，每次热敷15~30分钟。热敷结束，更换新会阴垫，整理床单位。

【注意事项】

1. 会阴湿热敷在会阴擦洗，清洁外阴局部伤口污垢后进行。

2. 湿热敷温度一般为41~48℃。注意防止烫伤，对休克、虚脱、昏迷及术后感觉不灵敏者尤应警惕。

3. 热敷面积为病灶范围的2倍。

4. 在热敷过程中，护理人员应随时评价热敷效果，并为患者提供生活护理。

（三）乳房护理

【目的】

清洁乳房，增进产妇舒适感；使乳腺管通畅，减轻乳胀，促进乳汁分泌；健美乳房，防止下垂。

【评估与准备】

1. 评估　环境是否适合操作，用物是否准备齐全；产妇全身状态、乳房局部情况、哺乳情况及心理状态等。

2. 准备

（1）用物准备：大毛巾1条、小毛巾4条、清洁纱布数块、按摩油1瓶、热水、干净胸罩一件。

（2）操作者准备：着装整洁，修剪指甲，取下手表、戒指，洗手。

【操作方法】

1. 在脸盆内注入41~43℃热水并放入毛巾，产妇取舒适体位，解开上衣，暴露胸部，盖大毛巾于胸部。

2. 清洁乳房　露出右侧胸部，将小毛巾浸水，以顺时针方向擦洗乳房，并自乳头逐渐向根部擦洗整个乳房，注意动作要轻柔。大毛巾拭干乳房，然后同样方法擦洗左侧乳房。

3. 热敷乳房　更换一盆干净热水，水温50~60℃，可依气温酌情增减。露出胸部，大毛巾从乳下2~3寸盖好。将湿热小毛巾覆盖两乳房，保持水温。最好两条毛巾交替使用，每1~2分钟更换一次热毛巾，如此敷8~10分钟即可。注意皮肤的反应，避免烫伤，然后用毛巾擦干并盖上大毛巾。

4. 按摩乳房　母亲取坐位或仰卧位，解开衣扣，露出右侧胸部。将清洁纱布置于乳头上，以吸收流出的乳汁。将按摩油倒于手心互搓，湿热双手。一手托住乳房，另一手轻按乳房，进行旋转式按摩（图12-8）。按摩完毕，用毛巾拭净胸部，穿好胸衣，整理物品。

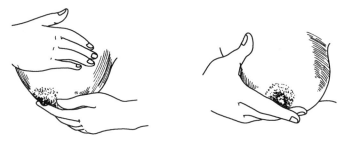

▲ 图12-8　乳房按摩

【注意事项】

1. 操作者修剪指甲，取下手表、戒指等，肥皂清洗双手。

2. 关好门窗，室温调至25℃左右。

3. 有乳头凹陷者，应特别注意乳头的清洁。

4. 乳腺炎、乳房手术者不建议行乳房热敷及按摩。

5. 在乳房护理完成后稍作休息即可进行哺乳。

6. 对暂时吸吮未成功的婴儿，应慎用橡皮乳头，以免引起乳头错觉，给亲喂带来更大困难。

（四）手挤奶

【目的】

缓解乳胀、去除乳汁淤积。常用于乳胀、乳汁淤积、母婴暂时分离、早产/低体重儿不能吸吮者。

【评估与准备】

1. 评估　环境准备、用物准备情况；产妇乳房局部情况、泌乳情况及心理状态等。

2. 准备

（1）用物准备：清洁盆、小毛巾、热水、大口径的杯子等。

（2）操作者准备：着装整洁，修剪指甲，取下手表、戒指，洗手。

【操作方法】

1. 清洁双手和母乳收集杯。

2. 母亲取舒适的坐姿，保持上身直立，身体前倾，便于乳汁收集。

3. 湿热敷双侧乳房3~5分钟。

4. 按摩或轻拍乳房，刺激射乳反射。

5. 将收集杯靠近乳房，将拇指放在乳晕上方，距乳头根部2~3cm处，示指放在乳晕下方与拇指相对，其他手指托住乳房，拇指及示指向胸壁方向用力轻压乳房，同时手指向乳头方向轻微滚动，反复一压一放，依各个方向按同样的方法按压，使乳汁被充分挤出（图12-9）。一侧乳房至少挤压3~5分钟，待乳汁流速减慢，换另一侧乳房，如此反复数次持续20~30分钟。

6. 挤奶完毕后在乳头上涂一层乳汁，待其自然干燥，保护乳头。

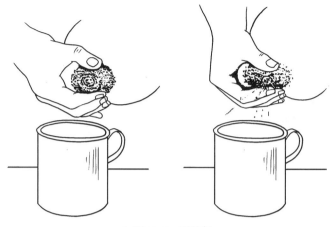

▲ 图12-9 手挤奶

【注意事项】

1. 操作人员修剪指甲，取下手表、戒指等，用肥皂清洗双手。

2. 挤压乳晕的手指不在皮肤上做滑动或摩擦式动作，手指必须挤压乳头后方、乳晕下方的乳房组织，不挤压乳头，应有节奏地挤压及放松。

3. 一侧乳房至少挤压3~5分钟，待乳汁减少，换对侧乳房，两侧乳房交替进行。

二、婴儿常用的护理技术

包括婴儿沐浴、婴儿抚触、婴儿更换尿布、新生儿复苏等。

（一）婴儿沐浴

【目的】

清洁皮肤，促进血液循环，使婴儿舒适，观察婴儿全身情况。

【评估与准备】

1. 评估 环境是否安静，温度是否适宜；用物准备是否齐全；婴儿状态是否适合操作。

2. 准备

（1）用物准备：浴盆（内放2/3满的温热水，水温38~42℃）、水温计、婴儿浴液、大小毛巾、尿布、衣服、包被、操作台等，根据需要备脐夹剪、75%乙醇或0.02%聚维酮碘溶液、棉签。

（2）操作者准备：修剪指甲，取下手表、戒指，用肥皂清洗双手。

【操作方法】

1. 测量婴儿体重 脱去婴儿衣服，测量体重并记录，用大毛巾包裹婴儿。

2. 擦洗面部 用单层面巾由内眦到外眦擦洗眼部，更换面巾部位以同法擦另一眼。然后由内向外擦洗耳部，最后擦面部，顺序为额部—鼻翼—面部—下颌。洗面部时禁用肥皂。

3. 清洗头部 抱起婴儿，左手托着婴儿枕部，将婴儿躯干挟于操作者腋下，左手拇指和中指分别将婴儿双耳郭向前折，堵住外耳道口，以防水流入耳内。先用水淋湿头发，再将洗发液涂于手上，洗头、颈、耳后，然后用清水冲净、擦干（图12-10）。

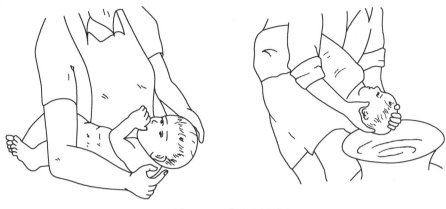

▲ 图12-10　清洗头部手法

4. **清洗婴儿身体前面**　解开大毛巾，操作者左手握住婴儿左肩及腋窝处，使头颈部枕于操作者左前臂，右手握住婴儿左腿靠近腹股沟处，使其臀部位于操作者手掌上，轻轻放于水中（图12-11）。操作者松开右手，淋湿婴儿全身，用右手抹沐浴液洗颈下、胸、腹、臂、手（包括手指缝）、腋下，再洗腿、脚、会阴，然后冲净。在清洗过程中，护理人员左手始终将婴儿握牢。

5. **清洗婴儿身体后面**　操作者左右手交接婴儿，用左手从婴儿前方握住婴儿右臂及腋窝处，使婴儿头颈部俯卧于操作者左前臂，右手涂抹沐浴液清洗，顺序为后颈、背部、臀部、腿，然后冲净（图12-12）。注意洗净皮肤皱褶处，同时观察皮肤情况。

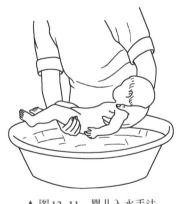

▲ 图12-11　婴儿入水手法

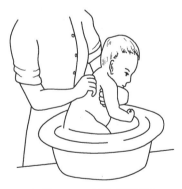

▲ 图12-12　清洗背部手法

6. **沐浴完毕**　迅速将婴儿依照放入水中的方法抱出，用大毛巾包裹全身并吸干水分，检查全身各部位。

7. **处理脐部**　用干棉签蘸干、清洁脐窝，用75%乙醇或0.02%聚维酮碘由脐部中央向周围环形擦拭两遍（用脐带夹断脐的婴儿，脐带胶质脱水后用脐夹剪将脐带夹剪开并取下）。

8. 沐浴后处理　为婴儿垫上尿布，穿好衣服，必要时剪指甲。核对手腕带，放回婴儿床。

9. 整理用物、洗手、记录。

【注意事项】

1. 水温保持在38~42℃，环境温度25~28℃，准备更换的衣物按顺序摆放。

2. 沐浴应在喂奶前或喂奶后1小时进行，以防溢奶或呕吐。

3. 动作轻快，注意保暖，减少暴露；勿使水或沐浴液泡沫进入耳、眼内；头顶部有皮脂结痂时，不可用力清洗，可用液状石蜡或婴儿润肤油浸润后轻轻梳去结痂，再清洗。

4. 每个孩子沐浴前后操作者均应洗手，避免交叉感染。

5. 密切观察婴儿的反应及全身皮肤有无异常。

6. 通过语言和非语言方式与婴儿进行情感交流。

（二）婴儿抚触

【目的】

促进婴儿与母亲之间的情感交流，促进神经系统的发育，提高免疫力，加快食物的消化吸收，减少哭闹，增加睡眠。

【评估与准备】

1. 评估　同"婴儿沐浴"。

2. 准备

（1）用物准备：操作台、温度计、润肤油、婴儿尿布、衣服、包被等。

（2）操作者准备：修剪指甲，取下手表、戒指，用肥皂清洗双手。

【操作方法】

1. 抚触前准备　调节室温28~30℃，解开婴儿包被和衣服，让婴儿全身裸露，操作者倒润肤油于掌心，揉搓双手至温暖后进行操作。

2. 头面部抚触　两拇指指腹从婴儿眉间向两侧轻推；两拇指从下颌部中央向两侧以上滑行，让上下唇形成微笑状；双手从前额发际抚向脑后，最后示指、中指分别在耳后乳突部轻压一下（图12-13）。

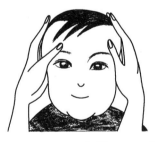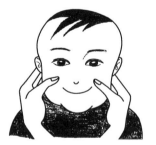

▲ 图12-13　头面部抚触手法

3. 胸部抚触　两手分别从婴儿胸部的外下方（两侧肋下缘）向对侧上方交叉推进至两侧肩部，在胸部画一个大的交叉，避开婴儿的乳腺（图12-14）。

4. 腹部抚触 示指、中指依次从婴儿的右下腹至上腹向下腹移动，顺时针方向画半圆，避开婴儿的脐部和膀胱（图12-15）。

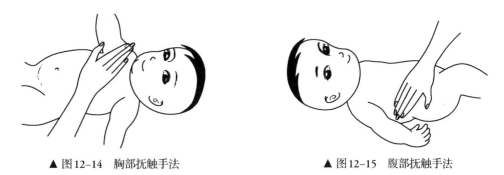

▲ 图12-14 胸部抚触手法　　　　　　　　　　▲ 图12-15 腹部抚触手法

5. 四肢抚触 两手交替抓住婴儿的一侧上肢从上臂至手腕轻轻滑行，然后在滑行的过程中从近端向远端分段轻轻挤捏。对侧及双下肢方法相同（图12-16）。

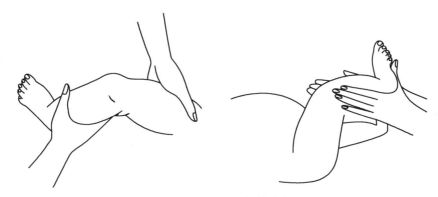

▲ 图12-16 四肢抚触手法

6. 手、足抚触 用拇指指腹从婴儿手掌面向手指和从足跟向足趾方向推进，并抚触每个手指和足趾（图12-17）。

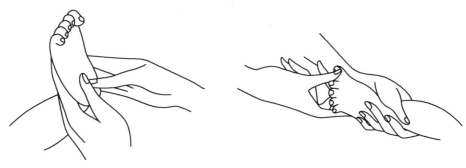

▲ 图12-17 足部抚触手法

7. 背部抚触 以脊椎为中分线，双手分别平行放在婴儿脊椎两侧，往相反方向重复移动双手；从背部上端开始逐步向下渐至臀部，最后由头顶沿脊椎抚摸至骶部、臀部（图12-18）。

【注意事项】

1. 抚触在出生后24小时开始，时间选择在沐浴后及两次哺乳间为宜。每次抚触10~15分钟，每日2~3次。

2. 室温应在28℃以上，全裸时可使用调温的操作台，温度为36℃左右。

3. 抚触者操作前清洁双手，用婴儿润肤油揉搓双手至温暖后，再进行抚触。

4. 抚触时可播放柔和的音乐，抚触过程中要与婴儿进行交流。

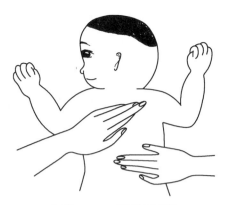

▲ 图12-18　背部抚触手法

5. 抚触时注意观察婴儿的反应，若有哭闹，肌张力增高，活动兴奋性增加，肤色变化或呕吐等，应立即停止抚触。

（三）婴儿更换尿布

【目的】

保持婴儿臀部皮肤清洁、干燥，使婴儿舒适，预防尿布皮炎；保持床铺、衣裤干燥清洁，避免受凉。

【评估与准备】

1. 评估　环境准备、用物准备、婴儿状态等。

2. 准备

（1）用物准备：尿不湿或布尿片、尿布桶、温水、小毛巾、护臀霜或其他治疗性药物。

（2）操作者准备：修剪指甲，取下手表、戒指，用肥皂清洗双手。

【操作方法】

1. 使婴儿平卧于床上，揭开婴儿盖被，解开被大小便污染的尿布。

2. 一手握住婴儿的双脚轻轻提起，露出臀部，另一手用尿布洁净的上端擦净会阴部。

3. 将尿布污湿部分向内卷折，取下污湿尿布，放入尿布桶内。

4. 必要时将婴儿抱起，以温水清洗臀部。清洗时一手托住婴儿大腿根部及臀部，同侧前臂及肘部护住婴儿腰背部，另一手清洗臀部，用毛巾将臀部水分吸净。

5. 将婴儿放于床上，握住婴儿双脚并提起，使臀部略抬高，将准备好的清洁尿不湿的一端垫于婴儿腰骶部，放下双脚，由两腿间展开尿不湿的另一端并覆盖于下腹部，将尿不湿后面两边拉平拉齐，贴在前端部分。

6. 拉平婴儿衣服，盖好被子，洗手。

【注意事项】

1. 调节室温至24~28℃，关闭门窗，避免对流风。

2. 使用布尿片时，应选择质地柔软、透气性好、吸水性强的棉织品，以减少对臀部的刺激。

3. 换尿布时，动作轻快，避免暴露婴儿上半身。

4. 尿布应松紧适宜。过紧会影响婴儿活动，过松会使大便外溢。

5. 若婴儿尿量较多或身体较胖，可在尿布上再垫一层尿布以增加厚度，女婴将加厚层垫于臀下，男婴则将加厚层放于会阴部。

6. 仔细观察婴儿大小便的颜色、性状及臀部皮肤是否清洁、干燥、完整。

7. 更换尿布过程中，应主动与婴儿进行互动交流。

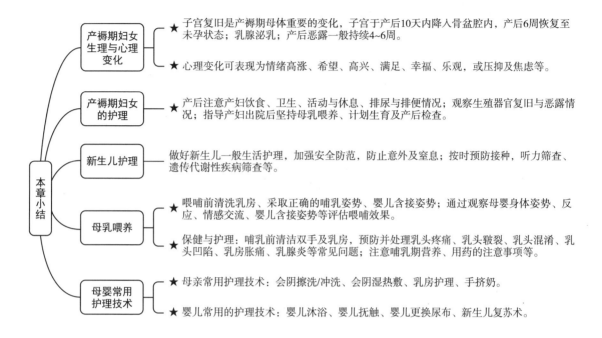

产褥期妇女生理与心理变化
★ 子宫复旧是产褥期母体重要的变化，子宫于产后10天内降入骨盆腔内，产后6周恢复至未孕状态；乳腺泌乳；产后恶露一般持续4~6周。
★ 心理变化可表现为情绪高涨、希望、高兴、满足、幸福、乐观，或压抑及焦虑等。

产褥期妇女的护理
★ 产后注意产妇饮食、卫生、活动与休息、排尿与排便情况；观察生殖器官复旧与恶露情况；指导产妇出院后坚持母乳喂养、计划生育及产后检查。

新生儿护理
做好新生儿一般生活护理，加强安全防范，防止意外及窒息；按时预防接种、听力筛查、遗传代谢性疾病筛查等。

母乳喂养
★ 喂哺前清洗乳房、采取正确的哺乳姿势、婴儿含接姿势；通过观察母婴身体姿势、反应、情感交流、婴儿含接姿势等评估喂哺效果。
★ 保健与护理：哺乳前清洁双手及乳房，预防并处理乳头疼痛、乳头皲裂、乳头混淆、乳头凹陷、乳房胀痛、乳腺炎等常见问题；注意哺乳期营养、用药的注意事项。

母婴常用护理技术
★ 母亲常用护理技术：会阴擦洗/冲洗、会阴湿热敷、乳房护理、手挤奶。
★ 婴儿常用的护理技术：婴儿沐浴、婴儿抚触、婴儿更换尿布、新生儿复苏术。

本章小结

（周明芳）

复习参考题

（一）选择题

1. 某产妇，正常分娩后48小时，乳房胀满，乳汁少，触痛，伴低热。此时最佳的处理方法是
   A. 芒硝外敷乳房
   B. 生麦芽泡水喝
   C. 暂停母乳喂养
   D. 双边吸奶器吸乳
   E. 让新生儿多吸吮双侧乳房

2. 某产妇，27岁，足月顺产后第2日，子宫底平脐，无发热，诉哺乳时感下腹部轻微阵痛，伴少量暗红色恶露流出。下列处理中正确的是

   A. 按摩子宫
   B. 排除肠梗阻
   C. 一般不需要处理
   D. 给予止血药
   E. 抗生素预防感染

3. 某女士，足月正常分娩一女婴，新生儿体重3 300g，现为出生后第1日，下列护理人员观察到的新生儿生理特点，正确的是
   A. 哺乳后易溢乳
   B. 以胸式呼吸为主
   C. 通常24小时后排出胎便

D. 出生后24小时内出现生理性黄疸

E. 生理性体重下降，范围不超过5%

4. 某产妇，28岁，妊娠39^{+2}周足月分娩，因巨大胎儿行会阴侧切，产后第2日，会阴伤口有水肿，血性恶露，量少。下列护理措施中正确的是

A. 观察宫缩及恶露情况

B. 多喝"下奶汤"促进泌乳

C. 患侧卧位，促进伤口水肿消退

D. 25%硫酸镁溶液湿热敷会阴伤口

E. 冲洗会阴每日2次

5. 某产妇，剖宫产术后第3日，护理人员行出院宣教，指导产妇学习新生儿沐浴。关于新生儿沐浴的注意事项，下列正确的是

A. 沐浴时水温42~45℃

B. 修剪指甲，沐浴前洗手

C. 沐浴前喂饱婴儿避免哭闹

D. 沐浴时室温以22~24℃为宜

E. 充分暴露婴儿，以确保无遗漏部位

答案：1. E；2. C；3. A；4. A；5. B

（二）简答题

1. 简述产褥期妇女生殖器官复旧的观察与护理要点。

2. 简述新生儿生理性黄疸的原因及表现。

第十三章　产褥期疾病妇女的护理

学习目标

知识目标	1. 掌握产褥感染、晚期产后出血及产褥期抑郁症妇女的护理评估及护理措施。 2. 熟悉产褥感染、晚期产后出血及产褥期抑郁症的定义。 3. 了解产褥感染、晚期产后出血及产褥期抑郁症的病因。
能力目标	能运用所学知识早期识别产褥期疾病并对产妇实施整体护理。
素质目标	具有女性全生命周期健康管理理念，注重产褥期妇女的身心健康管理。

第一节　产褥感染

案例导入与思考

某女士，26岁，G_1P_0，因"妊娠40^{+1}周，破膜12小时临产"入院，行会阴侧切术助产分娩。胎盘胎膜娩出完整，产后出血约200ml。产后第3日产妇发热、寒战，并自诉下腹部及会阴部疼痛。体格检查：体温38.8℃，脉搏102次/min，血压105/70mmHg。双乳无异常，腹部软，子宫底脐下一指，子宫体压痛。妇科检查：会阴部切口无红肿，阴道流出血性恶露，量多有臭味。血常规WBC $14.5×10^9/L$，中性粒细胞82%。B型超声检查：子宫24cm×17cm×14cm，子宫腔内未见异常，双附件区未见明显包块。

请思考：

1. 某女士最可能的临床诊断是什么？
2. 该产妇目前应采取护理措施有哪些？

　　产褥感染（puerperal infection）是指分娩期及产褥期生殖系统受病原体侵袭所引起的局部或全身感染，发病率约为6%，与产后出血、妊娠合并心脏病和严重的妊娠期高血压疾病构成目前导致孕产后死亡的四大原因。产褥病率（puerperal morbidity）是指分娩结束24小时以后的10日内，每日用口表测量体温4次，每次间隔4小时，体温有2次≥38℃。产褥感染是引起产褥病率的常见原因，其他原因还包括乳腺炎、泌尿系统感染、上呼吸道感染等。

【病因】

1. 诱因 妊娠和正常分娩通常不会增加孕产妇感染的机会，只有细菌毒力、细菌数量及机体免疫力三者平衡失调时，才可能增加感染的可能性，导致感染的发生。如产妇营养不良、妊娠期贫血、胎膜早破产程延长、多次阴道检查等，均可成为产褥感染的诱因。

2. 病原体 正常女性生殖道内有大量的微生物，分为致病微生物和非致病微生物。有些非致病微生物在某些条件下可转变为机会病原体。引起产褥感染的常见病原体有需氧菌（以链球菌、杆菌、葡萄球菌为主）、厌氧菌（以革兰氏阳性球菌、杆菌属、芽孢梭菌为主）、支原体、衣原体。其中乙型溶血性链球菌致病性最强，产生溶组织酶和致热外毒素，使炎症易于扩散导致严重感染。

3. 感染途径

（1）内源性感染：当机体抵抗力下降、致病菌数量及毒力增加等引起感染的诱因存在时，由非致病菌转化为机会致病菌引起感染。近年研究结果表明，内源性感染更应被重视，除引起产褥感染外，还可感染胎儿，导致流产、胎膜早破、胎儿生长受限、死胎等。

（2）外源性感染：外界病原体侵入产道所引起的感染。可由被污染的用具、医务人员消毒不严格、手术器械等途径侵入机体。

【护理评估】

（一）健康史

评估是否存在产褥感染的诱发因素，了解产妇的健康史，是否合并贫血、妊娠期营养不良或生殖道感染史，本次分娩过程中是否有胎膜早破、产程延长、软产道损伤、手术助产、产后出血，评估产妇个人卫生习惯等。

（二）身体状况

发热、疼痛、恶露异常为产褥感染的主要症状。依感染的部位及程度不同，可分为以下类型。

1. 外阴、阴道、子宫颈感染 分娩时会阴部损伤或手术产而导致的感染，表现为会阴部疼痛、伤口红肿、伤口裂开，有明显压痛，有脓液流出。严重时产妇可有低热，还可引起阴道旁结缔组织炎。

2. 子宫感染 包括子宫肌炎和子宫内膜炎。病原体自胎盘剥离面侵入，扩散至子宫蜕膜层为子宫内膜炎；病原体侵入子宫肌层称为子宫肌炎，两者常同时发生。若为子宫内膜炎，产妇阴道内有较多脓性分泌物，伴臭味。若为子宫肌炎，则子宫体压痛明显，子宫复旧不良。临床表现为高热、头痛、白细胞计数增高等全身感染症状。

3. 急性盆腔结缔组织炎、急性输卵管炎 病原体沿着宫旁淋巴结及血行到达宫旁组织，出现急性炎症反应，形成炎性包块，并波及输卵管，形成输卵管急性炎症。临床表现为寒战、高热、头痛、下腹痛，体征为下腹部压痛、反跳痛及肌紧张。严重时病变侵及整个盆腔，形成冰冻骨盆。

4. 急性盆腔腹膜炎及弥漫性腹膜炎 炎症继续发展，扩散至子宫浆膜层，则形成盆腔腹膜炎，继而可发展为弥漫性腹膜炎。患者全身中毒症状较明显，如高热、恶心、呕吐、腹痛、腹胀，检查时下腹部有明显压痛及反跳痛，因腹膜面有较多渗出液，纤维蛋白覆盖可引起肠粘连，还可在直肠子宫陷凹形成局限性脓肿。

5. 血栓性静脉炎　盆腔内的血栓性静脉炎常波及子宫静脉、卵巢静脉、髂内静脉、髂总静脉及阴道静脉，常见病原体为厌氧菌。病变多为单侧，多见于产后1~2周，临床表现为寒战、高热，持续数周，反复发作。局部体格检查与盆腔结缔组织炎相似。下肢血栓性静脉炎病变多发生于股静脉、腘静脉及大隐静脉，常继发于盆腔静脉炎，临床表现为弛张热，患侧下肢持续性疼痛，局部静脉压痛或触及呈硬索状；可致下肢水肿，皮肤发白，称为股白肿。

6. 脓毒血症及败血症　感染血栓脱落进入血液循环可引起脓毒血症，可并发感染性休克及迁徙性脓肿，如肺脓肿、左肾脓肿等。如病原体大量进入血液循环并繁殖可形成败血症，表现为高热、寒战等全身中毒症状，还可导致感染性休克，危及生命。

（三）心理-社会状况

产妇会因高热、疼痛等不适，不能照顾新生儿及哺乳，表现为焦虑、心理沮丧；家属因担心产妇能否顺利恢复而不安，且其情绪变化会对产妇心理会产生影响。

（四）辅助检查

1. 实验室检查　血白细胞、红细胞沉降率、阴道分泌物及宫颈黏液病原体培养。

2. 影像学检查　B型超声、CT及磁共振成像检查炎性包块、脓肿等。

理论与实践　　该产妇因胎膜早破行会阴侧切术分娩。产后3日出现发热、寒战、下腹部症状。体温升高至38.8℃，子宫体有压痛，恶露有臭味，实验室检查白细胞计数升高，临床诊断应考虑为产褥感染。

（五）治疗原则

1. 支持疗法　加强营养，补充维生素，纠正水、电解质代谢紊乱，增强抵抗力，患者取半卧位，有利于炎症局限于盆腔及恶露引流。

2. 局部病灶处理　经有效抗感染的同时清除宫腔内残留物。若会阴部伤口或腹部切口感染时，则行切开引流术。

3. 抗生素应用　病原体未确定时，根据临床表现及临床经验，选择广谱抗生素。然后根据细菌培养和药敏试验结果，调整抗生素的种类及剂量。当中毒症状较重时，可短期使用肾上腺皮质激素，以提高机体的应激能力。

4. 肝素治疗　当存在血栓性静脉炎时，在应用抗生素治疗的同时，可加用肝素、尿激酶等治疗。另外，可口服双香豆素、阿司匹林等药物，还可用中药活血化瘀治疗。

【常见护理诊断/问题】

1. 疼痛　与产褥感染有关。

2. 体温过高　与机体抵抗力下降及感染因素存在有关。

3. 焦虑　与担心病情及母子分离有关。

【护理目标】

1. 产妇疼痛症状减轻或缓解，舒适度增加。

2. 产妇感染得到控制，体温恢复正常。

3. 产妇能说出心里的不安感受，紧张情绪得到缓解。

【护理措施】

（一）心理护理

鼓励产妇说出内心的不安，缓解焦虑情绪；让产妇及家属了解病情和治疗护理情况，消除产妇及家人的疑虑；协助产妇及家属照顾好新生儿，提供良好的社会支持，帮助产妇减轻对疾病的恐惧。

（二）一般护理

1. 保持病室环境安静、整洁、空气新鲜，注意保暖，保证睡眠充足。

2. 加强营养，给予产妇高蛋白、高热量、高维生素饮食，以增强抵抗力；并鼓励产妇多饮水，保证摄入足够量的液体。

（三）病情观察

1. 监测生命体征　注意观察体温、脉搏变化，是否出现发热、寒战、腹痛等症状。

2. 观察产妇子宫复旧、会阴伤口愈合及恶露的颜色、量与气味等情况。

（四）治疗配合

遵医嘱正确使用抗生素，配合医嘱做好脓肿切开引流术、清宫术等术前准备及护理，病情严重时应积极配合抢救。

（五）健康指导

1. 保持外阴部清洁，及时发现并治疗外阴、阴道、子宫颈炎症。

2. 尽量避免胎膜早破、产程延长、产道损伤等诱因的发生。

3. 避免医源性感染的发生，减少不必要的阴道检查与操作；严格遵守无菌操作规程，正确掌握手术指征。

4. 产后注意会阴部的护理，及时更换会阴垫，保持全身皮肤卫生及床单衣物清洁。

5. 产褥期知识宣教，向产妇及家属介绍相关知识，指导产妇识别产褥感染征象，如恶露异常、发热、腹痛等，如有异常及时就诊。

6. 产后注意休息，保持会阴部清洁。

理论与实践　　护理措施如下所示。

1. 心理护理，鼓励产妇说出心里的不安，向产妇及家属讲解病情和治疗护理情况。

2. 产妇取半卧位休息，鼓励其多饮水，体温高时物理降温。

3. 遵医嘱静脉使用抗生素。

4. 注意体温、脉搏等生命体征变化，观察恶露及子宫复旧情况。

5. 协助产妇照顾好新生儿。

【护理评价】

1. 产妇体温恢复正常，疼痛减轻或消失。

2. 产妇能了解预防产褥感染的相关知识，并进行自我护理。

3. 产妇心态平稳，能很好地实施母乳喂养。

第二节　晚期产后出血

案例导入与思考

某女士，29岁，因"剖宫产术后14日，突然出现阴道大量流血"急诊来院。产妇14日前因妊娠40⁺⁵周，胎膜早破，行子宫下段剖宫产术。体格检查：患者面色苍白，体温36.6℃，脉搏113次/min，血压75/50mmHg。立即抢救，同时行剖腹探查术，术中见子宫下段切口位置较低，切缘右侧角处有2.0cm×1.5cm裂口，周围组织坏死。征得家属同意并签字后行子宫次全切除术，并放置腹腔引流管。

请思考：

1. 该产妇阴道流血的原因是什么？

2. 针对该产妇的病情，应该采取的护理措施有哪些？

晚期产后出血（late postpartum hemorrhage）指分娩24小时后，在产褥期发生的子宫大量出血。常发生于产后1~2周，持续或间断阴道流血，流血量可为少量或中等量，也可以是大量急骤出血，产妇常因失血过多出现贫血或休克。

【病因】

1. 胎盘、胎膜残留　多发生于分娩后10日左右，残留胎盘或胎膜组织黏附在宫腔内发生变性、坏死、机化，并形成胎盘息肉，当坏死组织脱落时，基底部血管被暴露，引起大量出血。

2. 蜕膜残留　蜕膜多在产后1周内随恶露排出。若蜕膜剥离不全，残留于宫腔内可使子宫复旧不全，继发子宫内膜炎，引起晚期产后出血。

3. 子宫胎盘附着面复旧不全　胎盘附着面感染和/或复旧不全引起血栓脱落，血窦开放而致子宫出血。常发生分娩后2周左右，表现为突然大量阴道流血，检查时子宫较软且大，子宫口松弛，可有血块堵塞。

4. 剖宫产术后子宫切口裂开　子宫下段横切口选择位置过高或过低、缝合技术不当或切口感染均可出现子宫下段横切口两侧端血窦重新开放，大量阴道流血，严重时可致休克。

5. 感染　多发生于子宫内膜炎，感染使得胎盘附着面复旧欠佳，血窦关闭不全而致子宫出血。

6. 其他　黏膜下子宫肌瘤、产后子宫滋养细胞肿瘤等均可引起晚期产后出血。

理论与实践　　本案例的产妇在剖宫产术后14日突然出现阴道大量流血，应诊断为晚期产后出血。其原因为剖宫产时子宫下段切口位置较低，导致子宫切口裂开出血。

【护理评估】

（一）健康史

询问分娩时胎盘、胎膜娩出是否完整；剖宫产术式，术后恢复情况；产褥期子宫复旧情况，有无异常恶露等；既往有无子宫肌瘤病史。

（二）身体状况

1. 症状

（1）产妇因失血较多可出现贫血或失血性休克的症状，如面色苍白、乏力、脉搏细弱、血压下降等。

（2）阴道流血常发生于产后1~2周，血性恶露持续时间长，反复发生少量或中等量阴道流血，也可突然出现大量阴道流血而致休克甚至危及生命。

2. 体征　妇科检查多表现为子宫复旧欠佳，子宫大而软，子宫口松弛，阴道及子宫口可有血块堵塞。

（三）心理－社会状况

反复阴道流血，患者会产生焦虑、抑郁情绪；若突然发生阴道大量流血，患者则会紧张、恐惧；家属因担心患者身体能否康复而忧虑。

（四）辅助检查

1. 实验室检查　进行血常规检查以了解贫血情况。

2. B型超声检查　了解子宫腔内是否有残留组织、子宫切口的愈合情况。

3. 病理检查　将宫腔刮出组织或切除子宫的标本，送病理检查。

（五）治疗原则

1. 阴道流血少量或中等量，给予子宫收缩药促使子宫收缩，广谱抗生素预防感染，并给予支持治疗。

2. 如有胎盘、胎膜、蜕膜残留或胎盘附着部位复旧不全时，在静脉输液、备血及做好术前准备的条件下行清宫术，操作时动作轻柔，防止子宫穿孔，刮出组织送病理检查。术后给予抗生素预防感染及促进子宫收缩治疗。

3. 如疑有剖宫产术子宫切口裂开时，即使阴道少量流血也应住院，给予广谱抗生素治疗及支持治疗，同时密切观察病情变化；若阴道流血量多，可行剖腹探查术。

4. 若为肿瘤引起的阴道流血，按肿瘤的性质及处理原则进行相应处理。

【常见护理诊断/问题】

1. 组织灌注量不足　与阴道大量流血有关。

2. 焦虑　与不能顺利照顾婴儿及母乳喂养，担心身体是否能很好康复有关。

【护理目标】

1. 产妇血容量恢复正常，生命体征稳定、尿量正常。

2. 产妇能说出心理感受，情绪较稳定，积极配合治疗及护理。

【护理措施】

（一）晚期产后出血的预防

1. 分娩过程中认真检查胎盘、胎膜是否完整，有残留时即刻清理宫腔，术后给予抗生素预防感染及缩宫素治疗。

2. 剖宫产术时，严格按照手术操作规程进行，术后注意患者切口愈合情况，保持切口清洁。

（二）晚期产后出血的护理

1. 心理护理

（1）鼓励患者说出焦虑、恐惧的心理感受，并主动给予其安慰，使患者能情绪稳定。

（2）向患者及家属耐心解释病情，使其能主动配合医护人员。

2. 一般护理

（1）提供安静、舒适的休息环境，保证足够睡眠。加强营养，给予高热量、高蛋白及高维生素饮食。

（2）如患者出血较多，有休克征象时，取平卧位，并及时给予吸氧、保暖。

（3）保持会阴部及伤口清洁，每日用0.1%苯扎溴铵冲洗会阴。

（4）如病情许可，鼓励患者下床活动，指导和协助其进行母乳喂养。

3. 针对引起出血的原因止血、纠正贫血

（1）胎盘、胎膜残留者，应做好清宫准备，清除宫腔内的残留物，并将刮出物送病理检查；若考虑为子宫切口裂开，则做好剖腹探查的准备。

（2）开放静脉通道，遵医嘱输血补液，及时补充血容量，纠正贫血，抢救休克。

（3）遵医嘱给予广谱抗生素和缩宫素。

4. 病情观察

（1）监测并记录血压、脉搏等生命体征，观察皮肤黏膜的颜色、尿量，观察阴道流血情况，若发现阴道流血量大或有休克征兆时立即通知医师，并积极抢救。

（2）检查子宫大小，观察恶露有无异常，切口有无红肿及炎性渗出等感染迹象。

5. 健康指导

（1）教会产妇观察子宫复旧及恶露变化，进行会阴部伤口清洁护理，使其知晓产褥期禁止盆浴及性生活，防止逆行感染。

（2）合理安排休息与活动，注意摄入营养物质多样化，尤其是含铁和维生素饮食。

（3）产后定期进行复查，如发现异常情况应及时就诊。

理论与实践 该患者应采取的护理措施：① 患者取去枕平卧位，将头侧向一旁；② 严密监测生命体征，观察引流液的颜色及量、腹部切口有无渗出、阴道流血情况，保持导尿管通畅，观察尿量及性状；③ 遵医嘱输血补液，并给予广谱抗生素。

【护理评价】

1. 产妇生命体征及尿量恢复正常。

2. 产妇情绪稳定，能主动配合医护人员治疗与护理。

第三节　产褥期抑郁症

案例导入与思考

某女士，27岁，初产妇，分娩时过度紧张致子宫收缩乏力，产程延长，胎儿窘迫，行剖宫产分娩一女婴。产后2周，出现情绪低落、失眠、疲乏无力、漠视婴儿，并拒绝母乳喂养，觉得生活没有意义。该患者平素性格内向，与他人交往较少。体格检查未发现异常体征。

请思考：

1. 该产妇最可能的临床诊断及其诊断依据是什么？

2. 针对该产妇的病情，应该采取的护理措施有哪些？

产褥期抑郁症（puerperal depression，PPD）是指产妇在产褥期出现的抑郁症状，是一种最常见的产褥期精神综合征。其主要表现是持续和严重的情绪低落及一系列症状，如失眠、悲观、动力减低等，严重者可出现自杀甚至杀害新生儿。国外报道其发生率高达30%，产妇多在产后2周内发病，产后4~6周症状明显，病程可持续3~6个月。

【病因】

病因不明，可能与下列因素有关。

1. 心理因素　敏感、好强、情绪不稳定、社交能力较差、性格内向等个性特点的人群，应对生活中困难能力较差；加之对妊娠、分娩、产后哺育新生儿知识的不了解，增加了产妇的心理压力，容易导致情绪紊乱。

2. 产科因素　妊娠期如有并发症或合并症，对胎儿宫内生长发育的担忧和对分娩的恐惧；产时及产后并发症，难产、手术产等，使孕妇担心胎儿和自身的安全，成为产褥期抑郁症不可忽视的诱因。

3. 社会因素　社会支持系统包括配偶、家人的支持及患者本人对婚姻的满意度等被认为是一个重要因素。不良的生活事件，如家庭不和睦、夫妻分离、生活窘迫等，缺乏来自配偶与家人的帮助，都是诱发产褥期抑郁症的危险因素。

4. **内分泌因素** 产后β-hCG和孕酮的急剧下降可能是产褥期抑郁症发生的生物学基础。也有人认为皮质醇水平的波动和催乳素水平的变化与此病有关。

5. **遗传因素** 有精神病家族史，尤其是有抑郁症家族史的产妇，发生产褥期抑郁症的概率较高。

【护理评估】

（一）健康史

询问产妇在妊娠期有无并发症或合并症，分娩过程是否顺利，妊娠期及产后有无不良事件发生。询问产后母乳喂养及婴儿健康状况。有无精神病、抑郁症的个人史及家族史，社会支持系统和家庭婚姻状况是否良好。

（二）身体状况

评估产妇有无情绪改变如心情压抑、沮丧、情绪淡漠、焦虑、恐惧、易怒；有无自暴自弃、自罪感，有无与身边的人及家人关系不和的情况；有无对生活缺乏信心、出现厌食、易疲倦、睡眠障碍等症状；了解产妇对新生儿的喜恶程度及对分娩的体验与感受等。

（三）心理-社会状况

产褥期妇女的情感较脆弱，尤其是产后1周情绪变化明显，心理处于极不稳定状态；产妇对承担母亲的角色不适应，有较大心理压力，感到心情压抑、沮丧，甚至焦虑、易怒，自我评价降低、自责、自罪，或表现出对身边的人有敌意、戒备心；觉得生活没有意义，对生活缺乏信心。与家人、配偶关系不协调，缺乏家庭及社会的帮助与支持，使产妇心理不平衡，情绪紊乱。

（四）辅助检查

产褥期抑郁症的早期诊断较为困难，最好在产后对其进行量表筛查，对于有抑郁症史的妇女更应该注意早期筛查及早期诊治。

1. **产褥期抑郁症筛查** 可采用爱丁堡产后抑郁量表对产褥期抑郁症进行筛查（表13-1）。该量表包括10个条目，分别涉及心境、乐趣、自责、焦虑、恐惧、应对能力、失眠、悲伤、哭泣和自伤；每个条目根据症状严重程度分为4级，即从不、偶尔、有时、经常评分为0~3分，得分范围0~30分。总分≥13分为筛查阳性，提示患产褥期抑郁症的可能性大，应转精神科明确诊断。

2. **产褥期抑郁症的诊断标准** 至今尚未统一，目前应用较多的是美国精神病学会2013年在《精神障碍诊断与统计手册》（第5版）（DSM-5）中制定的产褥期抑郁症的诊断标准，具体内容如下。

（1）在2周内每天或几乎每天出现下列5个或以上的症状（必须包括第一项或第二项症状之一）。

1）情绪抑郁。

2）对全部或多数活动明显缺乏兴趣或愉悦。

3）体重显著减轻或增加。

4）失眠或睡眠过度。

5）精神运动性兴奋或阻滞。

6）疲劳或乏力。

在过去的7日内			
1. 我能够笑并能看到事物美好的方面			
和以前一样	0分	现在不常做到	1分
现在偶尔能做到	2分	绝对做不到	3分
2. 我会很开心地期待一些事情			
和以前一样	0分	比以前减少一些	1分
比以前减少许多	2分	几乎做不到	3分
3. 当事情变糟时，我会责备自己			
经常	3分	有时	2分
偶尔	1分	从不	0分
4. 在无明显原因的情况下，我会感到非常焦虑或担忧			
从不	0分	偶尔	1分
有时	2分	经常	3分
5. 在无明显原因的情况下，我会感到恐惧或惊慌			
经常	3分	有时	2分
偶尔	1分	从不	0分
6. 事情超出我预期时			
大多我无法像过去一样应对	3分	有时候我不能像过去一样应对	2分
大部分时间我能较好地应对	1分	我能像过去一样应对	0分
7. 我感到不愉快，以致引起睡眠困难			
经常	3分	有时	2分
偶尔	1分	从不	0分
8. 我感到忧伤或痛苦			
经常	3分	有时	2分
偶尔	1分	从不	0分
9. 我因为感到非常不幸而哭泣			
经常	3分	有时	2分
偶尔	1分	从不	0分
10. 我曾出现伤害自己的念头			
经常	3分	有时	2分
偶尔	1分	从不	0分

7）遇事均感毫无意义或有自罪感。

8）思维能力减退或注意力不集中。

9）反复出现想死亡的想法。

（2）症状不符合其他精神疾病的标准。

（3）症状妨碍工作、学习及社会活动的功能。

（4）症状不是由物质或一般药物直接引起。

（5）在产后4周内发病。

理论与实践　　　该产妇最可能的临床诊断为产褥期抑郁症。诊断依据：产后2周内（14日）发病，情绪抑郁、对全部的活动缺乏兴趣、失眠、觉得生活毫无意义、感到疲乏无力。具备了诊断标准中的5条及其中的（1）（2）两条（详见前文）。

（五）治疗原则

1. 心理治疗　能有效减轻抑郁症状，通过与产妇主动交流，关心、体贴及精心照料产妇，指导其调整好家庭及社会关系，养成良好睡眠习惯。

2. 药物治疗　抗抑郁药主要采用5-羟色胺再摄取抑制药和三环类抗抑郁药，如盐酸帕罗西汀，以20mg/d为起始剂量，以后渐增至50~100mg/d口服。这类药物不易进入乳汁，可用于治疗产褥期抑郁症。

【常见护理诊断/问题】

1. 个人应对无效　与产后情绪低落、心理沮丧有关。

2. 有暴力行为的危险　与产后自我评价降低、觉得生活没有意义、丧失生活信心有关。

3. 家庭运作过程失常　与产后情绪低落所致的家庭功能改变有关。

【护理目标】

1. 产妇情绪稳定，能积极有效地配合治疗，能胜任母亲角色并实施母乳喂养。

2. 产妇心态平和，主动关心、照顾新生儿，没有意外发生。

3. 产妇家庭和睦，行为正常。

知识拓展　｜　　　　　　　　围产期抑郁症的治疗

　　　　围产期抑郁症包括妊娠期间或分娩后4周内出现的抑郁发作，是妊娠期和产褥期常见的精神障碍之一。围产期抑郁症是孕产妇出现心理健康不良事件的重要原因，可能导致孕产妇及其子代的不良结局。其治疗原则为综合、全程、分级、多学科协作诊疗，保障孕产妇及胎儿安全。治疗方法有药物治疗、心理治疗、物理治疗和其他治疗（包括运动疗法、光疗等）。对于轻度和中度围产期抑郁症者，推荐采用结构化心理治疗作为一线治疗方法，包括认知行为疗法、人际心理治疗。对于重度围产期抑郁症者，建议转至精神专科就诊，推荐初始治疗采用抗抑郁药，一线药物为选择性5-羟色胺再摄取抑制药，包括舍曲林、西酞普兰和艾司西酞普兰。

【护理措施】

（一）心理护理

耐心倾听患者的心理感受，表现出应有的同情心，帮助其解除不良的心理因素；对于敏感、好强、情绪不稳定的产妇，给予心理指导，尽量避免精神刺激，减轻其心理负担；产妇在产后精神状态不稳定时，任何精神刺激都可能会引起不良的反应。

（二）帮助产妇适应母亲角色

产妇初为人母，往往对如何哺育和照顾好孩子感到十分困惑，此时应与产妇主动交流，教会其照顾孩子的知识和技能，帮助其胜任母亲角色，关心、爱护婴儿，并及时进行母乳喂养指导，通过哺乳增进母子情感交流。

（三）创造安静舒适的环境

产妇经历了分娩的阵痛，体力和精力消耗较大，产后需要安静、温暖、空气新鲜、阳光充足的环境，保证充分的睡眠和休息；护理时间要相对集中，尽量减少不必要的打扰。

（四）改善家庭氛围

良好的家庭氛围，有利于建立家庭成员之间的亲情关系，家庭成员之间在生活上应关心、体贴产妇，帮助其解决具体问题，使其从心理上消除苦闷情绪，树立信心，能感受到自己在家庭及社会中的地位。

（五）防止意外事情发生

对于症状较严重的患者，应警惕产妇的伤害性行为，并请心理咨询师或精神科医师治疗。

（六）出院指导

为产妇提供心理咨询，做好随访工作，避免精神刺激，鼓励产妇保持愉快的心情，遇到难题应与家人一起讨论有效的应对措施。

（七）预防

产褥期抑郁症的发生受社会、心理及妊娠因素的影响，医务人员及社会、家庭应该加强对孕产妇的精神关怀。产前通过孕妇学校等多种途径宣传普及有关妊娠、分娩的知识。产后及时向产妇及家属传授育婴知识，指导如何进行母乳喂养。

理论与实践　　对该患者应采取的护理措施：主动关心产妇，了解其家庭情况，并给予心理疏导；休息的房间应安静、阳光充足，以便其保证充分的睡眠；教会产妇护理婴儿的技能，指导母乳喂养，通过母乳喂养增进母子间的情感；提醒家人及配偶在生活上关心产妇，使其能感受到自己在家庭中的重要地位；防止产妇的伤害性行为。

【护理评价】

1. 产妇情绪稳定，主动配合医护人员与家人采取有效应对措施。
2. 产妇能胜任母亲角色，关爱新生儿。
3. 产妇的家庭氛围好，行为正常。

产褥感染是指在分娩期及产褥期生殖系统受病原体侵袭所引起的局部或全身感染。发
热、疼痛、恶露异常等是产褥感染的三大主要症状。产褥病率是指分娩后24小时以后
的10日内，用口表每24小时测量体温4次，每次间隔4小时，体温有2次≥38℃。

产褥感染

首选广谱高效抗生素治疗。注意观察生命体征、恶露及伤口情况，做好心理护理、一般
护理和治疗配合。

本章小结

★常在产后2周内发病，持续和严重的情绪低落及一系列症候，如失眠、悲观、动力减
低等。

产后抑郁症

应用心理治疗、药物治疗，针对病因给予相应的心理疏导。

晚期产后出血

晚期产后出血是指分娩结束24小时后，在产褥期内发生的子宫大量出血，多见于产后1~
2周内。持续或间断阴道流血是其主要症状。针对出血原因进行处理是治疗的关键。

（陈　丹）

复习参考题

（一）选择题

1. 属于产褥感染的是
   A. 腹泻
   B. 急性乳腺炎
   C. 急性膀胱炎
   D. 上呼吸道感染
   E. 急性子宫内膜炎

2. 目前筛查产后抑郁症最常见的量表是
   A. 抑郁自评量表
   B. 焦虑自评量表
   C. 产后抑郁筛查量表
   D. 住院患者抑郁量表
   E. 爱丁堡产后抑郁量表

3. 关于产褥病率最常见的原因，下列正确的是
   A. 产褥感染
   B. 泌尿系统感染
   C. 血栓性静脉炎

   D. 急性乳腺炎
   E. 上呼吸道感染

4. 关于产褥感染患者应采取的体位，下列正确的是
   A. 俯卧位
   B. 半卧位
   C. 仰卧位
   D. 平卧位
   E. 截石位

5. 产妇于产后1~2周出现寒战、高热，下腹痛并放射到腹股沟，子宫活动受限，可扪及增粗及触痛明显的静脉丛，最可能的临床诊断是
   A. 子宫肌炎
   B. 盆腔腹膜炎
   C. 血栓性静脉炎
   D. 盆腔结缔组织炎
   E. 轻型子宫内膜炎

   答案：1. E；2. E；3. A；4. B；5. C

（二）简答题

1. 简述产褥感染与产褥病率的区别。

2. 简述产褥感染的临床类型。

第十四章

女性生殖系统炎症患者的护理

学习目标

知识目标	1. 掌握外阴炎、阴道炎、子宫颈炎、盆腔炎性疾病的护理评估及护理措施。 2. 熟悉女性生殖系统的自然防御功能；常见生殖系统炎症的传染途径、发展与转归。 3. 了解女性生殖系统炎症患者常采用的检查项目及其临床意义。
能力目标	1. 能够运用所学知识辨别常见女性生殖系统炎症，并制订相应的护理措施。 2. 能够对生殖系统炎症的相关人群开展健康教育。
素质目标	具有尊重患者、爱护患者、保护患者隐私的职业素养。

女性生殖系统炎症是女性生殖系统的常见病、多发病，主要包括外阴、阴道、子宫颈、子宫、输卵管、卵巢、盆腔腹膜和盆腔结缔组织的炎症。引起炎症的病原体包括细菌、病毒、真菌及原虫等。女性生殖系统虽有自然防御功能，但病原体仍有侵入生殖道致炎症的可能，因此，女性生殖系统炎症的防治关系到女性健康。

第一节　概述

【女性生殖系统的自然防御功能】

女性生殖系统的解剖、生理特点有较完善的自然防御功能，包括以下几方面。

1. **外阴**　两侧大阴唇自然合拢，可遮盖阴道口和尿道外口，防止外界微生物的污染。

2. **阴道**　盆底肌的作用使阴道口闭合，阴道前后壁紧贴在一起，可防止外界污染。

3. **子宫颈**　子宫颈内口紧闭，子宫颈管分泌的黏液形成胶冻状黏液栓，可防止上生殖道感染。此外黏液栓内含有溶菌酶、乳铁蛋白等，可抑制病原体侵入子宫腔。

4. **子宫内膜**　子宫内膜的周期性剥脱，有利于预防子宫腔内感染。此外，子宫内膜分泌液含有乳铁蛋白、溶菌酶，可抑制病原体侵入子宫内膜。

5. **输卵管**　输卵管黏膜上皮细胞的纤毛向子宫腔方向摆动及输卵管的蠕动，有利于阻止病原体的侵入。输卵管分泌液与子宫内膜分泌液一样，含有乳铁蛋白、溶菌酶，可清除偶尔进入输卵管的病原体。

女性生殖系统虽具有自然防御功能，但外阴、阴道是性交、分娩及宫腔操作的必经之道，容易受到损伤及外界病原体的感染。此外，妇女在特殊生理时期，如月经期、妊娠期、分娩期和产褥期，防御功能受到破坏，机体免疫功能下降，病原体容易侵入生殖道形成炎症。

【阴道微生态】

阴道微生态是由阴道微生物群、宿主的内分泌系统、阴道解剖结构及阴道局部免疫系统共同组成的生态系统。正常阴道微生物群种类繁多，包括：① 革兰氏阳性需氧菌和兼性厌氧菌。主要以乳杆菌为主。② 革兰氏阴性需氧菌和兼性厌氧菌，如加德纳菌、大肠埃希菌等。③ 专性厌氧菌。④ 其他，如支原体、假丝酵母菌等。

正常阴道内虽有多种微生物存在，但这些微生物与宿主阴道之间达到动态的生态平衡，并不致病。若阴道微生态平衡被打破，则可能导致炎症的发生。如雌激素水平低下的婴幼儿及绝经后人群可发生婴幼儿外阴炎及萎缩性阴道炎；阴道的酸性环境被改变，如频繁性交（性交后阴道pH可升至7.2并维持6~8小时）、阴道冲洗等均可使阴道pH升高，不利于乳杆菌生长；若厌氧菌过度生长，可导致细菌性阴道病；长期应用广谱抗生素，可抑制乳杆菌生长，若真菌过度增殖，可导致外阴阴道假丝酵母菌病；外源性病原体如阴道毛滴虫的侵入，可导致滴虫阴道炎。

【病原体】

感染的常见病原体有外源性和内源性两个来源，两种病原体可单独存在，但通常是混合感染。外源性病原体主要为性传播疾病的病原体，如沙眼衣原体、淋病奈瑟球菌、阴道毛滴虫，生殖支原体等。

内源性病原体是来自原寄居于阴道内的微生物群，包括需氧菌及厌氧菌，多见需氧菌及厌氧菌混合感染。主要的需氧菌有葡萄球菌、溶血性链球菌、大肠埃希菌。葡萄球菌为革兰氏阳性球菌，是产后、术后生殖器官炎症及伤口感染常见的病原菌。大肠埃希菌为革兰氏阴性杆菌，是肠道及阴道的正常寄生菌，一般不致病，但当机体极度衰弱时，可引起严重感染，甚至产生内毒素。厌氧菌主要有革兰氏阴性脆弱拟杆菌及革兰氏阳性消化链球菌等，脆弱拟杆菌致病力最强，感染的特点是容易形成盆腔脓肿、血栓性静脉炎，脓液有粪臭并有气泡。

【传播途径】

1. 沿生殖器官黏膜上行蔓延 病原体侵入外阴、阴道后，或阴道内的菌群沿阴道黏膜经子宫颈、子宫内膜、输卵管黏膜蔓延至卵巢及腹腔，是非妊娠期、非产褥期盆腔炎性疾病的主要感染途径。淋病奈瑟球菌、沙眼衣原体及葡萄球菌等沿此途径扩散（图14-1）。

2. 经血液循环蔓延 病原体先侵入人体其他器官组织，再通过血液循环感染生殖器官，是结核分枝杆菌的主要传播途径（图14-2）。

3. 经淋巴系统蔓延 细菌经外阴、阴道、子宫颈及子宫体创伤处的淋巴管侵入盆腔结缔组织及内生殖器其他部分，是产褥感染、流产后感染及放置宫内节育器后感染的主要传播途径，多见于链球菌、大肠埃希菌、厌氧菌感染（图14-3）。

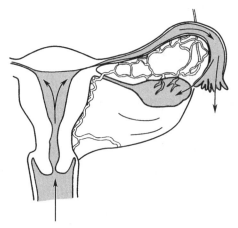

▲ 图14-1 炎症经黏膜上行蔓延

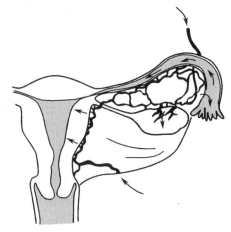

▲ 图14-2 炎症经血行蔓延

4. **直接蔓延** 腹腔其他脏器感染后直接蔓延到内生殖器，如阑尾炎可引起右侧输卵管炎。

【炎症的发展与转归】

1. **痊愈** 机体抵抗力较强、病原体致病力较弱、抗生素使用恰当、治疗及时，炎症被控制，病原体被完全消灭，炎性渗出物完全被吸收为痊愈。

2. **转为慢性** 炎症未得到彻底、及时治疗或病原体对抗生素不敏感，机体防御功能与病原体的致病作用处于相持状态，使炎症长期存在。当机体抵抗力强时，炎症被控制并趋于好转；一旦机体抵抗力下降，慢性炎症还可以急性发作。

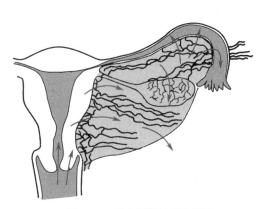

▲ 图14-3 炎症经淋巴系统蔓延

3. **扩散与蔓延** 当机体抵抗力低下，病原体致病作用较强时，炎症可通过淋巴扩散、血行扩散或蔓延等途径扩散至邻近器官。严重时还可形成败血症而危及生命，此种情况因抗生素的发展已不多见。

第二节 外阴部炎症

案例导入与思考

某女士，已婚，32岁，主诉因穿紧身裤致外阴瘙痒1周。妇科检查：外阴潮红、肿胀，皮肤有明显抓痕，局部皮肤破溃。临床诊断为"非特异性外阴炎"。

请思考：

1. 该女士目前主要的护理问题是什么？

2. 针对以上护理问题应采取的护理措施有哪些？

一、非特异性外阴炎

非特异性外阴炎是由物理、化学等非病原体因素所致的外阴皮肤或黏膜炎症。

【病因】

阴道分泌物、经血、尿液、粪便等的刺激均可引起外阴炎症。粪瘘、尿瘘患者的粪便、尿液刺激，糖尿病患者糖尿的长期刺激可引起外阴炎症。另外，卫生巾通透性差、长期穿紧身化纤内裤等可引起外阴炎。

【护理评估】

（一）健康史

详细询问患者有无诱发因素，有无粪便、尿液刺激皮肤；了解病程，包括疾病史、分娩史、手术史，治疗、用药情况及效果等。

（二）身体状况

1. 症状 外阴瘙痒、疼痛、灼热感，于活动、性交、排尿及排便时加重。

2. 体征 妇科检查可见外阴局部充血、糜烂，有抓痕，局部红肿、湿疹，偶见溃疡。慢性炎症可使皮肤黏膜粗糙、增厚、皲裂，甚至出现苔藓样变。

（三）治疗原则

积极寻找病因，处理原发疾病，如治疗糖尿病、及时修补尿瘘和粪瘘；保持局部清洁、干燥；对症治疗。

【常见护理诊断/问题】

1. 组织完整性受损 与外阴瘙痒有关。

2. 舒适度减弱 与外阴肿胀、灼痛及瘙痒有关。

【护理目标】

1. 患者外阴皮肤保持完整。

2. 患者自述舒适感增强。

【护理措施】

1. 治疗配合 非特异性外阴炎患者的局部治疗可用0.1%的聚维酮碘或1∶5 000高锰酸钾溶液坐浴，每日2次，每次15~30分钟，5~10次为1个疗程。坐浴时要将会阴部完全浸没于溶液中，月经期、阴道流血时应停止坐浴。坐浴后外阴部立即涂抹适量抗生素软膏或紫草油，也可用中药水煎熏洗外阴部，急性期可选用微波或红外线照射进行局部物理治疗。

2. 健康指导 指导患者注意个人卫生，尤其是月经期、产褥期等特殊时期，保持外阴部清洁。每日清洗外阴，但勿用肥皂或刺激性药物擦洗；选用通透性较好的纯棉内衣裤并经常更换；治疗期间严禁搔抓外阴，以免局部破溃继发感染。

【护理评价】

1. 患者受损的外阴皮肤愈合。

2. 患者睡眠良好，生活形态正常。

理论与实践　　　该患者的护理问题是：① 组织完整性受损　与外阴瘙痒有关。② 舒适度减弱与外阴肿胀、灼痛及瘙痒有关。

护理措施：保持局部清洁、干燥；注意个人卫生；主要采用0.1%的聚维酮碘或1:5 000高锰酸钾溶液坐浴，局部使用抗生素软膏或紫草油等。

二、前庭大腺炎症

前庭大腺炎症由病原体侵入前庭大腺引起，包括前庭大腺炎（bartholinitis）、前庭大腺脓肿（abscess of bartholin gland）和前庭大腺囊肿（bartholin cyst）。前庭大腺炎多见于性成熟期妇女，幼女及绝经后期妇女少见。

【病因】

病原体多为混合性细菌感染，包括葡萄球菌、大肠埃希菌、链球菌、肠球菌等，初期侵犯腺管，导致前庭大腺导管炎，腺管开口往往因肿胀或渗出物凝聚而阻塞，分泌物积存不能外流，感染进一步加重则形成前庭大腺脓肿。若脓肿消退后，腺管阻塞，脓液吸收后被黏液分泌物所替代，形成前庭大腺囊肿。前庭大腺囊肿可继发感染，形成脓肿，并反复发作。

【护理评估】

（一）健康史

了解患者有无不良卫生习惯，既往有无前庭大腺炎或外阴阴道炎等病史，既往婚育史、月经史有无异常等。

（二）身体状况

1. 症状　前庭大腺炎多发于单侧，急性期表现为大阴唇下1/3处疼痛、肿胀、有灼热感，严重时走路受限，有时可导致大小便困难，可伴有发热、周身不适、乏力等。若慢性期囊肿小，常无不适症状；囊肿大时，患者可有性交不适或外阴坠胀感。

2. 体征　外阴局部可见皮肤红肿、发热、压痛明显。腹股沟淋巴结可不同程度肿大。当脓肿形成时，触之有波动感，脓肿直径可达3~6cm。脓肿可自行破溃，引流良好者，炎症消退而自愈；如引流不畅，炎症持续不退或反复发作。

（三）治疗原则

急性期卧床休息，保持外阴清洁；给予抗感染治疗，根据前庭大腺开口处分泌物细菌培养结果选用敏感抗生素，也可选用清热、解毒的中药局部热敷。脓肿形成后须行切开引流及造口术，保持引流畅通。前庭大腺囊肿小时可定期检查，囊肿大时可行造口术。

【常见护理诊断/问题】

1. 疼痛　与外阴疼痛、肿胀有关。

2. 舒适度减弱　与外阴肿胀、行走不便有关。

【护理目标】

1. 患者疼痛减轻或消失。

2. 患者舒适度增加。

【护理措施】

1. **治疗配合** 急性期嘱患者卧床休息。保持外阴清洁。高热时给予高热量、高蛋白、高维生素及易消化的饮食。遵医嘱给予抗生素，必要时遵医嘱给予镇痛药。造口术后局部放置引流条，应每日更换，用氯己定棉球擦洗外阴，每日2次。伤口愈合后可用呋喃西林溶液坐浴，每日2次。

2. **健康指导** 指导患者注意外阴部的清洁卫生；月经期、产褥期禁止性交；月经期使用消毒卫生巾预防感染，如有异常及时就诊。

【护理评价】

1. 患者自诉疼痛减轻或消失。

2. 患者舒适度增加。

第三节 阴道炎症

一、滴虫阴道炎

案例导入与思考

某女士，已婚，26岁，因"白带增多，且有腥臭味2周"就诊。妇科检查：外阴潮红、肿胀，阴道内见泡沫样分泌物，黄绿色，有腥臭味。临床诊断为"滴虫阴道炎"。

请思考：

1. 该患者目前主要的治疗方法是什么？

2. 护理人员对该患者进行健康教育的内容有哪些？

滴虫阴道炎（trichomonal vaginitis）是由阴道毛滴虫引起的常见性传播疾病。

【病因】

病原体为阴道毛滴虫，外观呈梨形，其顶端有4根鞭毛，无色透明呈水滴状（图14-4）。其适宜在温度25~40℃、pH为5.2~6.6的潮湿环境中生长繁殖。

月经前后阴道pH发生变化，接近中性，所以隐藏在腺体及阴道皱襞中的阴道毛滴虫于月经前后常得以繁殖，引起炎症的发作。妊娠期、产后阴道环境也发生改变，适合阴道毛滴虫生长繁殖。阴道毛滴虫能消耗或吞噬阴道上皮细胞内的糖原，阻碍乳酸生成，使阴道pH升高而有利于繁殖。滴虫阴道炎患者的阴道pH一般在5.0~6.5，多数>6.0。阴道毛滴虫不仅寄生于阴道，还常侵入尿道或尿道旁腺，甚至膀胱、肾盂及男性的包皮皱襞、尿道或前列腺中。阴道毛滴虫能消耗氧，使阴道成为厌氧环境，利于厌氧菌繁殖，约60%患者合并有细菌性阴道病。

【传播途径】

1. **直接传播** 性交是主要的传播途径。男性感染阴道毛滴虫后常无症状，易成为传染源。

2. 间接传播 经公共游泳池、浴盆、浴巾、坐便器、衣物等传播，还可经过污染的器械及敷料传播。

【护理评估】

（一）健康史

了解有无个人不良卫生习惯、不洁性生活史等诱发因素，询问白带情况和外阴瘙痒症状的严重程度；了解病程，治疗、用药情况及效果等。

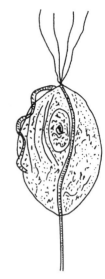

▲ 图14-4　阴道毛滴虫

（二）身体状况

1. 症状 滴虫阴道炎潜伏期为4~28日。25%~50%的患者感染初期无症状。主要症状是阴道分泌物增多及外阴瘙痒，间或出现灼热、疼痛、性交痛等。典型分泌物呈稀薄脓性、泡沫状伴有臭味。瘙痒部位主要为阴道口及外阴。若合并尿道感染，可有尿频、尿痛的症状，有时可有血尿。阴道毛滴虫能吞噬精子，影响精子在阴道内的存活，可导致不孕。

2. 体征 妇科检查可见阴道黏膜充血，严重者有散在出血点，甚至宫颈有出血点，形成"草莓样"宫颈，阴道后穹隆白带较多，呈泡沫状、灰黄色、黄白色稀薄液体或黄绿色脓性分泌物。少数患者阴道内有阴道毛滴虫但无炎症反应，阴道黏膜无异常，称为带虫者。

（三）心理-社会状况

询问患者出现典型症状后对工作、生活的影响程度，了解配偶对患者就医的看法及态度，了解有无反复治疗效果不佳或导致不孕带来的顾虑及心理压力。

（四）辅助检查

1. 湿片法 在玻片上加1滴温生理盐水，在阴道侧壁处取分泌物混于生理盐水中，在低倍镜下观察。如有阴道毛滴虫，可见其呈波动运动，而增多的白细胞被推移，阳性率可达60%~70%。

2. 培养法 适用于症状典型而湿片法未见阴道毛滴虫者，可取阴道分泌物用培养基培养，其准确率可达98%。

（五）治疗原则

全身用药，杀灭阴道毛滴虫，恢复阴道正常pH，保持阴道自净功能。初次治疗可选择甲硝唑2g，单次口服；或替硝唑2g，单次口服；或甲硝唑400mg，每日2次，连服7日。口服药物的治愈率达90%~95%。不能耐受口服药或不适宜全身用药者，可阴道局部单独用药，甲硝唑阴道泡腾片200mg，每晚阴道塞入1次，连用7日。联合全身用药效果更佳。

理论与实践 　　该患者可选择甲硝唑2g，单次口服；或替硝唑2g，单次口服；或甲硝唑400mg，每日2次，连服7日。

【常见护理诊断/问题】

1.组织完整性受损　与分泌物增多、外阴瘙痒、搔抓有关。

2.舒适度减弱　与外阴瘙痒、分泌物增多有关。

3.焦虑　与滴虫阴道炎引起的不孕有关。

【护理目标】

1.患者皮肤黏膜完整性改善。

2.患者舒适度增加。

3.舒缓心理压力，建立信心。

【护理措施】

1.心理护理　加强与患者的沟通，告知患者滴虫阴道炎的发病原因、传播途径、临床表现、治疗方法，提高患者的自我保护意识，减轻焦虑心理，同时鼓励患者及其伴侣积极配合治疗。

2.治疗配合

（1）全身用药：服用甲硝唑可出现胃肠道反应，如恶心、呕吐等，勿空腹服用。妊娠期滴虫阴道炎可导致胎膜早破、早产及低体重儿等不良妊娠结局，可口服甲硝唑400mg，每日2次，连服7日，以减轻症状。妊娠期应用甲硝唑未观察到会增加胎儿畸形的风险。服用甲硝唑者服药后12~24小时内避免哺乳，服用替硝唑者服药后3日内避免哺乳。

（2）局部用药：不能耐受口服药或不适宜全身用药者，可阴道局部单独用药。如采用局部用药，月经期应停用。

（3）性伴侣同时治疗：滴虫阴道炎主要由性行为传播，性伴侣应同时治疗，并告知患者及性伴侣治愈前应避免无保护性行为，治疗期间性生活使用避孕套。

3.健康指导

（1）卫生宣教：指导患者自我护理，保持外阴清洁、干燥，勿与他人共用浴盆、浴巾等，内裤、清洁外阴所用器具应消毒，避免重复或交叉感染。

（2）随访指导：向患者讲明坚持治疗及随访的重要性，滴虫阴道炎可于月经后复发，治疗时应坚持按疗程用药。治愈的标准为每次月经后应复查阴道分泌物，若阴道毛滴虫为阴性，仍应继续治疗一个疗程，以巩固疗效。连续三次检查均为阴性，方为治愈，即可停止治疗。若治疗失败可再次服用甲硝唑或替硝唑。

理论与实践　　护理人员交代该患者保持外阴清洁、干燥，勿与他人共用浴盆、浴巾等，内裤、清洁外阴所用器具应消毒，避免重复或交叉感染；性伴侣同治，治疗期间性生活使用避孕套等防治措施。

【护理评价】

1.患者自诉舒适度增加。

2. 患者对预后重拾信心。

二、外阴阴道假丝酵母菌病

案例导入与思考

某女士，已婚，35岁，自诉白带增多，外阴瘙痒伴灼热感1日。妇科检查：阴道黏膜充血，有散在白色膜状物，擦拭后露出红色黏膜面，白带呈豆渣样。临床诊断为"外阴阴道假丝酵母菌病"。

请思考：

1. 该患者目前主要的护理问题是什么？

2. 针对以上护理问题应采取的护理措施有哪些？

外阴阴道假丝酵母菌病（vulvovaginal candidiasis，VVC）由假丝酵母菌引起，最常见的病原体为白假丝酵母菌，患病率较高。国外资料显示，约75%的妇女一生中至少患过1次VVC，其中45%的妇女每年经历过2次或2次以上的发病。VVC患病率仅次于滴虫阴道炎。

【病因】

病原体为假丝酵母菌，呈卵圆形，有芽生孢子及假菌丝，不耐热，加热至60℃，持续1小时即死亡，但对干燥、日光、紫外线及化学试剂等抵抗力较强。假丝酵母菌属于机会致病菌，当阴道内糖原增多、酸度增加、局部免疫力下降时，最适合假丝酵母菌繁殖。孕妇、糖尿病患者、接受大量雌激素治疗者、长期应用抗生素者、服用类固醇皮质激素或免疫缺陷综合征者易发此病。其他诱因有胃肠道假丝酵母菌感染者粪便污染阴道，应用含高剂量雌激素的避孕药，穿紧身化纤内裤、肥胖者也会因局部温、湿度增加引起假丝酵母菌繁殖而致阴道炎。

【传播途径】

1. 内源性传播　是主要的传播方式，假丝酵母菌作为机会致病菌寄生于阴道、口腔及肠道内，且这三个部位的假丝酵母菌可相互传染。

2. 直接传播　通过性交直接传染。

3. 间接传播　少数患者可通过接触感染的衣物间接传染。

【护理评估】

（一）健康史

了解有无糖尿病及长期使用抗生素、雌激素、类固醇皮质激素等病史，了解个人卫生习惯及有无不洁性生活史。

（二）身体状况

1. 症状　外阴阴道瘙痒难忍、灼痛，严重时坐立不安，还可伴尿痛及性交痛。部分患者阴道分泌物增多，分泌物典型特征为白色稠厚豆渣样或凝乳状，由酵母菌和假菌丝及脱落的上皮细胞组成。

2. 体征　妇科检查可见外阴水肿，常伴有抓痕，严重时可见皮肤皲裂。阴道黏膜红肿，小阴唇内侧及阴道黏膜可附着有白色凝乳状物，擦除后露出红肿黏膜面，急性期还可见黏膜糜烂或浅表溃疡。

根据本病临床表现、流行病学特点、致病菌种类等可分为单纯性VVC和复杂性VVC。后者占10%~20%。单纯性VVC包括非孕期妇女散发性、白假丝酵母菌所致的轻度或中度VVC；复杂性VVC包括非白假丝酵母菌所致的VVC、重度VVC、复发性VVC、妊娠期VVC或其他特殊患者如未控制的糖尿病、免疫低下者所患VVC。VVC临床评分标准见表14-1，评分<7分为轻、中度VVC；评分≥7分为重度VVC。

▼ 表14-1 外阴阴道假丝酵母菌病临床评分标准

评分项目	0分	1分	2分	3分
瘙痒	无	偶有发作，可被忽略	能引起重视	持续发作，坐立不安
疼痛	无	轻	中	重
阴道黏膜充血、水肿	无	轻	中	重
外阴抓痕、皲裂、糜烂	无			有
分泌物量	无	较正常稍多	量多，无溢出	量多，有溢出

（三）心理-社会状况

由于本病容易反复发作、经久不愈，患者心理负担加重，患者常因外阴瘙痒、坐立不安而影响工作和休息，容易产生焦虑、烦躁不安等心理。护理人员应了解患者对疾病的认知情况、情绪反应及疾病对患者生活质量的影响程度。

（四）辅助检查

取少许阴道分泌物混于10%氢氧化钾溶液中，在显微镜下找到孢子及假菌丝即可确诊。对有症状而涂片检查为阴性的患者，可采用培养法。

（五）治疗原则

消除诱因，积极治疗糖尿病；及时停用广谱抗生素、类固醇皮质激素及雌激素等。根据患者具体情况采用局部或全身用药。单纯性VVC以局部短疗程抗真菌药为主，常用唑类抗真菌药。复杂性VVC患者可采用强化治疗及巩固治疗。

【常见护理诊断/问题】

1. 组织完整性受损 与分泌物增多、外阴瘙痒、搔抓有关。

2. 舒适度改变 与外阴瘙痒有关。

3. 焦虑 与反复发作，影响休息睡眠有关。

【护理目标】

1. 患者外阴皮肤、阴道黏膜愈合。

2. 患者舒适程度增加。

3. 患者焦虑得到缓解。

【护理措施】

1. 心理护理 护理人员要及时了解患者的心理问题，尊重患者，耐心倾听其诉说，主动向患者讲解VVC的病因、治疗方法和注意事项等，消除患者的焦虑，使其积极配合医护人员进行治疗。

2. 治疗配合

（1）单纯性VVC的治疗：可选用下列一种药物置于阴道深部。① 克霉唑栓剂，1粒（500mg），单次用药或每晚1粒（150mg），7日为一疗程；或每日早、晚各1粒，每粒150mg，连用3日。② 制霉菌素制剂，每晚1粒（10万U），10~14日为一疗程。③ 咪康唑栓剂，每晚1粒（200mg），7日为一疗程；或每晚1粒（400mg），3日为一疗程；或1粒（1 200mg），单次用药。不愿或不能耐受局部用药者、未婚女性可选择全身抗真菌药，常用药物为氟康唑150mg，顿服。

（2）复杂性VVC的治疗

1）重度VVC：无论是全身用药还是局部用药，均应在单纯性VVC治疗的基础上多延长一个疗程的治疗时间。若为口服或局部用药一日疗法的方案，则在72小时后加用1次，若为局部用药3~7日的方案，应延长为7~14日。

2）复发性VVC（recurrent vulvovaginal candidiasis，RVVC）：指一年内有4次或以上有症状并经真菌学证实的VVC。治疗重点在于积极寻找并祛除诱因，预防复发。治疗方案分为强化治疗和巩固治疗。强化治疗方案即在单纯性VVC治疗的基础上多延长1~2个疗程的治疗时间。巩固治疗方案目前国内尚无成熟方案，可口服氟康唑150mg，每周用药1次，连续6个月，也可根据复发规律，每月给予一个疗程局部用药，连续6个月。

（3）妊娠合并假丝酵母菌病：以局部用药为主，如克霉唑栓剂，禁用口服唑类药物。

3. 健康指导

（1）卫生宣教：指导患者清淡饮食，避免劳累。保持外阴部清洁、干燥，尽量避免搔抓外阴部。勤换内裤，坐浴及洗涤用物应煮沸消毒5~10分钟以消灭病原体，避免交叉和重复感染的机会。治疗期间禁止性生活。

（2）随访指导：在治疗结束后的7~14日，建议追踪复查。若症状持续存在或治疗后复发，可做真菌培养同时行药敏试验。对RVVC患者，在巩固治疗的第3个月及6个月时可行真菌培养。

理论与实践 该患者主要护理问题：舒适度减弱 与阴道瘙痒灼热、分泌物增多有关。

护理措施：积极查找病因；指导正确用药；进行有效的健康教育，如注意个人卫生、养成良好的卫生习惯、每日清洗外阴并更换内裤、注意月经期卫生等。

三、细菌性阴道病

细菌性阴道病（bacterial vaginosis，BV）是阴道内正常细菌（菌群）生态平衡失调所致的混合感染，主要症状为阴道分泌物增多，质地稀薄，伴有鱼腥臭味。

【病因】

生理情况下，阴道内有各种厌氧菌及需氧菌，以产生过氧化氢（H_2O_2）的乳杆菌占优势。患有细菌性阴道病时，阴道内乳杆菌减少而其他细菌大量繁殖，主要有加德纳菌及其他厌氧菌，如动弯杆菌、普雷沃菌、卟啉单胞菌、拟杆菌、消化链球菌等，部分患者合并支原体感染。厌氧菌繁殖的同时可产生胺类物质，使阴道pH升高，阴道分泌物增多并有臭味。

【护理评估】

（一）健康史

了解个人卫生习惯及有无长期使用抗生素等，询问症状出现的时间及严重程度，发病与月经周期的关系，用药治疗经过等。

（二）身体状况

主要为阴道内分泌物增多，有鱼腥臭味，可伴有外阴瘙痒及灼烧感，性交后症状加重。阴道分泌物为灰白色、均匀一致、稀薄状、常黏附于阴道壁，易于从阴道壁拭去。

（三）心理-社会状况

分泌物增多并伴随异味，易引发患者心理压力及不适，影响社交。

（四）辅助检查

1. 线索细胞阳性　取少许阴道分泌物放在玻片上，加1滴0.9%的氯化钠溶液混合，在高倍显微镜下寻找线索细胞。若线索细胞占鳞状上皮细胞比例大于20%，可诊断细菌性阴道病。

2. 胺试验阳性　取阴道分泌物少许放在玻片上，加入10%氢氧化钾1~2滴，产生一种烂鱼肉样腥臭气味即为阳性，可诊断细菌性阴道病。

（五）治疗原则

有症状者均需治疗，无症状者除早产高风险孕妇外，一般不需要治疗。治疗选用抗厌氧菌药物，主要药物有甲硝唑、替硝唑、克林霉素。局部用药与口服药物疗效相似，治愈率为80%左右。

【护理措施】

1. 心理护理　向患者讲解细菌性阴道病的病因、治疗方法及注意事项等，帮助患者减轻焦虑，告知患者及时诊治的重要性。

2. 治疗配合

（1）全身用药护理：首选甲硝唑400mg，口服，每日2次，7日为一疗程；其次为替硝唑2g，口服，每日1次，连服3日；或替硝唑1g，口服，每日1次，连服5日；克林霉素300mg，口服，每日2次，7日为一疗程。甲硝唑2g效果不理想，目前不再推荐使用。

（2）局部用药护理：甲硝唑类栓剂，每晚睡前1次，7日为一疗程；或2%克林霉素软膏每晚阴道涂抹，每次5g，7日为一疗程。哺乳期以局部用药为宜。

（3）妊娠合并细菌性阴道病的治疗：由于本病与胎膜早破、早产、绒毛膜羊膜炎等有关，有症状的孕妇及无症状但有胎膜早破、早产等高危因素的孕妇均需要治疗。由于本病在妊娠时可能合并上生殖道感染，可慎重选择口服用药，如甲硝唑200mg，每日3次，7日一疗程，但用药前应当取得患者及家属的知情同意。治疗后应随访治疗效果。

3. 健康指导　告知患者出现症状应及时就诊。治疗后无症状者不需要常规随访，对妊娠合并细菌性阴道病者需要随访治疗效果。细菌性阴道病复发较常见，对症状持续或症状重复出现者，应告知患者复诊，接受治疗。

四、萎缩性阴道炎

萎缩性阴道炎（atrophic vaginitis）常因雌激素水平降低，阴道局部抵抗力下降引起，是以需氧菌感染为主的阴道炎，常见于自然绝经或人工绝经后的妇女。

【病因】

女性绝经后或手术切除卵巢或接受盆腔放射治疗后，雌激素水平降低，阴道上皮萎缩，黏膜变薄，上皮细胞内糖原含量减少，阴道pH升高（多为5.0~7.0），嗜酸的乳杆菌不再为优势菌，局部抵抗力降低，以需氧菌为主的其他致病菌过度繁殖，从而引起炎症。

【护理评估】

（一）健康史

了解患者年龄、月经史、绝经时间、有无手术切除卵巢或盆腔放射治疗史。

（二）身体状况

多数为绝经后妇女出现外阴瘙痒、灼烧感及阴道分泌物增多。分泌物多呈淡黄色稀薄样，感染严重者为脓血性白带，可伴性交痛。妇科检查可见阴道呈萎缩性改变，皱襞消失，黏膜充血，有散在小出血点或出血斑，有时可见浅表溃疡。

（三）心理–社会状况

老年患者常因思想比较保守，不愿就医而出现无助感。

（四）辅助检查

阴道分泌物镜检可见大量白细胞而未见阴道毛滴虫、假丝酵母菌等病原体。

（五）治疗原则

补充雌激素，增加阴道抵抗力；使用抗生素抑制细菌生长。

【常见护理诊断/问题】

1. 舒适度减弱　与外阴瘙痒、疼痛、分泌物增多有关。

2. 知识缺乏　与缺乏绝经后妇女保健知识有关。

【护理目标】

1. 患者舒适度改善。

2. 患者能获得绝经后妇女保健相关知识。

【护理措施】

1. 治疗配合　护理人员要耐心地对患者进行用药指导。

（1）补充雌激素：雌激素可以增加阴道抵抗力。可局部给药，也可全身给药。局部涂抹雌三醇软膏，每日1~2次，连用14日。对阴道局部干涩明显者，可应用润滑剂。口服替勃龙2.5mg，每日1次，也可选用其他雌孕激素制剂连续联合用药。用药过程中，如出现异常的阴道流血等症状时，应及时就诊。

（2）抑制致病菌生长：局部应用抗生素如诺氟沙星100mg，置于阴道深部，每日1次，7~10日为1个疗程。

2. 健康指导　加强围绝经期保健知识的健康教育，对可能发生萎缩性阴道炎的妇女，告知其预防方法，有外阴部不适及时就诊；指导患者局部用药的方法，用药前洗净双手及会阴，减少感染机会；注意保持会阴部清洁，勤换内裤。

【护理评价】

1. 患者自诉舒适度增加。

2. 患者能说出绝经后妇女保健相关知识。

第四节　子宫颈炎症

案例导入与思考

某女士，25岁，有性生活史，因"外阴痛、白带多、尿频、尿痛3日"就诊。妇科检查：外阴充血明显，阴道内见大量脓性分泌物，挤压尿道外口有脓性分泌物溢出，子宫颈充血水肿。

请思考：

1. 为明确诊断，该患者首选的检查方法是什么？

2. 该患者目前最可能的临床诊断是什么？

3. 该患者目前主要的护理措施有哪些？

正常情况下，子宫颈具有多种防御功能，包括黏膜免疫、体液免疫及细胞免疫，是阻止下生殖道的病原体进入上生殖道的重要防线，但子宫颈也容易因性交、分娩及宫腔操作而受到损伤，且子宫颈管单层柱状上皮抗感染能力较差，容易发生感染。子宫颈炎（cervicitis）是常见的下生殖道炎症，包括子宫颈阴道部及子宫颈管黏膜炎症。子宫颈炎分为急性子宫颈炎和慢性子宫颈炎，而慢性子宫颈炎是最常见的妇科疾病，一般由急性子宫颈炎迁延不愈转变而来，也可为病原体持续感染所致。

一、急性子宫颈炎

急性子宫颈炎（acute cervicitis）指子宫颈发生急性炎症，表现为子宫颈局部充血、水肿，上皮变性、坏死，黏膜、黏膜下组织、腺体周围见大量中性粒细胞浸润，腺腔中可有脓性分泌物。急性子宫颈炎可由多种病原体引起，也可由物理因素、化学因素刺激或机械性子宫颈损伤、子宫颈异物伴发感染所致。

【病因】

研究表明，不洁性行为是急性子宫颈炎的主要诱因，其次是机体免疫力下降致使内源性病原体感染。性传播疾病病原体，如沙眼衣原体、淋病奈瑟球菌，可感染子宫颈管柱状上皮，沿黏膜面扩散引起浅层感染，病变以子宫颈管最为明显。此外，淋病奈瑟球菌还常侵袭尿道移行上皮、尿道旁腺及前庭大腺。内源性病原体主要包括需氧菌和厌氧菌，部分子宫颈炎与细菌性阴道病病原体、生殖支原体感染有关，也有部分患者的病原体不明。

【护理评估】

（一）健康史

了解婚育史、阴道分娩史、流产史、子宫颈损伤情况、有无产褥感染等，评估患者日常卫生习惯及性生活史。

（二）身体状况

急性子宫颈炎大多数患者无症状，有症状者主要表现为阴道分泌物增多，呈黏液脓性。分泌物刺激可引起外阴瘙痒、灼热感。此外，可出现经间期出血、性交后出血等症状，伴有腰酸及下腹部坠痛，若合并尿路感染，可出现尿急、尿频、尿痛。

妇科检查可见子宫颈充血、水肿、黏膜外翻或脓性分泌物从子宫颈管流出，子宫颈容易出血。若为淋病奈瑟球菌感染，可见尿道外口、阴道口黏膜充血、水肿及大量脓性分泌物。

（三）心理-社会状况

患者可因不洁性生活史，出现典型的临床症状而产生恐惧心理，但又不敢及时就医或去医院治疗，思想负担较重。

（四）辅助检查

急性子宫颈炎患者子宫颈管分泌物或阴道分泌物白细胞增多。分泌物涂片做革兰氏染色，中性粒细胞>30个/高倍视野；阴道分泌物湿片检查白细胞>10个/高倍视野。子宫颈管分泌物培养或核酸检测可协助明确病原体。

（五）治疗原则

及时、足量、规范应用抗生素治疗。对有性传播疾病高危因素的患者，即使未获得病原体检测结果，也可立即给予经验性抗生素治疗；有病原体检测结果者，则选择针对病原体的抗生素。

知识拓展 | **子宫颈炎治疗方案**

子宫颈炎患者采取经验性治疗，应考虑：高危人群（如年龄<25岁，或最近有新性伴侣或性伴侣同时有其他性伴侣，或性伴侣有性传播疾病感染）须进行淋病奈瑟球菌的经验性治疗；合并阴道毛滴虫病或细菌性阴道病患者应进行针对性治疗；对于低危的性传播疾病妇女，推荐使用多西环素进行经验性治疗。治疗方案：多西环素100mg，口服，每日2次，连服7日。若患者有感染淋病奈瑟球菌的风险，应考虑同时应用抗淋病奈瑟球菌感染药物。替代方案：阿奇霉素1g，单次顿服。

【常见护理诊断/问题】

1. 舒适度减弱 与阴道分泌物增多、泌尿系统症状有关。

2. 自尊紊乱 与社会对性传播疾病的不认同有关。

【护理目标】

1.患者舒适度增加。

2.患者自尊恢复。

【护理措施】

1. 一般护理　给予高蛋白、高热量、高维生素饮食，适当卧床休息。做好会阴护理，及时更换会阴垫，并保持外阴清洁干燥。

2. 治疗配合　遵医嘱规范使用抗生素，并观察药物副作用。淋病奈瑟球菌感染时主张大剂量、单次给药。常用的有第三代头孢菌素，如头孢曲松钠250mg，单次肌内注射；对不能接受头孢菌素者，可选择氨基糖苷类抗生素中的大观霉素4g，单次肌内注射。治疗沙眼衣原体感染所致子宫颈炎的药物主要有四环素类，如多西环素100mg，每日2次，连服7日；或大环内酯类，如阿奇霉素1g，单次顿服；或喹诺酮类，如氧氟沙星300mg，每日2次，连服7日。如合并其他感染则按相应病原体处理。

3. 健康指导　传授防病知识，注意个人卫生，每日清洗外阴，更换内裤，穿棉质内裤，定期进行妇科检查，若发现子宫颈炎予以积极治疗。产后、流产后严密观察恶露、出血情况及分泌物性状，发现异常及时处理。需要注意的是，对于感染沙眼衣原体、淋病奈瑟球菌的患者，其性伴侣应进行相应的检查及治疗。

【护理评价】

1. 患者自述分泌物减少，舒适度增加。

2. 患者倾诉内心的苦闷，并进行积极应对。

理论与实践　　1. 首选的检查方法为取子宫颈管分泌物做白细胞检测和病原体检查。

2. 该患者最可能的临床诊断为急性子宫颈炎。

3. 主要的护理措施包括给予高蛋白、高热量、高维生素饮食，适当卧床休息。做好会阴护理，及时更换会阴垫，并保持床单位及衣物清洁。同时做好心理疏导，遵医嘱规范使用抗生素等。

二、慢性子宫颈炎

慢性子宫颈炎（chronic cervicitis）指子宫颈间质内有大量淋巴细胞、浆细胞等慢性炎症细胞浸润，可伴有子宫颈腺上皮及间质的增生和鳞状上皮化生，是最常见的妇科疾病之一。一般由急性子宫颈炎迁延不愈转变而来，也可为病原体持续感染所致。

【病理】

1. 慢性宫颈管黏膜炎　由于子宫颈管黏膜皱襞较多，感染后容易形成慢性炎症，出现子宫颈管黏液增多及脓性分泌物增多，并且反复发作。

2. 子宫颈息肉　是子宫颈管腺体和间质的局限性增生，同时向子宫颈外口突出形成息肉。表现为单个或多个赘生物，呈红色，质软而脆，呈舌形，可有蒂，根部可附在子宫颈外口，也可在子宫颈管内。

3. 子宫颈肥大　慢性炎症的长期刺激导致腺体及间质增生。使子宫颈呈不同程度肥大，硬度增加。

子宫颈糜烂样改变可为生理性改变，即子宫颈的生理性柱状上皮异位，多见于青春期、生育年龄妇女雌激素分泌旺盛者、口服避孕药者或妊娠期妇女。由于雌激素的作用，鳞-柱交接部外移，子宫颈局部呈糜烂样改变；也可为病理性改变，除慢性子宫颈炎外，子宫颈鳞状上皮内病变，甚至早期子宫颈癌也可呈现子宫颈糜烂样改变。因此，对于子宫颈糜烂样改变者须进行子宫颈细胞学检查和/或HPV检测，必要时行阴道镜及活检以除外子宫颈鳞状上皮内病变或子宫颈癌。

【护理评估】

（一）健康史

了解患者初次性生活年龄、婚育史、分娩史，本人及性伴侣有无生殖道HPV感染，有无急性子宫颈炎史，症状出现的时间和病程。

（二）身体状况

慢性子宫颈炎多无症状，少数患者可有阴道分泌物增多，呈淡黄色或脓性，性交后出血，经间期出血，偶有分泌物刺激引起外阴瘙痒或不适。妇科检查可见子宫颈呈糜烂样改变，或有黄色分泌物覆盖子宫口或从子宫口流出，也可表现为子宫颈息肉或子宫颈肥大。

（三）心理-社会状况

由于病程较长，药物治疗效果不佳可导致患者心理焦虑；接触性出血的患者由于担心癌变而出现焦虑、恐惧。

（四）辅助检查

子宫颈细胞学检查和/或HPV检测，必要时行阴道镜及活检以除外子宫颈鳞状上皮内病变或子宫颈癌。

（五）治疗原则

慢性子宫颈炎须了解有无沙眼衣原体及淋病奈瑟球菌再次感染，性伴侣是否已进行治疗，阴道微生态失调是否持续存在，针对病因给予治疗。对子宫颈糜烂样改变者，若为无症状的生理性柱状上皮化生，则无须处理。对子宫颈糜烂样改变伴有分泌物增多、乳头状增生或接触性出血，反复药物治疗无效者，可给予局部物理治疗，包括激光、冷冻、微波等方法，其原理都是将子宫颈糜烂面的单层柱状上皮破坏，结痂脱落后新的鳞状上皮覆盖创面，为期3~4周，病变较深者，需6~8周，子宫颈恢复光滑外观。也可给予中药治疗或将其作为物理治疗前后的辅助治疗。有子宫颈息肉者可行息肉摘除术。子宫颈肥大一般无须治疗。

【常见护理诊断/问题】

1. 舒适度改变　与阴道分泌物增多有关。

2. 焦虑　与害怕癌变有关。

【护理目标】

1. 患者自诉舒适度改善。

2. 患者焦虑减轻或消失。

【护理措施】

1. 治疗配合　对于慢性子宫颈炎，临床常用物理治疗方法。护理人员要告知患者物理治疗的注意事项：① 治疗前应常规行宫颈癌筛查；② 有生殖器官急性炎症为禁忌证；③ 治疗时间选择在月经干净后3~7日进行；④ 物理治疗后应每日清洗外阴2次，保持外阴清洁，在创面尚未愈合期间（4~8周）禁盆浴、性交和阴道冲洗；⑤ 物理治疗后阴道分泌物增多，在子宫颈创面痂皮脱落前，阴道有大量黄水流出，在治疗后1~2周脱痂时可有少量血水或少许流血，如出血量多者应急诊处理，局部用止血粉或压迫止血，必要时加用抗生素；⑥ 一般于两次月经干净后3~7日复查，了解创面愈合情况，同时注意观察有无子宫颈管狭窄。未痊愈者可择期进行第二次治疗。

2. 健康指导 积极治疗急性子宫颈炎，定期做妇科检查，发现急性子宫颈炎者及时治疗并达到痊愈。

【护理评价】

1. 患者舒适度改善。

2. 患者解除思想顾虑，树立治疗信心，积极配合检查及治疗。

第五节　盆腔炎性疾病

案例导入与思考

某女士，31岁，因"人工流产术后12日，腹痛伴畏寒、发热2日"就诊。体格检查：痛苦面容，体温38.8℃，脉搏100次/min，呼吸20次/min，血压112/72mmHg。妇科检查：子宫压痛，宫颈举痛（＋），双侧附件区增厚、压痛明显。

请思考：

1. 该患者目前主要的护理问题是什么？

2. 针对以上护理问题应采取的护理措施有哪些？

盆腔炎性疾病（pelvic inflammatory disease，PID）是由女性上生殖道炎症引起的一组疾病，包括子宫内膜炎、输卵管炎、输卵管卵巢脓肿和盆腔腹膜炎，为妇科常见病，多发生于性活跃期、有月经的妇女。既往将盆腔炎性疾病分为急性盆腔炎和慢性盆腔炎两类，目前认为慢性盆腔炎并无病原体，故改称盆腔炎性疾病后遗症（又称盆腔炎后遗症）。

【病因】

1. 年龄 资料显示盆腔炎性疾病的高发年龄为15~25岁。年轻妇女容易发生盆腔炎性疾病可能与性生活频繁、子宫颈柱状上皮异位、宫颈黏膜机械性防御功能较差有关。

2. 下生殖道感染 淋病奈瑟球菌宫颈炎、衣原体性宫颈炎及细菌性阴道病与盆腔炎性疾病的发生密切相关。

3. 宫腔内手术操作后感染 如刮宫术、输卵管通液术、子宫输卵管造影术、宫腔镜检查、放置宫内节育器等，由于手术消毒不严格或术前适应证选择不当引起炎症发作并扩散。

4. 邻近器官炎症蔓延　如阑尾炎、腹膜炎等导致炎症蔓延，病原体以大肠埃希菌为主。

5. 盆腔炎性疾病后遗症的再次急性发作。

6. 性卫生不良　月经期性交、使用不洁月经垫等，低收人群、不注意性卫生保健、阴道冲洗等均可以增加盆腔炎性疾病的发病率。

【病原体】

盆腔炎性疾病的病原体有外源性及内源性两个来源，两种病原体可单独存在，但通常为混合感染。可能是外源性衣原体或淋病奈瑟球菌感染造成输卵管损伤后，继发内源性需氧菌及厌氧菌感染。

1. 外源性病原体　主要为性传播疾病的病原体，如沙眼衣原体、淋病奈瑟球菌。其他有支原体，包括人型支原体、生殖支原体以及解脲支原体，其中以生殖支原体为主。

2. 内源性病原体　来自原寄居于阴道内的微生物群，括需氧菌及厌氧菌，可以仅为需氧菌或仅为厌氧菌感染，但以需氧菌及厌氧菌混合感染多见。主要的需氧菌及兼性厌氧菌有金黄色葡萄球菌、溶血性链球菌、大肠埃希菌；厌氧菌有脆弱拟杆菌、消化球菌、消化链球菌。厌氧菌感染的特点是容易形成盆腔脓肿、血栓性静脉炎，脓液有粪臭并有气泡。70%~80% 盆腔脓肿可培养出厌氧菌。

【感染途径】

1. 上行蔓延　如刮宫术、输卵管通液术、子宫输卵管造影术、宫腔镜检查等，手术消毒不严格或手术所致生殖道黏膜损伤等，可导致外源性病原体或下生殖道内源性病原体上行感染。

2. 经淋巴系统蔓延　可经外阴、阴道、宫颈及宫体创伤处的淋巴管经淋巴系统蔓延。

3. 经血液循环传播　先侵入人体的其他系统再经血液循环传播，如生殖道结核。

4. 直接传播　如阑尾炎、腹膜炎等蔓延至盆腔，导致炎症发作，病原体以大肠埃希菌为主。

【病理类型】

1. 急性子宫内膜炎及子宫肌炎　子宫内膜充血、水肿，有炎性渗出物，严重者内膜坏死、脱落形成溃疡。镜下可见大量白细胞浸润，炎症向深部侵入形成子宫肌炎。

2. 急性输卵管炎、输卵管积脓、输卵管卵巢脓肿　炎症经子宫内膜向上蔓延，引起输卵管黏膜炎，严重者形成输卵管积脓；病原菌经子宫颈的淋巴播散，可以发生输卵管周围炎；卵巢常与发炎的输卵管伞端粘连而发生卵巢周围炎，称为输卵管卵巢炎，又称附件炎。

3. 急性盆腔腹膜炎　盆腔内器官发生严重感染时往往蔓延到盆腔腹膜，形成盆腔脏器粘连。当炎症严重时，也可引起弥漫性腹膜炎。

4. 急性盆腔结缔组织炎　病原体经淋巴管进入盆腔结缔组织而引起结缔组织充血、水肿及中性粒细胞浸润，以宫旁结缔组织炎最为常见。

5. 败血症及脓毒血症　当病原体毒性强、数量多、患者抵抗力降低时可以发生败血症。若盆腔炎性疾病患者身体其他部位发现多处炎症病灶或脓肿，应考虑有脓毒血症存在，但需经血培养证实。

6. 肝周围炎　是指肝包膜炎症而无肝实质损害的肝周围炎，淋病奈瑟球菌及衣原体感染均可引起。5%~10%输卵管炎患者可出现肝周围炎。

7. 盆腔炎性疾病后遗症 盆腔炎性疾病未得到及时正确的治疗，可能会发生的一系列后遗症，称为盆腔炎性疾病后遗症。其主要病理改变为组织破坏、广泛粘连增生及瘢痕形成，导致输卵管增粗、阻塞、积水，输卵管卵巢肿块、囊肿。盆腔结缔组织炎的遗留改变表现为子宫主韧带及子宫骶韧带增生、变厚，若病变广泛，可使子宫固定。

【护理评估】

（一）健康史

了解患者月经史、生育史、手术史、流产史、月经期卫生习惯等。

（二）身体状况

可因炎症轻重及范围大小而有不同的临床表现。发病时下腹痛伴发热，严重者有寒战、高热、头痛、食欲缺乏。阴道分泌物增多，呈脓性或有臭味。腹膜炎时，可出现恶心、呕吐、腹胀、腹泻等消化道症状。若有脓肿形成，可有下腹包块及局部压迫刺激症状。盆腔炎性疾病后遗症患者有时出现低热、乏力等，临床多表现为不孕、异位妊娠、慢性盆腔痛或盆腔炎性疾病反复发作等症状。

妇科检查：阴道充血，并有大量脓性分泌物从子宫口外流；阴道后穹隆明显触痛，宫颈充血、水肿，宫颈举痛明显；宫体增大，有压痛，活动受限；子宫两侧压痛明显，若有脓肿形成则可触及包块且压痛明显。宫旁结缔组织炎时，可扪及宫旁一侧或双侧片状增厚，压痛明显。盆腔炎性疾病后遗症患者妇科检查可见子宫正常大小或稍大、呈后倾后屈位，活动受限或粘连固定、触痛；宫旁组织增厚，子宫骶韧带增粗、触痛，或在附件区可触及条索状物、囊性或质韧肿物，活动受限、有触痛。若子宫被固定或封闭，则呈冰冻骨盆状态。

（三）心理-社会状况

患者因发热、下腹痛、阴道分泌物增多，常常有恐惧不安；因担心治疗效果不佳、病情反复或病程长而焦虑；护理人员应充分评估患者的心理反应及应对行为，能否积极配合治疗，家庭支持系统是否良好。

（四）辅助检查

目前尚无单一的能确定盆腔炎性疾病的特异性检查项目，根据临床表现可选择以下辅助检查。

1. 实验室检查 可行血常规、C反应蛋白、红细胞沉降率等检查。

2. 宫颈分泌物检查、阴道后穹隆穿刺液涂片检查或培养及药敏试验。

3. B型超声检查 可了解有无子宫增大，有无输卵管、卵巢肿块和粘连。

4. 腹腔镜检查 可见输卵管表面明显充血，输卵管壁水肿，输卵管伞端或浆膜面有脓性渗出物。

（五）治疗原则

以抗生素治疗感染为主，辅以支持疗法、中药治疗、理疗等。

1. 支持疗法 卧床休息，纠正电解质紊乱及维持酸碱平衡，发热时给予物理降温。尽量避免不必要的妇科检查。

2. 抗生素治疗 以经验、广谱、足量、及时和个体化为原则。根据细菌培养和药敏试验选择细菌敏感抗生素。抗生素应用时须注意毒性反应。

3. 手术治疗 对药物治疗无效，患者中毒症状加重者可手术治疗以免脓肿破裂，对于可疑脓肿破裂者须立即在给予抗生素治疗的同时行手术治疗。

4. 中药治疗 以活血化瘀、清热解毒为主。

【常见护理诊断/问题】

1. 体温过高 与炎症反应有关。

2. 疼痛 与炎症引起的下腹疼痛、肛门坠胀有关。

3. 焦虑 与病程长、治疗效果不明显有关。

【护理目标】

1. 患者体温降至正常。

2. 患者疼痛减轻或消失。

3. 患者焦虑程度减轻。

【护理措施】

1. 心理护理 给予心理支持，解释疾病的原因、发展、预后及手术的重要性，解除患者困惑和恐惧。

2. 治疗配合

（1）一般护理：患者取半卧位，使盆腔位置相对较低，有利于炎症吸收或局限；腹胀时可进行胃肠减压，并观察恶心、呕吐及腹胀情况。

（2）高热护理：体温过高者应卧床休息；给予物理降温；指导患者吃清淡、高热量、高蛋白、高维生素流质或者半流质饮食；鼓励多喝水；保持床单及衣物的干燥；保持房间通风，减少探视；保证患者休息。

（3）用药护理：遵医嘱按时、准确给予抗生素治疗，并注意过敏反应。纠正电解质紊乱及维持酸碱平衡。腹痛、腰痛时注意休息，防止受凉，必要时可遵医嘱给予镇静镇痛药以缓解症状。药物治疗应告知患者用药剂量、方法及注意事项，抗生素不宜长期使用，使用地塞米松需要停药时应逐渐减量。

3. 健康指导 做好月经期、妊娠期及产褥期的卫生宣教；指导性生活卫生，减少性传播疾病，月经期禁止性交；保持良好的个人卫生习惯，指导患者安排好日常生活，避免过度疲劳，鼓励患者坚持锻炼如慢跑、散步、打太极拳等，以增强体质；禁止日常冲洗阴道，避免不必要的妇科检查，以免炎症扩散。

理论与实践 该患者目前主要的护理问题：体温过高。

护理措施：卧床休息；给予物理降温；遵医嘱按时、准确给予抗生素治疗；给予清淡、高热量流质或半流质饮食；鼓励多喝水；保持床单及衣物的干燥；保持房间通风。

【护理评价】

1. 患者体温逐渐降至正常范围。

2. 患者自觉症状好转，疼痛消失，无并发症发生。

3. 患者能积极配合治疗，食欲增加，生活自理。

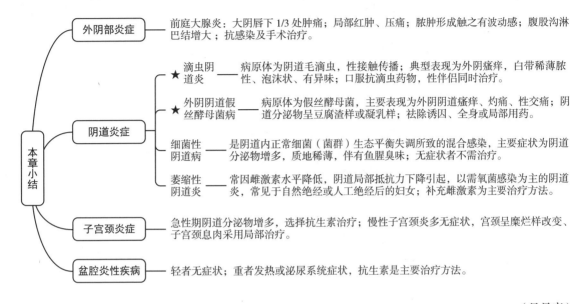

（吕旻彦）

复习参考题

（一）选择题

1. 某女士，29岁，外阴瘙痒2日。妇科检查：外阴水肿，伴有抓痕，皮肤皲裂。阴道黏膜红肿，小阴唇内侧及阴道黏膜可附着有白色凝乳状物，该患者最可能的临床诊断是
   A. 外阴瘙痒症
   B. 细菌性阴道病
   C. 滴虫阴道炎
   D. 非特异性阴道炎
   E. 外阴阴道假丝酵母菌病

2. 某女士，36岁，已婚已产，临床诊断为慢性子宫颈炎，反复药物治疗无效时，以下治疗方法中可给予的是
   A. 阴道冲洗
   B. 不需要处理
   C. 高锰酸钾坐盆
   D. 局部物理治疗
   E. 延长药物治疗的时间

3. 某女士，26岁，外阴瘙痒伴阴道分泌物增多2日。妇科检查：阴道黏膜充血，白带呈凝乳状，为在镜下尽快查找病原体，优先将阴道分泌物混入的溶液为
   A. 1%乳酸
   B. 0.1%苯扎溴铵
   C. 0.1%呋喃西林
   D. 0.9%生理盐水
   E. 10%氢氧化钾溶液中

4. 某女士，32岁，因双侧卵巢恶性肿

瘤，行手术切除双侧卵巢后半年，出现外阴瘙痒、灼烧感1周。妇科检查：阴道上皮萎缩，黏膜变薄，最可能的临床诊断是

A. 萎缩性阴道炎

B. 细菌性阴道炎

C. 外阴阴道假丝酵母菌病

D. 滴虫阴道炎

E. 非特异性外阴炎

5. 某女士，29岁，诊断盆腔炎性疾病，

护理人员在进行用药指导时**错误**的描述是

A. 注意过敏反应

B. 抗生素不宜长期使用

C. 按时、准确给予抗生素治疗

D. 腹痛、腰痛时不能给予镇静镇痛药

E. 药物治疗时应告知患者用药剂量、方法及注意事项

答案：1. E；2. D；3. E；4. A；5. D

（二）简答题

1. 简述慢性子宫颈炎患者进行物理治疗时的注意事项。

2. 简述女性生殖系统炎症的传播途径。

第十五章

女性生殖系统肿瘤患者的护理

学习目标

知识目标	1. 掌握外阴鳞状细胞癌、子宫颈癌、子宫内膜癌、子宫肌瘤、卵巢肿瘤患者的护理评估及护理措施。 2. 熟悉妇科腹部手术患者的护理。 3. 了解妇科腔镜手术患者的护理。
能力目标	能运用所学知识对女性生殖系统肿瘤患者进行围手术期护理及健康教育。
素质目标	具有较强的责任心和同理心，尊重患者、保护其隐私，在护理过程中给予人文关怀。

女性生殖系统肿瘤是妇科常见疾病，临床上常见的妇科肿瘤包括外阴鳞状细胞癌、子宫颈肿瘤、子宫内膜癌、子宫肌瘤和卵巢肿瘤。手术是治疗妇科肿瘤的重要手段，为保证手术的安全性和治疗效果，护理人员需要全面评估患者情况，做好充分的术前准备并为患者提供专业的术后护理。

第一节　外阴鳞状细胞癌

案例导入与思考

某女士，67岁，因"外阴瘙痒2年，外阴疼痛2个月"就诊。患者主诉自然绝经17年，绝经后无异常阴道流血、排液。妇科检查：外阴部分变白，两侧小阴唇及阴蒂消失，阴蒂根部偏左侧见一大小约3cm×2cm×2cm菜花样肿块，形状不规则，表面凹凸不平，会阴后联合处见破溃口。阴道萎缩，子宫萎缩变小，双侧附件未触及明显异常。外阴肿物病理活检：外阴中分化鳞状细胞癌，浸润深度2.5mm。

请思考：

1. 该患者目前主要的治疗措施是什么？
2. 对该患者进行随访的时间是什么？

外阴鳞状细胞癌（vulvar squamous cell carcinoma）是最常见的外阴恶性肿瘤，占全部外阴恶性肿瘤的80%~90%，主要发生于绝经后妇女。外阴高级别鳞状上皮内病变有进展为外阴鳞状细胞癌的风险。

【病因】

病因未完全明确，可能与下列因素相关：① 人乳头状瘤病毒（human papilloma virus，HPV）感染，其中HPV16型最为常见，其次是HPV18和HPV33型。② 非HPV感染相关病变，如外阴硬化性苔藓、分化型外阴鳞状上皮内病变。③ 外阴的慢性长期刺激如外阴尖锐湿疣、外阴瘙痒、慢性前庭大腺炎、慢性溃疡等也可能发展成外阴癌。

【病理】

病灶为浅表溃疡或硬结节，可伴感染、坏死、出血，周围皮肤可增厚及色素改变。镜下见多数鳞癌细胞分化好，有角化珠和细胞间桥。前庭和阴蒂部位的病灶倾向于分化差或未分化，常有淋巴管和神经的侵犯。

【转移途径及临床分期】

1. 转移途径　直接蔓延、淋巴转移较常见，晚期可经血行。

（1）直接蔓延：癌灶可沿皮肤黏膜浸润至尿道、阴道、肛门，晚期可累及膀胱和直肠等。

（2）淋巴转移：癌灶一般向同侧淋巴结转移，最初转移至腹股沟浅淋巴结，再至腹股沟深淋巴结，最终转移至腹主动脉旁淋巴结和锁骨上淋巴结。

（3）血行：晚期经血行播散至肺、骨等。

2. 临床分期　目前采用国际妇产科联盟（FIGO，2021年）的手术病理分期（表15-1）。

▼ 表15-1　外阴癌FIGO分期（2021年）

分期	肿瘤范围
I 期	肿瘤局限于外阴
I A期	最大径线≤2cm，且间质浸润深度≤1mm*
I B期	最大径线>2cm，或间质浸润深度>1mm*
II 期	肿瘤侵袭下列任何部位：下1/3尿道、下1/3阴道、下1/3肛门，淋巴结未转移
III 期	肿瘤侵袭邻近会阴器官的上部，有/无任何数目的非固定、非溃疡性淋巴结转移
III A期	肿瘤侵袭下列任何部位：上2/3尿道、上2/3阴道、膀胱黏膜、直肠黏膜或腹股沟-股淋巴结转移（≤5mm）
III B期	腹股沟-股淋巴结转移（>5mm）
III C期	腹股沟-股淋巴结转移伴包膜外扩散
IV 期	肿瘤固定在骨盆壁，或出现固定或溃疡性腹股沟-股淋巴结转移，或远处转移
IV A期	肿瘤固定在骨盆壁，或出现固定或溃疡性腹股沟-股淋巴结转移
IV B期	远处转移

注：*浸润深度是指肿瘤从最接近表皮乳头上皮-间质连接处至最深浸润点的距离。

【护理评估】

（一）健康史

了解患者有无不明原因的外阴瘙痒史、外阴赘生物史等。外阴鳞状细胞癌主要发生于绝经后妇女，该年龄组人群常有高血压、冠心病、糖尿病等，应仔细评估患者各系统的健康状况。

（二）身体状况

1. 症状　常见症状为外阴瘙痒，或发现外阴肿块或溃疡。合并感染或较晚期可出现疼痛、渗液和出血。

2. 体征　癌灶可生长在外阴任何部位，以大阴唇最多见，其次是小阴唇、阴蒂、会阴、尿道外口、肛门周围等。早期外阴局部可见丘疹、硬结、溃疡或菜花样的赘生物，晚期可见不规则肿块。若已转移至腹股沟淋巴结，可扪及增大、质硬、固定的淋巴结。

（三）心理-社会状况

外阴癌是一种恶性肿瘤，患者常感到悲伤、恐惧和绝望。外阴瘙痒或发现外阴肿块会让患者感到烦躁和不安，影响工作，使其参与活动能力下降。而外阴部手术会影响身体完整性，导致患者出现自尊心低下和体象紊乱等心理问题。

（四）辅助检查

组织病理学检查是确诊外阴癌的唯一方法。外阴细胞学检查、影像学检查［超声、CT、MRI、正电子发射计算机体层显像仪（PET/CT）检查］、膀胱镜和直肠镜检查等有助于诊断。

（五）治疗原则

早期肿瘤以手术为主，晚期肿瘤手术辅以放射治疗（以下简称"放疗"）、化疗，病灶转移者可给予姑息性放化疗、对症治疗及支持治疗。外阴鳞状细胞癌治疗方式主要由组织病理和分期决定，其他影响因素包括年龄、合并症和患者一般情况。早期外阴鳞状细胞癌治疗以外阴局部广泛切除术为主，应在不影响预后的前提下，尽量缩小手术范围，最大限度保留外阴的正常结构，以提高生活质量；也可根据癌灶浸润深度和病变位置实施腹股沟淋巴结选择性切除。术后根据原发灶及淋巴结病理结果决定是否进行放疗、化疗。

理论与实践　　该患者的治疗措施：以手术为主。根据该患者病灶活检结果、病灶大小及浸润深度，明确肿瘤分期为 I B 期，浸润深度 2.5mm，可行外阴局部广泛切除术＋双侧腹股沟淋巴结切除术。术后根据原发灶及淋巴结的病理结果决定是否需要行放疗、化疗。

【常见护理诊断/问题】

1. 疼痛　与晚期癌肿侵犯神经、血管和淋巴系统有关。

2. 体象紊乱　与切除外阴皮肤有关。

3. 有感染的危险　与患者年龄大、抵抗力低下、手术创面大且邻近肛门等有关。

【护理目标】

1. 住院期间患者疼痛程度逐渐减轻。

2. 术后患者能客观评价自己，有正确的自我认知。

3. 住院治疗期间患者体温正常，手术切口恢复良好。

【护理措施】

1. 心理护理 鼓励患者表达疑惑和不适，耐心给予解释，提供帮助和支持，指导患者积极应对；讲解外阴癌的相关知识、手术方式，争取得到家属的理解和支持，使患者充满信心，积极配合治疗。

2. 治疗配合

（1）术前护理：外阴癌患者多为老年妇女，除按会阴部手术患者常规准备外，还应协助患者完善相关检查；积极纠正高血压、糖尿病等内科合并症；指导患者练习深呼吸、咳嗽、床上翻身等；需要植皮者要对供皮区进行剃毛、消毒后用无菌治疗巾包裹；备好棉垫、绷带等。

（2）术后护理：除按一般会阴部手术患者术后常规护理外，还应做好如下护理。

1）体位：术后取平卧位，双腿外展屈膝，腘窝下垫软枕。

2）切口护理：严密观察切口有无渗血，皮肤有无感染征象，以及皮肤湿度、温度、颜色等移植皮瓣的愈合情况。保持外阴清洁、干燥，每日行会阴擦洗2次；术后2日起可用红外线照射会阴部和腹股沟，每日2次，每次20分钟，促进切口愈合。外阴切口可于术后第5日开始间断拆线，腹股沟切口术后第7日拆线；遵医嘱给予抗生素预防感染。

3）引流管护理：保持引流通畅，观察引流液的量、颜色和性状。

4）饮食与活动：指导患者合理进食，术后3~5日进无渣流食，排气后遵医嘱给予鸦片酊口服，以控制首次排便时间，第5日给予缓泻剂口服，预防便秘。鼓励患者上半身及上肢活动，预防压疮。

（3）放疗患者的皮肤护理：外阴皮肤对放射线耐受性极差，易发生放射性皮肤反应，常在照射后8~10日出现。护理人员应在患者放疗期间及放疗后观察照射区皮肤颜色及完整性，如出现红斑或脱屑，可在保护皮肤的基础上继续照射；出现水疱，水疱破裂后形成糜烂面，应停止照射，保持皮肤清洁干燥，避免感染；出现局部红肿剧烈、组织坏死、顽固性溃疡，伴有剧痛，此时应停止照射，镇痛，可用生肌散或抗生素软膏换药，预防和控制感染，促进创面愈合。

3. 健康指导

（1）健康宣教：向患者讲解的内容包括可能复发的症状、外阴营养不良表现、定期自检、生活方式、阴道扩张器及阴道润滑剂的使用方法、治疗后可能会导致的并发症等。

（2）普及防癌知识：一级预防是接种HPV疫苗；二级预防是鼓励硬化性苔藓患者自检，出现外阴色素沉着、不规则溃疡或慢性外阴瘙痒时，须尽早行皮肤活检；三级预防是及时治疗与外阴癌发生有关的癌前病变。

（3）随访指导：指导患者定期随访。具体随访时间为治疗后前2年每3~6个月随访1次，第3~5年每6~12个月随访1次，以后每年随访1次。随访内容包括放疗的效果、有无不良反应、有无肿瘤复发的征象及进行全面的临床检查。

理论与实践　　该患者随访的时间：治疗后前2年每3~6个月随访1次，第3~5年每6~12个月随访1次，以后每年随访1次。

【护理评价】

1. 患者住院期间，疼痛减轻，舒适度增加。

2. 患者用语言表达接受手术所致外阴结构的改变。

3. 患者在治疗期间无感染发生。

第二节　子宫颈肿瘤

案例导入与思考

某女士，41岁，G₁P₁，因"接触性出血半年"入院。妇科检查：外阴发育正常，阴道通畅，子宫颈下唇见一直径3cm菜花样赘生物，子宫前位，正常大小，双附件未扪及异常。患者入院后完善相关检查，确诊病情后，于入院第4日在全身麻醉下行广泛性子宫切除＋双侧输卵管切除＋盆腔淋巴结清扫术，术中置盆腔引流管1根，留置导尿。现为术后第1日，患者自诉腹部伤口疼痛、腹胀，肛门未排气。

请思考：

1. 该患者主要的护理问题是什么？

2. 护理人员应采取的护理措施有哪些？

子宫颈肿瘤包括良性肿瘤和恶性肿瘤。子宫颈良性肿瘤以肌瘤为主，恶性肿瘤最常见的是子宫颈癌，起源于高级别子宫颈上皮内病变。

一、子宫颈鳞状上皮内病变

子宫颈鳞状上皮内病变（cervical squamous intraepithelial lesion，SIL），是与子宫颈浸润癌密切相关的一组子宫颈病变，分为低级别鳞状上皮内病变（low-grade squamous intraepithelial lesion，LSIL）和高级别鳞状上皮内病变（high-grade squamous intraepithelial lesion，HSIL）。SIL既往称为子宫颈上皮内瘤变（cervical intraepithelial neoplasia，CIN）。大部分LSIL可自然消退，但HSIL具有癌变潜能。通过筛查发现子宫颈上皮内病变，及时治疗HSIL，是预防子宫颈浸润癌的有效措施。

【病因】

高危型HPV的持续感染是SIL和子宫颈癌的主要病因，约70%与HPV16和HPV18亚型相关。

多个性伴侣、吸烟、初次性生活<16岁、早年分娩、多次分娩史、与高危男子（阴茎癌、前列腺癌或其性伴侣曾患子宫颈癌）性接触的妇女患子宫颈癌的风险增加。

🔔 学科前沿

人乳头瘤病毒疫苗临床应用

HPV疫苗接种是预防HPV感染和相关疾病的有效、安全方法。低龄人群接种效果优于高龄人群，性暴露前接种免疫效果最佳。HPV疫苗不仅适用于一般普通人群，同样推荐用于高危、特殊人群。对具有遗传易感、存在高危生活方式的适龄女性，不论有无HPV感染、细胞学是否异常，均可接种HPV疫苗。对于有HPV相关病变治疗史的适龄女性患者，接种HPV疫苗可能降低复发率。近期有妊娠计划和妊娠期、哺乳期女性不推荐接种HPV疫苗。接种HPV疫苗后仍应进行子宫颈癌筛查。

【子宫颈上皮组织学特点】

子宫颈上皮由子宫颈阴道部鳞状上皮和子宫颈管柱状上皮组成。

1. 子宫颈阴道部鳞状上皮 由深至浅可分为基底层、副基底层、中间层及表层。基底/副基底层由基底细胞和副基底细胞组成。基底细胞为储备细胞，无明显细胞增殖表现，在某些因素刺激下可以增生成为不典型鳞状细胞或分化为成熟鳞状细胞。

2. 子宫颈管柱状上皮 柱状上皮为分化良好细胞，而柱状上皮下细胞为储备细胞，具有分化或增殖能力。

3. 转化区 也称移行带，是子宫颈癌的好发部位。子宫颈鳞状上皮与柱状上皮交界部称为鳞-柱交接部（squamo-columnar junction，SCJ），分为原始鳞-柱交接部和生理鳞-柱交接部（图15-1），两者之间的区域，称为转化区。绝经后雌激素水平下降，子宫颈萎缩，原始鳞-柱交接部退回至子宫颈管内。转化区成熟的化生鳞状上皮对致癌物的刺激相对不敏感，但未成熟的化生鳞状上皮却代谢活跃，在HPV等因素的作用下，发生细胞异常增生、分化不良、排列紊乱、细胞核异常、有丝分裂增加，最后形成SIL。

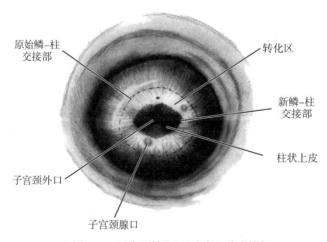

▲ 图15-1 子宫颈转化区和新鳞-柱交接部

【病理学诊断和分级】

WHO女性生殖器官肿瘤分类（2020）建议采用与细胞学分类相同的二级分类法（即LSIL和HSIL），反映了HPV相关病变的生物学过程，能更好地指导临床处理及判断预后。

LSIL：鳞状上皮基底及副基底细胞增生，细胞核极性轻度紊乱，有轻度异型性，核分裂象少，局限于上皮下1/3层。相当于CIN1。

HSIL：细胞核极性紊乱，核质比增加，核分裂象增多，异型细胞扩展到上皮下2/3层甚至全层。包括CIN3和大部分CIN2。

二、子宫颈癌

子宫颈癌（cervical cancer），以下简称宫颈癌，是发展中国家最常见的妇科恶性肿瘤。SIL形成后继续发展，突破上皮下基底膜，浸润间质，形成子宫颈浸润癌。浸润性鳞状细胞癌占宫颈癌的75%~85%，腺癌占15%~20%，极少数为腺鳞癌，占3%~5%。高发年龄为50~55岁。宫颈癌的主要致病原因是高危型HPV的持续感染，宫颈癌的三级预防策略是推动全球实现消除宫颈癌目标的关键举措。应开展健康教育和为青少年女性接种预防性HPV疫苗（一级预防）；规范子宫颈癌筛查，做到早期发现、早期诊断（二级预防）；实施宫颈癌规范治疗，提高患者生存率和生活质量（三级预防）。

> 📢**学科前沿**
>
> **世界卫生组织宫颈癌筛查策略**
>
> 建议一般女性从30岁开始，每5~10年定期筛查1次，而针对HIV感染女性，从25岁开始，每3~5年定期筛查1次。50岁以上女性若连续2次筛查结果为阴性则可停止筛查，并强烈建议将HPV DNA检测作为初筛方法。如果HPV DNA检测尚未实施，仍使用醋酸目视检查或细胞学作为主要筛查方法，则需每3年定期筛查。

【病理】

微小浸润性鳞状细胞癌肉眼观察无明显异常，或类似宫颈柱状上皮异位，随着病变发展，可出现以下4种类型（图15-2）。

（1）外生型：又称菜花型，最常见。癌灶向外生长，最初呈息肉样或乳头状隆起，继而发展为向阴道内突出的菜花样赘生物，质脆，触之易出血。

（2）内生型：又称浸润型。癌灶向子宫颈深部组织浸润，子宫颈肥大变硬，呈桶状，子宫颈表面光滑或仅有轻度柱状上皮异位。

（3）溃疡型：外生型或内生型病变进一步发展，癌组织坏死脱落，可形成溃疡或空洞，形如火山口。

（4）颈管型：癌灶发生于子宫颈管内，外观变化不明显易漏诊，常侵入子宫下段。

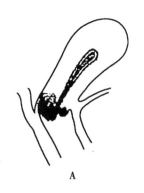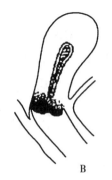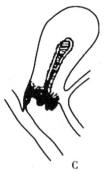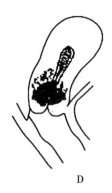

▲ 图15-2　宫颈癌类型（大体检查）

A. 外生型；B. 内生型；C. 溃疡型；D. 颈管型。

【转移途径及临床分期】

1. 转移途径　宫颈癌主要转移途径为直接蔓延和淋巴转移，其中直接蔓延最常见，血行转移极少见。

2. 临床分期　根据国际妇产科联盟（FIGO）2018年的分期标准（表15-2），临床分期在治疗前进行，治疗后不再更改。

▼ 表15-2　宫颈癌的临床分期（FIGO，2018年）

分期	肿瘤范围
Ⅰ期	癌灶局限在子宫颈（包括累及子宫体）
ⅠA期	镜下浸润癌，最大间质浸润深度≤5mm
ⅠA1期	间质浸润深度≤3mm
ⅠA2期	间质浸润深度>3mm，但≤5mm
ⅠB期	癌灶局限于子宫颈，间质浸润深度>5mm（超过ⅠA期）
ⅠB1期	癌灶浸润深度>5mm，最大径线<2cm
ⅠB2期	癌灶最大直径>2cm，但≤4cm
ⅠB3期	癌灶最大直径>4cm
Ⅱ期	癌灶已超出子宫，但未达阴道下1/3或骨盆壁
ⅡA期	癌灶累及阴道上2/3，无子宫旁受累
ⅡA1期	癌灶最大径线≤4cm
ⅡA2期	癌灶最大直径>4cm
ⅡB期	有子宫旁受累，但未达骨盆壁
Ⅲ期	癌灶累及阴道下1/3和/或扩散到骨盆壁和/或导致肾盂积水或无功能肾和/或累及盆腔和/或主动脉旁淋巴结
ⅢA期	癌灶累及阴道下1/3，但未达骨盆壁
ⅢB期	癌灶已达骨盆壁和/或导致肾盂积水或无功能肾（除外已知其他原因）
ⅢC期	不论肿瘤大小和扩散范围，癌灶累及盆腔和/或主动脉旁淋巴结（标注r和p）*
ⅢC1期	仅盆腔淋巴结转移
ⅢC2期	腹主动脉旁淋巴结转移

分期	肿瘤范围
Ⅳ期	癌灶浸润膀胱黏膜或直肠黏膜（活检证实）和/或超出真骨盆（泡状水肿不属于Ⅳ期）
ⅣA期	癌灶侵袭邻近盆腔器官
ⅣB期	癌灶扩散至远处器官

注：当有疑问时，应纳入较低的分期。

*对用于诊断ⅢC期的证据，需注明所采用的方法是r（影像学）还是p（病理学）。

【护理评估】

（一）健康史

询问病史时应注意聆听患者主诉，如年轻患者可诉说月经期和经量异常，老年患者常主诉绝经后不规则阴道流血；详细了解患者的婚育史、性生活史及与高危男子性接触的病史，注意识别与发病有关的高危因素及高危人群；详细了解患者既往子宫颈细胞学检查结果、HPV检测结果、妇科检查发现及处理经过。

（二）身体状况

1. 症状 SIL和早期宫颈癌患者常无明显症状，多因宫颈癌筛查发现。随着病变发展，可出现以下表现。

（1）阴道流血：早期常表现为接触性出血，即性生活或妇科检查后阴道流血。也可表现为不规则阴道流血，或经期延长、经量增多。老年患者常表现为绝经后不规则阴道流血。出血量多少取决于病灶大小、侵及间质内血管情况，若侵蚀大血管可引起大出血。

（2）阴道分泌物增多：相当比例患者有白色或血性、稀薄如水样、腥臭味的阴道分泌物。晚期癌组织坏死继发感染时，可有大量米泔样或脓性恶臭味阴道分泌物。

（3）晚期症状：根据癌灶累及范围出现不同的继发性症状。若病变累及盆壁、闭孔神经、腰骶神经等，可出现严重持续性腰骶部或坐骨神经痛；若癌肿压迫或累及输尿管，可引起输尿管梗阻、肾盂积水及尿毒症；晚期可有贫血、恶病质等全身衰竭症状。

2. 体征 子宫颈微小浸润癌可无明显病灶，子宫颈光滑或糜烂样改变。随着病程的进展，可出现不同体征：外生型宫颈癌可见息肉状、菜花状赘生物，质脆易出血；内生型表现为子宫颈肥大、质硬，子宫颈管膨大呈桶状；晚期癌组织坏死脱落，形成溃疡或空洞伴恶臭味。阴道壁受累时，可见赘生物；子宫旁组织受累时，可形成冰冻骨盆。

（三）心理-社会状况

早期宫颈癌患者发现筛查结果异常时会感到震惊，确诊后患者会产生恐惧感，害怕被遗弃和死亡。与其他恶性肿瘤患者一样会经历否认、愤怒、妥协、忧郁、接受五个心理反应阶段。

（四）辅助检查

早期病例的诊断应采用HPV检测和子宫颈细胞学检查、阴道镜检查、宫颈活检的"三阶梯"诊断程序，确诊依据为组织学诊断。

（五）治疗原则

1. SIL治疗原则

（1）LSIL：原则上无须治疗，可观察随访。

（2）HSIL：可发展为浸润癌，需要治疗。推荐行子宫颈锥切术。阴道镜检查充分且无子宫颈管病变的CIN2也可采用消融治疗，但需谨慎选择。经子宫颈锥切术确诊、年龄较大、无生育要求、合并有其他妇科良性疾病手术指征的HSIL也可行全子宫切除术。

2. 宫颈癌治疗原则 根据临床分期、患者年龄、生育要求和全身情况等综合考虑并给予个体化治疗。常采用手术和放疗为主、化疗为辅的综合治疗。

（1）手术治疗：适用于ⅠA~ⅡA1期的早期宫颈癌患者，可根据分期、扩散程度、患者有无生育需求选择子宫颈锥切术、全子宫切除术、广泛性子宫切除术等。

（2）放疗：适用于各期宫颈癌患者，包括体外照射和近距离放疗。

（3）化疗：以铂类药物为基础的单药或联合化疗，主要用于晚期、复发转移患者，同步放化疗及手术前后的辅助化疗。

【常见护理诊断/问题】

1. 恐惧 与确诊宫颈癌需要进行手术治疗及担心疾病预后有关。

2. 排尿障碍 与广泛性子宫切除术后影响膀胱正常张力有关。

3. 疼痛 与晚期病变浸润或广泛性子宫切除术后创伤有关。

理论与实践 该患者主要的护理问题：

（1）疼痛 与广泛性子宫切除术后创伤有关。

（2）腹胀 与手术全身麻醉及广泛性子宫切除术导致的肠麻痹有关。

【护理目标】

1. 患者恐惧程度减轻。

2. 患者术后无排尿功能障碍。

3. 患者疼痛得到有效控制，自述舒适度增加。

【护理措施】

1. 心理护理 积极与患者沟通，了解患者的心理状态，及时进行心理疏导，缓解患者的不安和恐惧心理。讲解宫颈癌的相关知识、诊治过程、可能出现的不适及有效的应对措施，消除患者内心疑虑，使其以最佳的身心状态接受诊疗。

2. 治疗配合

（1）术前护理

1）营养支持：评估患者目前的营养状况及饮食习惯，鼓励患者增加蛋白质、碳水化合物和维生素的摄入，改善营养状况。

2）术前准备：向患者介绍各项操作的目的、方法、可能的感受等，以取得患者的配合。术前3日选用消毒剂消毒子宫颈及阴道；有活动性出血者，须用消毒纱条填塞止血，认真交班，并遵医嘱及时取出或更换；术前认真做好清洁灌肠，保证肠道呈清洁、空虚状态。

（2）术后护理

1）观察生命体征：广泛性子宫切除术涉及范围广，患者术后反应也较一般腹部手术者大。因此，须严密观察生命体征变化，每15~30分钟观察并记录1次患者的生命体征及出入量，平稳后再改为每4小时1次。

2）导管护理：应注意保持导尿管，腹腔、阴道引流管通畅，认真观察引流液的量及性状。鼓励患者于拔除尿管后1~2小时自行排尿。拔尿管后4~6小时测量残余尿量，若超过100ml，则须继续留置导尿；若残余尿量连续2日在100ml以内，说明膀胱功能已基本恢复。可采用盆底肌训练、肌电生物反馈治疗等预防和治疗宫颈癌术后尿潴留，促进膀胱功能恢复。

（3）放疗患者的护理：向患者讲解放疗的目的、意义和流程，取得患者配合。指导体外照射患者在放疗期间保持照射区皮肤清洁干燥，勿使用肥皂、消毒剂，忌抓挠皮肤，每周修剪指甲。放疗时保持直肠空虚、膀胱适度充盈状态，以避免放射性损伤。近距离放疗期间保证患者绝对卧床，但可进行床上肢体运动，以免出现长期卧床导致的并发症。取出放射源后，应规律阴道冲洗，必要时使用阴道扩张器，以减少阴道粘连，鼓励患者渐进性下床活动并承担生活自理项目。

3. 健康指导　鼓励患者及家属积极参与出院计划的制订过程，以保证计划的可行性。向患者说明按时随访的重要性，出院前核实通信地址和联系方式。宫颈癌患者治疗后2年内每3~6个月复查1次；第3~5年每6~12个月复查1次；第6年开始每年复查1次。随访内容包括妇科检查、子宫颈/阴道脱落细胞学检查、血清肿瘤标志物及影像学检查等。根据患者恢复情况，做好术后生活方式和活动指导。

理论与实践　护理措施：取半卧位，减轻腹部切口张力，缓解腹痛；尽早排气，减轻腹胀引起的疼痛；床上翻身活动，尽早离床活动，预防腹腔粘连、压疮和下肢深静脉血栓等并发症的发生；保持导尿管及引流管通畅，观察引流液的量、色、性质；可采用盆底肌训练、肌电生物反馈治疗等预防和治疗宫颈癌术后尿潴留。

【护理评价】

1. 患者恐惧心理逐渐消除，能以积极的心态配合治疗和护理。

2. 患者术后在拔除尿管后能自主排尿，膀胱功能恢复。

3. 患者疼痛减轻，舒适度增加。

第三节　子宫内膜癌

案例导入与思考

某女士，67岁，因"绝经后阴道流血1月余"入院。患者绝经14年，1个月前无诱因出现阴道少量流血，色鲜红，量少于既往月经量，伴下腹隐痛。妇科检查：阴道有少量咖啡色分泌物，子宫颈光滑，子宫前位，略小，质中，轻压痛；B型超声检查示子宫前位，大小为5.0cm×4.8cm×3.7cm，后壁肌层增厚，回声欠均质。行分段诊断性刮宫，病理提示子宫内膜样癌Ⅰ级。完善术前准备后在腹腔镜下行全子宫＋双附件＋腹膜后淋巴结切除术。

请思考：

1. 护理人员对该患者进行护理评估的重点内容是什么？
2. 护理人员对该患者进行术前指导的内容是什么？

子宫内膜癌（endometrial carcinoma）是原发于子宫内膜的一组上皮性恶性肿瘤，以来源于子宫内膜腺体的腺癌最为常见，是女性生殖道三大恶性肿瘤之一，占女性生殖道恶性肿瘤的20%~30%，占女性全身恶性肿瘤的7%。近年来我国子宫内膜癌发病率呈上升趋势，平均发病年龄60岁。

【病因】

确切病因尚不明确，目前认为子宫内膜癌的病因分为以下两类。

1. **雌激素依赖型（Ⅰ型）**　可能是子宫内膜长期接受雌激素刺激而无孕激素拮抗，导致子宫内膜增生，继而发生癌变。Ⅰ型最多见，患者较年轻，常伴有肥胖、高血压、糖尿病、不孕及绝经延迟等，均为子宫内膜样癌，肿瘤分化较好，雌、孕激素受体阳性率高，预后好。

2. **非雌激素依赖型（Ⅱ型）**　少见，发病与雌激素无明确关系。常见于老年妇女，癌灶周围子宫内膜多萎缩，肿瘤恶性程度高，分化差，雌、孕激素受体多呈阴性或低表达，预后不良。

【病理】

1. **大体检查**　又称巨检，不同组织学类型子宫内膜癌的肉眼观无明显区别，大体可分为弥漫型和局灶型。① 弥漫型：子宫内膜大部分或全部为癌组织侵犯并突向宫腔，常伴有出血、坏死；癌灶也可侵入深肌层或宫颈，阻塞子宫颈管时可引起宫腔积脓。② 局灶型：子宫内膜癌可呈局限性生长，多见于子宫腔底部或子宫角部，病灶小，呈息肉或菜花状，易浸润肌层。

2. **镜检**　子宫内膜癌80%~90%为子宫内膜样癌，少数为子宫浆液性癌、子宫透明细胞癌、未分化癌和去分化癌、混合性癌、子宫癌肉瘤。

【转移途径及临床分期】

1. **转移途径**　主要转移途径为直接蔓延、淋巴转移和血行转移。

2. **临床分期**　2023年国际妇产科联盟（FIGO）对子宫内膜癌手术病理分期进行了全面修订，但目前对新分期尚存争议，临床仍以FIGO 2009年分期为主（表15-3）。

分期	肿瘤范围
Ⅰ期	肿瘤局限于子宫体
ⅠA期	肿瘤浸润深度＜1/2肌层
ⅠB期	肿瘤浸润深度≥1/2肌层
Ⅱ期	肿瘤侵袭子宫颈间质，但无子宫体外蔓延
Ⅲ期	肿瘤局部和/或区域扩散
ⅢA期	肿瘤累及子宫浆膜和/或附件
ⅢB期	肿瘤累及阴道和/或子宫旁组织
ⅢC期	盆腔淋巴结和/或腹主动脉旁淋巴结转移
ⅢC1期	盆腔淋巴结转移
ⅢC2期	腹主动脉旁淋巴结转移（或不伴）盆腔淋巴结转移
Ⅳ期	肿瘤侵袭膀胱和/或直肠黏膜，和/或远处转移
ⅣA期	肿瘤侵袭膀胱和/或直肠黏膜
ⅣB期	远处转移，包括腹腔内和/或腹股沟淋巴结转移

【护理评估】

（一）健康史

评估与子宫内膜癌发病相关的高危因素，如老年、肥胖、高血压、糖尿病、不孕、绝经期延迟、长期应用雌激素等病史；详细询问并记录发病经过、有无阴道流血、分泌物增多，有关检查治疗及机体反应等情况。

（二）身体状况

1. 症状　约90%的患者出现阴道流血或阴道分泌物增多。

（1）阴道流血：绝经后阴道流血是子宫内膜癌最常见的症状，量一般不多。尚未绝经者可表现为经量增多、经期延长或月经紊乱。

（2）阴道分泌物增多：多为血性或浆液性分泌物，合并感染时可出现脓性或脓血性排液，有恶臭。

（3）下腹疼痛及其他：若肿瘤侵犯子宫颈内口，导致子宫腔积脓，可引起下腹胀痛及痉挛样疼痛。晚期因肿瘤浸润子宫周围组织或压迫神经可引起下腹及腰骶部疼痛。晚期患者可出现贫血、消瘦及恶病质等相应症状。

2. 体征　早期患者妇科检查可无异常发现。晚期可有子宫增大，合并子宫腔积脓时可有明显压痛，子宫颈管内偶有癌组织脱出，触之易出血。晚期癌灶浸润周围组织时，子宫固定或在子宫旁扪及不规则结节状物。

（三）心理-社会状况

当患者被确诊患子宫内膜癌后，常表现为恐惧和绝望，尤其是晚期癌症患者。应评估患者对疾病相关知识的知晓度，对治疗效果、预后等的心理反应等。

（四）辅助检查

1. 诊断性刮宫　是诊断子宫内膜癌最常用且最有价值的方法。常行分段诊刮，先环刮子宫颈管，再探查宫腔并刮取宫腔内膜，刮出物分瓶标记送病理，可同时了解宫腔和子宫颈情况。

2. 超声检查　经阴道B型超声检查可了解子宫大小、宫腔形状、宫腔内有无赘生物、子宫内膜厚度、肌层有无浸润及深度等，为诊疗方案的制订提供参考。

3. 宫腔镜检查　可直接观察宫腔及子宫颈管内有无癌灶存在，若发现可疑病灶可在直视下活检。

4. 其他　细胞学检查、血清糖类抗原125（CA125）测定、MRI和CT等。

理论与实践　　护理人员对该患者进行护理评估的重点内容：① 高危因素，年龄＞60岁；② 症状，绝经后阴道流血；③ 体征，阴道和子宫颈未发现明显异常；④ B型超声提示子宫内膜癌可能性；分段诊刮病理提示子宫内膜样癌Ⅰ级。

（五）治疗原则

子宫内膜癌治疗以手术为主，辅以放疗、化疗和孕激素治疗。根据肿瘤累及范围和组织学类型，结合患者年龄及全身情况制订适宜的治疗方案。手术治疗为首选治疗方法，早期患者以手术为主，术后根据高危因素选择辅助治疗。晚期患者采用姑息性手术、放疗、化疗等综合治疗。对于有生育要求的早期子宫内膜癌患者，可考虑采用以孕激素治疗为主的保留生育功能治疗。

【常见护理诊断/问题】

1. 焦虑　与担心手术及预后有关。

2. 知识缺乏：缺乏性激素治疗及术后相关护理知识。

3. 舒适度减弱　与阴道流血和阴道排液有关。

【护理目标】

1. 患者的焦虑减轻。

2. 患者能陈述服药方法和术后注意事项。

3. 患者的不适感降低。

【护理措施】

1. 心理护理　提供安静舒适的环境，主动与患者沟通、交流，评估患者对疾病及诊疗过程的认知程度，鼓励患者及家属表达疑惑，根据患者的实际情况有针对性地开展心理疏导。耐心解答患者提出的疑问，如本人知情，使用通俗易懂的语言讲解疾病的相关知识、告知治疗过程中可能出现的不适反应及应对措施等，以缓解患者的心理压力，建立战胜疾病的信心。

2. 一般护理　鼓励患者进食高蛋白、高维生素、足够矿物质、低脂、易消化饮食。阴道分泌物多时，嘱患者取半卧位，勤换会阴垫。

3. 治疗配合

（1）对手术治疗的患者，实施腹部手术护理常规，参见本章第六节中相关护理措施。

（2）对于采用药物治疗的患者，护理人员应讲解孕激素治疗以高效、大剂量、长期应用为宜，应用12周以上方能评定疗效，告知患者不得随意停服、漏服和增减剂量。注意观察可能出现的副作用，如水钠潴留、药物性肝炎等，停药后可恢复。

（3）对于接受放疗的患者，让患者理解术前放疗可以缩小病灶，创造手术机会；术后放疗可以减少局部复发，取得患者配合。对于晚期化疗者，注意观察化疗引起的各种不良反应，按化疗患者护理常规进行护理。

4. 健康指导

（1）知识宣教：宣传定期防癌普查的重要性，对有子宫内膜癌高危因素的人群，如肥胖、高血压、糖尿病、不孕、绝经延迟、长期应用雌激素等，应密切随访或监测；严格掌握雌激素的用药指征及方法，用激素补充治疗的女性必须严格遵医嘱用药；凡绝经后阴道流血或绝经过渡期月经紊乱的患者均应进行必要检查以排除子宫内膜癌可能。

（2）出院指导与随访：对于手术治疗后的患者，应做好出院指导。告知患者休息1个月后适当做家务，注意饮食，加强营养；保持会阴部清洁，术后3个月禁止性生活及盆浴。

患者完成治疗后应定期随访，大多数复发出现在治疗后3年内。随访时间为：术后2~3年内，每3~6个月随访1次，3年后每6~12个月随访1次，5年后每年随访1次。随访内容应包括询问症状、盆腔检查、血清CA125检测、超声检查，必要时行CT、MRI及PET/CT检查。

理论与实践　　该患者术前指导的内容：介绍拟实施的手术及相关检查的必要性及主要过程；做好皮肤准备；肠道准备包括术前饮食指导和口服导泻剂指导等。

【护理评价】

1. 患者住院期间情绪稳定，焦虑减轻。

2. 患者能掌握疾病相关知识，积极配合治疗。

3. 患者掌握减轻症状、促进舒适的有效措施。

第四节　子宫肌瘤

案例导入与思考

某女士，42岁，G_3P_3，因"经量增多，伴经期延长1年"就诊。患者自述1年来月经量为既往2倍，经期由7日延长至10日。妇科检查：子宫颈光滑，子宫增大如妊娠2$^+$个月，表面不平，质硬，活动可，无压痛。B型超声检查：子宫前位7.5cm×6.9cm×7.9cm，于右侧壁探及大小约7.3cm×5.9cm×7.7cm的低回声结节，边界清；血常规：Hb 87g/L；尿妊娠试验（-）。

请思考:

1. 该患者最可能的临床诊断是什么?
2. 该患者目前主要的治疗措施有哪些?
3. 护理人员应采取的护理措施有哪些?

子宫肌瘤(uterine myoma)是女性生殖器官最常见的良性肿瘤,多见于30~50岁妇女。因子宫肌瘤患者多无症状或很少有症状,子宫肌瘤发病率难以准确统计,研究显示60%~80%妇女患有子宫肌瘤。

【病因】

子宫肌瘤的确切病因尚不明确。因子宫肌瘤好发于生育期女性,绝经后发展停止或萎缩,提示其发生和生长可能与女性性激素长期刺激有关。

子宫肌瘤的高危因素为年龄>40岁、初潮年龄早、未生育、肥胖、子宫肌瘤家族史、不良生活方式及饮食习惯等。

【分类】

1. 按子宫肌瘤生长部位 分为子宫体肌瘤(占90%)和子宫颈肌瘤(占10%)。

2. 按子宫肌瘤与子宫肌壁的关系 可分为以下3类。

(1)肌壁间肌瘤(intramural myoma):肌瘤位于子宫肌壁间,周围被肌层包绕。最为常见,占子宫肌瘤的60%~70%。

(2)浆膜下肌瘤(subserous myoma):肌瘤向子宫浆膜面生长,并突出于子宫表面,仅由浆膜层覆盖,约占20%。

(3)黏膜下肌瘤(submucous myoma):肌瘤向子宫腔方向生长,突出于子宫腔,表面由子宫黏膜层覆盖,占10%~15%。子宫黏膜下肌瘤易形成蒂,在子宫腔内生长犹如异物引起子宫收缩,肌瘤可被挤出子宫颈外口而突入阴道。

各种类型的子宫肌瘤可发生在同一子宫上,称为多发性子宫肌瘤(图15-3)。

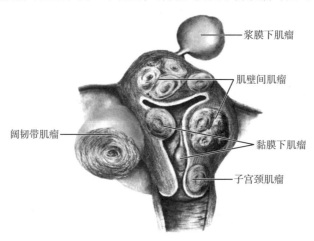

浆膜下肌瘤

肌壁间肌瘤

阔韧带肌瘤

黏膜下肌瘤

子宫颈肌瘤

▲ 图15-3 子宫肌瘤分类示意图

【病理】

1. 大体检查　多为球形实质性包块，表面光滑，质地较子宫肌层硬。肌瘤切面呈灰白色，可见平滑肌束纵横交织呈旋涡状纹理及编织样结构。肌瘤外表有肌纤维束受压萎缩形成的假包膜覆盖。

2. 镜检　肌瘤主要由梭形平滑肌细胞和不等量纤维结缔组织构成。肌瘤细胞大小一致，常纵横交错排列成旋涡状或束状。

子宫肌瘤变性是指子宫肌瘤失去原有的典型结构。子宫肌瘤常见的变性有玻璃样变性、囊性变、红色变性、肉瘤变及钙化，其中最常见的是玻璃样变性，又称透明变性，红色变性多发生于妊娠期或产褥期。

【护理评估】

（一）健康史

了解患者月经史、婚育史，是否有子宫肌瘤所致的不孕或自然流产史；是否长期使用性激素；发病后月经变化情况及诊治经历；询问有无便秘、尿频等压迫症状。

（二）身体状况

1. 症状　多数患者无明显症状，仅在体检时发现。患者症状与肌瘤部位、大小及有无变性有密切关系，而与肌瘤数目关系不大。

（1）经量增多及经期延长：是子宫肌瘤最常见的症状。多见于大的子宫肌壁间肌瘤及黏膜下肌瘤，肌瘤使子宫内膜面积增大并影响子宫收缩，导致经量增多、经期延长。子宫黏膜下肌瘤脱出子宫颈外口者，若伴坏死感染时，可有不规则阴道流血或脓血性排液。长期经量增多者可发生继发性贫血。

（2）下腹部包块：肌瘤较小时在腹部摸不到肿块，当肌瘤逐渐增大使子宫超过妊娠3个月大时，可从腹部触及，清晨膀胱充盈时尤为明显。较大的子宫黏膜下肌瘤可脱出阴道外，患者会因外阴脱出肿物就诊。

（3）阴道分泌物增多：子宫肌壁间肌瘤使子宫腔面积增大、内膜腺体分泌增加，并伴盆腔充血致阴道分泌物增多；脱出于阴道的子宫黏膜下肌瘤可因感染出现大量脓性阴道分泌物，若有坏死可产生脓血性、伴有恶臭的阴道排液。

（4）压迫症状：肿瘤较大时可压迫邻近器官出现相应的压迫症状，例如子宫前壁下段肌瘤压迫膀胱可引起尿频、尿急；子宫颈肌瘤可致排尿困难、尿潴留；子宫后壁肌瘤压迫直肠可引起下腹坠胀、便秘；肌瘤向侧方发展可压迫输尿管，造成输尿管扩张甚至肾盂积水。

（5）其他：包括下腹坠胀、腰酸背痛等。当子宫浆膜下肌瘤发生蒂扭转时可出现急性腹痛；子宫肌瘤红色变性时会出现剧烈腹痛，伴恶心、呕吐、发热；子宫黏膜下肌瘤由子宫腔向外排出时也可引起腹痛。子宫黏膜下肌瘤和大的子宫肌壁间肌瘤可影响宫腔形态，阻塞或压迫输卵管导致不孕或流产。

2. 体征　与肌瘤的大小、位置、数目及有无变性有关。较大肌瘤可在下腹部扪及实质性包块。妇科检查示子宫增大，表面单个或多个结节状突起。子宫黏膜下肌瘤脱出于子宫颈外口者，阴道检查可见子宫颈外口处有肿物，粉红色、表面光滑。若伴有感染时，可见坏死、出血及脓性分泌物。

（三）心理-社会状况

患者得知患有子宫肌瘤时，由于缺乏对疾病的认识而出现焦虑不安，随后因不知选择何种治疗方案而感到无助，或因接受手术治疗而感到恐惧、不安，迫切需要咨询和指导。

（四）辅助检查

1. 超声检查 是诊断子宫肌瘤的常用方法，能区分子宫肌瘤与其他盆腔肿块。

2. MRI 可准确辨别肌瘤大小、数量及位置。

3. 内镜检查 可选择宫腔镜检查、腹腔镜检查协助诊断。

理论与实践　　该患者最可能的临床诊断是子宫肌瘤。

（五）治疗原则

根据患者的年龄、症状和生育要求，以及肌瘤的类型、大小、数目综合评估后选择治疗方案。

1. 随访观察 无症状肌瘤一般不需要治疗，尤其是近绝经期妇女。每3~6个月随访1次，若肌瘤明显增大或出现症状可考虑进一步治疗。

2. 药物治疗 适用于有症状、围绝经期或全身情况不宜手术者。

（1）促性腺激素释放激素类似物：通过间接减少垂体分泌促性腺激素，抑制垂体FSH、LH的分泌，使雌激素降低至绝经后水平，以缓解症状并抑制肌瘤生长使其萎缩，但停药后肌瘤会逐渐增大。

（2）米非司酮：为抗孕激素类药物，其与孕激素受体（PR）的结合力是孕酮的5倍，可以快速达到止血、缩小肿瘤体积的目的，多用于术前预处理或围绝经期有症状的患者。

3. 手术治疗 是目前子宫肌瘤最有效的治疗方法。

（1）适应证：月经过多导致继发性贫血；肌瘤体积过大；有疼痛或压迫症状；影响妊娠；可疑肌瘤恶变。

（2）手术方式

1）子宫肌瘤切除术：适用于有生育要求的患者。

2）子宫切除术：无生育要求或疑有癌变的患者可行子宫切除术，包括全子宫切除术和次全子宫切除术。

3）其他微创或无创手术治疗：主要适用于不能耐受或不愿手术的患者。

理论与实践　　该患者可行全子宫切除术，术前应纠正贫血。

【常见护理诊断/问题】

1. 焦虑 与月经异常、需要手术治疗有关。

2. 知识缺乏：缺乏子宫肌瘤术后保健知识。

3. 应对无效 与选择子宫肌瘤治疗方案的无助感有关。

【护理目标】

1. 患者焦虑程度减轻。

2. 患者能复述子宫肌瘤术后保健知识。

3. 患者能确认可利用的资源及支持系统。

【护理措施】

1. 心理护理 与患者建立良好的护患关系，讲解有关疾病知识，以消除患者因相关知识缺乏而产生的焦虑、抑郁、恐惧等不良情绪。告知子宫肌瘤是良性肿瘤，消除其不必要的顾虑，树立康复信心。帮助患者分析可利用的资源及支持系统，减轻无助感。

2. 治疗配合

（1）对出血多、需住院治疗的患者，应观察并记录其生命体征，评估出血量。遵医嘱给予止血药和子宫收缩药；对贫血严重者应给予输血，纠正贫血状态。

（2）对肌瘤压迫导致尿潴留的患者，应予导尿；对便秘的患者，用缓泻剂软化粪便，或番泻叶 2~4g 冲饮以缓解症状。

（3）若子宫黏膜下肌瘤脱出于阴道，应保持局部清洁，防止感染。

（4）对须接受手术治疗的患者，按腹部和阴道手术患者的护理常规进行护理。

（5）对接受药物治疗的患者，应向其讲明药物名称、用药目的、用药剂量、用药方法及可能出现的不良反应。例如：应用促性腺激素释放激素类似物超过6个月可引起潮热、出汗、阴道干燥等绝经综合征症状，长期使用可导致骨质疏松等副作用，故不推荐长期用药；米非司酮不宜长期使用，因其拮抗孕激素，子宫内膜长期受雌激素刺激，可增加子宫内膜病变的风险。

3. 健康指导 向保守治疗的患者强调定期复查的重要性，告知随访时间。指导手术患者术后1个月后返院复查，患者的性生活、日常活动恢复均需通过术后复查、评估后确定。有不适或异常症状需及时随诊。

理论与实践 该患者应该采取的护理措施：加强营养，摄入富含铁的食物；充分休息，注意保暖；观察阴道流血情况，保持外阴清洁；完善各项辅助检查，做好术前准备。

【护理评价】

1. 患者情绪稳定，焦虑减轻。

2. 患者掌握子宫肌瘤的相关知识，积极配合治疗。

3. 患者能列举可利用的资源及支持系统。

第五节　卵巢肿瘤

案例导入与思考

某女士，30岁，G_1P_0，因"发现盆腔包块10日"入院。妇科检查：阴道通畅，子宫颈光滑，无举痛，子宫正常大小，无压痛，左附件区可触及直径约6cm大小囊实性包块，边界清，活动可，无压痛，右附件区未扪及明显异常。B型超声检查：子宫正常大小，左附件区可见一6.3cm×5.5cm×5.3cm的囊实性包块，边界尚清，内实性为主，血流较丰富。血CA125 353.5U/ml。初步诊断为卵巢恶性肿瘤可能。

请思考：

1. 该患者目前主要的治疗措施有哪些？

2. 对该患者进行随访指导的时间与内容是什么？

卵巢肿瘤（ovarian tumor）是常见的妇科肿瘤，可发生于任何年龄。卵巢肿瘤可有多种形态和性质，有单一型或混合型、一侧或双侧、囊性或实性；此外，又有良性、交界性和恶性之分。由于卵巢位于盆腔深部，而且早期缺乏临床症状和有效的诊断手段，卵巢癌一旦发现多属晚期，其死亡率居妇科恶性肿瘤之首。

【病因】

卵巢肿瘤目前病因尚未完全明确，一般认为与遗传有关，20%~25%卵巢恶性肿瘤患者有家族史。此外，还可能与高胆固醇饮食、不孕未育、子宫内膜异位症及内分泌因素有关。

【常见卵巢肿瘤类型及病理特点】

卵巢肿瘤组织成分非常复杂，包括多种病理类型，目前采用WHO制定的女性生殖器官肿瘤组织学分类（2020版），组织学类型大致分为以下几种。

1. 卵巢上皮性肿瘤　最常见，占所有卵巢肿瘤的50%~70%，占卵巢恶性肿瘤的85%~90%。包括卵巢浆液性肿瘤、卵巢黏液性肿瘤、卵巢子宫内膜样肿瘤、卵巢透明细胞肿瘤、卵巢浆黏液性肿瘤、卵巢布伦纳（Brenner）瘤、其他癌7类。依据生物学行为，各类别进一步分为良性、恶性和交界性肿瘤。

（1）卵巢浆液性肿瘤：分为卵巢浆液性囊腺瘤、卵巢浆液性交界性肿瘤、卵巢浆液性癌。卵巢浆液性囊腺瘤多为单侧，由单个或多个纤维分割的囊腔组成，囊内液体清亮。卵巢浆液性交界性肿瘤囊内可见较多乳头，大量实性组织和乳头在肿瘤中出现时应疑为癌。卵巢浆液性癌是最常见的卵巢恶性肿瘤，占卵巢癌的75%，分为卵巢低级别浆液性癌和卵巢高级别浆液性癌。卵巢高级别浆液性癌最多见，多为双侧，体积常较大，囊实性或实性，预后极差。

（2）卵巢黏液性肿瘤：较卵巢浆液性肿瘤少见，分为卵巢黏液性囊腺瘤、卵巢黏液性交界性肿瘤、卵巢黏液性癌。其中80%是卵巢黏液性囊腺瘤，肿瘤表面光滑，切面多为多房，囊内充满胶冻样黏液。如肿瘤囊壁见较多乳头和实性区域，或有出血、坏死，则有可能为恶性。

（3）卵巢子宫内膜样肿瘤：良性肿瘤较少见，多为单房，表面光滑，囊壁衬以单层柱状上皮，似正常子宫内膜。交界性肿瘤也很少见。卵巢子宫内膜样癌肿瘤较大，有乳头生长，囊液多为血性。镜下特点与子宫内膜癌极相似，多为高分化腺癌。

2. 卵巢生殖细胞肿瘤　来源于原始生殖细胞的一组肿瘤，占20%~40%，好发于年轻女性。包括卵巢畸胎瘤、卵巢无性细胞瘤、卵巢卵黄囊瘤、卵巢胚胎性癌、卵巢非妊娠绒毛膜癌、卵巢混合性生殖细胞肿瘤。

（1）卵巢畸胎瘤：由多胚层组织构成的肿瘤，其恶性程度取决于组织分化程度。① 卵巢成熟畸胎瘤：又称卵巢皮样囊肿，为良性肿瘤，占卵巢畸胎瘤的95%以上，以20~40岁女性多见。多为单侧，肿瘤多呈囊性，充满皮质样物，可见油脂和毛发，有时可见牙齿、骨质等。2%~4%可发生恶变。② 卵巢未成熟畸胎瘤：为恶性肿瘤，多发生于青少年，平均发病年龄为11~19岁。肿瘤由未成熟组织构成，呈实体分叶状。

（2）卵巢无性细胞瘤：是由未分化、多潜能原始生殖细胞组成的恶性肿瘤，好发于儿童和年轻女性。肿瘤一般体积较大，质实，触之如橡皮样。对放疗、化疗敏感。

（3）卵巢卵黄囊瘤：又称卵巢内胚窦瘤，属高度恶性肿瘤，常见于儿童及年轻女性。瘤体较大，边界不清，切面呈灰黄色，组织质脆易破裂。瘤细胞可分泌甲胎蛋白（AFP），故血清AFP可作为诊断及病情监测的重要肿瘤标志物。该肿瘤生长迅速，易早期转移，对化疗十分敏感。

3. 卵巢性索间质肿瘤　起源于原始性腺中的性索和间质组织，该类细胞常有内分泌功能，故又称卵巢功能性肿瘤。

（1）卵巢颗粒细胞瘤：是最常见的功能性肿瘤，发病高峰年龄为45~55岁，属低度恶性肿瘤。肿瘤体积较小，呈圆形或椭圆形，多为单侧，一般预后良好。肿瘤能分泌雌激素，青春期前患者可出现性早熟，生育年龄患者可出现月经紊乱，绝经后患者则有不规则阴道流血，常合并子宫内膜异常增生，甚至子宫内膜癌。

（2）卵巢卵泡膜细胞瘤：为良性功能性肿瘤，肿瘤细胞可产生雌激素，多见于40岁以上女性。肿瘤呈实体状，切面呈灰黄色，常合并子宫内膜增生甚至子宫内膜癌。

（3）卵巢纤维瘤：是较常见的卵巢良性肿瘤，多见于中年女性。肿瘤多为单侧、中等大小、实性、坚硬，表面光滑或结节状，切面呈灰白色。偶见卵巢纤维瘤患者伴有腹腔积液或胸腔积液，称为梅格斯综合征（Meigs syndrome），手术切除肿瘤后，腹腔积液、胸腔积液自行消失。

（4）卵巢支持-间质细胞瘤：又称男性母细胞瘤，罕见，多发于40岁以下女性。高分化者属于良性，中低分化者为恶性。肿瘤具有男性化作用。

4. 卵巢转移性肿瘤　为体内其他部位的原发性癌转移至卵巢形成的肿瘤，其中最常见的卵巢转移性肿瘤为库肯伯格瘤（Krukenberg tumor）。卵巢库肯伯格瘤的原发部位在胃肠道，肿瘤多为双侧、中等大小，一般保持卵巢原状或呈肾形，切面实性，胶质样。大部分卵巢转移性肿瘤治疗效果不佳，预后差。

【转移途径及临床分期】

1. 转移途径　腹腔种植转移和淋巴转移是卵巢恶性肿瘤的主要转移途径。血行转移少见。

2. 临床分期　目前多采用国际妇产科联盟（FIGO，2014年）手术病理分期（表15-4）。

分期	肿瘤范围
Ⅰ期	病变局限于卵巢或输卵管
ⅠA期	肿瘤局限于单侧卵巢（包膜完整）或输卵管，卵巢或输卵管表面无肿瘤；腹腔积液或腹腔冲洗液未找到癌细胞
ⅠB期	肿瘤局限于双侧卵巢（包膜完整）或输卵管，卵巢或输卵管表面无肿瘤；腹腔积液或腹腔冲洗液未找到癌细胞
ⅠC期	肿瘤局限于单侧或双侧卵巢或输卵管，并伴有如下任何一项
ⅠC1期	手术导致肿瘤破裂
ⅠC2期	术前肿瘤包膜已破裂或卵巢、输卵管表面有肿瘤
ⅠC3期	腹腔积液或腹腔冲洗液发现癌细胞
Ⅱ期	肿瘤累及单侧或双侧卵巢或输卵管并有盆腔内扩散（骨盆入口平面以下）或原发性腹膜癌
ⅡA期	肿瘤蔓延或种植到子宫和/或输卵管和/或卵巢
ⅡB期	肿瘤蔓延至其他盆腔内组织
Ⅲ期	肿瘤累及单侧或双侧卵巢、输卵管或原发性腹膜癌，伴有细胞学或组织学证实的盆腔外腹膜转移和/或证实存在腹膜后淋巴结转移
ⅢA期	腹膜后淋巴结转移，伴或不伴显微镜下盆腔外腹膜受累
ⅢA1期	仅有腹膜后淋巴结转移（细胞学或组织学证实）
ⅢA1（ⅰ）期	淋巴结转移最大直径≤10mm
ⅢA1（ⅱ）期	淋巴结转移最大直径>10mm
ⅢA2期	显微镜下盆腔外（骨盆入口平面以上）腹膜受累，伴或不伴腹膜后淋巴结转移
ⅢB期	肉眼盆腔外腹膜转移，病灶最大直径≤2cm，伴或不伴腹膜后淋巴结转移
ⅢC期	肉眼盆腔外腹膜转移，病灶最大直径>2cm，伴或不伴腹膜后淋巴结转移（包括肿瘤蔓延至肝和脾的包膜，但未转移到脏器实质）
Ⅳ期	超出腹腔的远处转移
ⅣA期	胸腔积液细胞学阳性
ⅣB期	肝、脾实质转移和腹膜外转移（包括腹股沟淋巴结和腹腔外淋巴结转移）

【护理评估】

（一）健康史

早期患者多无明显症状，通常因妇科普查中发现盆腔肿块而就医。收集与发病有关的高危因素，根据患者年龄、病程长短及局部体征初步判断是否为卵巢肿瘤，有无并发症，并对良性、恶性作出初步判断。

（二）身体状况

1. 症状

（1）卵巢良性肿瘤：肿瘤早期较小，患者多无症状，常于妇科检查时偶然发现。当肿瘤增大到中等大小时，患者可有腹胀感或腹部扪及肿块。肿瘤增大占满盆、腹腔时可出现尿频、便秘、气短、心悸等压迫症状。

（2）卵巢恶性肿瘤：早期常无自觉症状。晚期时主要因肿块增大或盆腔积液、腹腔积液而出现相应症状，表现为腹胀、食欲缺乏等，部分患者可有消瘦、贫血等恶病质表现。症状轻重取决于肿瘤大小、位置、侵犯邻近器官程度、有无并发症及组织学类型。若肿瘤向周围组织浸润或压迫神经可引起腹痛、腰痛；压迫盆腔静脉出现下肢水肿；卵巢功能性肿瘤可出现不规则阴道流血或绝经后出血。

2. 体征

（1）卵巢良性肿瘤：妇科检查可在子宫一侧或双侧触及圆形或类圆形肿块，表面光滑，活动，与子宫无粘连。

（2）卵巢恶性肿瘤：妇科检查可扪及盆腹腔肿块，多为双侧，实性或囊实性，表面凹凸不平，活动差，常伴有盆腹腔积液。三合诊检查可在直肠子宫陷凹处扪及质硬结节或肿块。有淋巴结转移时可在腹股沟、锁骨上等部位扪及肿大的淋巴结；合并大量腹腔积液者腹部检查时移动性浊音阳性。

3. 并发症

（1）蒂扭转：为常见的妇科急腹症，约10%卵巢肿瘤可发生蒂扭转。好发于中等大、瘤蒂长、活动度大、重心偏于一侧的肿瘤，如成熟畸胎瘤。患者体位突然改变或妊娠期、产褥期子宫大小、位置改变时易发生蒂扭转（图15-4）。蒂扭转的典型症状是体位改变后突然发生一侧下腹剧痛，常伴恶心、呕吐甚至休克。

（2）破裂：约3%卵巢肿瘤会发生破裂，分为自发性破裂和外伤性破裂。自发性破裂多由恶性肿瘤浸润性生长穿破囊壁引起；外伤性破裂则由腹部受重击、分娩、性交、盆腔检查及穿刺等所致。症状轻重取决于破裂口大小及流入腹腔囊液的量和性质。轻者仅有腹痛，重者常出现剧烈腹痛伴恶心、呕吐，甚至导致腹膜炎及休克。

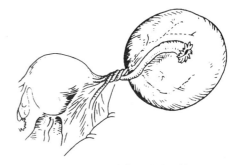

▲ 图15-4　卵巢肿瘤蒂扭转

（3）感染：较少见，多继发于肿瘤蒂扭转、破裂或邻近器官感染（如阑尾脓肿）。患者可出现高热、腹痛、腹肌紧张、腹部压痛及反跳痛、白细胞计数升高等。

（4）恶变：肿瘤迅速增长，尤其为双侧者，应考虑有恶变可能，应尽早手术。

（三）心理-社会状况

患者及家属在等待确定卵巢肿瘤性质期间常常感到焦虑、恐惧，迫切需要相关信息支持，并渴望尽早得到确切的诊断结果。确诊后无论是癌症本身，还是手术或辅助治疗的副作用等，都不可避免地会让患者产生极大压力，护理人员应进行卵巢癌知识和应对方式宣教，提供针对性的心理干预，指导患者采用正向积极的态度应对压力。

（四）辅助检查

1. 超声检查　是卵巢恶性肿瘤筛查的首选检查方法，可判断肿块性质，诊断符合率＞90%。

彩色多普勒超声检查可测定肿块血流情况，有助于诊断。

2. CT、MRI检查　CT可判断肿瘤的范围及转移情况；MRI有助于判断肿块性质及其与周围器官的关系。

3. 肿瘤标志物　目前无某一肿瘤专有的肿瘤标志物。① 血清CA125：80%以上的卵巢上皮性肿瘤患者血清CA125升高，多用于病情监测和疗效评估。② 血清AFP：AFP升高对卵巢卵黄囊瘤有特异性诊断价值。③ 血清hCG：对卵巢非妊娠绒毛膜癌有特异性诊断价值。④ 性激素：卵巢颗粒细胞瘤、卵巢卵泡膜细胞瘤产生较高水平的雌激素，卵巢支持－间质细胞瘤可分泌雄激素。⑤ 人附睾蛋白4（HE4）：血清HE4水平不受月经周期及绝经状态的影响，与CA125联合应用诊断卵巢癌。

4. 腹腔镜检查　可直接观察肿块外观和盆腔、腹腔情况，必要时在可疑部位进行多点活检，抽取腹腔积液行细胞学检查。

5. 细胞学检查　抽取胸腔积液、腹腔积液或腹腔冲洗液，查找癌细胞。

（五）治疗原则

卵巢肿瘤一经确诊，应行手术治疗。

1. 卵巢良性肿瘤　年轻、单侧肿瘤者行患侧卵巢肿瘤切除术或卵巢切除术；双侧肿瘤者应行肿瘤切除术，尽可能保留正常卵巢组织；绝经后患者可行子宫附件切除术。疑为卵巢瘤样病变（卵泡囊肿、卵巢黄体囊肿、卵巢黄素化囊肿等），囊肿直径<5cm者可暂行随访观察。

2. 卵巢恶性肿瘤　早期患者应实施全面分期术，明确最终分期。晚期患者应行肿瘤细胞减灭术。对于年轻、希望保留生育功能的早期患者可施行保留生育功能手术，但术前应充分知情同意。卵巢恶性肿瘤患者术后应根据组织学类型、细胞分化程度、手术病理分期和残余灶大小决定是否接受辅助治疗，化疗是主要的辅助治疗。除经全面分期术后确定为ⅠA或ⅠB期的卵巢黏液性癌、卵巢低级别浆液性癌和低级别子宫内膜样癌的患者不需化疗外，其余患者一般均应接受辅助化疗。

理论与实践　　该患者年轻、未生育，卵巢癌早期，实施保留生育功能的卵巢癌全面分期术。

【常见护理诊断/问题】

1. 营养失调：低于机体需要量　与癌症、化疗药物的治疗反应有关。

2. 体象紊乱　与切除子宫、附件有关。

3. 焦虑　与发现盆腔包块、担心疾病预后有关。

【护理目标】

1. 患者营养状况得以维持或改善。

2. 患者能够表达对失去子宫和附件的看法，并积极接受治疗。

3. 患者的焦虑程度减轻。

【护理措施】

1. 心理护理 为患者提供表达情感的机会和环境，了解患者对所患疾病的态度及心理状态。向患者介绍疾病相关知识，解答患者的疑问，指导患者掌握应对压力的技巧。安排与已康复的病友见面，增强治愈信心，争取患者的主动配合。鼓励家属参与照顾患者，增强家庭的支持作用。

2. 一般护理 鼓励患者进食高蛋白、富含维生素、高热量、易消化的食物，必要时可经静脉补充营养。对肿瘤过大，或伴有腹水、压迫症状严重者，指导患者采取舒适体位，如侧卧位、半卧位。

3. 治疗配合

（1）病情观察：观察有无并发症的发生，及时报告医师，如卵巢肿瘤蒂扭转或破裂时，会出现腹痛，常伴恶心、呕吐，甚至休克；感染会有高热、白细胞计数升高或腹膜炎表现。

（2）协助医师完成各种诊断性检查，如在放腹水的过程中，要严密观察、记录患者的生命体征、腹腔积液性质，以及有无头晕、心悸、气促、恶心、面色苍白等不良反应；放腹水速度宜缓慢，1次放腹水3 000ml左右，不宜过多，以免腹压骤降发生虚脱；操作完毕须用腹带包扎腹部，并观察穿刺口有无液体外渗，敷料浸湿时及时更换。

（3）手术患者按腹部手术的护理常规认真做好术前准备和术后护理。术前准备还应包括应对必要时扩大手术范围的需求，同时须为巨大肿瘤患者准备沙袋来加压腹部，以防腹压骤降引起休克。

（4）接受化疗的患者，注意观察不良反应，提供相应的护理措施。

4. 健康指导

（1）疾病筛查：30岁以上女性每年应进行1次妇科检查，高危人群最好每半年接受1次检查，主要应用血清CA125检测联合超声检查。建议有卵巢癌或乳腺癌家族史的女性行乳腺癌易感基因检测。

（2）随访指导：卵巢恶性肿瘤易复发，应长期随访和监测。随访时间：治疗结束后的第1~2年每3个月随访1次；第3~5年每4~6个月随访1次；第5年后每年随访1次。随访内容包括询问病史、体格检查、肿瘤标志物检测和影像学检查。

> **理论与实践** 该患者的随访指导：治疗结束后的第1~2年每3个月随访1次；第3~5年每4~6个月随访1次；第5年后每年随访1次。随访内容包括询问病史、体格检查、肿瘤标志物检测和影像学检查。

【护理评价】

1. 患者摄入足够的营养，维持体重。

2. 患者能够平和地接受手术所致的自身形象改变。

3. 患者焦虑缓解，情绪稳定。

第六节　腹部手术患者的护理

腹部手术是妇科肿瘤患者常用的治疗手段，但手术带来的创伤，尤其是子宫、卵巢等器官切除涉及生殖健康问题，加上对治疗预后的担忧，患者承受着巨大的身心压力，会产生强烈的焦虑与恐惧心理。患者的心理状态会干扰手术、麻醉的顺利实施，影响患者的手术效果。因此，做好患者术前准备、术后护理及健康指导，对保证手术顺利进行、术后早期康复至关重要。

近年来，妇科腔镜手术已广泛应用于临床诊断和治疗，可以减少手术创伤，缩短恢复时间，提高手术效果。护理人员应在掌握传统腹部手术患者护理的基础上，对妇科腔镜手术患者提供专业性护理。

一、经腹手术患者的护理

【妇科腹部手术种类】

按手术急缓程度可分为择期手术（如子宫肌瘤、HSIL、子宫内膜异位性疾病）、限期手术（如宫颈癌、子宫内膜癌、卵巢恶性肿瘤）和急诊手术（如卵巢肿瘤蒂扭转、肿瘤破裂）。按手术范围分为全子宫切除术、次全子宫切除术、子宫肌瘤切除术、广泛性子宫切除术、盆腔淋巴结清扫术、肿瘤细胞减灭术等。按手术目的分为诊断性手术、治疗性手术、姑息性手术。妇科腹部手术常用于子宫及附件肿瘤、性质不明的盆腔肿块、诊断不清的急腹症、异位妊娠破裂或流产、不能经阴道分娩的难产等疾病的治疗。

【手术前护理】

（一）心理护理

妇科腹部手术由于解剖部位的特殊性，患者对手术的危险性、预后，尤其对丧失生育功能和女性特征能否影响夫妻感情和性生活等，缺乏必要的心理准备，常产生极大的精神压力，从而影响患者康复。护理人员应该与患者建立相互信赖的护患关系，了解患者的心理状态，针对患者出现的焦虑、抑郁情绪进行心理疏导。采用通俗易懂的语言解答患者的疑问，以消除患者过度的疑虑和恐惧。帮助患者以不伤害自己的方式疏泄不良情绪，介绍手术成功病例以增强患者治疗信心，动员患者的社会支持系统。

（二）术前指导

1. 饮食与休息　营养状态是影响患者术后恢复的关键因素，指导患者术前摄入营养丰富、易消化的饮食，以保证机体处于术前最佳的营养状态。创造安静舒适的环境、消除影响睡眠的因素，促进患者睡眠。

2. 沟通解释　向患者介绍手术过程、解释术前准备的内容及其重要性、各种检查程序和检查可能引起的不适感及术后护理项目。子宫切除者应了解术后不再出现月经；卵巢切除者会出现停经、潮热、阴道分泌物减少等症状。通过沟通和解释，患者对手术的风险及可能出现的并发症有足够的认识和心理准备。

3. 预防并发症　指导患者床上使用便盆的方法，掌握术后深呼吸、咳嗽、翻身、踝泵运动等，便于术后实施。让患者及家属理解术后尽早下床活动可促进肠道功能恢复，预防坠积性肺炎和深静脉栓塞等并发症的发生。

（三）术前准备

1. 术前检查　遵医嘱协助患者完成术前各项辅助检查。

2. 皮肤准备　术前1日下午或晚上全身淋浴、清洁皮肤。若手术区域毛发细小可不必剃毛，若毛发过长影响手术操作，推荐手术当日备皮。手术区皮肤准备范围上自剑突下，下至两侧大腿上1/3处及外阴部，两侧至腋中线。推荐使用剪刀剪掉毛发，避免使用剃毛刀，备皮时操作要轻柔，防止损伤皮肤。

3. 阴道准备　经腹子宫切除等手术，可于术前3日开始行阴道消毒准备，以降低术后感染风险。消毒溶液推荐0.125%碘伏溶液或碘伏凝胶；碘过敏者可根据术者经验选用适当的消毒剂。阴道流血及未婚者不做阴道冲洗，阴道准备时护理人员动作要轻柔，注意遮挡患者。

4. 肠道准备

（1）机械性肠道准备：包括口服导泻剂和灌肠。常用的导泻剂有番泻叶、20%甘露醇、50%硫酸镁、复方聚乙二醇电解质散。灌肠常用溶液有0.1%~0.2%肥皂水、甘油灌肠液、等渗盐水、清水。基于加速康复外科理念，对于妇科微创手术和良性病变的开腹手术，建议取消术前常规肠道准备；对于可能涉及肠道的手术（如晚期卵巢恶性肿瘤、深部浸润型子宫内膜异位症），或患者存在长期便秘时，可于术前一日给予肠道准备和口服覆盖肠道菌群的抗生素。

（2）饮食管理：包括无渣饮食、流质饮食及术前禁食禁饮。推荐无胃肠道动力障碍的患者术前6小时禁食（油炸、脂肪及肉类食物需禁食8小时以上），术前2小时禁饮。推荐无糖尿病史的患者术前少量服用含有碳水化合物饮料，以缓解患者紧张及焦虑情绪并改善其口渴症状。

5. 镇静剂使用　应避免在术前12小时使用镇静药，因其可延迟术后苏醒及活动。对于存在严重焦虑症状的患者，可遵医嘱使用短效镇静药，如异戊巴比妥、地西泮等。术前1日晚间要经常巡视患者。

6. 术日晨护理

（1）术日晨核查患者的生命体征，询问患者自我感受，了解有无不宜手术的情况发生，如月经来潮、发热、过度恐惧或忧郁等，一旦发现异常须及时通知医师，若非急诊手术应延迟手术。

（2）遵医嘱予以术前用药。

（3）协助患者取下活动的义齿、首饰（包括发夹）等，交给家属或妥善保管。

（4）认真核对患者姓名、床号、住院号、手术带药（随患者带入手术室）等；与手术室接诊人员做好交接；根据手术类型及麻醉方式铺好麻醉床，备好术后监护装置及急救用物。

（5）术前常规留置导尿，注意严格无菌操作，妥善固定导尿管并保持引流通畅。

（6）涉及阴道手术者，可于术前1日行阴道冲洗，在手术室于术前再次消毒宫颈、阴道。

【手术后护理】

1. 床边交班　手术结束患者被送回病室时，责任护理人员应详尽了解术中情况，包括麻醉类型、手术范围、用药情况、有无特殊护理注意事项等；及时测量患者的生命体征，观察患者的神志、呼吸频率与深度，检查输液管路、腹部伤口、阴道流血情况，引流管种类、数量、位置及是否通畅，引流液的颜色及量，认真与麻醉师和手术室护理人员做好床边交班，书写护理病程记录。

2. 术后体位　按手术及麻醉方式决定患者的术后体位。全身麻醉未清醒的患者，应有专人守护，平卧，头偏向一侧，避免引起吸入性肺炎或窒息。麻醉清醒后可取低半坐卧位，头颈部垫枕并抬高头部15°~30°。蛛网膜下腔阻滞的患者，去枕平卧6~8小时，防止脑脊液外流而致头痛。硬膜外麻醉者平卧4~6小时，生命体征平稳后即可取半卧位，以降低腹部切口张力，便于引流，并有利于腹腔渗血、渗液局限。

3. 监测生命体征　患者回病房后立即进行心电监护，准确记录生命体征的变化。通常术后每15~30分钟观察1次血压、脉搏、呼吸、神志，平稳后改为每4小时1次，手术结束24小时后每日测量4次。患者在术后1~2日体温稍有升高，但一般不超过38℃，多为手术创伤反应，无须处理。若术后持续高热或体温正常后再次升高，则提示可能有感染存在。

4. 观察尿液　术中分离粘连时牵拉膀胱、输尿管，以及子宫切除术损伤输尿管将会影响患者术后排尿功能。术后应注意保持导尿管通畅，并认真观察尿量及性质。术后每小时尿量应至少50ml，若每小时尿量少于30ml，伴血压下降、脉搏细速、患者烦躁不安、肛门坠胀感等应考虑腹腔内出血的可能，须及时通知医师。

5. 疼痛管理　患者在麻醉作用消失后会感到伤口疼痛，术后24小时内最为剧烈。通过采用多模式镇痛，即联合应用多种镇痛方式、多种非阿片类药物，在减少阿片类药物用量的同时，达到理想的镇痛效果，即视觉模拟评分法（visual analogue scale，VAS）分数≤3分。当患者术后24小时内阿片类药物静脉给药超过2次时，可考虑使用患者自控镇痛（patient controlled analgesia，PCA）。妇科恶性肿瘤开腹手术因手术范围广泛，患者术后的疼痛更为严重，PCA是较为理想的镇痛方式。

6. 切口观察及护理　观察切口有无渗血、渗液，若发现异常及时联系医师。经腹手术患者术后采用腹带包扎腹部，必要时用1~2kg沙袋压迫腹部伤口6~8小时，以减轻手术切口疼痛，防止出血。

7. 导管护理

（1）引流管护理：术后部分患者需要在腹腔、盆腔留置引流管，注意妥善固定，观察和记录引流液的量与性质。妇科手术加速康复外科（enhanced recovery after surgery，ERAS）指南不推荐常规放置引流管，在广泛性子宫切除术中，以及存在手术创面感染、吻合口张力较大等切口愈合的不良因素时，可考虑留置引流管，但术后应尽早拔除。

（2）导尿管护理：除广泛性子宫切除术外，不推荐留置导尿管，如需要放置，也应于术后24小时内拔除。卵巢恶性肿瘤等疾病手术范围较大，导尿管常须保留7日或更长时间。留置导尿期间，注意保持外阴清洁，拔除导尿管后，鼓励患者于拔管后1~2小时排尿，必要时测残余尿量，若残余尿量超过100ml，须继续留置导尿。

8. 会阴部护理　子宫全切术后患者阴道残端有伤口，应注意观察阴道分泌物的颜色、性质与量，以便判断阴道残端伤口的愈合情况。由于受阴道残端缝线反应的影响，术后有少许浆液性阴道分泌物属正常现象，建议每日行会阴护理2次，防止感染的发生。

9. 术后饮食指导　推荐术后早期进食，对于常规妇科手术患者，建议术后4~6小时开始进食；对于妇科恶性肿瘤患者，建议术后24小时内开始饮食过渡。

10. 术后常见并发症的预防及护理

（1）腹胀：通常肠蠕动于术后48小时恢复正常，排气后腹胀即可缓解。如果术后48小时肠蠕动仍未恢复正常，排除肠梗阻后，可采取生理盐水低位灌肠，"1、2、3"灌肠液，热敷下腹部，术后咀嚼口香糖，针刺足三里，注射新斯的明等。鼓励患者在术后24小时内尽早离床活动，并逐渐增加活动量，以促进肠蠕动恢复，防止肠粘连。

（2）切口血肿、感染、裂开：术后应严密观察手术切口有无渗血、渗液，如果切口压痛明显、肿胀、检查有波动感，应考虑为切口血肿或感染。少数年老体弱或过度肥胖者，可出现伤口裂开，此时患者自觉切口部位轻度疼痛，伤口有渗液，严重者腹部敷料下可见大网膜、肠管脱出。护理人员在通知医师的同时应立即用无菌纱布覆盖包扎，并送手术室处理。

（3）尿潴留：是妇科手术常见并发症。多数患者因不习惯于卧位排尿，或术后留置导尿期间导尿管机械性刺激，或麻醉剂、镇痛剂的使用降低了膀胱膨胀感等而出现尿潴留。为预防尿潴留的发生，术后可鼓励患者定期坐起排尿；听流水声建立排尿反射。如上述措施无效则应导尿，1次导尿量不要超过1 000ml，以免患者因腹压骤然下降引起虚脱。发生尿潴留者宜暂时留置导尿，每3~4小时开放1次，逐渐恢复膀胱功能。

（4）尿路感染：术后长时间留置导尿患者、老年患者、长期卧床患者及有尿路感染史的患者易发生泌尿系统感染。须叮嘱患者多饮水，并保持会阴清洁，若术后出现尿频、尿痛并有高热，应遵医嘱做尿培养，确定是否有尿路感染。

（5）下肢深静脉血栓：是妇科术后较为严重的并发症之一。术后6周内妇科恶性肿瘤患者发生静脉血栓栓塞（venous thromboembolism，VTE）风险明显升高。对术前禁食时间较长、清洁灌肠或年老体弱排泄多者，应及时补充水分和电解质，避免体液丢失过多致血液浓缩；术后注意保暖，避免冷刺激引起静脉痉挛致血液淤滞；尽早活动下肢，鼓励早期下床活动。护理人员要进行全面评估，筛查出VTE高危患者，遵医嘱术后继续给予抗凝治疗，可考虑使用低分子肝素联合弹力袜或间歇性充气压缩泵来预防VTE。对于接受开腹手术的妇科恶性肿瘤患者应预防VTE至术后28日。同时应严密观察患者双下肢有无皮肤颜色改变、水肿、酸胀感，如有异常及时报告医师。

11. 出院指导　对于达到出院标准的患者，应充分鼓励患者早期出院。结合患者的病情及术后恢复情况，为患者制订详尽的出院计划；评估患者的支持系统，如亲属参与照顾的能力、程度及自我护理的能力，尽可能将家属纳入个案健康教育计划。健康教育内容包括自我照顾技巧、体象改变后的适应、饮食、活动、药物使用、并发症预防等。

二、妇科腔镜手术患者的护理

以腔镜为代表的微创手术的形成和发展，是医学发展的重大进步，已经广泛应用于临床诊断和治疗。目前妇科常用的腔镜主要有腹腔镜、宫腔镜和阴道镜。

（一）腹腔镜

腹腔镜手术是在腹腔充满CO_2气体后，将接有冷光源照明的腹腔镜镜头插入患者腹腔，连接摄像系统，在监视屏幕引导下完成疾病诊断或在体外操作插入盆、腹腔的手术器械完成治疗的内镜技术。近年来，随着腹腔镜设备、器械的不断更新及腹腔镜技术的提高，腹腔镜手术范畴逐渐扩大，已经被广泛用于多种妇科恶性肿瘤的治疗。

【适应证】

1. 急腹症（如异位妊娠、卵巢囊肿破裂、卵巢囊肿蒂扭转等）。

2. 盆腔包块。

3. 子宫内膜异位症。

4. 确定不明原因急、慢性腹痛和/或盆腔痛的原因。

5. 不孕症。

6. 有手术指征的各种妇科良性疾病。

7. 子宫内膜癌分期术。

8. 妇产科相关并发症（如寻找和取出异位节育器、子宫穿孔等）。

9. 子宫颈癌与卵巢癌腹腔镜手术目前存在争议，可谨慎选择用于早期子宫颈癌手术治疗和早期卵巢癌全面分期手术。

【禁忌证】

1. 严重的心脑血管疾病及肺功能不全。

2. 严重的凝血功能障碍。

3. 绞窄性肠梗阻。

4. 大的腹壁疝或膈疝。

5. 腹腔内广泛粘连。

【手术前护理】

1. 术前评估

（1）评估患者心理状况，告知腹腔镜手术目的、方法及注意事项，缓解其紧张、恐惧情绪，取得患者的积极配合。

（2）全面评估患者的健康状况，包括现病史、既往史、生命体征、异常检查检验结果等。

（3）签署知情同意书。

2. 患者准备

（1）术前检查，肠道、阴道准备：同"妇科腹部手术"。

（2）皮肤准备：备皮范围同"妇科腹部手术"，特别要注意脐孔的清洁。

3. 物品准备　腹腔镜摄像系统、冷光源、气腹机、电外科设备（高频电刀、超声刀、血管闭合器等）、旋切器、气腹针、套管穿刺针、转换器、举宫器（杯）、腔镜无损伤钳、分离钳、阴道扩张器、阴道拉钩、电凝钩、双极钳、卵圆钳、剪刀、刀柄等。

4. 药品准备　生理盐水（用于冲洗盆、腹腔），利多卡因、罗哌卡因等（用于切口局部浸润麻醉）。

【手术中配合】

1. 检测系统 连接好各内镜附件，打开各设备电源开关，确认腹腔镜处于完好备用状态。

2. 常规消毒 协助医师常规消毒腹部、外阴及阴道，留置导尿，放置举宫器（有性生活史者）。

3. 手术体位 患者先取平卧位，人工气腹阶段以1~2L/min流速进行CO_2充气，当充气1L后，调整患者至头低臀高位（倾斜度为15°~25°），使肠管滑向上腹部，以暴露盆腔手术视野。

4. 操作配合 连接刀头与手柄、主机电源线、脚踏开关，连接主机和手柄，开机系统自检，刀头自检。接通各设备电源，按通CO_2气源，气腹机自检，设定好气腹压力，连接各设备管线，高频电刀、超声刀自检，放好脚踏开关；按下气腹机开始键，协助医师建立人工气腹；打开监视器、摄像主机、光源开关，根据医嘱调整各设备参数。协助医师连接腹腔镜与冷光源、电视摄像系统、录像系统、打印系统，沿套管插入腹腔。术毕协助医师用生理盐水冲洗盆腹腔，检查无出血及内脏损伤，停止充气，取出腹腔镜及各穿刺点的穿刺套管并排出腹腔内CO_2，清点敷料和器械。

5. 标本送检 管理好术中取出的病理标本，按要求及时送检。

【手术后护理】

1. 评估患者术后心理状况，做好心理护理。

2. 监测患者生命体征、切口有无渗出、引流液的量及性状。

3. 观察患者有无与气腹相关的并发症，皮下气肿一般无须特殊处理，多可自行吸收；术后出现上腹部不适及肩痛，是CO_2刺激膈肌所致，术后数日内可自然消失。

4. 术后常规留置导尿24小时，留置期间做好护理。

5. 指导患者麻醉消失后可在床上活动肢体，早期离床活动。

（二）宫腔镜

宫腔镜手术指应用膨宫介质扩张子宫腔，通过插入宫腔的光导玻璃纤维内镜直视子宫颈管、子宫颈内口、子宫腔及输卵管开口的生理与病理变化，可对病变组织直观、准确取材并送病理检查，同时也可直接进行手术治疗。

【适应证】

1. 异常子宫出血。

2. 原因不明的不孕或反复流产。

3. 可疑子宫腔粘连及畸形、子宫腔内占位病变。

4. 子宫腔内异物、子宫内节育器异常、可疑妊娠物残留。

5. 子宫内膜、子宫内膜息肉、子宫黏膜下肌瘤及部分肌壁间肌瘤切除。

6. 宫腔镜引导下输卵管插管通液、注药及绝育术。

【禁忌证】

1. 严重内、外科合并症不能耐受手术操作者。

2. 盆腔炎症及阴道炎症急性期。

3. 子宫颈瘢痕、3个月内有子宫穿孔史或子宫手术史者。

4. 浸润性子宫颈癌。

【手术前护理】

1. 术前评估

（1）评估患者心理状况，告知宫腔镜手术目的、方法及注意事项，缓解其紧张、恐惧情绪，取得患者的积极配合。

（2）全面评估患者的健康状况，包括现病史、既往史、生命体征、有无腹痛及排尿困难、妇科检查、阴道分泌物检查及子宫颈细胞学检查结果等。

（3）评估患者月经情况，以月经干净后1周内进行检查为宜。

（4）评估患者宫颈情况、肠道及皮肤准备情况。

（5）签署知情同意书。

2. 患者准备

（1）术前检查，根据麻醉方法决定禁食、禁水时间。宫腔镜检查可行宫颈局部麻醉或无须麻醉；宫腔镜手术多采用硬膜外麻醉或静脉麻醉。

（2）宫颈准备：术前酌情放置宫颈扩张棒扩张宫颈或阴道后穹隆放置米索前列醇以软化宫颈，便于术中宫颈扩张。

3. 物品准备 宫腔镜（包括冷光源、摄像系统、膨宫及灌流系统）、双电极、激光电凝器、宫腔镜镜头（检查镜与手术镜）、管鞘器械（检查管鞘与手术管鞘）、膨宫管、阴道扩张器、宫颈钳、卵圆钳、宫颈扩张棒1套、探针、弯盘、纱布棉球等。

4. 药品准备 根据能源系统选择膨宫液，宫腔镜单极电能的膨宫液多选用5%葡萄糖溶液（糖尿病患者可选用5%甘露醇溶液）；宫腔镜双极电能的膨宫液多选用生理盐水。

【手术中配合】

1. 检测系统 连接好各内镜附件，打开各设备电源开关，确认宫腔镜、膨宫及灌流系统处于完好备用状态。加入灌流液，铺好负极板回路垫后，打开开关，调节电切电流功率和电凝电流功率。

2. 手术体位 协助患者取膀胱截石位。

3. 常规消毒 协助医师常规消毒外阴阴道和宫颈，铺治疗巾。放置扩张棒的患者须取出扩张棒。

4. 操作配合 接通电源后，连接光学视管、电切环、滚球、电切手柄、闭孔器摄像头、光缆线、膨宫管，协助医师连接好镜头，调节镜头的清晰度。接通膨宫及灌流系统，调整压力。保持容器内有足够的灌流液，防止空气栓塞，记录出入量，当入量超过出量时，及时报告医师。配合医师控制宫腔总灌流量，膨宫液进入患者血液循环量不应超过1L，否则易发生稀释性低钠血症。宫腔内操作结束，一边退镜，一边检查子宫颈内口和子宫颈管，清点器械及敷料。

5. 标本送检 管理好术中取出的病理标本，按要求及时送检。

【手术后护理】

1. 评估患者术后心理状况，做好心理护理。

2. 评估患者生命体征、阴道流血情况。

3. 观察患者有无灌流介质过量吸收–体液超负荷综合征，是由灌流液大量吸收引起体液超负荷和/或稀释性低钠血症所致。一旦出现，应吸氧，纠正电解质紊乱和水中毒，处理急性左心衰竭，防治肺水肿和脑水肿。

4. 指导患者保持外阴清洁，术后2周内禁止性生活和盆浴。若阴道流血量超过月经量、出现腹痛及发热等情况，须及时复诊。

（三）阴道镜

阴道镜检查是利用阴道镜在强光源照射下，将充分暴露的子宫颈和阴道部上皮放大5~40倍，以观察肉眼看不到的微小病变，对可疑部位行定位活检。阴道镜也可用于外阴、会阴体及肛周病变的检查，辅助诊断相应部位的癌前病变及早期癌。

【适应证】

1. 子宫颈细胞学检查≥LSIL；高危型HPV阳性伴无明确诊断意义的不典型鳞状细胞（ASC-US）者；HPV检测16型或18型阳性；高危型HPV持续阳性。

2. 肉眼见子宫颈溃疡、肿块或可疑宫颈癌；无法解释的下生殖道出血、异常阴道排液。

3. 子宫颈锥切术前确定切除范围。

4. 外阴、阴道可疑病变。

5. 子宫颈、阴道及外阴病变治疗后随访。

【禁忌证】

阴道镜检查无绝对禁忌证，相对禁忌证为急性下生殖道感染、月经期等。

【检查前准备】

1. 检查前评估

（1）评估患者心理状况，告知阴道镜检查目的、方法及注意事项，缓解其紧张、恐惧情绪，取得患者配合。

（2）全面收集患者的病史、既往子宫颈细胞学和高危型HPV检测结果；询问患者是否有碘过敏史。

（3）签署知情同意书。

2. **患者准备**　检查前至少24小时内避免性生活、阴道冲洗、阴道用药；急性阴道炎、子宫颈炎患者治疗后再行检查；排空膀胱。

3. **物品准备**　阴道镜，阴道扩张器，宫颈活检钳，卵圆钳，阴道上下叶拉钩，刮匙，棉球及长棉签，弯盘，标本瓶，纱布等。

4. **药品准备**　生理盐水，3%~5%醋酸溶液，复方碘溶液等。

【检查中配合】

1. **检测系统**　检查电视系统、镜头、光源是否处在正常工作状态。

2. **检查体位**　协助患者取膀胱截石位。

3. **操作配合**　常规消毒后用阴道扩张器暴露子宫颈阴道部，用生理盐水棉球轻轻擦净子宫颈表面黏液。协助医师调整阴道镜和检查台至合适的高度，打开光源，连接好监视器，调节焦距。必要时加用绿色滤光镜片进行更精确的血管观察。在阴道镜下醋酸试验及碘试验异常图像部位或可疑病变部位，取活检。检查结束前清点敷料和器械，检查结束后清洗和消毒器械。

4. 标本送检　将不同部位的取材分别标记，并放入4%中性甲醛溶液中固定后及时送检。

> **知识链接**　｜　**醋酸试验和碘试验**
>
> 　　醋酸试验：用3%~5%醋酸棉球浸湿子宫颈表面1分钟，正常及异常组织中核质比增加的细胞会出现暂时的白色（醋酸白反应），周围的正常鳞状上皮则保留其原有的粉红色。醋酸效果出现或消失的速度随病变类型的不同而不同。通常情况下，病变级别越高，醋酸白出现得越快，持续时间也越长。
>
> 　　碘试验：用5%复方碘溶液棉球浸湿子宫颈，富含糖原的成熟鳞状上皮细胞被碘染成棕褐色。柱状上皮、未成熟化生上皮、角化上皮及不典型增生上皮不含糖原，涂碘后往往不着色。

【检查后护理】

1. 观察患者生命体征及阴道流血情况，若有异常及时通知医师。

2. 活检后阴道有纱布填塞者，指导患者24小时后自行取出。

3. 嘱患者观察阴道流血量，有异常随时复诊。

4. 指导患者2周内禁止性生活、盆浴，保持外阴清洁，预防感染。

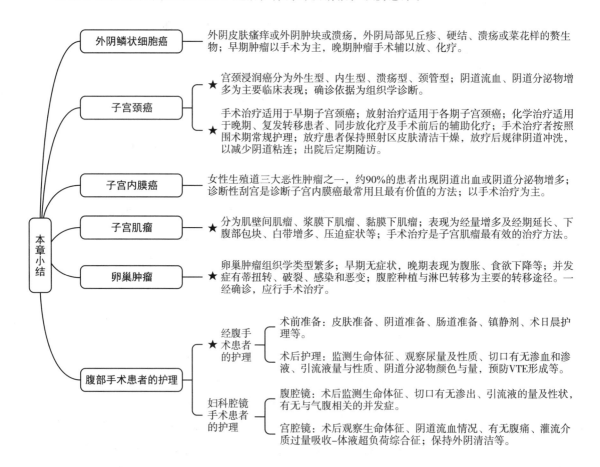

（张媛媛）

复习参考题

（一）选择题

1. 患者，女，67岁，诊断为外阴癌，行外阴癌根治术，术毕返回病房后，护理人员应为患者摆放的体位是
    A. 半卧位
    B. 端坐卧位
    C. 头高足低位
    D. 平卧外展屈膝体位
    E. 侧卧位膝下垫软枕

2. 子宫颈癌最主要的致病因素是
    A. 多个性伴侣
    B. 与高危男子性接触
    C. 高危型HPV持续感染
    D. 合并其他性传播疾病
    E. 早年分娩及多次分娩史

3. 患者，女，子宫肌瘤合并妊娠，妊娠36周，出现剧烈腹痛伴恶心、呕吐，体温38.5℃，B型超声显示子宫肌瘤迅速增大。考虑最可能发生了
    A. 子宫肌瘤钙化
    B. 子宫肌瘤囊性变
    C. 子宫肌瘤肉瘤变
    D. 子宫肌瘤玻璃样变性
    E. 子宫肌瘤红色变性

4. 子宫内膜癌最典型的症状是
    A. 阴道分泌物增多
    B. 绝经后阴道流血
    C. 接触性阴道流血
    D. 下腹及腰骶部疼痛
    E. 血性或脓血性阴道排液

5. 患者，女，35岁，起床时突然发生右下腹剧痛，伴恶心、呕吐。盆腔检查可扪及右下腹张力较大肿块，肌紧张，患者拒按，考虑可能为
    A. 卵巢肿瘤感染
    B. 卵巢肿瘤破裂
    C. 盆腔炎性疾病
    D. 卵巢肿瘤蒂扭转
    E. 子宫肌瘤红色变性

    答案：1. D；2. C；3. E；4. B；5. D

（二）简答题

1. 简述子宫颈癌的预防和筛查策略。

2. 简述子宫肌瘤的治疗原则。

第十六章　妇科其他疾病患者的护理

学习目标

知识目标	1. 掌握子宫内膜异位性疾病、盆底功能障碍性疾病的护理评估及护理措施；会阴部手术患者围手术期护理及妇科常用护理技术。 2. 熟悉子宫脱垂、压力性尿失禁的定义及临床分度。 3. 了解子宫内膜异位性疾病的病理。
能力目标	能够运用所学知识对子宫内膜异位性疾病、盆底功能障碍性疾病患者实施整体护理。
素质目标	具有尊重患者，保护其隐私，对待患者热情、耐心的职业素养。

　　妇科疾病按照女性生殖系统炎症、女性生殖系统肿瘤、女性生殖内分泌疾病进行归类，分别在各章节阐述，而临床上常见的子宫内膜异位性疾病，盆底功能障碍性疾病不符合以上归类，特列为一章妇科其他疾病。由于该类疾病的特殊性，应以恢复功能、保护隐私为原则，根据患者的具体情况提供个性化、整体化的护理。

第一节　子宫内膜异位性疾病

案例导入与思考

某女士，30岁，G_1P_0，因"月经来潮后下腹部疼痛2年"来院就诊。患者自述2年前行人工流产术1次。此后月经尚规律，但每次月经来潮均出现下腹及腰骶部疼痛，呈渐进性加重，疼痛可放射至会阴、肛门，常于月经来潮前1~2日开始，月经期第1日最剧，月经干净后消失。妇科检查：子宫后倾固定，盆腔后部扪及触痛性结节，双侧附件压痛。

请思考：

1. 该患者最可能的临床诊断是什么？
2. 该患者主要的治疗方法有哪些？
3. 对该患者应采取的主要护理措施有哪些？

子宫内膜异位性疾病包括子宫内膜异位症（endometriosis，EMT）和子宫腺肌病（adenomyosis），两者均由具有生长功能的异位子宫内膜所致，临床上常可并存。子宫内膜腺体和间质出现在子宫腔以外的其他部位，称为子宫内膜异位症，简称内异症。异位子宫内膜可以侵犯全身任何部位，如脐、肺、膀胱、肾、输尿管、胸膜、乳腺，甚至手臂、大腿等处，但绝大多数位于盆腔内，其中子宫骶韧带、卵巢是最为常见的受侵部位，其次为子宫及其他脏腹膜、直肠阴道隔等处，故有盆腔子宫内膜异位症之称。子宫内膜异位症在形态学上呈良性表现，但在临床行为学上却有增生、侵袭、转移及复发等恶性肿瘤特点，是生育年龄妇女最常见的疾病之一。当子宫内膜腺体和间质侵入子宫肌层时称为子宫腺肌病。

【病因】

本病病因仍未完全阐明，目前主要有三种学说。

1. 种植学说　Sampson于1921年首次提出该学说。传播途径主要包括：月经期时妇女子宫内膜腺上皮和间质细胞可随经血逆流，经输卵管进入腹腔，种植于卵巢和邻近的盆腔腹膜并在该处继续生长和蔓延，形成盆腔子宫内膜异位症，也称为经血逆流学说；子宫内膜也可以通过淋巴及静脉向远处播散，发生异位种植；剖宫产术后腹壁切口或分娩后会阴处切口出现子宫内膜异位症，可能是手术时将子宫内膜带至切口直接种植所致。

2. 体腔上皮化生学说　认为卵巢生发上皮、盆腔腹膜均由胚胎时期具有高度化生潜能的体腔上皮分化而来，在受到持续卵巢激素、经血及慢性炎症刺激后，被激活而转化成子宫内膜样组织。

3. 诱导学说　未分化的腹膜组织在内源性生物化学因素诱导下，可发展成为子宫内膜组织，种植的内膜释放化学物质诱导未分化的间充质形成子宫内膜异位组织。

4. 子宫腺肌病　与多次妊娠和分娩、人工流产、慢性子宫内膜炎等有关。

【病理】

主要病理变化为异位的子宫内膜随卵巢激素的变化而发生周期性出血，病灶局部反复出血和缓慢吸收导致周围纤维组织增生和粘连，病变区出现紫褐色斑点或小泡，最后发展成为大小不等的紫褐色实质性结节或形成包块。

1. 卵巢子宫内膜异位症　又称卵巢子宫内膜样囊肿，卵巢最易被异位内膜侵犯，约80%累及一侧，约50%累及双侧。异位子宫内膜在卵巢皮质内生长，周期性出血，形成单个或多个囊肿。典型情况下，陈旧性血液聚集在囊内形成咖啡色黏稠液体，似巧克力样，故俗称"卵巢巧克力囊肿"。

2. 腹膜子宫内膜异位症　分布于盆腔腹膜和各脏器表面，以子宫骶韧带、直肠子宫陷凹和子宫后壁下段浆膜最常见。

3. 深部浸润型子宫内膜异位症　指病灶浸润深度≥5mm的子宫内膜异位症，常见于子宫骶韧带、直肠子宫陷凹、阴道穹、直肠阴道隔、直肠或结肠壁等，也可侵犯至膀胱壁和输尿管。

4. 子宫腺肌病　异位内膜在肌层呈弥漫性生长，子宫均匀性增大，剖面肌壁厚而硬，无旋涡状结构。

【护理评估】

（一）健康史

了解患者的月经史，有无周期和月经量的变化，详细了解有无痛经及痛经时间和程度，是否有性交痛；了解患者的孕产史，有无人工流产、输卵管通液术等手术史；了解相关遗传史、有无免疫性疾病等。

（二）身体状况

1. 症状

（1）痛经和下腹痛：继发性痛经是子宫内膜异位性疾病最典型的症状，随病变发展而进行性加重。疼痛多位于下腹部或腰骶部，可放射至会阴、肛门或大腿，月经前1~2日开始，月经期第1日最重，以后逐渐缓解。

（2）不孕：子宫内膜异位症患者不孕率高达40%，引起不孕的原因可能是盆腔粘连、子宫后倾、输卵管粘连闭锁或蠕动减弱等机械性因素。

（3）性交痛：多见于直肠子宫陷凹有异位病灶或局部粘连使子宫后倾固定者。一般表现深部性交痛，月经来潮前性交疼痛最明显。

（4）月经异常：月经量增多、月经期延长、月经淋漓不尽或经前期阴道点滴出血。

（5）急腹症：由于月经期卵巢异位囊肿囊内出血、压力增加而多次出现小的破裂，表现为一过性腹痛；如囊肿出现大的破裂时，内容物流入腹腔出现剧烈腹痛伴恶心、呕吐、肛门坠胀。

2. 体征　卵巢异位囊肿较大时，妇科检查可触及与子宫粘连的囊性肿块，典型的盆腔子宫内膜异位症子宫后倾固定，在直肠子宫陷凹、子宫骶韧带或子宫后壁下段常可触及痛性结节。腹壁或会阴瘢痕子宫内膜异位症病灶可在切口附近触及结节状肿块。子宫腺肌病表现为子宫均匀性增大，或局限性结节隆起，硬且有压痛。

（三）心理-社会状况

因病程长，疗效不理想，患者产生恐惧或无助感；常因疼痛在月经来潮前或性交前紧张、焦虑；未生育的妇女担心不能再生育；部分患者害怕手术。

（四）辅助检查

1. 腹腔镜检查　是目前诊断子宫内膜异位性疾病的最佳方法。可直视病变部位，在腹腔镜下进行活检即可确诊，术中所见亦是临床分期的重要依据。

2. B型超声检查　可确定异位囊肿的位置、大小、形状和囊内容物，与周围脏器特别是与子宫的关系等。

3. 血清CA125测定　重度子宫内膜异位性疾病患者血清CA125值可能会升高。定期测定血清CA125有助于评价疗效或追踪随访。

理论与实践　该患者最可能的临床诊断是子宫内膜异位性疾病。

（五）治疗原则

治疗子宫内膜异位性疾病的方法要根据患者年龄、症状、病变部位和范围及对生育的要求等全面考虑，选择适合个体要求的治疗方案，以"缩减和祛除病灶，减轻和控制疼痛，治疗和促进生育，预防和减少复发"为目的。

1. 药物治疗

（1）非甾体抗炎药：可缓解腹痛或痛经，适用于轻度子宫内膜异位症患者，要进行定期随访，一般3~6个月随访1次，随访期间发现症状加重或体征加剧时及时调整治疗方案。

（2）口服避孕药：其目的是降低垂体促性腺激素水平，并直接作用于子宫内膜和异位内膜，导致异位内膜萎缩。长期连续服用可造成类似妊娠的人工闭经，称为假孕疗法，一般连用6~9个月，适用于轻度子宫内膜异位症患者。

（3）孕激素：其作用机制为抑制垂体促性腺激素释放并直接作用于子宫内膜和异位内膜，最初引起子宫内膜组织的蜕膜化，继而导致内膜萎缩和闭经，可连用6个月，如口服甲羟孕酮30mg/d。

（4）促性腺激素释放激素激动剂（GnRH-a）：主要是通过抑制垂体促性腺激素的分泌，导致卵巢分泌的性激素减少，造成体内低雌激素状态，出现暂时性闭经，起到药物暂时去势的作用而达到治疗目的，故此疗法又称药物性卵巢切除（medical oophorectomy）。常用亮丙瑞林3.75mg于月经第1日皮下注射后，每隔28日注射1次，连用3~6次，用药后一般第2个月开始闭经，可使痛经缓解。

2. 手术治疗　有开腹手术和腹腔镜手术2种，适用于药物治疗后症状不缓解、局部病变加剧、生育功能未恢复者及较大卵巢子宫内膜异位囊肿者。腹腔镜手术是本病最佳处理方法，能提高术后妊娠率。目前认为以腹腔镜确诊、手术＋药物为子宫内膜异位症治疗的金标准。

3. 手术与药物联合治疗　术前给予3~6个月药物治疗使病灶缩小软化，有利于手术操作，对手术不彻底或术后疼痛不缓解者可再给3~6个月药物治疗推迟复发。

理论与实践　　治疗方法：手术＋药物治疗，可以行腹腔镜手术明确诊断，清除异位内膜病灶及囊肿，术后如果疼痛不缓解可再给予3~6个月药物治疗，可使用口服避孕药、孕激素类药物、促性腺激素释放激素激动剂（GnRH-a）、孕三烯酮、达那唑、米非司酮等。

【常见护理诊断/问题】

1. **疼痛**　与子宫内膜异位有关。

2. **自尊紊乱**　与不孕有关。

【护理目标】

1. 患者疼痛减轻或者消失。

2. 患者正确认识不孕的原因，治疗配合。

【护理措施】

1. 心理护理 对患者心理状况进行评估，向患者及家属讲解疾病相关知识，注意沟通技巧，理解和尊重患者的想法，告知患者及家属子宫内膜异位性疾病是良性疾病，积极治疗疾病对缓解疼痛、治疗不孕有明显效果，使患者以积极的心态应对身体不适，减轻心理负担，积极配合治疗。

2. 治疗配合

（1）用药护理：讲解药物治疗相关知识，指导患者正确使用性激素，特别强调治疗中不得随意停药，注意观察药物的副作用，如口服避孕药的副作用有恶心、呕吐，有血栓形成的风险；孕激素的副作用有恶心、轻度抑郁、水钠潴留、不规则阴道流血等；促性腺激素释放激素激动剂的副作用有潮热、阴道干涩、性欲减退和骨质疏松等绝经症状。

（2）手术护理：目前妇科腔镜手术技术比较成熟，有创伤小、恢复快、术后粘连少等优点，是手术治疗子宫内膜异位性疾病的首选。如选择妇科腔镜手术，手术前、后按妇科腔镜手术护理常规进行护理。对于病灶广泛、粘连较重、巨大卵巢子宫内膜异位囊肿患者，需要行开腹手术，手术前、后按妇科腹部手术护理常规进行护理。

3. 健康指导

（1）知识宣教：告知患者月经期避免过度劳累和剧烈运动、禁止性生活、无特殊情况不做盆腔检查，防止医源性内膜异位种植。

（2）防止经血逆流：及时发现并治疗引起经血潴留的疾病，如先天性生殖道畸形、继发性阴道狭窄、子宫颈管粘连、子宫极度后屈等。

（3）防止医源性内膜异位种植：经前禁止做输卵管通畅试验，宫颈及阴道手术均不宜在经前进行，月经期避免不必要的盆腔检查，避免过多的宫腔内手术等；凡是经腹部手术进入宫腔者，术中要用纱布垫保护腹壁及子宫壁切口周围。

（4）药物避孕：对于无生育要求者，长期口服避孕药可降低本病的发病风险。

（5）用药指导：患者的药物治疗以性激素为主，应告知患者用药目的、方法及副作用，嘱其按时服用不能随意增减或停药。

（6）随访及复查指导：告知用药期间需要定期随访，并告知患者随访的意义、目的、时间及内容。住院患者出院后也要告知按期复查，做好康复指导。

理论与实践 护理措施：嘱患者坚持服药，不要随意停服漏服，严密观察用药后的不良反应；手术前、后按妇科腔镜手术护理常规进行护理；加强疾病知识的宣传教育，防止经血逆流及医源性内膜异位种植。

【护理评价】

1. 患者了解止痛方法，疼痛减轻或好转。

2. 患者正确认识不孕的原因，治疗配合。

第二节　盆底功能障碍性疾病

案例导入与思考

某女士，58岁，G₅P₃，因"阴道有肿物脱出13年，近2周加重"来院就诊。平素腰骶部酸痛，劳累时加重，卧床休息可减轻。近2周不慎患咳嗽，感阴道内肿物脱出，休息后不回缩，伴分泌物有异味。妇科检查：阴道外见一鸭蛋大小肿物，表面充血，有1cm×2cm溃疡点，伴黄色分泌物，阴道黏膜膨出，潮红。

请思考：

1. 该患者最可能的临床诊断是什么？

2. 若该患者需要手术治疗，护理人员应采取的围手术期护理措施有哪些？

3. 护理人员护理该类患者时应具备的职业素养有哪些？

盆底功能障碍（pelvic floor dysfunction，PFD），又称盆底器官缺陷或盆底支持组织松弛，是各种原因导致的盆底支持结构缺陷、退化或损伤，导致功能障碍，进而造成一系列疾病，包括盆腔器官脱垂、尿失禁、大便失禁、生殖道损伤、性功能障碍、慢性盆腔痛和瘘等。随着人口的老龄化，此类疾病的发生率逐年增高，严重影响女性的生活和健康，因此，需要加强盆腔盆底功能障碍性疾病的预防、治疗、护理和康复，以提高女性生活质量。

一、常见盆底功能障碍性疾病

（一）阴道前、后壁膨出

阴道前壁膨出多由膀胱和尿道膨出所致，以膀胱膨出常见，常伴有不同程度的子宫脱垂。阴道后壁膨出也称直肠膨出。阴道前、后壁膨出可单独存在，也可同时存在。

【病因】

阴道前壁主要由耻骨宫颈韧带、膀胱宫颈筋膜和尿生殖膈的深筋膜支持。分娩时，这些韧带、筋膜和肌肉撕裂，若产后又过早参加体力劳动，这些因素导致与膀胱紧连的阴道前壁向下膨出，在阴道口或阴道口外可见，称为膀胱膨出（图16-1）；若支持尿道的膀胱宫颈筋膜受损严重，尿道紧连的阴道前壁下1/3以尿道外口为支点向下膨出，称为尿道膨出；分娩后，若受损的耻尾肌、直肠、阴道筋膜或尿生殖膈等盆底支持组织未能修复，直肠向阴道后壁中段逐渐膨出，在阴道口能见到膨出的阴道后壁黏膜，称为直肠膨出（图16-2）。老年女性盆底肌肉及肛门内括约肌的肌力弱，便秘、排便时用力均可导致或加重直肠膨出。

【临床分度】

阴道前、后壁膨出临床上分为3度。以屏气下膨出最大限度来判定。

1. 阴道前壁膨出

（1）Ⅰ度：阴道前壁形成球状物，向下突出，达处女膜缘，但仍在阴道内。

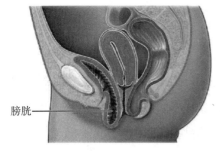

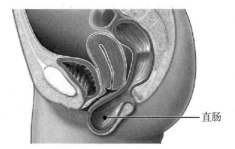

▲ 图16-1　阴道前壁膨出（膀胱膨出）　　　　▲ 图16-2　阴道后壁膨出（直肠膨出）

（2）Ⅱ度：阴道壁展平或消失，部分阴道前壁突出于阴道口外。

（3）Ⅲ度：阴道前壁全部突出于阴道口外。

2. 阴道后壁膨出

（1）Ⅰ度：阴道后壁达处女膜缘，但仍在阴道内。

（2）Ⅱ度：阴道后壁部分脱出阴道口。

（3）Ⅲ度：阴道后壁全部脱出阴道口外。

【护理评估】

1. 健康史　了解患者既往分娩经过，有无产程延长、阴道助产、会阴损伤及其程度；了解产后恢复情况，有无慢性咳嗽、便秘、排尿困难等；了解阴道肿块脱出的时间及影响因素等。

2. 身体状况

（1）症状：轻者无症状。重者自述阴道内有肿物脱出，有外阴异物摩擦感。伴腰酸、下坠感，可有尿频、尿急、尿痛。阴道前壁严重膨出，如膀胱膨出，可导致尿频、排尿困难、残余尿量增加，部分患者可发生压力性尿失禁，但随着膨出的加重，其压力性尿失禁症状可消失，甚至需要用手将阴道前壁向上抬起方能排尿，易并发尿路感染。阴道后壁严重膨出，如直肠膨出，可导致排便困难，需要下压阴道后壁方能排便。

（2）体征：检查可见阴道口松弛，多伴陈旧性会阴裂伤，阴道壁黏膜皱襞消失，阴道前壁或后壁呈球状膨出，反复摩擦，可增生角化，甚至发生溃疡和出血。

3. 心理–社会状况　阴道前、后壁膨出严重的患者因排尿、排便困难，脱出的肿物影响性生活，常有自卑、羞愧心理，同时会担心预后或手术增加家庭经济负担，出现焦虑心理。

4. 治疗原则　有症状的阴道前、后壁膨出患者，应行阴道前、后壁修补术。加用合成网片或生物补片能够起到加强修补、减少复发的作用。

【常见护理诊断/问题】

1. 舒适度减弱　与阴道前、后壁膨出导致腰酸、下坠感有关。

2. 有感染的危险　与阴道前、后壁膨出受到摩擦，诱发感染有关。

【护理目标】

1.阴道前、后壁膨出改善，患者舒适度增加。

2. 无感染发生。

【护理措施】

1. 心理护理　主动与患者及家属沟通交流，了解患者的心理状态，有针对性地进行心理疏导，耐心讲解疾病的病因、术前相关准备、术后注意事项及家庭支持系统配合的重要性，使患者以积极的心态接受治疗和护理。

2. 治疗配合

（1）术前护理：协助患者做各项术前准备，口服肠道抗生素3~5日，外阴备皮，连续3日阴道冲洗，术前1日晚和术日晨进行清洁灌肠。阴道后壁修补患者于术前3日给予无渣饮食，术日晨禁食水。

（2）术后护理：术后取平卧位，卧床休息，给予生活护理，避免咳嗽等增加腹压的动作，留置导尿5~7日，每日进行2次会阴护理，保持外阴清洁，观察切口愈合情况。阴道后壁修补患者给予无渣或少渣流食，遵医嘱口服阿片全碱延迟排便，排便前给予缓泻剂，保持大便通畅。必要时遵医嘱使用抗生素预防感染。

3. 健康指导

（1）注意休息，避免重体力劳动，积极治疗慢性咳嗽。

（2）合理饮食，多食富含纤维素的蔬菜和新鲜水果，保持大便通畅。

（3）保持外阴清洁干燥，预防细菌感染。

（4）按时到医院复诊。

【护理评价】

1. 患者能自主排尿、排便，阴道异物感消失，舒适度增加。

2. 患者无感染发生。

（二）子宫脱垂

子宫脱垂（uterine prolapse）指子宫从正常位置沿阴道下降，子宫颈外口达坐骨棘水平以下，甚至子宫全部脱出于阴道口外。

【病因】

1. 分娩损伤　是最主要的发病原因，特别是阴道助产或第二产程延长，使盆底肌肉、筋膜、子宫韧带均过度牵拉，削弱其支撑力量；若产后过早参加体力劳动，特别是重体力劳动，影响盆底组织张力的恢复，也可导致未复旧的子宫下移。

2. 长期腹压增加　慢性咳嗽、习惯性便秘、腹腔内巨大肿瘤、腹水、腹型肥胖等造成腹腔内压力增加，可致盆腔脏器脱垂。

3. 先天性盆底组织发育不良或退行性变　子宫脱垂患者偶见于未分娩妇女或处女，多为先天性盆底组织发育不良或营养不良的患者；绝经后妇女由于雌激素水平下降，盆底组织萎缩，也可发生子宫脱垂。

【临床分度】

以患者平卧，用力向下屏气时，子宫下降最低点为分度标准。将子宫脱垂分为3度（图16-3）。

1. Ⅰ度

（1）轻型：子宫颈外口距离处女膜缘<4cm，但未达处女膜缘。

（2）重型：宫颈已达处女膜缘，阴道口可见到宫颈。

2. Ⅱ度

（1）轻型：宫颈已脱出阴道口外，但宫体仍在阴道内。

（2）重型：宫颈及部分宫体已脱出阴道口。

3. Ⅲ度：宫颈和宫体全部脱出至阴道口外。

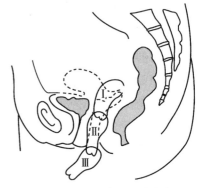

▲ 图16-3　子宫脱垂的分度

【护理评估】

1. 健康史　评估患者分娩史，有无产程延长、阴道助产及盆底组织撕裂伤史；询问有无慢性病史，如慢性咳嗽、腹水、便秘等，是否长期从事重体力劳动；评估患者年龄、营养状况，是否伴有其他脏器的下垂。

2. 身体状况

（1）症状：轻度无症状，加重以后出现以下症状。

1）下坠感及腰背酸痛：由下垂子宫对韧带的牵拉及盆腔充血所致。常在久站、蹲位、走路、重体力劳动以后加重，卧床休息后症状可减轻。

2）肿物自阴道脱出：常在行走、下蹲、排便等腹压增加时，有肿物自阴道口脱出，开始在休息平卧时肿物可变小或消失，严重时休息也不能自行回缩，需要用手还纳至阴道内。

（2）体征：在患者屏气增加腹压时可见子宫脱出，可能并发有膀胱、直肠膨出。脱出的子宫及阴道壁由于长期暴露摩擦，可见宫颈及阴道壁溃疡，甚至有少量出血，若继发感染则有脓性分泌物。

3. 心理-社会状况　长期的子宫脱出使患者行动不便，患者的生活、工作受到影响，甚感烦恼；严重者性生活受到影响，患者常出现忧伤、情绪低落等心理反应，不愿与他人交往。

4. 辅助检查

（1）子宫颈细胞学检查，排除子宫颈鳞状上皮内病变及早期宫颈癌。

（2）尿常规、尿培养及残余尿测定等。

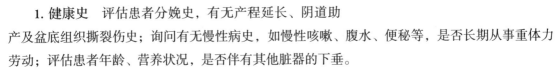

理论与实践　　该患者最可能的诊断是子宫脱垂。

5. 治疗原则

（1）非手术治疗：为一线治疗方法，其目的是缓解症状，增加盆底肌肉的强度、耐力和支持力，防止脱垂加重，避免或延缓手术干预。

1）支持疗法：加强营养，注意休息，适当活动，避免重体力劳动，预防便秘，治疗长期增加腹压的疾病，肥胖患者注意控制体重。

2）盆底肌训练：适用于轻度脱垂患者。嘱患者做收缩肛门运动，用力收缩盆底肌肉3秒以上后放松，每次10~15分钟，每日2~3次。

3）使用子宫托：适用于全身状况不宜手术、妊娠期或产后的妇女，也可用于膨出面溃疡手术前促进溃疡面的愈合。使用子宫托者应定期随访，常见并发症有阴道黏膜溃疡及感染等。

（2）手术治疗：适用于非手术治疗无效或Ⅱ、Ⅲ度子宫脱垂的患者。手术目的是缓解症状，恢复正常的解剖位置和脏器功能，有满意的性功能并能够维持效果。根据患者年龄、脱垂程度、生育要求、健康状况选择术式。常用术式包括曼彻斯特（Manchester）手术、经阴道子宫全切术及阴道前后壁修补术、阴道闭合术及盆底重建术等。

【常见护理诊断/问题】

1. 舒适度减弱　与子宫脱垂牵拉韧带及阴道脱出物有关。

2. 排尿/排便形态改变　与同时伴有阴道前后壁膨出有关。

3. 焦虑　与长期子宫脱出影响工作、生活有关。

【护理目标】

1. 腰酸、下坠感减轻或消失。

2. 患者排尿/排便方式恢复正常。

3. 患者能表达焦虑的原因，并能有效应对，焦虑减轻。

【护理措施】

1. 心理护理　护理人员应关心和理解患者，让患者说出自己的感受；向患者讲解子宫脱垂的治疗和预后，做好家属的工作，得到家属的支持。

2. 治疗配合

（1）子宫托使用指导：教会患者正确使用子宫托。选择大小适宜的子宫托，放置前排空大小便，洗净双手。放置填充型子宫托时指导患者蹲下，两腿分开，一手持子宫托盘呈倾斜位进入阴道内，然后将托柄一边向内推，一边向阴道顶端旋转，直至托盘达子宫颈。将托柄弯度朝前，对正耻骨弓后面；取子宫托时，手指捏住子宫托的柄部，上下左右轻轻摇动，等负压消失后向后外方牵拉，子宫托可自阴道滑出。

（2）围手术期护理

1）术前准备：选择手术时间，一般在月经干净后3~5日进行。阴道准备一般从术前5日开始，Ⅰ度子宫脱垂患者用1:5 000的高锰酸钾溶液坐浴，每日2次；Ⅱ度、Ⅲ度子宫脱垂患者用0.02%碘伏棉球擦洗阴道，每日1次，黏膜溃疡者局部涂抗生素或雌激素软膏，然后戴无菌手套将脱垂的子宫还纳于阴道内，让患者平卧半小时。其他按一般阴道手术患者术前准备进行充分准备。

2）术后护理：术后应卧床休息7~10日，留置导尿10~14日，除按一般外阴、阴道手术患者护理常规进行护理外，对于使用网片行盆底修补的患者，应注意观察阴道分泌物的性状，阴道有无异物感，有无里急后重、肛门疼痛、血便、会阴部疼痛等症状，若有异常及时通知医师。

知识拓展 | 盆底重建手术网片或吊带暴露并发症

盆底重建手术中使用网片或吊带的术式包括抗尿失禁尿道中段悬吊带术、经阴道植入网片手术和骶骨固定术三大类。网片/吊带暴露是常见的并发症,其常见症状包括阴道异常分泌物、持续性阴道流血、疼痛、反复泌尿系统感染、性交痛(包括伴侣性交痛),有些患者甚至能自己触及网片/吊带,罕见的症状则有盆腔或下肢脓肿、瘘、窦道形成甚至骨髓炎,如果合并其他系统症状,如泌尿系统、消化系统和肌肉骨骼症状,应进行多学科评估。

3. 健康指导

(1)开展全民健康指导,宣传产后护理知识,产褥期避免重体力劳动。

(2)子宫托每日早晨放入阴道,睡前取出消毒后备用,以免放置时间过久压迫生殖道而致生殖道瘘。月经期和妊娠期停止使用。开始使用子宫托者应分别于第1、3、6个月到医院复查,以后每3~6个月到医院复查1次。放置子宫托前阴道应有一定水平的雌激素作用。绝经后妇女可选用阴道雌激素霜剂,一般在使用子宫托前4~6周开始应用,并在放托的过程中长期使用。

(3)术后休息3个月,禁止盆浴及性生活,术后2个月到医院检查切口愈合情况,术后3个月再到门诊复查,经医师确认切口完全愈合以后方可恢复性生活;积极治疗急、慢性咳嗽、便秘等,禁止做增加腹压的运动,做下蹲动作时,双腿应尽可能并拢,半年内避免重体力劳动。

(4)应用网片患者阴道局部应用雌激素2个月,以增加阴道黏膜弹性、厚度和抗感染的能力。

(5)避免憋尿,保持膀胱的空虚状态,减少充盈的膀胱对周围刚刚修复的筋膜的压力。

理论与实践 围手术期护理措施:① 术前准备,术前5日开始阴道准备,使用0.02%碘伏棉球擦洗阴道每日1次,溃疡点涂抗生素或雌激素软膏,然后戴无菌手套将脱垂的子宫还纳于阴道内,平卧休息半小时;② 术后护理,患者术后应卧床休息7~10日,留置导尿10~14日,若该患者行网片盆底修补,还应询问患者是否出现阴道异物感、会阴部疼痛等异常症状,并注意观察阴道分泌物的性质。

护理人员应具备尊重患者,保护患者隐私,全心全意为患者服务的职业精神与人文素养。

【护理评价】

1. 患者不适症状减轻或消失,学会放置子宫托及盆底肌肉锻炼的方法。

2. 治疗后患者排尿/排便恢复正常。

3. 患者能说出减轻焦虑的应对措施。

(三)压力性尿失禁

压力性尿失禁(stress urinary incontinence,SUI)是指腹压突然增加导致的尿液不自主流出,但不是由逼尿肌收缩压或膀胱壁对尿液的张力压所引起。特点是正常状态下不遗尿,而腹压突然增高时尿液自动流出,也称张力性尿失禁或真性压力性尿失禁。压力性尿失禁在成年女性的发生率较高,已成为一个重要的卫生和社会问题。

【病因】

压力性尿失禁分为解剖型压力性尿失禁和尿道内括约肌障碍型压力性尿失禁两种类型。解剖型压力性尿失禁约占90%，主要是由妊娠与阴道分娩损伤、绝经后雌激素水平降低等原因造成盆底组织松弛所引起的。不足10%的患者为尿道内括约肌障碍型压力性尿失禁，多为先天发育异常所致。

【临床分度】

压力性尿失禁有主观分度和客观分度。临床常采用简单的主观分度。

Ⅰ级：发生在剧烈压力下，如咳嗽、打喷嚏或慢跑。

Ⅱ级：发生在中度压力下，如快速运动或上下楼梯。

Ⅲ级：发生在轻度压力下，如站立时，但患者在仰卧位时可控制尿液。

【护理评估】

1. 健康史　同子宫脱垂患者的健康史评估。

2. 身体状况

（1）症状：主要表现为打喷嚏、大笑、咳嗽等腹压突然增加时不自主漏尿，或出现尿频、尿急，排尿后膀胱区胀满感。

（2）体征：腹压增加时能观察到尿液不自主地从尿道流出。80%的压力性尿失禁患者伴有不同程度的阴道壁膨出。

3. 心理-社会状况　压力性尿失禁患者因不自主漏尿，影响正常活动和生活，常有自卑心理，同时会担心手术和预后，出现恐惧心理；要了解患者及家属的心理状态和对疾病的认知程度，采取针对性的护理措施。

4. 辅助检查

（1）压力试验：当患者膀胱充盈时，取截石位检查，嘱患者咳嗽的同时，观察尿道外口，如果每次咳嗽时均伴随尿液的不自主溢出，则提示压力性尿失禁。如果截石位状态下没有尿液溢出，应让患者处于站立位，重复压力试验。

（2）指压试验：检查者把示指、中指两指放入阴道前壁的尿道两侧，指尖位于膀胱与尿道交接处，向前上抬高膀胱颈，再行诱发压力试验，如压力性尿失禁现象消失，则为阳性（图16-4）。

（3）尿动力学检查：膀胱内压测定有助于了解患者尿失禁的原因；尿流率测定有助于了解膀胱排尿速度和排空能力。

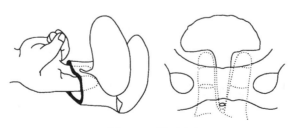

▲ 图16-4　指压试验

（4）膀胱镜检查和泌尿系统超声检查可以协助诊断。

5. 治疗原则

（1）非手术治疗

1）药物治疗：α-肾上腺素能受体激动剂和阴道局部雌激素治疗。

2）物理治疗和行为治疗：阴道托、盆底肌训练、生物反馈治疗、电刺激治疗、体外磁疗。

（2）手术治疗：包括以下三种。

1）中段尿道吊带手术：常用经阴道无张力尿道中段悬吊术，疗效稳定，创伤小，并发症少，现已成为一线手术治疗方法。

2）耻骨后膀胱尿道悬吊固定术：疗效稳定，并发症少，但创伤较大。

3）膀胱颈填充物注射治疗：主要适用于膀胱内括约肌缺陷的压力性尿失禁。

【常见护理诊断/问题】

1. 自我形象紊乱 与长期尿液不自主流出有关。

2. 排尿异常 与腹压突然增加引起的漏尿有关。

3. 焦虑 与害怕手术疼痛，担心预后有关。

4. 潜在并发症：膀胱穿孔、出血、排尿困难、感染。

【护理目标】

1. 患者生活质量提高，自信心增强。

2. 患者恢复正常排尿功能。

3. 焦虑程度减轻，积极配合治疗和护理。

4. 患者术后未发生并发症，或发生并发症但及时被发现并处理。

【护理措施】

1. 心理护理 患者因长期尿液不自主流出，容易产生自卑、压抑心理，对手术治疗及预后易产生恐惧、担忧心理。应主动关心患者，以亲切诚恳的态度，耐心讲解疾病相关知识及术后注意事项，尽量满足患者的需求，减轻不良情绪，增加战胜疾病的信心。

2. 治疗配合

（1）术前准备：指导患者做会阴部肌肉收缩和放松训练，即凯格尔运动（Kegel exercises）；练习床上使用便器；术前1日清洁灌肠，术前8小时禁食，4小时禁水；术日晨严格备皮（上至脐下、下至大腿内上1/3及整个会阴部）。

（2）术后护理：术后卧床休息，观察阴道渗血情况，注意有无耻骨后血肿发生，如无渗血，术后24小时取出阴道填塞的纱条。根据病情调整导尿管拔出时间，拔除导尿管后，指导患者多饮水，观察排尿情况。

3. 健康指导

（1）指导患者多饮水，促进排尿反射，预防尿路感染；多食富含纤维素的食物，防止便秘引起腹压增高。

（2）告知患者坚持做盆底肌收缩与放松运动，加强盆底肌的力量。

（3）保持会阴部清洁卫生，预防感染。

【护理评价】

1. 患者能正确认识疾病，有较高的自尊水平。

2. 患者恢复正常排尿功能，生活质量得到提高。

3. 患者焦虑程度缓解，积极配合治疗和护理。

4. 患者术后未发生并发症，舒适度逐渐增加。

二、盆底功能康复技术

盆底功能康复指应用物理方法，通过主动或被动收缩，增强盆底肌肌力及逼尿肌的稳定性，促进盆底功能的恢复。

（一）盆底肌训练

即凯格尔运动，基本方案包含3组8~12次的盆底肌（即肛门会阴部）用力收缩，每次持续8~10秒，每日3次。患者应尽量每日锻炼，并持续至少15周。同时可行阴道哑铃锻炼，在锻炼过程中逐渐改用直径较小的哑铃，每次15分钟，每日1次，持续3个月。盆底肌训练可以改善盆底功能障碍的分度及其相关症状。

（二）生物反馈法

指将探头置入阴道或直肠，监测盆底肌电信号活动，然后将模拟的声音或视觉信号反馈给患者，患者可根据信号进行训练并自主控制盆底肌的收缩和舒张。生物反馈法针对性强，目前已被广泛应用于临床，一旦获得满意效果，即可转为盆底肌训练。

【基本原理】

生物反馈法采用现代电子技术准确测定神经-肌肉与自主神经系统正常和异常的生理电信号，这些生理电信号能反映人体的生理和心理状况。操作时先将各种传感器与受检者连接，然后测量表面肌电、脑波、心率、血压、呼吸、肌肉的活动，以及皮肤温度等生理指标。仪器能够快速、准确地将信息反馈给检查者，并使受检者对其自身的生理功能有直观的了解和有针对性的控制。通过转换的视、听信号指导受检者进行训练，从而达到防治疾病和进行康复训练的目的。

【适应证】

1. 产后妇女的常规盆底肌肉锻炼。

2. 轻、中度子宫脱垂、阴道膨出者。

3. 各种尿失禁、大便失禁者。

4. 阴道松弛、阴道痉挛、性生活不满意、性交痛者。

5. 泌尿生殖修补术后的辅助治疗。

【禁忌证】

1. 心脏装有起搏器者。

2. 阴道电极禁用于重度子宫脱垂和阴道松弛、脱垂致阴道短缩者。

3. 月经期或妊娠期妇女。

4. 直肠电极禁用于重度痔、肛裂者。

5. 严重的精神疾病、抑郁症或者强迫症患者。

6. 过度疲劳和病态人格患者。

7. 重度糖尿病、急性盆腔炎、恶性肿瘤患者。

【操作方法】

1. 肌力测试 采用神经肌肉诊断仪对患者盆底肌肉进行肌力测试，并根据测试的评分将患者分为0~5级。对于不同分级的患者，采用盆底生物反馈治疗仪进行不同强度的电刺激治疗。在对患者盆底肌肉进行测试的过程中，需要详细记录患者的肌电图、疲劳度等指标。

2. 生物反馈训练及场景训练 将盆底肌肉治疗探头置于患者阴道内，将体表电极片置于腹部，地线标志电极片置于髂骨处。嘱患者跟随生物反馈模块进行训练（会阴–腹部协调收缩），根据治疗仪显示器图示对患者自动收缩方法和强度进行指导及判断。刺激强度可选择10~25mA。生物反馈训练每次持续15~20分钟，每周2~3次。

（三）电刺激法

神经肌肉电刺激疗法，又称电刺激法，通过应用电流刺激使神经支配的肌肉恢复功能。电刺激可分为低频、中频和高频电刺激。

【基本原理】

主要通过放置在阴道或肛门内的电极传递不同强度的电流，电流刺激盆底肌肉和神经，反射性抑制膀胱兴奋，加强控尿，从而达到增强盆底功能的目的。

【适应证】

1. 神经源性膀胱。

2. 功能性便秘，如慢传输型便秘、出口梗阻型便秘、混合型便秘。

【禁忌证】

1. 心脏装有起搏器者。

2. 皮肤无触感症或皮肤异常者。

3. 有癫痫史者。

【操作方法】

电刺激法是利用低频脉冲电流刺激结构完整的下运动神经元，引起肌肉收缩、提高肌肉功能或治疗神经肌肉疾患的一种治疗方法。主要包括经皮神经电刺激疗法（transcutaneous electrical nerve stimulation，TENS）和功能性电刺激疗法（functional electrical stimulation，FES）两种。

1. TENS 将电极放置在皮肤表面，通过低频脉冲直流电（一般在200Hz以下）刺激神经纤维而起到治疗作用。

2. FES 利用一定强度的低频脉冲电流，通过预先设定的刺激程序刺激肌肉，诱发肌肉运动，或模拟正常的自主运动，以达到改善或恢复被刺激肌肉或肌群功能的目的。

第三节 会阴部手术患者的护理

经外阴、阴道实施手术的方式称为会阴部手术，也称阴式手术，在妇科应用比较广泛。会阴部手术区域血管神经丰富、组织松软，前有尿道，后邻肛门，患者易出现疼痛、出血、感染等相关护理问题。由于手术部位涉及身体隐私部位，患者常有自我形象紊乱、自尊低下等心理问题，因此，护理人员做好围手术期护理是保证患者手术顺利安全的关键。

【手术类型】

会阴部手术按手术范式分为外阴手术和阴道手术。

1. 外阴手术 是指女性外生殖器部位的手术，包括外阴癌根治术（又称广泛性外阴切除术）、外阴肿瘤切除术、前庭大腺脓肿或囊肿切开引流术、处女膜切开术、阴蒂切除术等。

2. 阴道手术 是指阴道手术及经阴道的手术，包括宫颈手术和阴道成形术、陈旧性会阴裂伤修补术、阴道前后壁修补术、尿瘘修补术、子宫黏膜下肌瘤摘除术、经阴道子宫全切术等。

【手术特点】

1. 优点 利用阴道自然腔隙施行手术，与开腹手术相比，会阴部手术具有手术创伤小、对腹腔脏器干扰小、术后疼痛轻、恢复快、外表不留瘢痕等优点，更符合微创观念。

2. 缺点

（1）由于阴道解剖特点，会阴部手术视野小、暴露差、操作困难、技术要求高，尤其子宫大、活动度差、盆腔有粘连时，易导致手术失败，增加并发症的发生率。

（2）由于会阴部血管、神经丰富，与尿道、肛门和直肠邻近，暴露于易污染部位，容易出现疼痛、出血、感染等并发症。

（3）会阴部手术涉及身体的隐私部位，患者常担心手术能否根治疾病，术后能否保持女性特征，对性生活、工作和劳动有无影响等，易出现自我形象紊乱等心理问题。

【手术前护理】

1. 心理护理 因会阴部手术涉及隐私部位，患者常担心手术可能导致将来性生活不和谐，心理负担较重。护理人员应关心、理解患者，在取得患者信任的基础上，让患者充分表达内心感受，耐心倾听，并以亲切和蔼的语言解答患者的疑问，为患者讲解疾病和手术知识，详细地向患者交代术前、术后注意事项。护理人员进行术前准备和检查时应用屏风遮挡患者，保护患者隐私。同时护理人员要做好家属的工作，让其了解患者的身体状况，理解患者的感受和反应。家属的理解和支持，可以缓解患者负性情绪。

2. 术前评估 了解全身重要脏器的功能，评估患者对手术的耐受力，如有异常给予纠正。观察患者的生命体征，注意有无月经来潮，有异常情况及时通知医师。

3. 皮肤准备 每日清洗外阴，保持局部清洁干燥，如需要备皮，备皮时间离手术时间越近越好。术前1日行皮肤准备，备皮范围上至耻骨联合上10cm，下至会阴部、肛门周围、腹股沟及大腿内侧上1/3的皮肤。

4. 肠道准备 由于阴道与肛门邻近，术后排便易污染外阴切口，不利于愈合，因此外阴、阴道手术前应做好肠道准备。术前3日进少渣饮食，每日肥皂水灌肠1次或20%甘露醇250ml加等量水口服。遵医嘱给予肠道抗生素，如甲硝唑。术前1日禁食，给予静脉补液。术前1日晚及术日晨行清洁灌肠。

5. 阴道准备 由于阴道不是无菌环境，为防止术后感染，应在术前3日开始阴道准备。一般行阴道冲洗或擦洗，每日2次，常用0.2%的碘伏溶液等。术日晨行阴道消毒，消毒时应特别注意阴道穹。

6. 膀胱准备 嘱患者术前排空膀胱，根据手术需要，术中或术后留置导尿。

7. 术前训练 外阴癌根治术等手术的患者，术后卧床时间长，术前需要训练患者深呼吸、咳嗽、翻身、床上使用便器及床上肢体锻炼的方法等。

【手术后护理】

1. 体位 根据不同手术采取相应的体位。

（1）处女膜闭锁及有子宫的先天性无阴道患者，术后应采取半卧位，有利于血液流出。

（2）行外阴癌根治术的患者术后应采取平卧位，双腿外展屈膝，膝下垫软枕，减少腹股沟及外阴部的张力，以利于切口愈合。

（3）行经阴道子宫切除术、阴道前后壁修补术或盆底修补术后的患者应以平卧位为宜，3日内尽量不取坐位，以降低外阴阴道张力，促进切口愈合。

（4）膀胱阴道瘘患者术后应相对瘘口位置采取健侧卧位，减少尿液对修补瘘口处的浸泡，以利于愈合。

2. 疼痛护理 术后评估患者疼痛程度，采取适宜的体位，减轻切口张力，分散患者注意力，遵医嘱使用镇痛药或镇痛泵来减轻患者疼痛。

3. 切口护理 外阴、阴道肌肉组织少，切口张力大，不易愈合。

（1）保持外阴清洁、干燥：嘱患者勤更换内衣内裤，保持床单位清洁，每日行外阴擦洗2次，患者排便后用同法清洁外阴以防感染。

（2）密切观察会阴切口及阴道分泌物：注意有无渗血、红肿等炎症反应，观察阴道分泌物的量、性质、颜色及有无异味等，若切口有炎症表现，可局部行烤灯治疗，保持伤口干燥。感染严重时，可行清创，局部或全身应用抗炎药治疗。

（3）加压包扎或阴道内留置纱条压迫止血的患者，一般在术后12~24小时内取出，取出时注意核对纱条或包扎物数目。

（4）拆线：会阴部切口一般于术后5~6日拆线，阴阜部切口于术后7~10日拆线。

4. 管道护理

（1）保持引流管通畅，严密观察引流物的量及性质。

（2）导尿管的护理：外阴、阴道手术后保留导尿管时间较长，根据手术范围及病情导尿管可留置2~14日。

1）注意观察尿量，尿液的颜色、气味，鼓励多饮水，保持导尿管通畅。

2）每日消毒尿道外口周围2次，加强导尿管及尿袋衔接处的消毒，每日更换尿袋1次，保持尿袋的位置低于膀胱。

3）拔管前应训练膀胱功能，每3~4小时开放导尿管1次，共2日。

4）拔除导尿管后应嘱患者尽早排尿，注意观察患者自解小便情况。如排尿困难，可给予诱导、热敷等措施，若经超声检查残余尿量超过100ml，须重新留置导尿。

5. 肠道护理 会阴部手术术后一般不禁食，根据手术的范围指导患者的饮食。涉及肠道手术，如直肠或膀胱阴道瘘修补术、阴道前后壁修补、外阴根治术，术后给予无渣流食或半流食3~5日，患者排气后抑制肠蠕动，可每日给予鸦片酊5ml，加水至100ml口服，每日3次，以控制首次大便的时间在术后5~7日；手术结束后5日给予液状石蜡30ml，每晚1次，以软化大便；乙状结肠阴道成形术患者术后3日禁食，排气后进无渣流食3日，半流食3日，逐步过渡到普通饮食。

【出院指导】

1. 指导患者术后注意休息，半年内避免重体力劳动，积极预防咳嗽，避免久蹲等增加腹压的动作，多吃蔬菜、水果，预防便秘。

2. 出院后1个月来院检查术后恢复情况。

3. 保持会阴清洁，术后3个月内禁止性生活、盆浴，若发现盆腔疼痛、会阴部有异常出血及分泌物等，应及时就诊。

4. 术后3个月再次复查，经医师检查确定伤口完全愈合后方可恢复性生活。

第四节　妇科常用护理技术

一、阴道冲洗

阴道冲洗是用消毒液对阴道进行清洗的技术。

【目的】

阴道冲洗可以使宫颈、阴道保持清洁，减少阴道内分泌物，有利于炎症的消退。

【适应证】

1. 治疗阴道炎、子宫颈炎。

2. 子宫切除术前或阴道手术前的常规阴道准备。

【评估与准备】

1. 评估　评估患者会阴部情况。

2. 准备

（1）用物准备：橡胶中单1块，一次性中单1块，一次性塑料垫巾1块，一次性手套1副，消毒冲洗筒1个，橡皮管1根，冲洗头1个，输液架1个，弯盘1个，便盆1个，阴道扩张器1个，卵圆钳1把及消毒大棉球若干。

（2）冲洗溶液：常用冲洗溶液有0.02%聚维碘酮（碘伏）溶液、1:5 000的高锰酸钾溶液、生理盐水、2%~4%碳酸氢钠溶液、1%乳酸溶液、4%硼酸溶液及0.5%醋酸溶液等。

（3）环境准备：室温适宜、光线充足、环境安静，遮挡围帘，注意保护患者隐私。

【操作方法】

1. 核对解释　核对患者的床号、姓名，向患者说明阴道冲洗的目的及方法，取得患者的合作。

2. 体位　嘱患者排空膀胱，协助患者上妇科检查床，取截石位，暴露外阴，臀下铺橡胶中单、一次性中单和一次性塑料垫巾，放好便盆。

3. 按需要配制500~1 000ml冲洗液，调节水温为41~43℃，将冲洗筒挂于距床沿60~70cm的支架上，排出管内空气后备用。

4. 护士戴一次性手套，右手持冲洗头，先冲洗外阴部，然后分开大、小阴唇，将冲洗头沿阴道纵侧壁方向插入阴道至后穹隆处，边冲洗边在阴道内围绕子宫颈上下左右轻轻移动冲洗头；或用阴道扩张器暴露宫颈后再冲洗，冲洗时不断转动阴道扩张器，将整个阴道后穹隆及阴道侧壁冲洗干净后再把阴道扩张器按下，使阴道内残留的液体完全流出。冲洗液将近流完（约剩100ml）时，夹紧橡皮管，取出冲洗头和阴道扩张器，再冲洗一遍外阴。

5. 冲洗结束后，用干纱布擦干外阴，撤离便盆，整理用物，并协助患者下妇科检查床。

【注意事项】

1. 溶液温度以41~43℃为宜，阴道黏膜不耐热，温度过高容易致烫伤；温度过低患者不舒服。

2. 冲洗筒不宜超过床沿70cm，以免压力过大，水流过速，使溶液或阴道分泌物流入宫腔，引起上行感染，或冲洗液在阴道停留时间过短，阴道穹及阴道壁的某些皱褶处未能洗净。

3. 冲洗液应该根据冲洗目的选择　滴虫阴道炎患者用酸性溶液；外阴阴道假丝酵母菌病患者用碱性溶液；非特异性炎症患者则用一般溶液或生理盐水冲洗。

4. 未婚妇女不可使用阴道扩张器，可用导尿管进行阴道冲洗。月经期、产后或人工流产术后，子宫口未闭阴道内有血液，容易引起上行感染，一般禁止做阴道冲洗。但如产后10日以上或某些妇科手术2周后，阴道分泌物味臭，阴道伤口感染坏死者，可做低压冲洗，冲洗筒不可高于床沿30cm，以免污物进入宫腔或损伤阴道残端伤口。

5. 操作中注重人文关怀，动作轻柔，勿损伤阴道及宫颈。与患者进行充分沟通交流，注意保护患者隐私。

二、阴道或宫颈上药

阴道或宫颈上药是将治疗性药物涂抹、喷洒到阴道壁或宫颈黏膜上，或将药物放置在阴道后穹隆，达到局部治疗的目的。

【目的】

治疗各种阴道和子宫颈的炎症。

【适应证】

治疗各种阴道炎、子宫颈炎及术后阴道残端炎。

【评估与准备】

1. 评估　评估患者会阴、阴道及宫颈的情况。

2. 准备

（1）用物准备：橡胶中单1块、一次性治疗巾1块、一次性手套1副。阴道冲洗用物1套、阴道扩张器1个、长镊子、消毒干棉球、消毒长棉签、带尾线的大棉球或棉纱若干。

（2）药物准备

1）阴道后穹隆塞药：甲硝唑、制霉菌素等片剂、丸剂或栓剂。

2）局部非腐蚀性药物：1%甲紫、新霉素或氯霉素等。

3）腐蚀性药物：20%~50%硝酸银溶液、20%或100%铬酸溶液。

4）宫颈棉球上药：止血药、抗生素等。

5）喷雾器上药：土霉素、磺胺嘧啶、呋喃西林等。

【操作方法】

1. 核对解释　核对患者的床号、姓名，说明阴道或宫颈上药的目的、方法及效果，取得患者的理解和配合。

2. 体位　嘱患者排空膀胱，协助上妇科检查床后取截石位，臀部下垫橡胶中单和一次性垫巾。上药前应先进行阴道冲洗，暴露宫颈后用干棉球拭去宫颈黏液或炎性分泌物，使药物直接接触炎性组织面，从而提高疗效。

3. 上药方法　包括以下4种。

（1）阴道后穹隆塞药：将药物直接塞入阴道后穹隆处。用于治疗滴虫阴道炎、外阴阴道假丝酵母菌病、老年性阴道炎及慢性子宫颈炎等。可指导患者自行放置，睡前洗净双手或戴无菌手套，用示指将药片沿阴道后壁向上向后推进，直到示指完全进入，每晚1次，10次为1个疗程。

（2）局部用药：包括腐蚀性药物和非腐蚀性药物，用于治疗子宫颈炎和阴道炎。

1）腐蚀性药物：多用于宫颈糜烂样改变患者。常用药液有20%硝酸银溶液、20%或100%铬酸溶液。用长棉签蘸少许药液涂于宫颈糜烂面，再用长棉签蘸药液插入子宫颈管内约0.5cm，然后用生理盐水棉球洗去表面残余的药液，再用棉球吸干。硝酸银溶液每周1次，2~4次为1个疗程。铬酸溶液每20~30日上药1次，直至糜烂面完全光滑。

2）非腐蚀性药物：治疗假丝酵母菌病可用1%甲紫溶液，每日1次，7~10日为1个疗程。治疗急性或亚急性子宫颈炎、阴道炎可选择新霉素、氯霉素。用棉球或长棉签蘸取药液涂擦阴道壁或宫颈。

（3）宫颈棉球上药：适用于宫颈急性或亚急性炎症伴有出血者。常用药物有抗生素药液和止血粉等。用阴道扩张器充分暴露宫颈，用长镊子夹持带尾线的大棉球，蘸上药液和药粉，再将棉球塞压至子宫颈处，将棉球尾线留于阴道外，并用胶布将尾线固定于阴阜侧上方。嘱患者于放药12~24小时后自行牵引尾线取出棉球。

（4）喷雾器上药：适用于非特异性阴道炎及老年性阴道炎患者。阴道用的各种粉剂，如磺胺嘧啶、土霉素、呋喃西林等药物，可用喷雾器将药物均匀地喷在炎症组织的表面。

【注意事项】

1. 上药期间禁止性生活。月经期或阴道流血者不宜上药，避免引起上行感染。

2. 应用非腐蚀性药物时，应转动阴道扩张器，将药物均匀地涂于阴道四壁。

3. 应用腐蚀性药物时，要注意保护阴道壁及正常子宫颈组织。上药前将棉球或纱布垫于阴道后壁及后穹隆，蘸取的药液不宜过多，以免药液下流灼伤正常组织，药液涂擦完毕后，用棉球吸干，然后如数取出棉球和纱布。

4. 未婚女性上药时不可使用阴道扩张器，可用长棉签涂。但应注意将棉签上的棉花捻紧，涂药时顺着一个方向转动，避免棉花脱落遗留于阴道内。

5. 宫颈棉球上药者，放药完毕切记嘱患者按时取出阴道内的棉球。

6. 阴道、宫颈局部上药一般每日1次，7~10次为1个疗程。

7. 操作时动作轻柔，与患者进行充分沟通交流，询问患者的感受及意见，注意保护患者隐私。

三、坐浴

坐浴是借助水温和药液的作用促进局部组织的血液循环，增强抗病能力，减轻外阴局部炎症和疼痛，使创面清洁，有利于组织的修复。

【目的】

用于外阴、阴道手术或经阴道子宫切除术术前准备，清洁外阴；术后切口愈合不良的患者，或辅助治疗外阴炎、阴道炎及子宫脱垂的患者，消除炎症。

【适应证】

1. 外阴、阴道手术或经阴道行子宫切除术的术前准备。

2. 外阴炎、阴道炎、子宫脱垂、会阴切口愈合不良患者的治疗。

3. 膀胱及阴道松弛者。

4. 盆腔炎性疾病后遗症。

【评估与准备】

1. 评估 评估患者的会阴部情况。

2. 用物准备

（1）坐浴椅1个、坐浴盆1个、消毒小毛巾1块。

（2）根据医嘱选择坐浴溶液。

1）滴虫阴道炎：一般用0.5%醋酸溶液、1%乳酸溶液或1∶5 000高锰酸钾溶液。

2）外阴阴道假丝酵母菌病：一般用2%~4%碳酸氢钠溶液。

3）老年性阴道炎：一般用0.5%~1%乳酸溶液。

4）外阴炎、其他非特异性阴道炎、外阴阴道手术前准备：一般用1∶5 000高锰酸钾溶液、0.02%碘伏溶液或洁尔阴、复方黄松洗液等中成药液。

【操作方法】

1. 核对患者的床号、姓名，并向其解释坐浴的目的、方法、效果，以取得患者的理解和配合。

2. 根据病情需要，按比例配置好溶液，将坐浴盆置于坐浴椅上。

3. 嘱患者排空膀胱后将臀部和外阴部浸泡于溶液中，持续坐浴20分钟，结束后用无菌小毛巾蘸干外阴部。

4. 根据水温不同，坐浴可分为3种方式。

（1）热浴：水温在39~41℃，适用于渗出性病变和急性炎性浸润，可先熏后坐，持续20分钟左右。

（2）温浴：水温在35~37℃，适用于盆腔炎性疾病后遗症和术前准备。

（3）冷浴：水温在14~15℃，能刺激肌肉神经，使其张力增加，改善血液循环。适用于膀胱阴道松弛等，持续2~5分钟。

【注意事项】

1. 坐浴溶液严格按比例配制，浓度太高容易造成黏膜烧伤；浓度太低影响治疗效果。

2. 坐浴溶液水温适中，水温过高易烫伤黏膜。

3. 月经期妇女、阴道流血者、孕妇及产后7日内的产妇禁止坐浴。

4. 坐浴前将外阴和肛门周围擦洗干净。坐浴时将臀部和全部外阴浸入药液中。注意保暖，防止受凉。

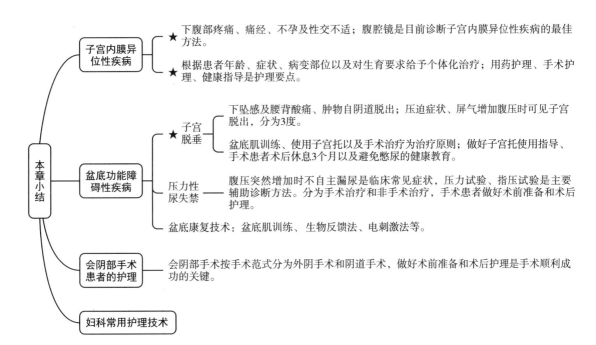

（秦莉花）

（一）选择题

1. 患者，女，46岁，临床诊断其为"子宫内膜异位性疾病"，该疾病最典型症状是
    A. 不孕
    B. 月经异常
    C. 继发性痛经
    D. 慢性盆腔痛
    E. 原发性痛经

2. 子宫内膜异位症最常发生的部位是
    A. 卵巢
    B. 输卵管
    C. 子宫骶韧带
    D. 直肠子宫陷凹
    E. 剖宫产后的切口

3. 患者，女，行阴道前后壁修补术，其术后取出阴道填塞纱布的时间是
    A. 术后12小时
    B. 术后18小时
    C. 术后24小时
    D. 术后48小时
    E. 术后72小时

4. 某女士，因"下蹲时自觉有肿物自阴道脱出"来院就诊，临床诊断：子宫脱垂。子宫脱垂是指子宫颈外口达
    A. 骶尾骨以下
    B. 坐骨棘水平以上
    C. 坐骨棘水平以下
    D. 坐骨结节水平以上
    E. 坐骨结节水平以下

5. 护理人员遵医嘱为某患者行阴道冲洗，以下关于阴道冲洗的叙述正确的是
    A. 产褥期可以阴道冲洗
    B. 人工流产术后可以阴道冲洗
    C. 冲洗筒高度距阴道口不宜超过30cm
    D. 阴道不规则流血和无性生活患者禁止阴道冲洗
    E. 冲洗时禁止转动阴道扩张器，防止冲洗液进入子宫腔，引起逆行感染

    答案：1. C；2. A；3. C；4. C；5. D

（二）简答题

1. 简述子宫内膜异位性疾病的临床表现。

2. 简述子宫脱垂临床分度。

第十七章	**妊娠滋养细胞疾病患者的护理**

学习目标

知识目标	1. 掌握妊娠滋养细胞疾病、葡萄胎、妊娠滋养细胞肿瘤的定义、护理评估、护理措施及随访要点。 2. 熟悉妊娠滋养细胞肿瘤的临床分期、预后评分及化疗的不良反应。 3. 了解妊娠滋养细胞疾病的病理。
能力目标	能够运用所学知识为患者实施整体护理，制订随访计划。
素质目标	具有较强的责任心和同理心，在护理妊娠滋养细胞疾病患者的过程中给予人文关怀。

妊娠滋养细胞疾病（gestational trophoblastic disease，GTD）是一组来源于胎盘滋养细胞的增生性疾病，绝大部分继发于妊娠。根据2020年世界卫生组织发布的女性生殖系统肿瘤病理学分类标准（第5版），GTD在组织学上可分为：① 葡萄胎妊娠（molar pregnancy），包括完全性葡萄胎、部分性葡萄胎和侵蚀性葡萄胎；② 妊娠滋养细胞肿瘤（gestational trophoblastic neoplasia GTN），包括绒毛膜癌（简称"绒癌"）、胎盘部位滋养细胞肿瘤、上皮样滋养细胞肿瘤和混合性滋养细胞肿瘤；③ 瘤样病变（tumor-like lesion）；④ 异常（非葡萄胎）绒毛病变。

瘤样瘤病变和异常（非葡萄胎）绒毛病变仅为形态学改变，临床上无须特殊处理。由于侵蚀性葡萄胎和绒毛膜癌的临床表现、诊断和处理原则等基本相同，因此国际妇产科联盟（FIGO）妇科肿瘤委员会于2000年建议将这两种疾病合称为妊娠滋养细胞肿瘤。本章仅介绍葡萄胎和妊娠滋养细胞肿瘤。

第一节 葡萄胎

案例导入与思考

某女士，25岁，因"停经2个月，阴道流血3日"就诊。体格检查：体温36.5℃，脉搏76次/min，呼吸20次/min，血压120/70mmHg。妇科检查：阴道有少许暗红色血液，子宫增大如妊娠3个

月，质软。B型超声检查：子宫腔内未见囊胚，有落雪状阴影。患者不清楚阴道流血的原因，担心自身及胎儿安全，十分焦虑。

请思考：

1. 为明确诊断，还需要进一步收集的资料包括哪些？

2. 对该患者应采取的治疗方法是什么？

3. 护理人员应实施的护理措施有哪些？

4. 对该患者进行随访的内容有哪些？

葡萄胎（hydatidiform mole，HM）因妊娠后胎盘绒毛滋养细胞增生、间质水肿，而形成大小不等的水泡，水泡间借蒂相连成串，形如葡萄而得名，也称水泡状胎块。葡萄胎是一种滋养细胞的良性病变，分为完全性葡萄胎和部分性葡萄胎两类。完全性葡萄胎的相关危险因素包括地域差异、年龄、营养状况、社会经济因素、既往葡萄胎史、流产和不孕等因素。部分性葡萄胎可能的相关危险因素有口服避孕药和不规则月经等，但与饮食因素及母亲年龄无关。

【病理】

1. 完全性葡萄胎　大体检查见水泡状物大小不一，直径自数毫米至数厘米不等，其间有纤细的纤维素相连，常混有血块蜕膜碎片。水泡状组织占满整个宫腔，无胎儿及其附属物。镜下见绒毛体积增大，滋养细胞增生、间质水肿，间质内胎源性血管消失。

2. 部分性葡萄胎　只有部分绒毛呈水泡状，合并胚胎或胎儿组织，胎儿多已死亡，合并足月儿极少，且常伴发育迟缓或多发性畸形。镜下见局限性滋养细胞增生，绒毛大小及水肿程度明显不一，间质可见胎源性血管。

【护理评估】

（一）健康史

询问患者的月经史、生育史；此次妊娠反应的时间及程度，有无妊娠剧吐、阴道流血等；如有阴道流血，应询问阴道流血的量、性质、时间，是否伴有腹痛，并询问是否有水泡状组织排出。询问患者及其家族的既往史，包括滋养细胞疾病史等。

（二）身体状况

1. 完全性葡萄胎

（1）停经后阴道流血：为最常见的症状。一般在停经8~12周开始出现不规则阴道流血，时断时续，量多少不定，若大血管破裂，可造成大出血和休克，甚至死亡。水泡状组织有时可自行排出，但排出之前和排出时常伴有大量流血，如不及时治疗，可继发贫血和感染。

（2）子宫异常增大、变软：由于滋养细胞增生及宫腔内积血，大多数患者的子宫体积大于停经月份，质地极软，并伴有血清hCG水平异常升高。

（3）妊娠呕吐：常发生于子宫异常增大和hCG水平异常升高者，出现时间较正常妊娠早，症状严重，且持续时间较长。若呕吐严重且未及时纠正，可导致水、电解质代谢紊乱。

（4）腹痛：葡萄胎增长迅速和子宫过度快速扩张所致，表现为阵发性下腹痛，常发生于阴道流血之前，一般不剧烈。当卵巢黄素化囊肿扭转或破裂时可出现急性腹痛。

（5）子痫前期征象：多发生于子宫异常增大者，在妊娠24周前出现高血压、蛋白尿、水肿等症状。

（6）甲状腺功能亢进征象：表现为心动过速、皮肤潮湿和震颤，但突眼少见。

（7）卵巢黄素化囊肿（ovarian theca lutein cyst）：又称卵巢高反应黄素化，大量hCG刺激卵巢卵泡内膜细胞发生黄素化而形成囊肿，常为双侧，也可单侧，大小不等，囊壁薄，表面光滑，活动度好。一般无症状，偶可发生扭转，出现腹痛。卵巢黄素化囊肿在葡萄胎清除后2~4个月自行消退。

2. 部分性葡萄胎　常表现为停经后阴道流血，有时与不全流产或稽留流产过程相似。其他症状较少，程度也比完全性葡萄胎患者轻。

（三）心理-社会状况

评估患者及家属对妊娠滋养细胞疾病的认识，是否担心此次妊娠结局对今后生育有影响。评估患者对清宫术是否了解，对手术及预后是否有恐惧情绪及其程度等。

（四）辅助检查

1. B型超声检查　是诊断葡萄胎常用的辅助检查方法。推荐使用经阴道彩色多普勒超声检查。完全性葡萄胎患者妊娠5~7周时可在超声下见到息肉样肿块，妊娠8周后绒毛组织增厚囊性变，且缺乏可识别的孕囊。患者宫腔内充满不均质密集状或短条状回声，呈"落雪状"，水泡较大时则呈"蜂窝状"。常可测到一侧或双侧卵巢囊肿。部分性葡萄胎可在胎盘部位出现由局灶性葡萄胎引起的超声图像改变，有时可见胎儿或羊膜腔，胎儿通常畸形。

2. hCG测定　是诊断葡萄胎的另一项重要辅助检查。患者血清hCG滴度明显高于正常孕周相应值，且在停经8~10周以后持续上升。血清hCG水平超过80 000U/L支持诊断，约45%的完全性葡萄胎患者hCG水平在100 000U/L以上，甚至高达2 400 000U/L。

3. 其他检查　DNA倍体分析、印迹基因检测、分子基因分型、胸部X线检查等。

理论与实践　该患者还需要进一步测定血清hCG水平。此外，还应进行血常规等检查。

（五）治疗原则

1. 清宫术　葡萄胎患者一经确诊应立即行清宫术。

2. 卵巢黄素化囊肿的处理　清宫后囊肿会自行消退，一般不需要处理。发生急性蒂扭转时，可在超声引导或腹腔镜下穿刺吸液，囊肿多能复位。若扭转时间较长发生坏死，则需要做患侧附件切除术。

3. 预防性化疗　不常规推荐，目前认为对具有高危因素和随访有困难者可考虑。预防性化疗以单药方案为宜，可选用放线菌素D、甲氨蝶呤。hCG恢复正常后，不再需要巩固化疗。部分性葡萄胎不做预防性化疗。

4. 子宫切除　现已证明切除子宫不能预防葡萄胎发生子宫外转移，故已很少应用，除非患者合并其他需要切除子宫的指征，术后仍需定期随访。

【常见护理诊断/问题】

1. 知识缺乏：缺乏疾病治疗及随访的相关知识。

2. 焦虑　与担心清宫术及预后有关。

3. 有感染的危险　与长期不规则阴道流血有关。

【护理目标】

1. 患者能陈述清宫术及随访的重要性和具体方法。

2. 患者掌握减轻焦虑的技能，积极配合清宫术。

3. 患者住院期间未发生感染。

【护理措施】

1. 心理护理　评估患者对疾病的心理承受能力，鼓励患者表达内心的想法及对疾病、治疗的认识。向患者及家属讲解有关葡萄胎的疾病知识，说明尽快清宫的必要性。解除顾虑和恐惧，增强信心，接受清宫术。

2. 一般护理　保持外阴局部清洁干燥，注意观察患者体温，如有异常及时向医师汇报，遵医嘱给予抗生素，预防和控制感染。

3. 治疗配合

（1）病情观察

1）观察患者阴道流血及排出物情况：包括阴道流血的量、性质、时间，对出血多的患者应注意观察血压、脉搏及呼吸等生命体征的变化，及时发现急性大出血引发的心率加快、血压下降等休克表现；阴道有无排出物，排出物的量，有无水泡状组织。

2）观察患者有无头晕、乏力、面色苍白等贫血症状；有无妊娠呕吐，呕吐次数，呕吐物的量、颜色、性状，有无水、电解质代谢紊乱的表现；有无水肿、高血压、蛋白尿等子痫前期征象；有无心动过速、皮肤潮湿、震颤等甲状腺功能亢进的征象；注意患者有无咳嗽、咯血、头晕、头痛等转移征象。

3）观察患者有无腹痛，包括疼痛的部位、时间、程度及性质，是否存在下腹坠痛、发热等感染表现；检查患者子宫大小是否与停经月份相符，质地软硬，能否触及胎体。

（2）围手术期护理

1）术前准备：清宫术前应详细了解患者一般情况及生命体征，完善术前检查，包括血常规、尿常规、血生化检查等。合并重度妊娠期高血压疾病或心力衰竭者，应积极对症治疗，待病情平稳后予以清宫。此外，应配血，建立静脉通道并保持静脉通道开放，根据需要备好缩宫素、抢救药品和物品，以防大出血造成的休克。

2）术中护理：清宫术中须注意以下方面。① 须充分扩张患者宫颈，从小号宫颈扩张棒依次扩张至8号以上，避免子宫颈管过紧影响操作，进而减少损伤。② 尽量选用大号吸管，以免葡萄胎组织堵塞吸管而影响操作，如遇葡萄胎组织堵塞吸头，可迅速用卵圆钳钳夹，基本吸净后再用刮匙沿宫壁轻刮2~3周。③ 葡萄胎清宫时出血较多，子宫大而软易穿孔，因此需要在输液、备血的情况下由有经验医师实施清宫术。对子宫大小<妊娠12周者，争取1次清净，若高度怀疑葡萄胎组织残留，则必须再次清宫。④ 术中严密观察生命体征，明确是否出现休克征象，注意观察有无羊水栓塞的表现。

3）术后护理：仔细检查并记录清出物的质量、出血量、葡萄胎的直径，观察术后阴道流血情况。注意患者生命体征及子宫收缩情况，将吸刮出物送病理学检查，有条件者可进行葡萄胎组织亲源性检测。

理论与实践　　1. 该患者主要的治疗方法是清宫术。

2. 护理措施：① 做好术前准备，包括配血，建立静脉通道，根据需要备好缩宫素、抢救药品和物品，以防大出血造成的休克；② 术中严密观察生命体征，明确是否出现休克征象，注意观察有无羊水栓塞的表现，如呼吸困难、咳嗽等；③ 术后注意观察阴道流血及腹痛情况，保持外阴清洁、干燥，及时更换会阴垫，注意观察体温、阴道分泌物性状等，明确有无感染征象。

4. 健康指导

（1）日常生活指导：指导患者摄取高蛋白、富含维生素A、易消化的食物，尽量多吃新鲜蔬菜和水果；适当活动，保证充足的睡眠，提高机体免疫功能。患者清宫后应禁止性生活、盆浴1个月，保持会阴部的清洁干燥，及时更换会阴垫。如有发热、阴道分泌物异常等表现，应及时到医院就诊。

（2）随访指导：向患者及家属讲解坚持正规治疗和随访的重要性及必要性。葡萄胎患者清宫后必须定期随访，以便早期发现妊娠滋养细胞肿瘤并及时处理。随访内容包括：① 每周检测hCG，滴度应呈对数下降，一般在8~12周恢复正常。正常后继续随访hCG 3~4次，之后每个月检测hCG 1次，至少持续6个月。② 询问病史，注意月经是否规律，有无异常阴道流血，有无不明原因的咳嗽、咯血或其他转移灶症状，若出现上述症状应及时到医院就诊；③ 妇科检查，必要时行盆腔B型超声、胸部X线检查或CT检查等。

（3）避孕指导：葡萄胎患者随访期间应严格避孕，可选用避孕套或口服避孕药，一般不选用宫内节育器，以免混淆子宫出血的原因或造成子宫穿孔。葡萄胎后6个月若hCG已降至正常者可以妊娠。对于葡萄胎后再次妊娠者，应在妊娠早期行超声和hCG动态监测，以明确是否为正常妊娠，分娩后也需随访直至hCG水平恢复正常。

理论与实践　　该患者随访内容如下所示。

1. 每周检测hCG，滴度应呈对数下降，一般在8~12周恢复正常。正常后继续随访hCG 3~4次，之后每个月检测hCG 1次，至少持续6个月。

2. 询问病史，注意月经是否规则，有无异常阴道流血，有无不明原因的咳嗽、咯血或其他转移灶症状，若出现上述症状应及时到医院就诊。

3. 妇科检查，必要时行盆腔B型超声、胸部X线检查或CT检查等。

【护理评价】

1. 患者和家属能理解清宫术的重要性，患者情绪稳定，能配合完成清宫术。

2. 患者及家属了解随访的重要性，并能主动按时随访。

3. 患者在住院期间没有发生感染。

第二节　妊娠滋养细胞肿瘤

案例导入与思考

某女士，30岁，因"葡萄胎清宫术后10个月，阴道不规则流血2个月，伴反复咳嗽、咯血半个月"就诊。体格检查：体温36.2℃，脉搏80次/min，呼吸20次/min，血压120/70mmHg。妇科检查：外阴经产型，阴道左侧壁见一直径约1cm的紫蓝色结节，子宫为妊娠8周大小，质软，活动差。hCG：335 758U/L。X线检查示右肺下段见多个小圆形阴影，最大阴影直径2cm。

请思考：

1. 该患者最可能的临床诊断是什么？

2. 对于该患者应首选的治疗方法是什么？

3. 护理人员对该患者进行健康教育的内容有哪些？

妊娠滋养细胞肿瘤是滋养细胞的恶性病变，主要包括侵蚀性葡萄胎和绒毛膜癌，大约60%继发于葡萄胎妊娠，30%继发于流产，10%继发于足月妊娠或者异位妊娠，其中侵蚀性葡萄胎全部继发于葡萄胎妊娠，绒毛膜癌可继发于葡萄胎妊娠，也可继发于非葡萄胎妊娠。侵蚀性葡萄胎恶性程度低于绒毛膜癌，预后较好。绒毛膜癌恶性程度极高，早期即可通过血行发生广泛转移。

【病理】

1. 侵蚀性葡萄胎　大体检查见子宫肌层内有大小不等、深浅不一的水泡样组织，宫腔内可以无原发病灶。当侵蚀病灶接近子宫浆膜层时，子宫表面可以见紫蓝色结节。病灶可穿透子宫浆膜层或侵入子宫阔韧带内。镜下见水泡状组织侵入肌层，绒毛结构及滋养细胞增生和异型性。绒毛结构也可退化仅见绒毛阴影。

2. 绒毛膜癌　肿瘤病灶多位于子宫肌层内，也可突向宫腔或者穿破浆膜层，单个或多个，无固定形态，与周围组织分界清，质软而脆，呈暗红色，伴明显出血坏死。镜下见滋养细胞呈片状高度增生，明显异型，不形成绒毛或者水泡状结构，广泛侵袭子宫肌层造成出血坏死。

【护理评估】

（一）健康史

采集患者既往史和家族史，尤其是妊娠滋养细胞疾病史。若曾患葡萄胎，应详细了解第一次清宫的时间、葡萄胎大小、吸出组织物的量等；收集hCG、胸部X线检查等随访结果；收集阴道不规则流血的病史，有无生殖道、肺部、脑等转移灶的相应症状，是否接受过化疗，以及化疗的时间、药物、剂量、疗效和用药后反应等。

（二）身体状况

1. 无转移妊娠滋养细胞肿瘤　多数继发于葡萄胎妊娠。

（1）阴道流血：葡萄胎清除后、流产或者足月产后，出现持续或者间歇性阴道流血，出血量多少不定，也可以表现为一段时间的正常月经后停经，然后又出现阴道流血。

（2）子宫复旧不全或者不均匀增大：常在葡萄胎清空后4~6周子宫尚未恢复到正常大小，质地软，也可因肌层内病灶的部位、大小，表现出子宫不均匀增大。

（3）卵巢黄素化囊肿：由于hCG持续作用，在葡萄胎排空、流产或足月产后，双侧或单侧卵巢黄素化囊肿可持续存在。

（4）腹痛：一般无腹痛，当肿瘤穿破浆膜层时可引起急性腹痛及腹腔内出血症状。若子宫病灶坏死继发感染也可引起腹痛及脓性白带。卵巢黄素化囊肿蒂扭转或破裂时可出现急性腹痛。

（5）假孕症状：由于hCG及雌、孕激素的作用，患者表现为乳房增大，乳头及乳晕着色，甚至有初乳分泌，外阴、阴道、宫颈着色，生殖道质地变软。

2. 转移性滋养细胞肿瘤　易继发于非葡萄胎妊娠，大多为绒毛膜癌，主要经血行转移，发生早而且广泛。最常见的转移部位是肺（80%），其次是阴道（30%）、盆腔（20%）、肝脏（10%）和脑（10%），各转移部位的共同特点是局部出血。

（1）肺转移：可无症状，仅通过胸部X线检查或肺CT作出诊断。典型表现为胸痛、咳嗽、咯血及呼吸困难。在少数情况下，可因肺动脉滋养细胞瘤栓形成，造成急性肺梗死，出现肺动脉高压、急性肺衰竭及右心衰竭。

（2）阴道转移：转移灶常位于阴道前壁及穹隆，呈紫蓝色结节，破溃易导致不规则阴道流血，甚至大出血。

（3）肝脏转移：为不良预后因素之一。病灶较小时可无症状，也可表现为右上腹部或肝区疼痛、黄疸等，病灶穿过肝包膜可导致腹腔内大出血，甚至死亡。

（4）脑转移：预后凶险，为主要的致死原因。按病情进展分为三期，即瘤栓期、脑瘤期和脑疝期。可有头痛、呕吐，甚至抽搐、昏迷等症状。

（5）其他转移：包括脾、肾、膀胱、消化道、骨等，症状视转移部位而异。

理论与实践　　该患者最可能的临床诊断：绒毛膜癌伴肺转移、阴道转移。

（三）心理-社会状况

由于不规则阴道流血，患者会有不适感、恐惧感，若出现转移灶症状，患者及家属会担心疾病预后，担心化疗药物的毒副作用，对治疗和生活失去信心。由于反复化疗，出现脱发、皮肤色素沉着等，患者自我形象受到影响，可能出现焦虑、抑郁等；如需要手术，生育过的患者因为要切除子宫而产生心理负担，未生育过的患者则因生育无望而绝望。因此，渴望得到家人和朋友的理解和支持。

（四）辅助检查

1. hCG测定 葡萄胎后滋养细胞肿瘤，凡符合下列标准中的任何一项且排除妊娠物残留或再次妊娠即可诊断为滋养细胞肿瘤：① hCG水平4次测定呈高水平平台状态（±10%），并持续3周或更长时间，即第1、7、14、21日。② hCG水平连续3次测定升高（>10%），并持续2周或更长时间，即第1、7、14日。非葡萄胎后滋养细胞肿瘤的诊断标准：流产、足月产、异位妊娠终止后4周以上，hCG水平持续在高水平，或曾经一度下降后又上升，排除妊娠物残留或排除再次妊娠。

2. 超声检查 是诊断子宫原发灶最常用的方法，子宫可正常大小或呈不同程度增大，肌层内有回声不均区域或团块，也可表现为整个子宫的弥漫性增高回声。

3. 胸部X线检查 为常规检查，肺转移典型的X线征象为棉球状或团块状阴影，以右侧肺及中下部多见。

4. CT和磁共振成像检查 可发现肺、脑、肝等部位的转移病灶。

5. 组织学检查 侵蚀性葡萄胎镜下可见绒毛结构或退化的绒毛阴影，而绒毛膜癌则无绒毛结构，仅见成片滋养细胞浸润及出血坏死。

（五）治疗原则

采用化疗为主、手术和放疗为辅的综合治疗。必须在明确临床诊断的基础上，根据临床分期（表17-1）、预后评分（表17-2），结合病史、体征、骨髓功能、肝肾功能及全身情况，制订合适的治疗方案，以实施分层治疗。

▼ 表17-1　滋养细胞肿瘤解剖学分期（FIGO，2000年）

分期	病变范围
Ⅰ期	病变局限于子宫
Ⅱ期	病变扩散，但仍局限于生殖器官（附件、阴道、子宫阔韧带）
Ⅲ期	病变转移至肺，有或无生殖系统病变
Ⅳ期	所有其他转移

▼ 表17-2　FIGO/WHO预后评分标准（FIGO，2000年）

评分	0分	1分	2分	4分
年龄/岁	<40	≥40	—	—
前次妊娠	葡萄胎	流产	足月产	—
距前次妊娠时间/月	<4	4~6	7~12	>12
治疗前hCG/（$U \cdot L^{-1}$）	≤10^3	>10^3~10^4	>10^4~10^5	>10^5
最大肿瘤直径（包括子宫）/cm	—	3~<5	≥5	—
转移部位	肺	脾、肾	胃肠道	肝、脑
转移病灶数目/个	—	1~4	5~8	>8
先前失败化疗	—	—	单药化疗	多药化疗

1. 化疗　滋养细胞肿瘤是所有妇科恶性肿瘤中对化疗药物最敏感的疾病，目前常用的一线化疗药物有甲氨蝶呤（MTX）、氟尿嘧啶（FU）/氟尿苷（FUDR）、放线菌素D（Act-D）、环磷酰胺（CTX）、长春新碱（VCR）、依托泊苷（VP16）等。低危的患者一般采用单一药物化疗，高危患者采用联合化疗。

2. 手术　主要是化疗的辅助治疗。对控制大出血等并发症、切除耐药病灶、减少肿瘤负荷和缩短化疗疗程等具有一定作用。

3. 放疗　应用较少，主要用于肝、脑转移和肺部耐药病灶的治疗。

理论与实践　该患者应首选化疗。

【常见护理诊断/问题】

1. 自我形象紊乱　与化疗引起的脱发、皮肤色素沉着有关。

2. 感染的危险　与化疗引起的白细胞减少有关。

3. 潜在并发症：肺转移、阴道转移、脑转移。

【护理目标】

1. 患者能适应角色改变。

2. 患者住院期间未发生感染。

3. 患者住院期间能及时发现并发症，并得到相应的处理。

【护理措施】

1. 心理护理　评估患者及家属对疾病的心理反应，让患者宣泄痛苦心理及失落感。提供化疗及护理的相关信息，减少患者的无助及恐惧感，帮助患者分析可利用的支持系统，纠正消极的应对方式，详细解释患者所担忧的问题，减轻其心理压力，帮助树立战胜疾病的信心。

2. 治疗配合

（1）病情观察：注意观察患者腹痛及阴道流血情况，准确记录出血量，出血多的患者应注意观察血压、脉搏、呼吸等生命体征的变化。识别转移灶症状，发现异常立即通知医师并配合处理。

（2）接受化疗者按妇科化疗患者的护理（见本章第三节）实施护理，手术治疗者按妇科围手术期护理常规进行护理。

（3）有转移灶患者的护理

1）阴道转移患者：禁止做不必要的阴道检查，尽量卧床休息，密切观察阴道有无出血。准备好各种抢救器械和物品（输血、输液用物，无菌纱条，止血药，照明灯及氧气等）。若发生破溃大出血，应立即通知医师并配合抢救，用无菌纱条填塞阴道压迫止血，并保持外阴清洁，严密观察阴道流血情况及生命体征，同时观察有无感染及休克。填塞的纱布必须于24~48小时内如数取出，取出时须做好输血、输液及抢救的准备。若出血未止可用无菌纱条重新填塞，记录取出和再次填入的纱条数量。遵医嘱给予抗生素预防感染。

2）肺转移患者：卧床休息，出现呼吸困难时，给予半卧位并吸氧。大咯血时，有窒息、休克甚至死亡的危险，应立即让患者取患侧卧位，并保持呼吸道通畅，轻叩背部，排出积血。迅速通知医师，配合其进行止血、抗休克治疗。同时注意安慰患者，避免患者因烦躁不安而加剧咯血。

3）脑转移患者：让患者尽量卧床休息，起床时应有人陪伴，以防瘤栓期的一过性脑缺血症状出现，进而造成意外损伤。严密观察脑瘤期颅内压增高症状，记录出入量，遵医嘱给予静脉补液、吸氧、化疗等，严格控制补液总量和速度，以防颅内压增高。采取必要的护理措施，预防因昏迷、抽搐引起的跌倒、舌咬伤、吸入性肺炎、压疮等。

3. 健康指导　指导患者摄入高蛋白、高维生素、清淡易消化的饮食，增强机体抵抗力。注意生活规律、劳逸结合。有阴道转移者应卧床休息，以免破溃引起大出血，并注意保持外阴清洁，防止感染。节制性生活，做好避孕指导。

治疗结束后应严密随访。每月监测hCG，持续1年；第2~3年，每3个月1次；第4~5年，每年1次。随访内容同"葡萄胎"。随访期间需要严格避孕至少1年，化疗停止时间≥12个月方可妊娠。

理论与实践　　健康教育：以卧床休息为主；禁止性生活、不必要的阴道检查，密切观察阴道有无出血，一旦发生出血应尽快报告医师；保持外阴清洁干燥；出现呼吸困难时，给予半卧位并吸氧。

知识拓展　|　**葡萄胎和葡萄胎后妊娠滋养细胞肿瘤后的生殖结局及监测**

妊娠滋养细胞疾病多数发生于生育年龄女性，且随着手术、有效化疗药物及方案的应用，治愈率非常高。该类患者经过治疗后，面临着再次妊娠的问题。对于既往有葡萄胎后妊娠滋养细胞肿瘤史者，再次妊娠后，应在妊娠早期行超声检查确认宫内妊娠；胎盘行病理学评估；产后6周检测hCG以证实是否转为阴性。另外，有葡萄胎后妊娠滋养细胞肿瘤史者之后的每次妊娠终止后，包括人工流产、足月产、异位妊娠，都应将组织物送病理学评估，并在妊娠终止后6周行hCG检测。

【护理评价】

1. 患者能接受治疗方案和护理措施，并积极配合。

2. 及时发现肺转移、阴道转移或脑转移征象并进行相应的诊治与护理。患者转移器官的症状、体征得到控制，生命体征平稳。

第三节　妇科化疗患者的护理

案例导入与思考

某女士，34岁，G_2P_1，2个月前因葡萄胎清宫，术后第1周随访hCG水平较之前有所下降，但是术后第2周至第4周hCG水平依然保持在高水平状态，且伴有不规则阴道流血。经诊断该患者患有绒毛膜癌，拟进行化疗。

请思考：

1. 该患者化疗药物使用剂量的判断方法是什么？

2. 该患者在化疗过程中最危险的副作用及其预防措施有哪些？

化疗在妇科恶性肿瘤治疗中取得了肯定的效果，已成为恶性肿瘤的主要治疗方法之一。妊娠滋养细胞肿瘤是所有妇科恶性肿瘤中对化疗最敏感的一种，随着化疗方法学和药物学的快速发展，绒毛膜癌患者死亡率已大幅度下降。

【化疗药物作用机制】

化疗药物的主要作用机制包括：① 影响脱氧核糖核酸（DNA）的合成；② 直接干扰核糖核酸（RNA）的复制；③ 干扰转录、抑制信使核糖核酸（mRNA）的合成；④ 阻止纺锤丝的形成；⑤ 阻止蛋白质的合成。

【常用化疗药物种类】

1. 抗代谢药物　属于细胞周期特异性药物，主要通过干扰核酸代谢，导致细胞死亡，常用药物有甲氨蝶呤、氟尿嘧啶。

2. 抗肿瘤抗生素　属于细胞周期非特异性药物，是由微生物产生的具有抗肿瘤活性的化学物质，常用药物有放线菌素D、平阳霉素。

3. 抗肿瘤植物药　属于细胞周期特异性药物，常用药物有长春新碱、长春碱、紫杉醇。

4. 铂类化合物　属于细胞周期非特异性药物，常用药物有顺铂和卡铂。

5. 烷化剂　属于细胞周期非特异性药物，常用药物有邻脂苯芥、硝卡芥、环磷酰胺。

【化疗药物常见毒副作用】

1. 骨髓抑制　主要表现是外周血白细胞和血小板计数减少，多数化疗药物骨髓抑制作用最强时间为化疗后7~14日，停药后多可自然恢复。

2. 消化系统损害　恶心、呕吐为最常见的药物不良反应，一般在化疗的2~3日开始，5~6日后达到高峰，停药后逐步好转。呕吐过多可造成电解质紊乱，出现低钠、低钾或低钙症状，患者可有腹胀、乏力，精神淡漠及痉挛等；部分患者会出现腹泻、便秘，甚至发生消化道溃疡，以口腔溃疡多见，多在用药后的7~8日出现，停药后自然消失；少数患者发生药物中毒性肝炎，表现为血清转氨酶升高，偶见黄疸，一般停药后一段时间恢复正常。

3. 神经系统损害　长春新碱对神经系统有毒性作用，主要表现为复视、指/趾端麻木。

4. 泌尿系统损害　环磷酰胺对膀胱有损害，顺铂、甲氨蝶呤对肾脏有一定的毒性，肾功能正常者才能应用。

5. 皮疹和脱发　皮疹最常见于应用甲氨蝶呤后，严重者可引起剥脱性皮炎。脱发最常见于应用放线菌素D者，停药后可生长。

【护理评估】

（一）健康史

采集患者的肿瘤史、发病时间、治疗方法及效果、目前病情状况。还需要收集既往用药史，尤其是化疗史及药物过敏史。接受化疗过程中出现的药物毒副作用及应对情况。询问有关造血系统、消化系统及肝肾疾病史。

（二）身体状况

测量患者的生命体征，了解其一般情况、日常生活规律，观察皮肤、黏膜、淋巴结有无异常，了解原发肿瘤的症状与体征及本次化疗的毒副作用等。

（三）心理－社会状况

妊娠滋养细胞肿瘤患者化疗过程中出现脱发、色素沉着及恶心、呕吐等严重药物不良反应，导致自我形象受到影响，患者常表现出焦虑、烦躁等情绪变化。

（四）辅助检查

测血、尿常规，肝、肾功能等，若化疗前有异常，则暂缓化疗。

【常见护理诊断/问题】

1. 营养失调：低于机体需要量　与化疗所致的消化道反应有关。

2. 自我形象紊乱　与化疗所致的脱发及皮肤反应有关。

3. 有感染的危险　与化疗引起的白细胞减少有关。

【护理目标】

1. 患者能满足机体的营养需求。

2. 患者能接受自己形象的改变。

3. 患者未发生严重感染。

【护理措施】

1. 心理护理　向患者和家属介绍该病的相关信息、不同化疗药物的作用、给药时间、剂量浓度、维持时间、滴速等。让患者及家属学会观察及识别化疗的毒副作用及预防措施。鼓励患者克服化疗不良反应，使患者及家属能主动配合化疗。

2. 用药护理

（1）准确测量患者体重：化疗时应根据体重计算用药剂量或调整药量。一般在一个疗程用药前、用药过程中分别测量体重一次；应在清晨、空腹时测量，并排空大小便，减去衣服，以保证准确测量。

（2）科学使用化疗药物：正确溶解和稀释药物，并做到现配现用，常温下不超过1小时，药物应集中配制，密闭后送入病区，在配制过程应做好自我防护。如果联合用药应根据药物性质排出先后顺序。放线菌素D、顺铂等需要避光的药物，使用时要用避光罩或黑布包好。环磷酰胺等药物须快速滴入，应选择静脉注射。氟尿嘧啶、多柔比星等药物须慢速滴入，最好使用静脉注射泵或输液泵给药；顺铂对肾脏损害严重，需要在用药前后给予水化，同时鼓励患者多饮水并监测尿量。腹腔内化疗时应注意变动体位以保证疗效。

（3）注意保护静脉血管：合理使用静脉，注意保护血管，遵循长期补液选择静脉血管的原则。用化疗药物前先注入少量生理盐水，确认针头在静脉内再注入化疗药物。一旦怀疑或发现药物外渗应重新穿刺。当局部刺激性较强的药物外渗时，须立即停止滴入并给予冷敷，同时用生理盐水或普鲁卡因局部封闭，之后用黄金散外敷，减轻疼痛和肿胀，防止局部组织坏死。化疗结束前应用生理盐水冲管，减少局部药物的残留刺激。建议患者使用外周中心静脉导管（PICC）及输液港给药，减少反复穿刺，保护静脉。

> **理论与实践**　根据该患者的体重计算化疗药物的剂量。可在用药前、用药过程中分别测量一次体重；应在清晨、空腹时测量，并排空大小便，减去衣服，以保证准确测量。

3. 化疗毒副作用的护理

（1）骨髓抑制：应定期检查血常规，对白细胞<3.0×10^9/L的患者应通知医师考虑停药，对白细胞<1.0×10^9/L者应进行保护性隔离，并采取谢绝探视、禁止带菌者进行患者护理、净化空气等措施。同时，遵照医嘱使用抗生素、成分输血等。血小板<50×10^9/L可引起皮肤黏膜出血，应减少活动，卧床休息；血小板<20×10^9/L，有自发出血可能，必须绝对卧床休息，遵医嘱输入血小板浓缩液。

（2）口腔护理：指导患者保持口腔清洁，每次进食前后用生理盐水漱口，进食后用软毛牙刷刷牙；对口腔溃疡疼痛难以进食的患者，在进食前15分钟可给予丁卡因溶液涂抹溃疡面，减轻疼痛。进食后漱口，涂抹锡类散或冰硼散。鼓励患者进食以促进咽部活动，减少咽部溃疡引起的充血、水肿、结痂。

（3）胃肠道反应：用化疗药物前、后适时给予镇吐药；进食易消化的软食，避免吃生、冷、硬及刺激性强的食物；应少食多餐，鼓励患者呕吐后再进食，必要时静脉补液；如有腹痛、腹泻，要严密观察大便的次数及性状，警惕假膜性小肠结肠炎（又称伪膜性肠炎）。

（4）其他系统损害：观察有无上腹疼痛、恶心等肝损害的症状和体征；观察有无尿频、尿急、血尿等膀胱炎症状；观察有无皮疹，有无神经系统的副作用如肢体麻木、肌肉软弱、偏瘫等。如有上述症状和体征，应立即报告医师。出现脱发、皮肤色素沉着者，停药后可恢复，也可建议患者购买假发，缓解脱发带来的不良心理反应。

> **理论与实践**　该患者在化疗过程中最危险的副作用是骨髓抑制，应定期检查血常规，用药前若白细胞低于4.0×10^9/L，血小板低于50×10^9/L，不能用药，应减少活动，增加

卧床休息时间，遵医嘱输入血小板浓缩液；用药过程中若白细胞计数低于 $3.0 \times 10^9/L$，应与医师联系考虑停药。

【护理评价】

1. 患者能坚持进食，未发生水、电解质代谢紊乱。

2. 患者能接受自己形象的改变。

3. 患者住院期间未出现感染。

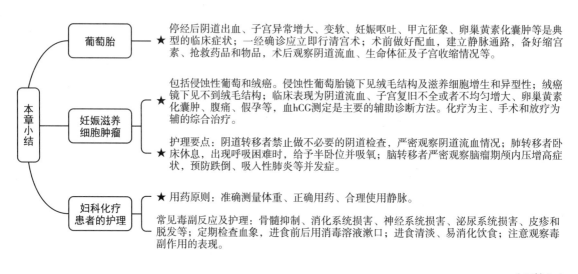

本章小结

葡萄胎　★ 停经后阴道出血、子宫异常增大、变软、妊娠呕吐、甲亢征象、卵巢黄素化囊肿等是典型的临床症状；一经确诊应立即行清宫术；术前做好配血，建立静脉通路，备好缩宫素、抢救药品和物品，术后观察阴道流血、生命体征及子宫收缩情况等。

妊娠滋养细胞肿瘤　★ 包括侵蚀性葡萄胎和绒癌。侵蚀性葡萄胎镜下见绒毛结构及滋养细胞增生和异型性；绒癌镜下见不到绒毛结构；临床表现为阴道流血、子宫复旧不全或者不均匀增大、卵巢黄素化囊肿、腹痛、假孕等，血hCG测定是主要的辅助诊断方法。化疗为主、手术和放疗为辅的综合治疗。

★ 护理要点：阴道转移者禁止做不必要的阴道检查，严密观察阴道流血情况；肺转移者卧床休息，出现呼吸困难时，给予半卧位并吸氧；脑转移者严密观察脑瘤期颅内压增高症状，预防跌倒、吸入性肺炎等并发症。

妇科化疗患者的护理　★ 用药原则：准确测量体重、正确用药、合理使用静脉。

常见毒副反应及护理：骨髓抑制、消化系统损害、神经系统损害、泌尿系统损害、皮疹和脱发等；定期检查血象，进食前后用消毒溶液漱口；进食清淡、易消化饮食；注意观察毒副作用的表现。

（王艳红）

复习参考题

（一）选择题

1. 完全性葡萄胎患者一经确诊应进行的治疗是
   A. 化疗
   B. 清宫术
   C. 期待治疗
   D. 对症治疗
   E. 切除子宫

2. 某女士，32岁，已婚。因"停经50日，阴道流血1日"就诊。超声检查：宫腔内充满不均质密集状或短条状回声，呈"落雪状"；血hCG：120 000U/L。该患者可能患有

   A. 子宫腺肌病
   B. 完全性葡萄胎
   C. 子宫内膜异位症
   D. 子宫黏膜下肌瘤
   E. 无排卵性异常子宫出血

3. 某女士，因完全性葡萄胎行清宫术，术后护理人员向其宣教如何避孕，以下正确的是

   A. 口服长效避孕药
   B. 放置宫内节育器
   C. 采用安全套避孕
   D. 采用安全期避孕

E. 采用紧急避孕法

4. 绒毛膜癌发生阴道转移的患者，正确的护理措施是
   A. 给予放疗
   B. 给予患者止血药
   C. 禁止不必要的阴道检查
   D. 嘱咐患者绝对卧床休息
   E. 定期行阴道检查观察转移灶大小

5. 绒毛膜癌患者化疗过程中最容易出现的副作用是
   A. 白细胞下降
   B. 恶心、呕吐
   C. 皮疹、脱发
   D. 肾损伤
   E. 复视、指/趾端麻木

   答案：1. B；2. B；3. C；4. C；5. B

（二）简答题

1. 简述绒毛膜癌肺转移患者的护理措施。

2. 简述常见化疗毒副作用及护理要点。

第十八章　女性生殖内分泌疾病患者的护理

学习目标

知识目标	1. 掌握排卵障碍性异常子宫出血的定义、病因、病理、护理评估及护理措施。 2. 熟悉绝经综合征的定义、病因、病理、护理评估及护理措施。 3. 了解闭经的定义、病因、病理、护理评估及护理措施。
能力目标	能运用所学知识对排卵障碍性异常子宫出血、闭经、绝经综合征患者实施整体护理。
素质目标	具有尊重、关爱患者的职业素养，善于与患者沟通，理解患者的心理感受，并给予心理疏导。

　　女性生殖内分泌疾病是妇科常见疾病，通常由下丘脑-垂体-卵巢轴功能异常或靶器官效应异常所致，部分还涉及遗传因素、女性生殖器官发育异常等。女性生殖内分泌疾病包括排卵障碍性异常子宫出血、闭经及绝经综合征等。这类疾病临床主要表现为月经周期、月经期、月经量的异常或伴发某些异常的症状。护理人员的主要任务是帮助患者及家属正确认识生殖内分泌疾病的发病原因，并采取积极措施，改善相关症状，提高患者的生活质量。

第一节　排卵障碍性异常子宫出血

案例导入与思考

某女士，48岁，因"月经淋漓不尽15日"来院就诊。患者自述半年前无明显诱因出现月经紊乱，月经周期15~90日，月经期7~10日，月经量时多时少。实验室检查：红细胞$3.5×10^{12}$/L，Hb 105g/L。妇科检查：子宫前位、质中、活动尚可、无压痛，两侧附件未见异常。

请思考：

1. 为明确诊断，还需要进一步收集的资料有哪些？

2. 该患者目前主要的治疗原则是什么？

3. 针对该患者的病情，护理人员应采取的护理措施有哪些？

正常子宫出血即月经，包括四个要素：月经周期频率、月经周期规律性、月经期长度、月经期出血量。异常子宫出血（abnormal uterine bleeding，AUB）是指月经四个要素中任何一项不符合正常范围，源自子宫腔内的异常出血。出现AUB的原因可以是单一因素，也可多因素并存。根据中华医学会妇产科学分会妇科内分泌学组2014年建议，不再使用"功能失调性子宫出血（dysfunctional uterine bleeding，DUB）"，推荐使用AUB的相关定义及病因新分类系统。临床上根据发病急缓，将AUB分为急性AUB和慢性AUB。急性AUB是指发生了严重的大出血，需要紧急处理；慢性AUB是指近6个月内至少出现3次AUB，无须紧急临床处理，但须进行规范治疗的AUB。

排卵障碍性异常子宫出血（AUB-ovulatory dysfunction，AUB-O）包括无排卵性AUB和排卵性AUB，后者包括黄体功能不足和子宫内膜不规则脱落等，临床以无排卵性AUB多见。

【病因】

1. 无排卵性AUB　常见于青春期、绝经过渡期，性成熟期也可发生。

（1）青春期：下丘脑-垂体-卵巢轴激素间的反馈调节尚未成熟，大脑中枢对雌激素的正反馈作用存在缺陷，下丘脑、垂体与卵巢间尚未建立稳定的周期性调节，FSH持续低水平，无促排卵性LH峰形成，无排卵发生。

（2）绝经过渡期：因卵巢功能下降，卵泡数量极少，卵巢内剩余卵泡对垂体促性腺激素的反应低下，雌激素分泌锐减，使促性腺激素水平升高，FSH常比LH更高，不形成排卵前期LH高峰，故不排卵。

（3）性成熟期：有时因内、外环境刺激，如劳累、应激、流产、手术和疾病等引起短暂的无排卵，也可因肥胖、多囊卵巢综合征、高催乳素血症等引起持续无排卵。

2. 排卵性AUB　多发生于生育年龄的妇女。

（1）黄体功能不足：可由多种因素造成，如卵泡期FSH缺乏，LH脉冲峰值不高、排卵峰后LH低脉冲缺陷、卵巢本身发育不良或某些生理性因素等。

（2）子宫内膜不规则脱落：由于下丘脑-垂体-卵巢轴调节功能紊乱，或溶黄体机制失常，引起黄体萎缩不全，内膜持续受孕激素影响，以致不能如期完整脱落。

【病理】

1. 无排卵性AUB

（1）增殖期子宫内膜：与正常月经周期的增殖期内膜一致，只是在月经周期后半期甚至月经期，仍表现为增殖期形态。

（2）子宫内膜增生

1）不伴有不典型的增生：子宫内膜腺体过度增生，但无明显的细胞不典型，发生子宫内膜癌的风险低。

2）不典型增生/子宫内膜上皮内瘤变：子宫内膜增生伴有细胞不典型，发生子宫内膜癌的风险较高，属于癌前病变。

（3）萎缩型子宫内膜：内膜萎缩菲薄，腺体少而小，间质少而紧密，胶原纤维相对增多。

2. 排卵性AUB

（1）黄体功能不足：子宫内膜形态一般表现为分泌期内膜，腺体分泌不良，腺体与间质发育不同步，内膜活检显示分泌反应较实际周期日至少落后2日。

（2）子宫内膜不规则脱落：月经周期第5~6日仍能见到呈分泌反应的子宫内膜。常表现为混合型子宫内膜，即残留的分泌期内膜、出血坏死组织及新增生的内膜混合共存。

【护理评估】

（一）健康史

询问患者年龄、月经史、婚育史，以及性生活情况、避孕措施等，以排除妊娠或产褥相关的出血；是否存在引起AUB的器质性疾病（如生殖器官肿瘤、感染、血液系统疾病等）。了解患者发病前有无精神紧张、情绪打击、过度劳累及环境改变等引起月经紊乱的诱发因素。回顾发病经过如发病时间、目前阴道流血情况、出血前有无停经史及诊治经历，包括所用激素名称、剂量和效果、诊断性刮宫的病理结果。询问有无贫血和感染征象。

（二）身体状况

观察患者的精神和营养状态，评估患者有无肥胖、贫血貌、出血点、紫癜、黄疸、黑棘皮症和其他病态。评估患者目前阴道流血情况，初步判断AUB的类型。

1. 无排卵性AUB　多数表现为月经紊乱，即失去正常周期，出血量多少不一，可导致贫血或休克。出血的类型取决于血雌激素水平及其下降速度，雌激素对子宫内膜持续作用的时间及子宫内膜的厚度。少数无排卵性AUB可有规律的月经周期，临床上称为"无排卵月经"。

2. 排卵性AUB

（1）黄体功能不足：月经周期缩短，表现为月经频发（周期<21日）。有时月经周期虽在正常范围内，但卵泡期延长、黄体期缩短（<11日），以致患者不易受孕或存在妊娠早期流产风险。

（2）子宫内膜不规则脱落：月经周期正常，月经期延长，可达9~10日，出血量可多可少。

（三）心理-社会状况

随着病程延长并发感染或止血效果不佳引起大量出血，患者易产生焦虑和恐惧心理。绝经过渡期者常常担心疾病严重程度，疑有肿瘤而不安。黄体功能不足常可引起不孕、妊娠早期流产，患者常感焦虑。

（四）辅助检查

1. 实验室检查

（1）全血细胞计数：确定有无贫血及血小板减少。

（2）凝血功能检查：排除凝血功能障碍性疾病。

（3）尿妊娠试验或血β-hCG检测：有性生活史者，应除外妊娠及妊娠相关疾病。

（4）血清激素测定：可在下次月经前5~9日测定血清孕酮水平，了解黄体功能，确定有无排卵。同时应在早卵泡期测定血清E_2、FSH、LH、睾酮（T）、催乳素（PRL）及TSH等，以排除其他内分泌疾病。

2. 盆腔超声检查 　了解子宫内膜厚度及回声，以明确有无宫腔占位病变及其他生殖道器质性病变。

3. 其他检查

（1）基础体温（basal body temperature，BBT）测定：是测定有无排卵的简易可行方法，还可了解黄体功能的情况。无排卵性AUB者BBT无上升改变而呈单相曲线（图18-1）。黄体功能不足者BBT呈双相型，但高温相<11日（图18-2）。子宫内膜不规则脱落者BBT呈双相型，但下降缓慢（图18-3）。

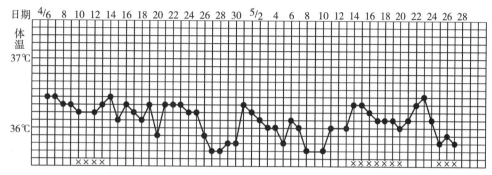

▲ 图18-1　基础体温单相型（无排卵性异常子宫出血）

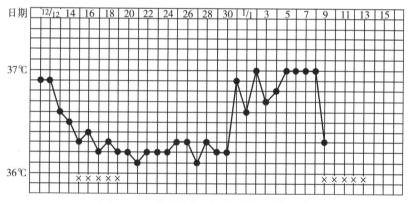

▲ 图18-2　基础体温双相型（黄体功能不足）

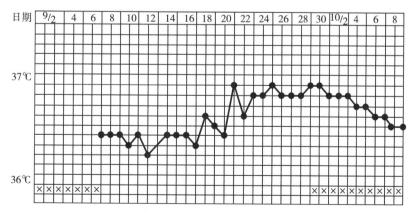

▲ 图18-3　基础体温双相型（黄体萎缩不全）

（2）诊断性刮宫（diagnostic curettage）：简称"诊刮"，其目的是止血和明确子宫内膜病理诊断。年龄≥45岁、长期不规律子宫出血、有子宫内膜癌高危因素（如肥胖、糖尿病、高血压等）、B超检查提示子宫内膜过度增厚并且回声不均匀、药物治疗有禁忌证或治疗效果不满意者可进行诊刮。拟确定卵巢排卵功能或了解子宫内膜增生程度时，宜在经前期1~2日或月经来潮6小时内刮宫。子宫内膜不规则脱落者在月经第5~7日诊刮。无性生活史的患者，应经患者或其家属知情同意后行诊刮。

（3）宫腔镜检查：可直接观察子宫内膜情况，表面是否光滑，有无组织突起及充血。

理论与实践　　该患者还需要进行：① 盆腔超声检查以明确盆腔脏器的器质性病变；② 血β-hCG检测以排除妊娠；③ 性激素测定如E_2、FSH、LH、P、T、PRL及TSH等，以排除其他内分泌疾病。必要时可行诊断性刮宫。

（五）治疗原则

1. 无排卵性AUB　青春期以止血、调整周期为主；性成熟期有生育要求者须给予促排卵治疗；绝经过渡期以止血、调整周期、减少月经量，防止子宫内膜病变为主。一线治疗方法是使用性激素，必要时可手术治疗。

2. 排卵性AUB

（1）黄体功能不足：针对发生原因，调整性腺轴功能，促使卵泡发育和排卵，以利于正常黄体的形成。

（2）子宫内膜不规则脱落：促进黄体功能，使黄体及时萎缩，内膜按时完整脱落。

3. 其他治疗　配合应用氨甲环酸、巴曲酶、酚磺乙胺、维生素K等止血药；雄激素如丙酸睾酮，可对抗雌激素，减少子宫出血量；出血严重时可补充凝血因子，如纤维蛋白原、血小板、新鲜冰冻血浆或新鲜血；对中重度贫血患者给予铁剂和叶酸治疗，必要时输血；出血时间长、贫血严重、机体抵抗力低下，或有合并感染的临床征象时应及时使用抗生素。

知识拓展　|　　　　**子宫肌瘤导致的AUB诊断与处理**

子宫肌瘤导致的AUB常表现为月经量过多、月经期延长、经间期出血等。

最容易引起AUB的是黏膜下子宫肌瘤，通常可经盆腔B型超声、宫腔镜检查；治疗方案决定于患者年龄，症状严重程度，肌瘤大小、数目、位置和有无生育要求等。主要包括药物治疗和手术治疗。对月经过多、无生育需求的妇女，可选择复方口服避孕药（COC）、止血药、非甾体抗炎药。有生育要求者可采用促性腺激素释放激素激动剂（GnRH-a）、米非司酮治疗3~6个月，待肌瘤缩小和出血症状改善后进行自然妊娠或辅助生殖技术治疗。

【常见护理诊断/问题】

1. 疲乏　与异常子宫出血导致的贫血有关。

2. 有感染的危险　与子宫不规则出血、出血量多导致贫血，机体抵抗力下降有关。

理论与实践　　该患者的治疗原则：止血、调整周期、减少月经量，防止子宫内膜病变。

【护理目标】

1. 患者的异常阴道流血停止，疲乏的感觉减弱或消失。

2. 患者无感染发生。

【护理措施】

（一）心理护理

鼓励患者表达内心感受，耐心倾听患者诉说，了解患者的疑虑。向患者解释病情，及时提供相关信息，帮助患者澄清问题，解除思想顾虑，摆脱焦虑。

（二）一般护理

出血量较多者，督促其卧床休息，避免过度疲劳和剧烈活动。做好会阴部护理，保持外阴局部清洁、干燥。注意加强患者营养，改善全身情况，向其推荐含铁较多的食物如猪肝、豆角、蛋黄、胡萝卜、葡萄干等。根据患者的饮食习惯，为其制订适合于个人的饮食计划，保证获得足够的营养。

（三）治疗配合

1. 病情观察　观察并记录患者的生命体征，嘱患者保留出血期间使用的会阴垫及内裤，以便更准确地估计出血量。对贫血严重者，遵医嘱做好配血、输血、止血等措施，以维持正常血容量。观察患者体温、是否出现子宫体压痛等，监测白细胞计数和分类，如出现感染征象，应及时联系医师给予抗生素治疗。

2. 无排卵性AUB　常用性激素止血和手术止血、调节月经周期和促排卵。

（1）性激素止血：根据患者出血量选择合适的制剂和使用方法进行止血。① 对少量出血患者，使用最低有效量激素，减少药物副作用。② 对大量出血患者，要求性激素治疗8小时内见效，24~48小时内出血基本停止，若96小时以上仍不止血，应考虑有器质性病变存在的可能。

1）子宫内膜脱落法：适用于生命体征稳定、血红蛋白≥90g/L者。地屈孕酮片10mg，口服，每日2次，共10日；微粒化孕酮200~300mg，口服，每日1次，共10日；甲羟孕酮6~10mg，口服，每日1次，共10日。急性AUB推荐使用黄体酮20~40mg，肌内注射，每日1次，共3~5日。停药后3日左右发生撤退性出血，约1周内血止。

2）高效合成孕激素：可使内膜萎缩，达到止血目的。炔诺酮，首剂量为5mg，口服，每8小时1次，血止后每隔3日递减1/3量，直至维持量2.5~5mg/d；或甲羟孕酮10~30mg/d，血止后按同样原则减量。

3）复方口服避孕药（combined oral contraceptive，COC）：推荐新型复方短效口服避孕药，如屈螺酮炔雌醇片、屈螺酮炔雌醇片（Ⅱ）、炔雌醇环丙孕酮片等，每次1片，每8~12小时1次，直至血止3日后，仍无出血可开始减量，每次减少1片，减量到每日1片，维持至血红蛋白含量正常，希望月经来潮，停药即可。用于青春期与性成熟期患者，绝经过渡期者不推荐使用大剂量COC止血。

4）雌激素内膜修复法：应用大剂量雌激素可促使子宫内膜生长，短期内修复创面而止血，适用于血红蛋白低于90g/L的青春期患者。但因该方法雌激素口服用量较大，不良反应较重，目前临床已较少使用。

5）GnRH-a：通过抑制FSH和LH分泌，降低雌激素达到止血的目的，适用于合并重度贫血的子宫肌瘤或子宫腺肌病患者。

（2）手术止血：诊刮是急性出血最为快速有效的止血方法，对于有诊刮指征的患者，建议将诊刮（或宫腔镜检查直视下刮宫）作为急性AUB治疗和诊断的首要选择。对于3~6个月内已通过内膜活检明确除外恶变或癌前病变者，不建议反复刮宫。对于难治的、无生育要求的患者，可考虑子宫全切术。

（3）调整月经周期：应用性激素止血后，必须调整月经周期。

1）孕激素治疗：于月经周期后半期或药物撤退性出血的第15日起，口服地屈孕酮10~20mg/d，共10~14日；或口服微粒化孕酮200~300mg/d，共10~14日；或口服醋酸甲羟孕酮4~10mg，每日1~2次，共10~14日。酌情应用3~6个周期。

2）口服避孕药：可以很好地控制周期，适用于有避孕需求的患者。用药方法为从药物撤退性出血或月经来潮第5日开始，每日1片，连续21日，停药1周后开始下1个周期用药，连用3个周期为1个疗程。停药后病情复发或月经周期仍然不稳定、无排卵可延长至6个周期或以上。

3）雌孕激素序贯疗法：即雌孕激素人工周期疗法，为模拟自然月经周期中卵巢的内分泌变化，将雌、孕激素序贯应用，使子宫内膜发生相应变化，引起周期性脱落。此法适用于青春期和性成熟期内源性雌激素水平较低者。从撤退性出血第5日开始口服戊酸雌二醇2mg或结合雌激素片1.25mg，每晚1次，连服21日，第11日起加用孕酮10mg，肌内注射，每日1次，连用10日。一般连续应用3~6个周期为1个疗程。若正常月经仍未建立，应重复上述序贯疗法（图18-4）。

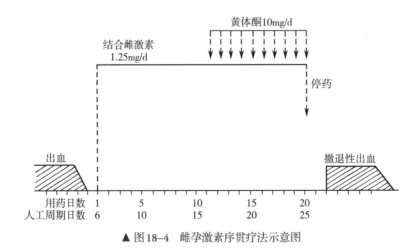

▲ 图18-4 雌孕激素序贯疗法示意图

4）左炔诺孕酮宫内缓释系统：放置含有左炔诺孕酮缓释系统的宫内节育器，宫腔局部释放量为20μg/d，可显著减少月经出血量，并可长期、有效保护子宫内膜，减少子宫内膜病变的风险。适用于无生育要求者及绝经过渡期的AUB-O患者。

（4）促排卵治疗：适用于性成熟期有生育要求，尤其是不孕症患者。

1）氯米芬：从自然月经或撤退性出血的第5日开始，每晚服氯米芬50mg，连续5日，一般在停药7~9日排卵。若排卵失败，可重复用药，氯米芬剂量逐渐增至100~150mg/d，一般连续用药3个月。有生育要求并伴有AUB-O的患者，促排卵效果不好的，可转至生殖中心治疗。

2）来曲唑：从自然月经或撤退性出血的第2~5日开始，2.5mg/d，共5日；如无排卵则每周期增加2.5mg，直至5.0~7.5mg/d。因来曲唑尚无促排卵治疗适应证，应让患者知情同意。

3）人绒毛膜促性腺激素（hCG）：适用于体内有一定水平FSH，雌激素中等水平者。超声监测卵泡发育接近成熟时，可大剂量肌内注射hCG 5 000~10 000U，以诱发排卵。

4）尿促性素（hMG）：仅适用于氯米芬效果不佳者。每支含FSH及LH各75U，月经周期第5日每日肌内注射hMG 1~2支，直至卵泡成熟，停用hMG，加用hCG 5 000~10 000U，肌内注射，以提高排卵率，此法称为hMG-hCG促排卵法。

3. 排卵性AUB

（1）黄体功能不足：口服结合雌激素、戊酸雌二醇或氯米芬促进卵泡发育；肌内注射hCG，刺激黄体功能；肌内注射孕酮促进黄体功能成熟；有避孕需求的患者可使用口服避孕药3个周期，病情反复者酌情延至6个周期。

（2）子宫内膜不规则脱落：可口服甲羟孕酮、天然微粒化孕酮，或肌内注射孕酮等孕激素，使黄体及时萎缩，内膜按时完整脱落，也可肌内注射hCG，促进黄体功能。对于无生育要求者，可口服避孕药，调整周期。

4. 使用性激素的注意事项　嘱患者按时、按量正确服用性激素，保持药物在血液中的稳定水平，不得随意停服和漏服。止血3日后可以逐步减量，一般每3日减量1次，减量不应超过原剂量的1/3，直至维持剂量。告知患者在治疗期间如出现不规则阴道流血应及时就诊。

（四）健康指导

嘱患者出血量不多时可适当进行体力活动。平时勤更换会阴垫，保持外阴局部清洁、干燥，并注意观察阴道分泌物性状，如有异常应及时就诊。

理论与实践　　护理措施：观察阴道流血量、性状，红细胞计数等，观察与感染有关的征象，做好会阴部护理，保持局部清洁；按时、按量正确服用性激素，保持药物在血液中的稳定水平，不得随意停服和漏服；出血量多时，嘱其卧床休息，避免过度疲劳和剧烈活动。

【护理评价】

1. 患者异常阴道流血停止，疲乏的感觉减弱或消失。

2. 患者未发生感染，体温正常、白细胞正常。

第二节　闭经

案例导入与思考

某少女，16岁，高中二年级，因"闭经6个月"就诊。患者12岁初潮，月经欠规律，月经周期60~90日，月经期5~15日，否认性生活史。近半年来因学业压力大，患者一直未行经。直肠–腹部诊：子宫前位，质中，大小正常，活动度好，双附件未见异常。

请思考：

1. 该患者发生继发性闭经的原因是什么？

2. 应对该患者实施的主要护理措施是什么？

闭经（amenorrhea）是常见的妇科症状，表现为无月经或月经停止。根据既往有无月经来潮，分为原发性闭经和继发性闭经两类。原发性闭经指年龄超过13岁，第二性征未发育；或年龄超过15岁，第二性征已发育，月经还未来潮。继发性闭经指正常月经建立后，月经停止6个月，或按自身原有月经周期计算停止3个周期以上。青春期前、妊娠期、哺乳期及绝经后的无月经来潮属生理性闭经，本节不讨论。

【病因】

正常月经的建立和维持，有赖于下丘脑–垂体–卵巢轴的神经内分泌调节、靶器官子宫内膜对性激素的周期性反应和下生殖道的通畅，其中任何一个环节发生障碍均可导致闭经。

1. 原发性闭经　较少见，多为遗传因素或先天性发育缺陷引起。

2. 继发性闭经　发生率显著高于原发性闭经。

（1）下丘脑性闭经：最常见，以功能性原因为主，治疗及时尚可逆。

1）精神应激：突然或长期精神压抑、紧张、忧虑、环境改变、过度劳累、情感创伤、寒冷等，均可能引起神经内分泌障碍而导致闭经。

2）体重下降和神经性厌食：过度节食时，体重急剧下降，导致下丘脑多种神经激素分泌水平降低，引起腺垂体多种促激素包括LH、FSH、促肾上腺皮质激素等分泌减少。临床表现为厌食、极度消瘦、低促性腺素性闭经、皮肤干燥、低体温、低血压、各种血细胞计数及血浆蛋白低下，重症可危及生命。

3）运动过度：长期剧烈运动或进行芭蕾舞、现代舞等训练易致闭经，与患者的心理、应激反应程度及体脂下降有关。

4）药物：长期应用甾体避孕药，如吩噻嗪衍生物（奋乃静、氯丙嗪）、GnRH激动剂或拮抗剂等，因抑制下丘脑GnRH的分泌，垂体分泌催乳素增多，引起闭经。化疗药物、选择性孕激素受体调节剂（如米非司酮）、减肥药、降压药、免疫抑制剂等也可能引起药物性闭经。药物性闭经通常是可逆的，停药后3~6个月月经多能自然恢复。

5）器质性病变及炎症：器质性下丘脑性闭经包括下丘脑肿瘤、炎症、创伤等原因，最常见的下丘脑肿瘤为颅咽管瘤。瘤体增大可压迫下丘脑和垂体柄引起闭经、生殖器官萎缩、肥胖、颅内压增高、视力障碍等症状，也称肥胖生殖无能营养不良症。

（2）垂体性闭经：主要病变在垂体。腺垂体器质性病变或功能失调，均可影响促性腺激素分泌，继而影响卵巢功能引起闭经。常见有垂体梗死如希恩综合征、垂体肿瘤如分泌催乳素的腺瘤，以及空蝶鞍综合征。

（3）卵巢性闭经：闭经的原因在卵巢。卵巢分泌的性激素水平低下，子宫内膜不发生周期性变化而导致闭经。常见于卵巢功能衰退、卵巢功能性肿瘤（如卵巢支持–间质细胞瘤、卵巢颗粒细胞瘤和卵泡膜细胞瘤）及多囊卵巢综合征。

（4）子宫性闭经：闭经的原因在子宫。可因感染、创伤导致子宫腔粘连引起闭经，月经调节功能正常，第二性征发育也正常，如子宫内膜损伤粘连综合征（Asherman综合征），也可由手术切除子宫或放疗破坏子宫内膜所致。

（5）其他：内分泌功能异常，如甲状腺、肾上腺、胰腺等功能紊乱也可引起闭经。常见的疾病有甲状腺功能减退或亢进、肾上腺皮质功能亢进、肾上腺皮质肿瘤等。

理论与实践 该患者可能因学业压力大，进而导致下丘脑性闭经。

【护理评估】

（一）健康史

详细询问患者月经史，包括初潮年龄、月经周期、月经期、月经量，闭经时间长短及伴随症状等。了解发病前有无导致闭经的诱因，如精神因素、环境改变、体重变化、剧烈运动及各种疾病、用药情况等。对已婚妇女，须询问生育史及产后并发症史。对原发性闭经患者，应询问第二性征发育情况，了解生长发育史，有无出生缺陷或其他疾病及家族史。

（二）身体状况

闭经是患者就诊的主要症状。注意观察患者精神状态、营养状况、全身发育状况，测量身高、体重、躯干和四肢的比例、智力情况，检查五官生长特征及第二性征发育情况，有无多毛、溢乳等。妇科检查应注意内、外生殖器发育，有无先天畸形等。

（三）心理–社会状况

闭经对患者的自我定义有较大影响，患者会担心闭经对自己的健康、性生活和生育能力有影响。病程过长及反复治疗效果不佳会加重患者和家属的心理压力，表现为情绪低落，对治疗和护理丧失信心，这反过来又会加重闭经。

（四）辅助检查

1. 功能试验

（1）药物撤退试验：用于评估体内雌激素水平，以确定闭经程度。

1）孕激素试验：口服孕激素，停药后出现撤退性出血（阳性反应），提示子宫内膜已受一定水平雌激素影响。停药后无撤退性出血（阴性反应），则可能存在内源性雌激素水平低下、子宫-下生殖道病变所致闭经、妊娠等情况。排除妊娠后应进一步行雌孕激素序贯试验。

2）雌孕激素序贯试验：适用于孕激素试验阴性的闭经患者。服用足够量的雌激素，连服20日，最后10日加用孕激素，停药后发生撤退性出血为阳性，提示子宫内膜功能正常，可排除子宫性闭经，引起闭经的原因是患者体内雌激素水平低落，应进一步寻找原因。无撤退性出血为阴性，应重复一次试验，若仍无出血，可诊断为子宫性或下生殖道性闭经。

（2）垂体兴奋试验：又称GnRH刺激试验，了解垂体对GnRH的反应性。注射促性腺激素释放激素后LH值升高，说明垂体功能正常，病变在下丘脑。经多次重复试验，LH值无升高或升高不显著，说明垂体功能减退，如希恩综合征。

2. 血清激素测定　应停用雌、孕激素药物至少2周后行E_2、P、T、FSH、LH、PRL、TSH、胰岛素等激素测定，以协助诊断。

3. 影像学检查　盆腔超声检查、子宫输卵管造影、CT或磁共振成像（MRI）、静脉肾盂造影等可辅助诊断。

4. 宫腔镜检查　能精确诊断子宫腔粘连。

5. 腹腔镜检查　可在直视下观察卵巢形态、子宫大小等。

6. 染色体检查　对鉴别性腺发育不全的病因及指导临床处理有重要意义。

7. 其他检查　如靶器官反应检查，包括基础体温测定、子宫内膜取样等。怀疑结核或血吸虫病时，应行内膜培养。长期低雌激素状态可引起骨流失，导致骨质疏松，需行骨密度检查。

（五）治疗原则

明确病变环节，针对病因予以治疗，改善全身健康情况，进行心理辅导，给予相应激素治疗，达到治疗目的。

【常见护理诊断/问题】

1. 长期低自尊　与长期闭经，治疗效果不明显，月经不能正常来潮而出现自我否定等有关。

2. 焦虑　与担心疾病对健康、性生活、生育的影响有关。

3. 持续性悲伤　与担心丧失女性形象有关。

【护理目标】

1. 患者能够接受闭经的事实，客观地评价自己。

2. 患者能够主动诉说病情及担心。

3. 患者能够主动、积极地配合诊治。

【护理措施】

1. 心理护理　建立良好的护患关系，鼓励患者表达自己的感受，对治疗和预后等提出问题。

向患者提供正确的诊疗信息，鼓励患者与同伴、亲人交往，参与社会活动，减轻心理压力。

2. 针对病因护理　减轻或消除诱发闭经的原因。对应激或精神因素所致闭经，应进行耐心的心理治疗，消除精神紧张和焦虑；对体重下降引起的闭经，应供给足够营养，保持标准体重；运动性闭经者应适当减少运动量；对肿瘤、多囊卵巢综合征等引起的闭经，应进行特异性治疗。

3. 治疗配合

（1）激素治疗：可给予激素补充治疗，包括补充雌激素（适用于无子宫者）、雌孕激素序贯疗法（适用于有子宫者）、孕激素法（适用于体内有一定内源性雌激素水平者）。对有生育要求的患者，可给予氯米芬、促性腺激素释放激素（GnRH）、hMG–hCG促排卵法等促进排卵。

（2）其他治疗：根据患者病变部位，可给予溴隐亭、肾上腺皮质激素、甲状腺素等特异性药物，也可采取辅助生殖技术帮助患者妊娠。对于生殖器畸形、Asherman综合征、肿瘤等患者可采取手术治疗。

4. 健康指导　根据医嘱用药，说明性激素的作用、具体用药方法、剂量、用药时间、不良反应等。嘱患者严格遵医嘱用药，不得擅自停服、漏服，不随意更改药量，并监测用药效果。

理论与实践　护理措施：给予心理护理，减轻学业压力；给予激素补充治疗；嘱患者严格遵医嘱用药，不得擅自停服、漏服、不随意更改药量，并监测用药效果。

【护理评价】

1. 患者接受闭经的现实，能够理性、客观地评价自己。

2. 患者表示了解病情，并与病友交流病情和治疗感受。

3. 患者能够主动、积极地配合诊治，维持自身女性形象。

第三节　绝经综合征

案例导入与思考

某女士，46岁，因"自觉潮热、出汗频繁1年"就诊。患者1年前出现月经不规律，月经周期60~90日，月经期10~15日，月经量时多时少，未经治疗。半年前自觉胸部、颜面部阵阵发热，继而出汗，每次1~3分钟，每日10余次，严重影响自己的生活质量。妇科检查：外阴阴道正常，子宫颈光滑，子宫正常大小，双附件未见异常。

请思考：

1. 该患者最可能的临床诊断是什么？

2. 该患者出现的内分泌变化有哪些？

3. 护理人员针对该患者目前状况应采取的护理措施有哪些？

绝经综合征（menopause syndrome，MPS）指妇女绝经前后出现性激素波动或减少所致的一系列躯体及精神心理症状。绝经（menopause）指卵巢功能停止所致永久性无月经状态。绝经分为自然绝经和人工绝经。自然绝经指卵巢内卵泡生理性耗竭，或残余卵泡对促性腺激素失去反应，卵泡不再发育和分泌雌激素，导致绝经；人工绝经指手术切除双侧卵巢或放、化疗等损伤卵巢功能，人工绝经者更容易发生绝经综合征。

【内分泌变化】

绝经前后最明显的变化是卵巢功能衰退，随后表现为下丘脑-垂体功能退化。

1. 雌激素 卵巢功能衰退的最早征象是卵泡对FSH敏感性降低，FSH水平升高。绝经过渡期早期雌激素水平波动很大，卵泡完全停止生长发育后，雌激素水平迅速下降。

2. 孕激素 绝经过渡期卵巢尚有排卵功能，仍有孕酮分泌。但卵泡发育质量下降，黄体功能不良，导致孕酮分泌减少。绝经后无孕酮分泌。

3. 雄激素 绝经后雄激素来源于卵巢间质细胞及肾上腺，总体雄激素水平下降。

4. 促性腺激素 绝经过渡期FSH水平升高，呈波动型，LH仍在正常范围。绝经后雌激素水平降低，诱导下丘脑释放GnRH增加，刺激垂体释放更多的FSH和LH，其中FSH升高较LH更显著，FSH/LH＞1。

5. 抑制素 绝经后妇女血抑制素水平下降，较E_2下降早且明显，可能成为反映卵巢功能衰退更敏感的指标。

6. 抗米勒管激素 绝经后抗米勒管激素水平下降，较FSH升高、E_2下降早，能较早反映卵巢功能衰退。

理论与实践　　　1. 该患者处于绝经过渡期，最可能的临床诊断是绝经综合征。

　　　　　　　　　　2. 该患者的内分泌变化包括孕酮分泌减少，FSH水平升高，抑制素、抗米勒管激素水平下降。

【护理评估】

（一）健康史

了解患者绝经综合征症状持续时间、严重程度及治疗效果等；了解月经史、生育史，既往健康状况，排除肝病、高血压、糖尿病、冠心病、其他内分泌腺体器质性疾病及精神疾病；了解有无切除子宫、卵巢的手术，有无接受盆腔放疗等；注意收集乳腺癌、子宫内膜癌、动静脉血栓、骨折及骨质疏松等病史和家族史。

（二）身体状况

1. 近期症状

（1）月经紊乱：是绝经过渡期的常见症状，由于稀发排卵或无排卵，表现为月经周期不规则、月经期延长及月经量增多或减少。症状的表现取决于卵巢功能的波动性变化。

（2）血管舒缩症状：主要表现为潮热，为血管舒缩功能不稳定所致，是雌激素低落的特征性症状，其特点是反复出现短暂的面部、颈部及胸部皮肤阵阵发红，伴有轰热，继之出汗，一般持续1~3分钟。症状轻者每日发作数次，严重者发作十余次或更多，夜间或应激状态易促发。该症状可持续1~2年，有时达5年或更长时间。潮热严重时可影响妇女的工作和生活质量，是需要性激素治疗的主要原因。

（3）精神心理症状：常表现为注意力不易集中，情绪波动大，如激动易怒、焦虑不安或情绪低落、抑郁、不能自我控制等，记忆力减退、入睡困难、易醒、多梦等也较常见。部分妇女在焦虑和抑郁同时伴有反复出现的躯体症状，如胸闷、气短、心悸、咽部异物感、便秘、肢体疼痛和假性神经系统症状等。出现躯体症状时应首先排除器质性疾病后再考虑是否与绝经相关。

2. 远期症状

（1）绝经生殖泌尿综合征（genitourinary syndrome of menopause，GSM）：超过50%的绝经期女性会出现该综合征，主要表现为泌尿生殖道萎缩症状，如阴道干燥、性交困难及反复阴道感染，排尿困难、尿频、尿急、尿痛等反复发生的尿路感染。

（2）骨质疏松：绝经后妇女缺乏雌激素使骨量快速丢失而出现骨质疏松。一般发生在绝经后5~10年内，最常发生在椎体。

（3）心血管疾病：绝经后妇女糖、脂代谢异常增加，动脉硬化、冠心病的发病风险较绝经前明显增加，可能与雌激素水平低落有关。

（三）心理-社会状况

妇女进入绝经过渡期后由于家庭和社会环境的变化可加重身体与精神的负担，较易发生心情不愉快、忧虑、焦虑、多疑、孤独等。

（四）辅助检查

1. 血清激素测定　绝经过渡期血清FSH>10U/L，提示卵巢储备功能下降。闭经、FSH>40U/L，且E_2水平低，提示卵巢功能衰竭。血清抑制素B≤45ng/L，是卵巢功能减退的最早标志，比FSH更敏感。抗米勒管激素低至1.1ng/ml提示卵巢储备下降，若低于0.2ng/ml提示即将绝经，绝经后一般测不出抗米勒管激素。

2. 超声检查　基础状态卵巢的窦状卵泡数减少、卵巢容积缩小、子宫内膜变薄。

（五）治疗原则

缓解近期症状，早期发现并有效预防骨质疏松、动脉硬化等老年性疾病。

【常见护理诊断/问题】

1. 焦虑　与绝经过渡期内分泌改变，或个性特点、精神因素等有关。

2. 知识缺乏：缺乏绝经过渡期生理、心理变化知识及应对技巧。

【护理目标】

1. 患者能够描述自己的焦虑心态和应对方法。

2. 患者能够正确描述绝经过渡期生理、心理变化。

【护理措施】

1. 心理护理　与患者建立良好的相互信任关系，认真倾听，让患者表达自己的困惑和忧虑；帮助患者及家属了解绝经过渡期的生理和心理变化，以减轻焦虑和恐惧的心理，并争取家人的理解和配合，护患双方共同努力，缓解患者症状。

2. 一般护理　调整生活状态，帮助患者建立适应绝经过渡期生理、心理变化的新生活形态，使其安全度过该阶段。帮助患者选择既有营养又符合饮食习惯的食物。鼓励患者加强体育锻炼，增加社交和脑力活动，增强体质，促进正性心态。

3. 治疗配合

（1）绝经激素治疗（menopausal hormone therapy，MHT）：是针对绝经相关健康问题而采取的一种医疗措施，可有效缓解绝经相关症状，并会对骨骼、心血管和神经系统产生长期的保护作用。MHT应在有适应证、无禁忌证的前提下使用。

1）适应证：用于绝经相关症状，如潮热出汗、疲倦或睡眠、情绪障碍等；解决泌尿生殖道萎缩相关问题；缓解低骨量及骨质疏松；过早的低雌激素状态，如早发性卵巢功能不全、下丘脑–垂体性闭经、手术绝经等。

2）禁忌证：包括已知或可疑妊娠，原因不明的阴道流血，已知或可疑患有乳腺癌、与性激素相关的其他恶性肿瘤等，最近6个月内患有活动性静脉或动脉血栓栓塞性疾病，严重肝肾功能障碍等。

3）用药途径及方案：① 口服，可单用雌激素，仅适用于已切除子宫者；雌孕激素联合，适用于有完整子宫者；单用孕激素，适用于绝经过渡期无排卵性AUB者。② 局部用药，经阴道给药，治疗下泌尿生殖道局部低雌激素症状。常用药物有普罗雌烯阴道胶丸、普罗雌烯乳膏、氯喹那多–普罗雌烯阴道片、雌三醇乳膏、结合雌激素乳膏、普拉睾酮阴道栓等。经皮肤给药，常用药物有雌二醇凝胶、半水合雌二醇贴片、苯甲酸雌二醇乳膏等。

4）用药剂量与时间：MHT应个体化用药，在综合考虑具体症状、治疗目的和危险性的前提下，选择最小剂量和与治疗目的一致的最短时期，在卵巢功能开始减退并出现相关绝经症状时即开始应用。需定期评估，应用最低有效剂量，达到最大获益和最小风险。

5）副作用及危险性：初用雌激素时可引起乳房胀、白带多、头痛等，先酌情减量，待症状缓解后再给拟定剂量；孕激素副作用包括抑郁、易怒、乳房痛和水肿等，通常并不严重。进行MHT时可能引起AUB，多为突破性出血，须查明原因，必要时行诊刮，排除子宫内膜病变。长期采用MHT可增加患者子宫内膜癌、乳腺癌、静脉血栓栓塞等疾病的发病风险。

（2）非激素类药物：口服黑升麻提取物、中药及谷维素等，对缓解血管舒缩症状及其他绝经相关症状有一定疗效。选择性5–羟色胺再摄取抑制药，如盐酸帕罗西汀可以改善血管舒缩症状及精神神经症状。此外，也要适当摄入钙剂，其与维生素D合用有利于钙的完全吸收；适量镇静药如艾司唑仑，有助于睡眠。

4. 健康指导

（1）知识宣教：介绍绝经前后减轻症状的方法，以及预防绝经综合征的措施。如规律运动可以促进血液循环，维持肌肉良好的张力，延缓老化的速度，还可以刺激骨细胞的活动，延缓骨质疏松的发生；正确对待性生活等。设立"妇女围绝经期门诊"，提供系统的绝经过渡期咨询、指导和知识教育。

（2）随访指导：开始MHT后1个月、3个月、半年、1年复诊，主要了解MHT的疗效和副作用，并根据情况调整用药。长期MHT者每年应复诊1次，内容包括：① 体格检查，如体重、身高、血压、乳腺及妇科检查等。② 辅助检查，如盆腔B型超声、血糖、血脂及肝肾功能检查。每3~5年测定1次骨密度，可根据患者情况，酌情调整检查频率。

理论与实践　护理措施：鼓励患者加强体育锻炼，增加社交和脑力活动，以增强体质；充分评估患者现状，在排除相关禁忌证后给予MHT；给予心理护理，帮助患者及家属了解绝经过渡期的生理和心理变化。

【护理评价】

1. 患者认识到绝经是女性正常生理过程，焦虑感减轻或消失。

2. 患者了解MHT的利弊。

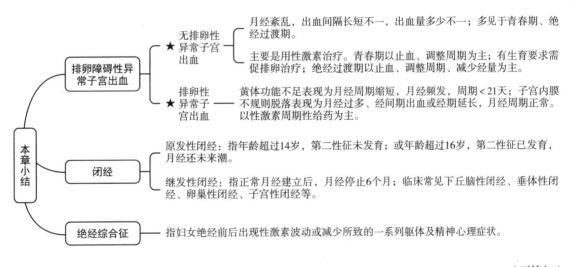

（王艳红）

复习参考题

（一）选择题

1. 无排卵性异常子宫出血首选的治疗方法是
    A. 激素治疗
    B. 期待治疗
    C. 手术治疗
    D. 化疗
    E. 诊断性刮宫

2. 某女士，30岁，G_0P_0，结婚2年未避孕未孕。该女士初潮后月经一直不规律，月经周期45~90日，月经期7~15日，经检查发现有多囊卵巢。该女士目前迫切想要生育，下列首选的治疗方式是
    A. 腹腔镜手术
    B. 促排卵治疗
    C. 等待自然受孕
    D. 输卵管通液术
    E. 体外受精–辅助生殖技术

3. 某女士，25岁，近期出现月经周期缩短，自测基础体温为双相型，但高温相持续时间短，仅9日。该女士可能患有

A. 子宫腺肌病
B. 黄体功能不足
C. 子宫内膜异位症
D. 子宫内膜不规则脱落
E. 无排卵性异常子宫出血

4. 患者，女，20岁，今年大学二年级，因"闭经5个月"就诊。半年前减重，1个月内其体重减少约5kg，随后即发生停经，引起她闭经的原因可能是
    A. 垂体性闭经
    B. 卵巢性闭经
    C. 子宫性闭经
    D. 下丘脑性闭经
    E. 甲状腺功能异常导致的闭经

5. 绝经过渡期妇女因卵巢功能下降而出现的特有症状为
    A. 月经紊乱
    B. 血管舒缩症状
    C. 精神神经症状
    D. 自主神经失调症状
    E. 泌尿生殖道萎缩症状

答案：1. A；2. B；3. B；4. D；5. B

（二）简答题

1. 简述无排卵性异常子宫出血的临床表现和治疗原则。

2. 简述绝经综合征的临床表现。

第十九章　不孕症妇女的护理

学习目标

知识目标	1. 掌握不孕症的定义、护理评估、护理措施及辅助生殖技术的护理要点。 2. 熟悉不孕症的常见病因、男女双方辅助检查项目及检查方法。 3. 了解辅助生殖技术常见并发症及处理。
能力目标	能够运用所学知识对不孕症妇女及实施辅助生殖技术的妇女进行整体护理。
素质目标	具有较强的责任心和法律意识，在不孕症诊疗和辅助生殖技术实施过程中，遵守医学伦理原则，尊重护理对象，保护其隐私，维护其尊严。

　　不孕（育）症是一种由多种病因导致的生育障碍状态，是育龄夫妇生殖健康不良事件。它不仅影响女性个体身心健康，还影响家庭和谐，既是一个医学问题也是一个社会问题。近几十年来，随着辅助生殖技术的发展和应用，许多不孕（育）症夫妇获得了生育的可能，但因技术本身带来一些伦理和法律问题，应严格规范管理。

第一节　不孕症

> **案例导入与思考**
>
> 某女士，29岁，结婚5年，4年前人工流产1次，之后未避孕，至今未孕。自述盆腔炎2年，平素月经规律，月经周期28~30日，持续3~5日，量中等，无痛经。男方检查：精液正常，余（－）。
>
> **请思考：**
>
> 1. 该患者最可能的临床诊断是什么？
> 2. 为明确诊断和病因，应首选的辅助检查是什么？

　　女性无避孕性生活至少12个月而未受孕，称为不孕症（infertility），在男性则称为不育症。不孕症可分为原发性和继发性两大类，既往无妊娠史，未行避孕而从未妊娠者为原发性不孕；既往有过妊娠史，而后无避孕连续12个月未孕者为继发性不孕。按照不孕症是否可以被纠正，分为绝对不孕和相对不孕，因先天或后天解剖、生理存在某种缺陷，无法纠正而不能受孕者称为绝对不孕；某种因素导致暂时不孕，一旦得到纠正仍能受孕者称为相对不孕。不孕症发病率因国家、民族和地区不同存在差别，我国不孕症发病率为7%~10%。

【病因】

自然受孕是一个复杂的生理过程，自然受孕过程中任何一个或几个环节异常均可造成不孕（育）。流行病学调查显示不孕妇女中女方因素约占40%，男方因素占30%~40%，男女共同因素约占20%，不明原因占5%~10%，具体原因应在对男女双方进行全面的不孕（育）检查后方能确诊。

1. 女性不孕因素

（1）输卵管因素：是我国女性不孕症，尤其是继发性不孕的最主要病因。各种影响输卵管正常功能的因素均可导致不孕症。如：① 输卵管病变、盆腔粘连、盆腔炎及其后遗症（盆腔炎及盆腔术后粘连导致的输卵管梗阻、周围粘连、积水等）；② 先天发育异常，如输卵管发育不良。

（2）排卵障碍：各种排卵异常和内分泌紊乱也是女性不孕症的重要病因，其中，无排卵是女性不孕症较常见的病因。对月经周期紊乱、年龄≥35岁、卵巢窦状卵泡计数持续减少、长期不明原因不孕的妇女，首先要考虑排卵障碍的病因。

引起排卵障碍的原因包括：① 下丘脑病变，如低促性腺激素性无排卵；② 垂体病变，如高催乳素血症、垂体功能障碍、希恩综合征；③ 卵巢病变，如多囊卵巢综合征、早发性卵巢功能不全、卵巢早衰、先天性卵巢发育不全等；④ 其他内分泌疾病，如甲状腺功能异常、先天性肾上腺皮质增生症等。排卵障碍的病因或持久或暂时，应动态观察。

（3）子宫因素：子宫的形态或功能异常均可引起不孕症。包括：① 子宫体病变，如子宫黏膜下肌瘤、体积较大的子宫肌壁间肌瘤、子宫腺肌病、子宫腔粘连、子宫内膜息肉等；② 宫颈因素，如宫颈松弛、宫颈病变等；③ 子宫内膜异位症；④ 先天发育异常，如双角子宫、纵隔子宫、双子宫等。

（4）外阴和阴道因素：处女膜发育异常、阴道闭锁或损伤后发生瘢痕狭窄等均可影响正常性生活，阻碍精子进入；严重阴道炎可降低精子的活力，缩短精子的存活时间，从而导致不孕症。

2. 男性不育因素

（1）精液异常：先天或后天原因如隐睾、睾丸发育不全、睾丸炎、精索静脉曲张等可致精子的数量、结构或功能异常；另外，内分泌紊乱如下丘脑-垂体-睾丸轴功能紊乱、甲状腺疾病、肾上腺疾病或糖尿病等亦可影响精子发育过程，表现为少精子症、弱精子症、无精子症、精子发育停滞、畸形精子症和单纯精浆异常等。

（2）精子运送障碍：外生殖器发育异常如先天性双侧输精管缺如；男性生殖道损伤亦可引起精子运送障碍。

（3）男性性功能障碍：功能性病变如阳痿、早泄、逆行射精、不射精等可引起精子排出障碍。

3. 男女双方因素

（1）免疫因素：精子、精浆、受精卵等生殖系统抗原可产生自身免疫或同种免疫，产生相应的抗体，如男性体内产生的抗精子抗体、女性体内的抗透明带抗体等，可阻碍精子和卵子的结合，从而导致不孕症。

（2）精神因素：精神紧张可影响受孕，对大多数患者而言，紧张、焦虑等负性情绪可加重不孕症。

（3）缺乏性生活的基本知识：个别夫妇知识极度缺乏，导致无性生活或不能正常性生活。

4. 不明原因的不孕　夫妻双方经现有检查方法系统检查后，仍不能确定病因的不孕症。

【护理评估】

（一）健康史

应同时询问男女双方的健康史。

1. 男方　询问年龄、婚育史、性生活频率、性功能等情况；既往有无影响生育的病史如感染史，包括腮腺炎、睾丸炎、结核病等；外生殖器外伤、手术史；了解个人生活习惯、嗜好及工作生活环境等。

2. 女方　询问年龄、月经史、婚育史、家族史、手术史、性生活情况、避孕状况、工作环境，了解既往史，如生殖器官炎症（阴道炎、子宫颈炎、盆腔炎）、阑尾炎及其他慢性病史。对继发性不孕者了解以往流产或分娩情况，有无感染。

（二）身体状况

夫妇双方应进行全身检查以排除全身性疾病。

1. 男方检查

（1）体格检查：包括全身检查和生殖系统检查。重点应检查外生殖器有无畸形或病变，包括阴茎、阴囊、前列腺的大小形状等。

（2）精液检查：初诊时男方一般要进行2~3次精液检查，以获取基线资料。常用精液参数的参考下限为：精液量1.5ml，精子浓度15×10^6/ml，精子总数39×10^6/ml，精子前向运动（a级+b级）百分率32%，正常形态率4%，精子存活率58%。精液常规重复异常，才能诊断为男性不育。

（3）其他检查：包括激素检测、生殖系统超声和遗传筛查等。

2. 女方检查

（1）全身检查：评估体格发育及营养状况，包括身高、体重和体脂分布特征，乳房发育及甲状腺情况。注意有无皮肤改变（多毛、痤疮、黑棘皮症等）。

（2）妇科检查：包括外阴发育、阴毛分布、阴蒂大小、阴道和宫颈有无异常排液和分泌物，子宫位置、大小、形状、质地和活动度，附件有无增厚、包块和压痛，直肠子宫陷凹处有无包块、触痛和结节，盆腔和腹壁有无压痛、反跳痛和异常包块。

（3）性激素测定：月经周期2~4日测E_2、P、FSH、LH、T、PRL等，评定卵巢功能；月经前1周采血查孕酮，了解排卵和黄体功能。

（4）盆腔超声检查：可明确子宫和卵巢大小、位置、形态等，评估卵巢储备，还可监测卵泡发育情况及子宫内膜厚度和形态分型。

（5）输卵管通畅试验：包括输卵管通液术和子宫输卵管造影，前者是检查输卵管是否通畅的一种方法，且具有一定的治疗功效；后者是评价输卵管通畅度的首选方法，应在月经干净后3~7日无任何禁忌证时进行，具体操作详见"附：输卵管通畅试验"。

（6）腔镜检查：包括宫腔镜和腹腔镜检查，适用于体格检查、超声检查和/或输卵管通畅试验提示存在宫腔或盆腔异常的患者。宫腔镜检查可了解子宫内膜形态、色泽、厚度，观察有无子宫腔粘连、子宫黏膜下肌瘤、子宫内膜息肉、子宫畸形等；腹腔镜检查能直接观察子宫、输卵管、卵巢有无病变或粘连，并可结合输卵管通液术，直视下明确输卵管的形态、是否通畅及周围有无粘连等。

3. 其他检查

（1）性交后精子穿透力试验：经上述检查未见异常时进行。在预测的排卵期进行，试验前3日禁止性交、阴道用药或冲洗，受试者于性交后2~8小时内接受检查。先取阴道后穹隆液检查有无活动精子，如有则证明性交成功；再取宫颈黏液观察，如每高倍视野内有20个活动精子即为正常。

（2）免疫检查：检查精子抗原、抗精子抗体、抗子宫内膜抗体等，有条件者可进一步做体液免疫学检查，如IgG、IgM、IgA等。

（3）基础体温测定：双相型体温变化提示排卵可能，但不能作为独立的诊断依据。

（三）心理-社会状况

不孕的诊治过程漫长而繁杂，夫妇双方在心理、生理、社会和经济方面都要承受很大压力，一旦诊断为不孕症，妇女易出现"不孕危机"情绪。曼宁（Menning）将不孕妇女的心理反应描述为震惊、否认、愤怒、内疚、孤独、悲伤和解脱，上述部分负性情绪又会影响受孕。各种检查及辅助生殖技术等也极大地影响了不孕妇女及其家庭的正常生活。因此，医护人员在关注妇女躯体治疗和护理的同时，还要认真评估不孕（育）症夫妇双方的心理反应，所处的社会文化背景等，并进行有效的疏导，从而增加受孕的机会。

理论与实践　　1. 该患者最可能的临床诊断是继发性不孕。

　　2. 为明确诊断，首选的辅助检查是输卵管通液术或子宫输卵管造影，以判断输卵管是否通畅。

（四）治疗原则

女性生育力与年龄密切相关，治疗时应充分估计女性卵巢的生理年龄，尽量采取自然、安全、科学有效的个体化方案进行治疗。对于肥胖、消瘦、有不良生活习惯或环境接触史的患者须先改变生活方式；纠正或治疗机体系统性疾病；性生活异常者在排除器质性疾病的前提下可给予指导，增加受孕机会；对明确原因的不孕（育）症夫妇可选择相应治疗方案。

1. 输卵管病变　病变不严重者，如年轻，卵巢功能良好，男方精液指标正常，不孕时间<3年，可以期待治疗，也可用中药配合调整。如出现输卵管周围粘连、远端梗阻和轻度积水等病变严重者，可采用输卵管重建术，如输卵管吻合术、输卵管粘连松解术、输卵管伞端成形术及输卵管造口术等。

2. **排卵障碍** 临床常用氯米芬（clomiphene）、hCG、hMG、来曲唑等促排卵药物。有卵巢肿瘤者，手术指征明确可考虑手术切除或剥除。

3. **子宫、宫颈、阴道因素** 主要包括药物和手术治疗。如子宫黏膜下肌瘤、较大的子宫肌壁间肌瘤、子宫内膜息肉等，若显著影响宫腔形态，可手术治疗；子宫内膜异位症患者可考虑手术及术后辅助治疗，若治疗后仍不能自然受孕则积极实施辅助生殖技术。

4. **免疫性因素** 可应用免疫抑制剂治疗；以上方法无效，可根据具体情况选择辅助生殖技术。

5. **不明原因性不孕** 对于年轻、卵巢功能良好的女性可以期待治疗，但一般试孕不超过3年；年龄超过30岁、卵巢储备功能减退者试行3~6个月宫腔内夫精人工授精，若仍未受孕则考虑体外受精–胚胎移植。

知识拓展 | **不明原因不孕症的循证治疗指南（2020版）解读**

不明原因不孕症尚无明确病因，目前临床主要以经验性治疗为主。美国生殖医学协会基于大量循证医学证据形成不明原因不孕症的循证治疗指南（2020版），该指南明确推荐卵巢刺激联合宫腔内人工授精治疗3~4个周期，以口服药物枸橼酸氯米芬或来曲唑为首选，注射hCG后0~36小时单次宫腔内人工授精。卵巢刺激联合宫腔内人工授精治疗，可以获得更多的成熟卵子，弥补一些隐匿性的排卵缺陷，改善黄体功能，加之精液经洗涤注入宫腔后可增加精子的密度从而提高妊娠率，但也有出现多胎妊娠和卵巢过度刺激综合征的风险。

【常见护理诊断/问题】

1. **知识缺乏**：缺乏性生殖相关知识与助孕技巧。

2. **有长期低自尊的危险** 与多年不孕，经历长期而繁杂的检查及治疗效果欠佳有关。

【护理目标】

1. 了解生育相关的性生殖知识，掌握助孕技巧。

2. 了解不孕症病因、检查、治疗等方面知识，对不孕症有客观评价，能正确评价自我能力。

【护理措施】

1. **心理护理** 护理人员应与不孕（育）症夫妇建立良好的护患关系，教会其放松技巧。当多种治疗措施效果不佳时，护理人员应帮助不孕（育）症夫妇正视治疗结果，与其探讨辅助生殖技术，尊重其选择。同时做好家属的解释指导工作，鼓励妇女维持良性社会活动，帮助不孕妇女与其家人进行沟通，提高自我评价。

2. **治疗配合**

（1）应向夫妇双方说明各项检查的目的、方法和注意事项，以及可能引起的不适，如子宫输卵管造影可能引起腹部痉挛感，术后持续1~2小时；腹腔镜手术可引起双侧肩部疼痛，可遵医嘱给予药物镇痛；子宫内膜活检亦可引起下腹部的不适感（如痉挛）及阴道流血等。

（2）用药指导：若选用氯米芬、hCG等药物诱发排卵，应遵医嘱指导患者用药，详细说明药物的作用和常见不良反应，如经间期下腹一侧疼痛、卵巢囊肿等，提醒妇女及时报告药物的副作用如潮热、恶心、呕吐、头痛等；告知其在妊娠后立即停药，进行保胎治疗。

3. 助孕指导 护理人员应用通俗易懂的语言、恰当的方法向夫妇双方讲解有关生殖方面的解剖、生理知识；纠正夫妇关于受孕的一些错误观念和认识；指导其保持健康生活方式，戒烟、戒酒，适当体育锻炼，注重营养，规律生活，保持良好心态；与伴侣交流自己的感受和期望，保持愉悦心情；学会预测排卵，选择最佳的受孕时机，在排卵期前后（排卵前2~3日至排卵后24小时内）增加性交次数，性交后抬高臀部20~30分钟，有利于精子进入子宫颈管；性交前后避免阴道冲洗、用药和使用润滑剂。

【护理评价】

1. 患者掌握性生殖及不孕症相关知识，积极配合各种检查、治疗和护理。

2. 患者能表达出自己对不孕的感受，并能客观认识此种疾病，寻求解决问题的途径，保持良好心态。

附：输卵管通畅试验

（一）输卵管通液术

输卵管通液术（hydrotubation）是检查输卵管是否通畅的一种方法，并具有一定的治疗功效。检查者通过子宫气囊导管向宫腔内注入液体，根据注液阻力大小、有无液体反流及注入液体量和患者感觉等判断输卵管是否通畅。

【适应证】

1. 不孕症，男方精液基本正常，可疑有输卵管异常者。

2. 对输卵管黏膜轻度粘连有疏通作用。

【禁忌证】

1. 内外生殖器急性炎症或慢性炎症急性或亚急性发作。

2. 月经期或有不规则阴道流血者。

3. 可疑妊娠。

4. 严重的全身性疾病，如心、肺功能异常等，不能耐受手术。

5. 体温高于37.5℃。

【术前准备】

1. 物品准备 阴道扩张器、宫颈钳、20ml注射器、宫颈导管、生理盐水等。

2. 操作时间 月经干净3~7日，术前禁性生活。

3. 患者排空膀胱。

【操作方法】

1. 患者取截石位，外阴、阴道常规消毒。

2. 放置阴道扩张器充分暴露宫颈，再次消毒阴道穹及宫颈，以宫颈钳钳夹宫颈前唇。沿宫腔方向置入宫颈双腔导管，推入2ml气体，使导管气囊充盈，防止导管脱出。

3. 用注射器向宫颈导管内推入生理盐水或抗生素溶液。观察推注时阻力大小、经宫颈注入的液体是否回流、患者下腹部是否疼痛等。

4. 术毕取出宫颈导管，再次消毒宫颈、阴道，取出阴道扩张器。

【护理要点】

1. 观察患者生命体征，注意有无腹痛及阴道流血情况。

2. 术后2周禁止盆浴及性生活，酌情给予抗生素预防感染。

（二）子宫输卵管造影

子宫输卵管造影（hysterosalpingography，HSG）是通过导管向宫腔及输卵管注入对比剂，行X线透视及摄片，根据对比剂在输卵管及盆腔内的显影情况了解输卵管是否通畅、阻塞部位及宫腔形态。

【适应证】

1. 内生殖器结核非活动期。

2. 不明原因的习惯性流产，了解子宫颈内口是否松弛，子宫颈及子宫有无畸形。

【禁忌证】

1. 内、外生殖器急性或亚急性炎症。

2. 严重的全身性疾病，不能耐受手术。

3. 妊娠期、月经期。

4. 产后、流产、刮宫术后6周内。

5. 对比剂过敏者。

【术前准备】

1. 用物准备　X线放射诊断仪、阴道扩张器、宫颈钳、20ml注射器、子宫导管、对比剂等。

2. 操作时间　月经干净3~7日，术前禁止性生活。

3. 对比剂过敏试验阴性者方可造影。

【操作方法】

1. 患者取截石位，常规消毒外阴及阴道，双合诊检查子宫位置及大小。

2. 扩张阴道，使宫颈充分暴露，再次消毒阴道穹及宫颈，用宫颈钳钳夹宫颈前唇，探查宫腔。

3. 将对比剂充满宫颈导管，排出空气，沿宫腔方向将其置入子宫颈管内，徐徐注入对比剂，在X线透视下观察对比剂流经输卵管及宫腔情况并摄片。若用泛影葡胺液造影，应在注射后立即摄片，10~20分钟后第2次摄片，观察泛影葡胺液流入盆腔情况。

4. 注入对比剂后子宫角圆钝而输卵管不显影，则考虑输卵管痉挛，可保持原位，肌内注射阿托品0.5mg，20分钟后再透视、摄片；或停止操作，下次摄片前先使用解痉药物。

【护理要点】

1. 观察患者生命体征，注意有无腹痛及阴道流血情况。

2. 术后2周禁止盆浴及性生活，酌情给予抗生素预防感染。

第二节 辅助生殖技术及护理

> **案例导入与思考**
>
> 某女士，29岁，促排卵治疗后出现下腹胀痛，恶心、乏力，体重较未孕时增加4kg，血E_2 3 620ng/L，超声提示：卵巢直径8.5cm。
>
> **请思考：**
>
> 1. 该患者可能发生的并发症是什么？
>
> 2. 针对该患者目前的情况，应采取的处理措施有哪些？

辅助生殖技术（assisted reproductive technique，ART）也称为医学助孕，是指在体外对配子和胚胎采用显微操作技术，帮助不孕（育）症夫妇受孕的一组方法，包括人工授精、体外受精-胚胎移植及其衍生技术等。

> **知识拓展** | **人类辅助生殖技术应遵守的伦理规范和原则**
>
> 1. 有利于患者的原则 不孕（育）症夫妇对获得配子、胚胎有选择处理方式的权利。
>
> 2. 知情同意原则 必须在夫妇双方自愿同意并签署书面知情同意书后方可实施，接受辅助生殖技术的夫妇可在任何时候提出终止该技术，并且不会影响今后的治疗。
>
> 3. 保护后代原则 通过辅助生殖技术孕育的后代与自然受孕分娩的后代享有同样的法律权利和履行同样的义务。
>
> 4. 保密原则 必须对供体和受体的信息严格保密，供方与受方夫妇应保持互盲，供方与实施手术的医护人员保持互盲；供方与受方后代之间保持互盲。
>
> 5. 伦理监督原则 生殖医学伦理委员会对该技术进行监督，并对实施过程中的问题进行审查、咨询和论证。
>
> 6. 严防商业化原则 严格掌握适应证，不得买卖精子和卵子，滥用人类辅助生殖技术。

一、人工授精

人工授精（artificial insemination，AI）是用器械将精子通过非性交的方式注入女性生殖道内，使其受孕的一种技术。根据授精部位可将人工授精分为宫腔内人工授精（intrauterine insemination，IUI）、宫颈管人工授精（intracervical insemination，ICI）、阴道内人工授精（intravaginal insemination，IVI）、输卵管内人工授精（intra-tubal insemination，ITI）和直接经腹腔内人工授精（direct intra-peritoneal insemination，DIPI），目前临床上以IUI和ICI最常用。根据精液来源不同分为夫精人工授精（artificial insemination by husband，AIH）和供精人工授精（artificial insemination by donor，AID）两类。按照国家法规，目前AID精子来源一律由国家卫生健康委员会认定的人类精子库提供和管理。

【适应证】

1. AIH适应证 包括：① 精液异常，如轻度或中度少精子症、弱精子症、非严重畸形精子症、精液液化异常等；② 宫颈黏液异常造成精子无法通过宫颈导致的不孕；③ 性功能障碍或生殖道畸形造成的性交障碍；④ 排卵障碍；⑤ 原因不明性不孕；⑥ 免疫性不孕。

2. AID适应证 包括：① 不可逆的无精子症、严重的少精子症、弱精子症和畸形精子症；② 输精管复通失败；③ 射精障碍；④ 男方和/或家族有不宜生育的严重遗传病；⑤ 母儿血型不合不能得到存活新生儿。

【禁忌证】

1. 女方患有生殖泌尿系统急性感染或性传播疾病。

2. 女方患有严重的遗传病、躯体疾病或精神疾病。

3. 女方近期接触致畸量的射线、毒物、药品等并处于作用期。

【操作方法】

1. 促排卵或预测自然排卵的规律 排卵障碍者用药促排卵治疗。预测排卵的方法：① B型超声监测卵泡；② 月经周期史；③ 基础体温测定；④ 宫颈黏液；⑤ 测定E_2、LH水平。

2. 选择人工授精时间 当优势卵泡直径达到16~20mm，LH水平上升到大于基础值2倍以上时，可以在24~48小时后行人工授精。

3. 收集及处理精液 取精前，禁欲3~7日，用自慰法采集精液，盛于干燥、清洁、无菌的玻璃器皿中，做常规检查及洗涤分离处理。

4. 将精液注入宫腔 患者取截石位，略抬高臀部，妇科检查确定子宫位置，用阴道扩张器暴露宫颈，然后用专用人工授精管吸取精液0.3~0.5ml，通过插入宫腔的导管注入宫腔内授精。

5. 人工授精后处理 可用药物进行黄体支持，授精后14~16日诊断生化妊娠，5周后B型超声确认临床妊娠。

6. 多胎妊娠 必须到具有选择性减胎术条件的机构行选择性减胎术。

二、体外受精-胚胎移植

体外受精-胚胎移植（in vitro fertilization-embryo transfer，IVF-ET）技术指从妇女卵巢内取出卵子，在体外与精子发生受精并培养3~5日，再将发育到卵裂球期或囊胚期阶段的胚胎移植到宫腔内，使其着床发育成胎儿的全过程，俗称"试管婴儿"。

【适应证】

1. 输卵管性不孕症（原发性和继发性）为最主要的适应证。

2. 排卵障碍者。

3. 子宫内膜异位症经治疗长期不孕者。

4. 男性因素不育症。

5. 免疫性不孕及原因不明性不孕症。

6. 宫颈因素不孕症通过其他常规治疗无法妊娠者。

【禁忌证】

1. 男女任何一方患有严重的精神疾病、泌尿生殖系统急性感染、性传播疾病。

2. 患有《中华人民共和国母婴保健法》规定的不宜生育、目前无法进行胚胎植入前遗传学诊断的遗传病。

3. 任何一方具有吸毒等严重不良嗜好。

4. 任何一方接触致畸量的射线、毒物、药品并处于作用期。

5. 女方患严重躯体疾病不能承受妊娠，或其子宫不具备妊娠功能。

【操作方法】

1. **控制性超促排卵**　采用促排卵药物诱发排卵以获取多个卵母细胞供使用。

2. **监测卵泡发育**　采用B型超声测量卵泡直径及测血 E_2、P、LH水平监测卵泡发育情况。

3. **取卵**　在给予hCG 36小时后，于卵泡发育成熟尚未破裂时，在阴道B型超声引导下经阴道后穹隆穿刺取卵。

4. **体外受精**　将取出的卵母细胞在培养皿内培养，使卵子进一步成熟，达到排卵前状态，再与优化处理的精子混合受精，体外培养受精卵3~5日。

5. **胚胎移植**　将分裂为4~8个细胞的早期卵裂球期或囊胚期胚胎用胚胎移植管经阴道送入宫腔内；每周期移植胚胎总数不得超过3个，其中35岁以下妇女第1次助孕周期移植胚胎数不得超过2个。

6. **移植后处理**　移植后卧床休息，限制活动3~4日。用孕酮或hCG支持黄体功能。移植后14日测血或尿hCG，若为阳性，4~5周后行B型超声检查，确定是否宫内临床妊娠。

三、IVF-ET衍生技术

1. **卵胞质内单精子注射**（intracytoplasmic sperm injection，ICSI）　是在高倍倒置显微镜下，将单个精子注入卵母细胞质内，使精子和卵细胞被动结合，形成受精卵，从而达到妊娠的目的，胚胎体外培养、胚胎移植和黄体支持等同IVF-ET技术。该技术主要用于男性严重少精子症、弱精子症、畸形精子症、不可逆的梗阻性无精子症、体外受精失败、精子顶体异常和需要胚胎植入前遗传学诊断/筛查的不孕（育）症夫妇。

2. **胚胎植入前遗传学检测**（preimplantation genetic testing，PGT）　是从体外受精第3日的胚胎或第5日的囊胚取出1~2个卵裂球或部分滋养细胞，进行细胞和分子遗传学检测，筛选出带致病基因和异常核型的胚胎，将正常基因和核型的胚胎植入，达到孕育健康后代的目的。该技术主要用于单基因遗传病、染色体病、性连锁遗传病及可能生育遗传病后代的高风险人群等。

3. **配子移植术**　是将男女生殖细胞取出，并经体外处理后移植入女性体内的一类助孕技术。它主要包括腹腔内配子移植术、输卵管内配子移植术和宫腔内配子移植术，临床上以宫腔内配子移植术较常见。该技术主要适用于双侧输卵管梗阻、缺失或功能丧失者。随着体外培养技术的日臻成熟，配子移植术的临床使用逐渐减少，目前主要针对经济比较困难或者反复体外受精-胚胎移植失败的患者，可作为备选方案之一。

【常见并发症及护理】

1. 常见并发症

（1）卵巢过度刺激综合征（ovarian hyperstimulation syndrome，OHSS）：在接受超促排卵治疗的患者中约20%发生卵巢过度刺激综合征。其发病机制尚不完全清楚，目前认为，超促排卵后的卵巢多卵泡发育导致血管内皮生长因子等因子增多，造成血管通透性增加、血液中水分进入体腔和血液成分浓缩等血流动力学病理改变。

临床卵巢过度刺激综合征分为轻、中、重三度：① 轻度，有胃部不适、轻度腹胀，也可有少量腹水，卵巢直径≤5cm；② 中度，有腹胀、腹痛，或恶心、呕吐等消化道症状，卵巢直径5~10cm；③ 重度，腹胀明显、腹部膨隆，有大量腹水，可伴胸腔积液，少尿，外阴、下肢水肿，或有呼吸困难、电解质紊乱、肝肾功能异常、静脉血栓形成，严重者有生命危险，卵巢直径≥12cm。

（2）多胎妊娠：使用IVF-ET技术后多胎妊娠发生率为25%~50%。多胎妊娠可增加母体孕产期并发症和早产的发生风险，导致围产儿死亡率增加。

（3）流产和异位妊娠：使用IVF-ET技术妊娠后流产率为25%~30%，明显高于自然妊娠流产率，多发生在年龄较大患者中，可能与胚胎质量有关。异位妊娠的发生率约为3%。

2. 护理要点

（1）心理护理：向患者介绍各类辅助生殖技术的适应证、禁忌证、主要治疗过程、可能出现的并发症及应对措施，以消除患者的紧张、焦虑情绪，取得配合。

（2）卵巢过度刺激综合征护理要点：① 严密观察病情变化，中、重度卵巢过度刺激综合征患者每4小时测量生命体征1次；注意尿量变化，准确记录24小时液体出入量；观察腹痛、腹胀及呼吸情况；每日测量体重、腹围；配合医师准确留取血、尿标本。② 休息与饮食，不能平卧者取半卧位，嘱患者减少活动，避免增加腹压的动作，保持大便通畅，以免腹压增高导致卵泡破裂；进清淡易消化、低盐饮食，以免加重水肿。为预防血栓形成，协助患者定时床上翻身及肢体活动。

（3）多胎妊娠及流产、异位妊娠患者则根据病情实施相应的护理措施。

理论与实践　　　1. 该患者可能发生了卵巢过度刺激综合征。

2. 针对该患者目前的情况，应该每4小时测量生命体征1次；观察尿量变化，记录24小时出入量；观察腹痛、腹胀及呼吸情况；每日测量体重、腹围；配合医师准确留取血、尿标本；嘱患者减少活动，避免增加腹压的动作，保持大便通畅，以免腹压增高导致卵泡破裂。

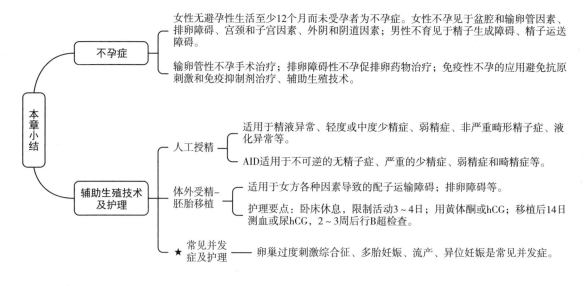

本章小结

不孕症
女性无避孕性生活至少12个月而未受孕者为不孕症。女性不孕见于盆腔和输卵管因素、排卵障碍、宫颈和子宫因素、外阴和阴道因素；男性不育见于精子生成障碍、精子运送障碍。

输卵管性不孕手术治疗；排卵障碍性不孕促排卵药物治疗；免疫性不孕的应用避免抗原刺激和免疫抑制剂治疗、辅助生殖技术。

辅助生殖技术及护理

人工授精
适用于精液异常、轻度或中度少精症、弱精症、非严重畸形精子症、液化异常等。

AID适用于不可逆的无精子症、严重的少精症、弱精症和畸精症等。

体外受精-胚胎移植
适用于女方各种因素导致的配子运输障碍；排卵障碍等。

护理要点：卧床休息，限制活动3～4日；用黄体酮或hCG；移植后14日测血或尿hCG，2～3周后行B超检查。

★常见并发症及护理
卵巢过度刺激综合征、多胎妊娠、流产、异位妊娠是常见并发症。

（王　辉）

复习参考题

（一）选择题

1. 某女士，32岁，结婚2年未孕，单相型基础体温，其余检查及男方精液检查均未见异常。该患者不孕症最可能的原因是
   A. 子宫颈炎
   B. 卵巢无排卵
   C. 黄体萎缩不全
   D. 宫颈黏液性状改变
   E. 子宫内膜不规则脱落

2. 某女士，33岁，继发性不孕3年，自诉平素月经规律。妇科检查：阴道通畅，子宫颈光滑，子宫正常大小，宫旁左侧及后方触及粘连，并有压痛，右侧附件区未触及异常。您认为其首选的处理方案是
   A. 抗生素治疗
   B. 调整月经周期
   C. 氯米芬促排卵
   D. 输卵管通液术
   E. 改善宫颈黏液性状

3. 某女士，原发性不孕。13岁初潮，月经周期不规律，3~5日/20~50日，量中等，无痛经，妇科检查未见异常，进一步检查应首选
   A. B型超声
   B. 腹部平片
   C. 性交后精子穿透力试验
   D. 输卵管通液术
   E. 月经前或月经来潮12小时内诊刮

4. 某女士，31岁，因输卵管炎婚后2年一直未孕，其余检查未见异常，丈夫体健。以下处理措施，建议其首选的是
   A. IVF-ET
   B. 人工授精
   C. 宫腔配子移植
   D. 输卵管通液术
   E. 输卵管吻合术

5. 某女士，33岁，因继发性不孕2年，自述接受过很多治疗，但均未见效果。妇科检查：阴道通畅，子宫颈

光滑，子宫正常大小，双侧附件区增厚、压痛明显。余未见异常。考虑进一步的治疗措施是

A. IVF-ET

B. 人工授精

C. GnRH-a治疗

D. 促排卵治疗

E. 溴隐亭治疗

答案：1. B；2. A；3. E；4. D；5. A

（二）简答题

1. 简述不孕症常用辅助检查项目及其意义。

2. 简述辅助生殖技术常见的并发症。

3. 简述卵巢过度刺激综合征的临床表现。

第二十章　计划生育妇女的护理

	学习目标
知识目标	1. 掌握常用避孕、人工终止妊娠及绝育的方法和护理要点。 2. 熟悉常用避孕方法的原理。 3. 了解绝育手术的术前准备及术后护理。
能力目标	能够运用所学知识对不同年龄段、不同健康状况的夫妇进行计划生育指导。
素质目标	具有较强的责任心和同理心，在计划生育措施选择和实施的过程中，尊重护理对象的选择，保护其隐私。

计划生育（family planning）是采用科学的方法实施生育调节，调控人口数量，提高人口素质，使人口增长与经济、资源、环境和社会发展计划相适应，充分发挥人口对经济社会发展的能动作用。计划生育是生殖健康的重要内容，生殖健康又是妇女保健的核心。因此，计划生育不仅关系到妇女个体健康，更关系到家庭、社会的健康发展，主要包括避孕方法、人工终止妊娠方法和绝育方法。

第一节　避孕

案例导入与思考

某女士，38岁，G_5P_2，既往体健，平素月经规律。分别于12年前、10年前足月顺产一女和一子，一直未采用避孕措施，先后药物流产3次，现来院要求放置宫内节育器。

请思考：

1. 该女士放置宫内节育器最适宜的时间是什么时候？

2. 放置宫内节育器后的注意事项有哪些？

避孕（contraception）是保护女性生殖健康的第一步，是计划生育的重要组成部分。它是指采用科学手段使妇女暂时不受孕，主要控制生殖过程中的3个关键环节：① 抑制精子或卵子的产生；② 阻止精子与卵子结合；③ 使子宫内环境不利于精子获能、生存，或不适于受精卵着床和发育。目前常用的女性避孕方法有药物避孕、宫内节育器、紧急避孕、外用避孕等。男性避孕主要使用阴茎套。理想的避孕方法，应符合安全、有效、简便、实用、经济的原则，对性生活及性生理无不良影响。

一、药物避孕

药物避孕也称激素避孕，是指应用甾体激素达到避孕目的的一种高效避孕方法，主要由雌激素和孕激素配伍组成。

【避孕原理】

1. 抑制排卵 避孕药中雌、孕激素通过干扰下丘脑-垂体-卵巢轴的正常功能，抑制下丘脑释放GnRH，使垂体分泌FSH和LH减少；同时影响垂体对GnRH的反应，不出现排卵前LH高峰，排卵受到抑制。

2. 改变宫颈黏液性状 避孕药中的孕激素使宫颈黏液量减少，黏稠度增加，拉丝度降低，不利于精子通过，阻碍受精。

3. 改变子宫内膜形态与功能 避孕药抑制子宫内膜增殖变化，使子宫内膜与胚胎发育不同步，不利于受精卵着床。

4. 改变输卵管的功能 受持续的雌、孕激素作用，输卵管的正常分泌和蠕动频率发生改变，从而改变受精卵在输卵管内正常运动，干扰受精卵着床。

【避孕药种类及用法】

避孕药主要包括口服避孕药、长效避孕针、缓释避孕药。常用药物种类（见附录三）。

1. 口服避孕药 主要包括复方短效口服避孕药、复方长效口服避孕药等。

（1）复方短效口服避孕药：为雌、孕激素的复合制剂，雌激素成分主要为炔雌醇，孕激素成分各不相同，构成不同配方及制剂。根据激素含量和配伍的不同分为单相片（雌、孕激素含量固定）和三相片（根据妇女生理周期制订不同雌、孕激素含量）。

用法：① 单相片，自月经周期第5日起，每晚1片，连服22日不间断。若漏服必须于次日晨补服。一般于停药后2~3出现药物撤退性出血，类似月经来潮，于月经第5日，开始下1个周期用药。若停药7日尚无阴道流血，于当晚或第2日开始第2周期服药。若服用2个周期仍无月经来潮，则应该停药，考虑更换避孕药种类或就医诊治。② 三相片，于月经周期第3日开始服药，每日1片，连服21日不间断。若停药7日尚无药物撤退性出血，于第2日开始服下1个周期三相片。

（2）复方长效口服避孕药：为长效雌激素和人工合成孕激素的复合制剂。

用法：每月仅服用1次，药物被胃肠道吸收后，储存在脂肪组织中缓慢释放，从而起到长效避孕的效果。因副作用较多，目前已很少使用。

（3）探亲避孕药：为孕激素制剂或雌、孕激素复合制剂（双炔失碳酯除外）。因服用时间不受月经周期所限，在任何1日开始服用均能发挥避孕作用，故适用于短期探亲夫妇避孕。由于探亲避孕药的剂量大，现已很少使用。

用法：孕激素制剂和雌、孕激素复合制剂的服用方法是在探亲前1日或当日中午服用1片，以后每晚服1片，连续服用14日。若已服14日而探亲期未结束，可改服短效口服避孕药至探亲结束。53号避孕药（双炔失碳酯）的服用方法是在第1次性交后即刻服1片，次日早晨加服1片，以后每次性交后即服1片。

2. 长效避孕针　目前有单孕激素制剂和雌、孕激素复合制剂2种。适用于对口服避孕药胃肠道反应严重者。

（1）单孕激素制剂：庚炔诺酮避孕针，每隔2个月肌内注射1次；醋酸甲羟孕酮避孕针，每隔3个月注射1次。避孕效果好，对乳汁的质量影响小，较适用于哺乳期女性。

（2）雌、孕激素复合制剂：首次应于月经周期第5日和第12日各肌内注射1次，第2个月起在每次月经周期的第10~12日肌内注射1次。因激素剂量大，副作用大，目前已很少使用。

3. 缓释避孕药　又称缓释避孕系统。缓释避孕药是将避孕药与具备缓释性能的高分子化合物制成多种剂型，1次给药在体内持续、微量释放，以维持恒定的血药浓度，达到长效避孕效果。目前缓释避孕药的药物成分主要为孕激素，常用的有皮下埋植剂、缓释阴道避孕环、避孕贴及含药的宫内节育器（详见本节"宫内节育器"）。

（1）皮下埋植剂：目前国内外研制的皮下埋植剂主要药物成分为孕激素。含左炔诺孕酮皮下埋植剂分为左炔诺孕酮硅胶棒Ⅰ型（6根硅胶棒，每根含左炔诺孕酮36mg）和Ⅱ型（2根硅胶棒，每根含左炔诺孕酮75mg），使用年限分别为5~7年、3~5年。因其不含雌激素，不影响乳汁质量，可用于哺乳期妇女。可随时取出，使用方便，取出后可迅速恢复生育功能。

用法：月经周期开始的7日内在左上臂内侧做皮下扇形埋入，埋植后24小时即可发挥避孕作用。不良反应主要有不规则阴道流血或阴道点滴出血，少数可出现闭经，一般3~6个月后逐渐减轻或消失，一般不需要处理。若出血时间长或不能耐受者，可给予雌激素治疗。

（2）缓释阴道避孕环：以硅胶或柔软的塑料为载体携带甾体激素避孕药，制成环状放入阴道，通过阴道黏膜上皮吸收药物，产生避孕作用。甲地孕酮硅胶环每日定量释放甲地孕酮100μg，避孕年限为1年，月经期无须取出。

用法：于月经的第1日放入阴道后穹隆或套在子宫颈上，3周后取出，停用1周后放入新的避孕环。

（3）避孕贴：是一种外用的缓释避孕药。贴剂中含有人工合成的雌激素及孕激素储药区，粘贴于皮肤后，可按一定的药物浓度和比例释放，通过皮肤吸收，发挥避孕作用，效果同口服避孕药。

用法：一般建议贴在臀部、腹部、手臂和肩膀处皮肤上，自月经周期第1日使用，每周1片，连用3周，停药1周后更换新的避孕贴，每月共用3片。

【适应证】

适用于健康的性成熟期妇女。

【禁忌证】

严重心、脑血管疾病，如高血压、冠心病等；急慢性肝炎或肾炎；血液病或血栓性疾病；内分泌疾病，如糖尿病须用胰岛素控制者、甲状腺功能亢进者；恶性肿瘤、癌前病变、不明性质的子宫或乳房肿块患者；哺乳期；年龄大于35岁的吸烟妇女，不宜长期服用避孕药，以免增加心血管疾病发病率；精神疾病患者；有严重偏头痛、反复发作者。

【护理要点】

1. 用药指导

（1）复方短效口服避孕药宜晚上服用，若漏服应在12小时内补服；若漏服2片，补服后应同时加用其他避孕措施；若漏服3片，应停药，待阴道流血后再开始下1个周期服药。

（2）拟停用长效避孕药者，应在最后1次月经的第5日开始使用短效避孕药3个周期作为过渡。

（3）长效避孕药使用者须停药半年后再考虑妊娠，复方短效口服避孕药使用者停药后即可考虑妊娠。

（4）避孕药应保存于阴凉、干燥处。

（5）长效避孕针剂使用时应吸尽药液，做深部肌内注射，并将药液注完。

（6）注意避孕药的配伍禁忌，在用药期间，尽量避免使用利福平、苯巴比妥类抗抑郁药、抗凝血药、皮质激素类药物等。

2. 副作用及其护理

（1）类早孕反应：服药初期约10%的妇女有恶心、食欲减退、困倦、头晕等类似早孕的反应，轻者不必处理，坚持服药数个周期后常能自行缓解；症状严重者可遵医嘱口服维生素 B_6、维生素C等对症处理，若仍无效，则考虑停药或改用其他避孕措施。

（2）突破性出血：服药期间出现不规则少量阴道流血，多因漏服、迟服（不定时服药）引起突破性出血。若呈点滴出血，则不需要处理；若出血量较多，可每晚加服炔雌醇1片（0.005mg），与避孕药同服至22日停药；若阴道流血量如月经量，或流血时间接近月经期者，应停止用药，作为1次月经来潮，于下1个周期再开始用药，或更换避孕药。

（3）月经过少或闭经：一般服药后月经变规律，月经期缩短，月经量减少，痛经减轻或消失。若服药后出现闭经，说明药物对下丘脑-垂体轴抑制过度，如连续停经2个月，应停药，改用其他避孕药，多数人可自行恢复月经。如换药后仍无月经来潮或连续3个月停经者，可用孕酮20mg肌内注射或口服甲羟孕酮10mg，每日1次，连续5日，停药2~7日出现药物撤退性出血。

（4）皮肤变化：用药后极少数妇女面部会出现淡褐色色素沉着。近年来，随着口服避孕药的不断发展，部分药物副作用减少，且有改善皮肤痤疮等作用。

（5）体重变化：用药后少数女性会出现体重增加，一般在用药后最初几个月最明显，但部分新一代口服避孕药反而有减少雌激素引起的水钠潴留作用。

（6）其他：偶尔出现皮疹、皮肤瘙痒、头痛、乳房胀痛等，可对症处理，严重者应停药做进一步检查。

二、宫内节育器

宫内节育器（intrauterine device，IUD）是一种安全、有效、简便、经济、可逆的避孕工具，易被广大妇女接受，是我国性成熟期妇女选用的主要避孕措施。

【IUD种类】

目前国内使用的IUD大致可分为两大类。

1. 惰性IUD（第一代IUD） 由惰性材料如不锈钢、硅胶、塑料或尼龙等制成，因其带器妊娠率和脱落率高，目前已停产。

2. 活性IUD（第二代IUD） 其内含有活性物质如铜离子、孕激素、药物（吲哚美辛、抗纤溶药等）等，以提高避孕效果，减少不良反应。目前主要包括含铜和含药两大类（图20-1）。

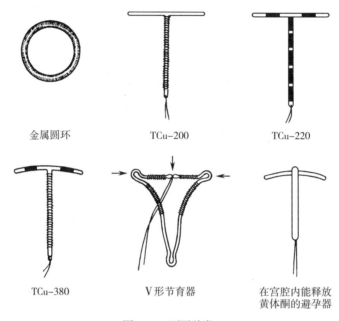

金属圆环　　　　　　　　TCu-200　　　　　　　　TCu-220

TCu-380　　　　　　　　V形节育器　　　　　　　在宫腔内能释放
　　　　　　　　　　　　　　　　　　　　　　　黄体酮的避孕器

▲ 图20-1　不同种类IUD

（1）含铜IUD：是目前我国应用最广泛的IUD。在宫内持续释放具有生物活性、有较强抗生育能力的铜离子。从形态上分为"T"形、"V"形、宫形等多种形态，铜的表面积也各不相同，其避孕效果与含铜表面积成正比，避孕有效率在90%以上。临床副作用主要表现为阴道点滴出血。

（2）药物缓释IUD：主要包括含左炔诺孕酮和含吲哚美辛的IUD。含左炔诺孕酮的IUD采用"T"形聚乙烯为支架，左炔诺孕酮储存在纵杆的药管中，管外包有聚二甲基硅氧烷膜以控制药物释放，每日释放20μg，有效期为5年，具有脱落率低、带器妊娠率低、月经量少的优点，主要不良反应为阴道点滴出血、月经量减少甚至闭经。取出IUD后不影响月经的恢复和妊娠。

【避孕原理】

避孕机制较复杂，与多方面因素有关，但至今尚未完全明了。

1. 对精子和胚胎的毒性作用 IUD压迫局部产生炎症反应，分泌的炎症细胞有毒害胚胎的作用，同时产生大量巨噬细胞覆盖于子宫内膜，影响受精卵着床，并能吞噬精子，影响胚胎发育。含铜IUD释放的铜离子有杀精作用，铜离子能使精子首尾分离，使精子不能获能。

2. 干扰着床 IUD慢性刺激导致子宫内膜损伤和慢性炎症反应，产生前列腺素，影响输卵管正常蠕动，从而使受精卵输送速度和子宫内膜发育不同步，阻碍了受精卵着床；含铜IUD释放的铜离子可干扰细胞的正常代谢，从而阻碍受精卵着床和胚胎正常发育。

3. 左炔诺孕酮IUD的避孕作用　可使部分妇女排卵受抑制。主要是孕激素对子宫内膜的局部作用：① 使腺体萎缩，间质蜕膜化，间质炎症细胞浸润，不利于受精卵着床；② 改变宫颈黏液性状，使宫颈黏液稠厚，不利于精子穿透。

【IUD放置术】

（一）适应证

凡性成熟期妇女无禁忌证自愿放置者。

（二）禁忌证

妊娠或可疑妊娠者；生殖器官炎症；人工流产出血多，怀疑有妊娠物残留或感染可能；中期妊娠引产、分娩或剖宫产胎盘娩出后，子宫收缩不良有出血或潜在感染可能；月经异常，尤其3个月内月经频发、月经过多或不规则阴道流血者；生殖器官肿瘤；生殖器畸形如纵隔子宫、双子宫等；重度子宫脱垂、子宫颈内口松弛、重度陈旧性宫颈裂伤；严重的全身性疾病；宫腔深度<5.5cm或>9.0cm（除外足月分娩后、大月份引产后或放置含铜无支架IUD）；有铜过敏史者，禁止放置含铜IUD。

（三）操作方法

1. 放置时间　月经干净后3~7日，无性交；产后42日子宫恢复正常大小，恶露已净，会阴切口已愈合；剖宫产术后半年，哺乳期排除早孕；人工流产术后，宫腔深度<10cm；自然流产者可于转经后放置，药物流产者可于2次正常月经后放置；含孕激素IUD在月经第4~7日放置；性交后5日内放置为紧急避孕方法之一。

> **理论与实践**　根据该女士的情况，建议其选择在月经干净后3~7日放置IUD；如果选用含孕激素IUD，则在月经第4~7日放置较为合适。

2. 操作步骤　受术者排尿后取截石位，外阴常规消毒后铺无菌洞巾。双合诊检查子宫位置、大小、形状及附件状况，阴道扩张器暴露宫颈后消毒宫颈及子宫颈管，以宫颈钳夹持宫颈前唇，用子宫探针顺子宫位置探测宫腔深度。用放环器将IUD推送入宫腔底部，若放置带有尾丝的IUD，应在距子宫颈外口2cm处将尾丝剪断。观察无出血后可取出宫颈钳和阴道扩张器。

（四）护理要点

1. 术前护理

（1）受术者准备：术前完善相关检查，排除禁忌证。为受术者讲解行IUD放置术的目的、方法，嘱其术前排空膀胱，使其理解并取得配合。

（2）IUD大小选择："T"形IUD按其横臂宽度（mm）分为26、28、30号3种。护理人员应协助医师根据宫腔深度为育龄妇女选择合适的IUD。通常宫腔深度≤7cm者用26号，>7cm者用28号。

（3）手术物品准备：阴道扩张器1个，宫颈钳1把，子宫探针1个，卵圆钳2把，放环器1个，剪刀1把，弯盘1个，洞巾1块，无菌手套1副，干棉球若干，IUD 1个，0.5%聚维酮碘液。

2. 术中护理 放置过程中密切监测受术者生命体征，指导其配合医护操作，注意与受术者交流，了解其感受，如有异常及时协助医师处理。

3. 术后护理

（1）术后观察2小时，无异常方可离开。

（2）术后休息3日，避免重体力劳动1周；禁止盆浴和性生活2周；3个月内每次行经或大便时注意观察有无IUD脱落。

（3）术后第1年1月、3月、6月、12月分别复查1次，以后每年复查1次直至停用。

（4）术后可能有少量阴道流血及下腹不适，若出现发热、下腹痛及阴道流血增多等症状，应随时就诊。

4. 常见副作用及护理

（1）不规则阴道流血：为IUD放置术后最常见的副作用。多见于术后3个月内，表现为月经量增多、月经期延长或少量阴道点滴出血，一般不需要处理，3~6个月后逐渐恢复。若需药物治疗，可遵医嘱给予止血药。若上述处理无效，应考虑取出IUD，改用其他避孕方法。对于出血时间长的妇女，应补充铁剂，并给予抗生素，防止感染。

（2）腰腹酸胀感：IUD与宫腔大小或形态不符时，可引起子宫过度收缩，而致腰腹酸胀。轻者不需要治疗，重者经休息，服用解痉药物无效时，应取出IUD。待下次月经干净后，重新选择大小适合的同类型IUD，再次放置。

5. 常见并发症及护理

（1）感染：放置时无菌操作不严格、IUD尾丝过长、生殖道本身存在感染灶等均可导致上行感染。表现为腹痛、白带增多等。有明确宫腔感染者应在选用广谱抗生素治疗的同时取出IUD。

（2）IUD下移或脱落：常为操作不规范、IUD未放至子宫底部、IUD大小不合适、月经量过多、子宫颈内口松弛、子宫过度敏感所致。多发生在放置后的第1年，常在行经时与经血一起排出。受术者上环1年内应定期随访，以便及时发现IUD脱落。

（3）IUD嵌顿或断裂：较常见的原因有放置IUD时损伤子宫壁、放置时间过长、绝经后取出IUD过晚。一经确诊，应尽早取出。若取出困难，应在X线或B型超声监视下或借助宫腔镜取出。

（4）IUD异位：发生率极低，但危害性大。多因操作不当，未查清子宫位置、大小，IUD过大、过硬，或子宫软且壁薄等，术中造成子宫穿孔，将IUD放置于子宫腔外。确诊后应经腹或腹腔镜将IUD取出。

（5）带器妊娠：多见于IUD下移、脱落、异位。一旦发生带器妊娠，应行人工流产术，同时取出IUD。

【IUD取出术】

（一）适应证

计划再生育者或无性生活不再需要避孕者；放置期限已满需要更换者；改用其他避孕措施或绝育者；有副作用及并发症，经治疗无效者；带器妊娠，包括宫内或宫外妊娠；绝经过渡期停经1年内者。

（二）禁忌证

1. 患急性生殖器官炎症时，先给予抗感染治疗，治愈后再取出。

2. 严重全身性疾病者，或在疾病的急性期，应待病情好转后再取出。

（三）操作方法

1. 取器时间

（1）以月经干净后3~7日为宜。

（2）子宫不规则出血者可随时取出，取IUD的同时须行诊断性刮宫，刮出组织送病理检查，排除子宫内膜病变。

（3）带器妊娠者于人工流产时取出。

（4）带器异位妊娠者于术前行诊断性刮宫时或术后出院前取出。

2. 操作步骤　常规消毒后，有尾丝者用止血钳夹住后轻轻牵引取出。无尾丝者，用子宫探针查清IUD的位置后，用取环钩或取环钳取出。若遇取器困难，可在超声引导下取环，必要时在宫腔镜下取出。

（四）护理要点

术后休息1日，禁止盆浴和性生活2周，并保持外阴清洁。

三、其他避孕方法

【紧急避孕】

紧急避孕（emergency contraception）是指在无保护性生活或避孕失败后的几小时或几日内，妇女为防止非意愿妊娠而采取的避孕方法。包括放置含铜IUD或口服紧急避孕药。

（一）适应证

1. 避孕失败者（如阴茎套破裂或滑脱、IUD脱落或移位、漏服短效口服避孕药等）。

2. 未采取任何避孕措施者。

3. 遭受性暴力者。

（二）避孕方法

1. IUD　在无保护性生活后5日内放置带铜IUD，避孕有效率达95%以上，适合希望长期避孕，并无放置IUD禁忌证的妇女。

2. 紧急避孕药

（1）雌、孕激素复合制剂：如复方左炔诺孕酮片，在无保护性生活后72小时内口服4片，12小时后再口服4片。

（2）单孕激素制剂：如左炔诺孕酮片，在无保护性生活后72小时内口服1片，12小时后再口服1片。正确使用的妊娠率仅4%。

（3）抗孕激素制剂：如米非司酮片，在无保护性生活后120小时内口服10mg。避孕有效率为85%以上，妊娠率2%。

（三）护理要点

1. 口服紧急避孕药者，用药后会出现恶心、呕吐、不规则阴道流血等表现，一般不需要特殊处理；若月经延迟1周以上，须排除妊娠可能。

2. 紧急避孕方法只针对1次无防护性生活起保护作用，1个月经周期只能用1次，且副作用大，因此，不能作为常规避孕措施使用。

【自然避孕法】

自然避孕法（natural family planning，NFP）也称安全期避孕法，是根据妇女的自然生理规律，不用任何避孕药或器具，选择在月经周期中不易受孕的时期进行性交从而达到避孕目的。多数性成熟期妇女具有正常的月经周期，为28~30日，排卵多在下次月经前14日左右，排卵前后4~5日内为受孕期，其余时间不易受孕为安全期。但是妇女排卵过程受情绪、健康状况、性生活及外界环境等多种因素影响，可提前或推迟，也可发生额外排卵。因此，自然避孕法不可靠，失败率高，不宜推广。

【外用避孕】

1. **阴茎套**　也称避孕套，是一种乳胶制成的男用避孕工具，性交时套在阴茎上能阻止精子进入阴道，从而达到避孕目的。此种方法使用简单，避孕效果好，无副作用。使用前选择适宜的型号，检查阴茎套有无破损，排空顶端小囊内的空气，套在半勃起的阴茎上，射精时使精液排在阴茎套内，射精后在阴茎未软缩前按住套口连同阴茎一起退出。事后必须检查阴茎套有无破裂，若有破裂或使用过程中发生阴茎套脱落，须采取紧急避孕措施。正确使用者避孕成功率达93%~95%，并且可防止性传播疾病，应用广泛。

2. **阴道套**　也称女用避孕套，是长15~17cm宽松且柔软的乳胶制品（或由聚氨酯制成），呈袋状，有两个环。外环位于开口处，直径7cm；内环位于阴道套内，直径6.5cm，置于阴道内，可阻止精子与卵子接触，也可防止性传播疾病。

3. **外用杀精剂**　是一类能够灭活精子的化学避孕制剂，由活性成分壬苯醇醚与基质制成，可快速高效杀精。目前常用的有避孕栓剂、片剂、胶冻剂、凝胶剂和避孕薄膜等。于性交前10分钟放入阴道深处，待其溶解后即可性交。若置入30分钟尚未发生性生活，必须再次放置。正确使用避孕率可达95%以上，若与其他避孕方法合用可提高避孕效果；若使用失误，失败率高达20%以上，不作为避孕首选方法。

4. 阴道隔膜、宫颈帽和阴道避孕囊　阴道隔膜由乳胶制成，宫颈帽和避孕囊由硅胶制成。目前国内尚无供应。

【免疫避孕法】

免疫避孕法主要包括抗生育疫苗和导向药物避孕。抗生育疫苗是筛选生殖系统或生殖过程的抗原成分制成疫苗，通过免疫反应，攻击相应的生殖靶抗原，以阻断正常生殖生理过程中的某一环节，起到避孕作用。导向药物避孕是利用单克隆抗体将抗生育药导向受精卵透明带或滋养层细胞，引起抗原抗体反应，干扰受精卵着床和抑制受精卵发育，达到避孕目的。

知识拓展 ｜　　　　　　　子宫肌瘤患者的避孕方法

子宫肌瘤不是复方口服避孕药（COC）使用的禁忌证，无证据表明低剂量COC会引起肌瘤生长，相反还可能抑制子宫肌瘤的生长，同时减少月经量及出血时间，因此国内外相关指南均推荐子宫肌瘤患者可以选用COC避孕。鉴于广泛的应用证据，可推荐COC作为子宫肌瘤患者首选的避孕方法之一。

第二节　终止妊娠

案例导入与思考

某女士，46岁，G₃P₂，现停经8周，诊断为早孕，要求终止妊娠。患者既往体健，入院后完善各项辅助检查，行负压吸引术，手术过程中，突然出现腹痛、出冷汗，心率52次/min，血压83/56mmHg。

请思考：

1. 该孕妇手术过程中最可能发生的并发症是什么？
2. 针对上述情况的预防和处理措施有哪些？

避孕失败后，对于不愿意生育者，或患有遗传病或其他严重疾病不宜继续妊娠者，均需要终止妊娠。常用的人工终止妊娠方法包括药物流产、手术流产和中期妊娠引产等。

一、药物流产

药物流产是应用药物终止早期妊娠的方法，应用比较广泛，具有方法简便、无创伤等优点。目前临床常用药物为米非司酮与米索前列醇配伍。

【药理作用】

米非司酮为抗孕激素制剂，可与孕酮竞争同一受体，从而阻断孕酮活性而终止妊娠。米索前列醇为前列腺素类似物，可兴奋子宫和软化宫颈。两者协同使用可终止早期妊娠，成功率达90%以上。

【适应证】

1. 早期妊娠49日内可门诊行药物流产；>49日应酌情考虑，必要时住院流产。

2. 本人自愿要求，血或尿hCG阳性，超声确诊为宫内妊娠。

3. 具有手术流产高危因素，如瘢痕子宫、哺乳期、宫颈发育不良或严重子宫畸形。

4. 多次人工流产史，对手术流产有顾虑或恐惧心理者。

【禁忌证】

1. 有使用米非司酮禁忌证，如肾上腺及其他内分泌疾病、妊娠期皮肤瘙痒、血液病、血管栓塞等病史。

2. 有使用米索前列醇禁忌证，如青光眼、哮喘、心血管疾病、癫痫、结肠炎等。

3. 带器妊娠、异位妊娠。

4. 其他　过敏体质，妊娠剧吐，长期服用利福平、异烟肼、抗癫痫药、抗抑郁药、前列腺素合成抑制药（阿司匹林、吲哚美辛等）、巴比妥类等药物。

【用药方法】

1. 顿服法　米非司酮200mg顿服，第3日早上口服米索前列醇0.6mg。

2. 分服法　第1日晨服米非司酮50mg，8~12小时后再服25mg；第2日早晚各服米非司酮25mg，第3日上午7时再服25mg。第3日早上口服米索前列醇0.6mg。每次服药前后至少空腹1小时。

【护理要点】

1. 米非司酮和米索前列醇要求空腹口服，服用后可引起恶心、呕吐、腹泻等胃肠道症状，轻者无须处理，重者可遵医嘱对症处理。

2. 前列腺素类药物应在正规医疗机构使用，80%的妇女在使用米索前列醇后，6小时内会出现少量阴道流血，随之排出胎囊；约10%的孕妇在服药后1周内排出妊娠物。用药后应严密观察血压、脉搏、腹痛、阴道流血情况和有无胎囊排出，并及时将阴道排出物送病理检查。服药期间忌用抑制前列腺素合成的药物（吲哚美辛等）。

3. 留院观察期间胎囊排出者，继续留观1小时方可离开，如用药后第15日出血多于月经量须到医院检查，若为不全流产须进行清宫术。若未见胎囊排出者，须观察6小时后方可离开，嘱用药后第8日到医院检查，经检查证实流产失败者必须做人工流产或清宫术。

4. 药物流产后应注意休息，保持外阴清洁，月经复潮前应禁止性生活。药物流产后须落实避孕措施。

二、手术流产

手术流产（surgical abortion），是指用人工方法终止妊娠的一种避孕失败补救措施。目前临床常用方法包括负压吸引术和钳刮术。

【适应证】

1. 负压吸引术

（1）妊娠10周以内，自愿要求终止妊娠而无禁忌证者。

（2）因严重疾病不宜继续妊娠者。

2. 钳刮术

（1）妊娠10~14周内，自愿要求终止妊娠而无禁忌证者。

（2）其余同"负压吸引术"。

【禁忌证】

1. 生殖器官急性炎症。

2. 各种急性传染病，或慢性传染病急性发作期。

3. 严重的全身性疾病或全身状况不良，不能耐受手术。

4. 术前相隔4小时所测2次体温均在37.5℃以上者。

【操作方法】

1. 负压吸引术

（1）用物准备：与IUD放置术相同，另加宫颈扩张器1套，不同型号吸管各1根，刮匙1把，人工流产负压电吸引器，其他有关药品及物品，如缩宫素、阿托品、肾上腺素、强心药、氧气等。

（2）受术者准备：物品准备齐全，受术者排空膀胱，取截石位，双合诊检查子宫及双附件。如需静脉镇痛，嘱孕妇术前1小时禁食。

（3）探测宫腔及扩张宫颈：常规外阴消毒铺巾，阴道扩张器暴露宫颈后消毒宫颈及阴道穹。宫颈钳夹持宫颈前唇，用子宫探针探测宫腔深度，用宫颈扩张器扩张宫颈，由小号到大号，循序渐进，扩张到比选用的吸管大半号或1号。

（4）吸管负压吸引：根据孕周选择吸管，调节负压大小，所用负压不宜超过500mmHg。将吸管头部缓慢送入子宫底，遇到阻力后略向后退，按顺时针方向吸引子宫腔1~2圈，当感觉子宫缩小、吸管被包紧、子宫壁有粗糙感、吸管头部移动受阻时，表示妊娠物已经吸净，此时可捏紧橡皮管阻断负压后缓慢取出吸管。再用小刮匙轻刮子宫腔1圈，特别注意子宫角和子宫底处，确认已吸净，结束手术。

（5）检查吸出物：用纱布过滤全部吸出物，仔细检查有无绒毛、胚胎组织或水疱状物，所吸出量是否与孕周相符，若肉眼未发现绒毛或见到水疱状物，应将吸出物送病理检查。

2. 钳刮术

（1）受术者准备：同"负压吸引术"。

（2）探测宫腔和扩张宫颈：因孕周较大，胎儿骨骼已形成，要充分扩张宫颈，可于术前12小时将16号或18号无菌橡胶导尿管插入子宫颈管内，术前取出；或术前口服前列腺素制剂以软化宫颈，扩张子宫口；术中用宫颈扩张器由小号到大号依次扩张子宫颈。

（3）钳刮：先夹破胎膜，使羊水流尽，酌情应用缩宫素。用卵圆钳钳夹胎盘与胎儿组织，必要时用刮匙轻刮宫腔1周，观察有无出血，若有出血，加用缩宫素。术后注意预防出血与感染。

【护理要点】

1. 术前护理 评估受术者生命体征及各项辅助检查；协助医师严格掌握手术适应证和禁忌证；向受术者介绍手术名称、步骤和注意事项，签署知情同意书，以取得配合。

2. 术中护理　指导受术者缓解不适的方法，注意观察其生命体征、面色、神志等情况，如有异常，及时通知医师，必要时停止手术并配合医师处理。

3. 术后护理

（1）指导受术者术后应在观察室卧床休息1~2小时，注意观察腹痛及阴道流血情况。如腹痛加剧或阴道流血量增多，应及时通知医师并配合处理。

（2）指导受术者禁止盆浴和性生活1个月，注意保持外阴清洁，预防感染，如有异常及时就诊。

（3）负压吸引术后休息2周。若有腹痛及阴道流血增多，嘱随时就诊。

（4）告知受术者手术流产不宜经常实施，指导其采用安全可靠的避孕措施。

4. 并发症及护理

（1）子宫穿孔：多由手术时未查清子宫位置及大小，操作粗暴所致，是手术流产的严重并发症，但发生率低。多见于哺乳期子宫、瘢痕子宫、子宫过度屈曲或畸形者。一旦发生，应立即停止手术，给予静脉滴注缩宫素和抗生素，收住院治疗，并严密观察受术者的生命体征、有无腹痛及腹腔内出血征象。子宫穿孔后，若患者情况稳定，确认胚胎组织尚未吸净，可在B型超声或腹腔镜监护下完成手术；尚未进行吸宫操作，可以等待观察1周后再清除妊娠物；难以排除腹腔内出血或脏器损伤时，应立即剖腹探查，修补损伤脏器。

（2）人工流产综合征（induced abortion syndrome）：由于精神紧张和手术扩张子宫颈管、负压吸引等刺激，迷走神经兴奋，在术中或手术即将结束时，部分受术者出现心动过缓、心律不齐、血压下降、面色苍白、头晕、胸闷，甚至昏厥和抽搐等，称为人工流产综合征，发生率为12%~13%。多数受术者在手术停止后逐渐恢复。术前应做好受术者的心理护理，帮助其缓解紧张、焦虑的情绪；扩张宫颈时动作要轻柔，切忌用力过猛；吸宫时注意调节适度负压，进出宫颈时关闭负压，吸净宫腔后不应反复吸刮宫壁；一旦出现症状应立即停止手术，给予吸氧，一般能自行恢复。严重者静脉注射阿托品0.5~1mg，即可迅速缓解症状。

（3）吸宫不全：人工流产后有部分胚胎或胎盘组织残留，是手术流产常见并发症，与术者技术不熟练或子宫位置异常有关。术后阴道流血超过10日，流血量较多，或流血停止后又有大量流血，均应考虑为吸宫不全。若无明显感染征象，应行刮宫术，刮出物送病理检查，术后用抗生素预防感染。若同时伴有感染，应在控制感染后再行刮宫术，术后继续抗感染治疗。

（4）漏吸或空吸：漏吸是指确定为宫内妊娠，但术中未吸到胚胎及绒毛而导致继续妊娠或胚胎停止发育。多因胎囊太小、子宫过度屈曲、子宫畸形或操作不熟练造成。当吸出物过少时，须复查子宫位置及大小，重新探查宫腔后再行清宫术。空吸是指误诊宫内妊娠而行负压吸引术。术后吸出物若未见绒毛，要重复妊娠试验及超声检查，并将吸出的组织物全部送病理检查，警惕异位妊娠。

（5）术中出血：多由妊娠月份较大，吸管过小，妊娠物不能迅速排出，影响子宫收缩所致。此时应迅速钳出或吸出宫腔内容物，并肌内注射缩宫素促使子宫收缩。

（6）术后感染：多由吸宫不全或术后过早性交引起，也可由器械、敷料消毒或手术消毒不严格等所致。患者表现为体温升高、下腹疼痛、白带异常或不规则阴道流血等。一旦发生感染，应嘱患者取半坐卧位休息，保持外阴清洁，遵医嘱使用广谱抗生素控制感染。

（7）羊水栓塞：少见，偶发于钳刮术。宫颈损伤和胎盘剥离使血窦开放，此时应用缩宫素更易促进羊水进入母体血液循环而发生羊水栓塞。妊娠早、中期羊水中有机成分极少，即使发生羊水栓塞，其症状和严重性也不如妊娠晚期凶猛。

（8）宫颈粘连或子宫腔粘连：常因多次吸宫流产后，术中过分吸刮宫壁，造成子宫颈管及子宫内膜损伤，发生局部或全部粘连。表现为人工流产术后闭经或月经过少，周期性腹痛，继发性不孕等。可采用宫腔镜或子宫输卵管造影确诊。确诊后配合医师用探针或小刮匙逐步分离粘连，粘连分离后，放置IUD以防再粘连。

理论与实践　　1. 该孕妇此时发生了人工流产综合征。

　　2. 预防措施为术前应做好受术者的心理护理，帮助其缓解紧张、焦虑的情绪；扩张宫颈时操作要轻柔，切忌用力过猛；吸宫时注意调节适度负压，进出宫颈时关闭负压，吸净宫腔后不应反复吸刮宫壁。

处理措施为应立即停止操作，给予吸氧，并静脉注射阿托品0.5~1mg。

三、中期妊娠引产

孕妇患有严重疾病不宜继续妊娠或防止先天畸形儿出生需要终止中期妊娠，可以采取依沙吖啶引产和水囊引产。

【适应证】

1. 妊娠≥14周至<28周，要求终止妊娠而无禁忌证者。

2. 因患某种疾病不宜继续妊娠者。

3. 妊娠早期接触致畸因素，检查发现胎儿异常者。

【禁忌证】

1. 严重全身性疾病。肝、肾疾病能胜任手术者不作为水囊引产禁忌证。

2. 各种急性感染性疾病、慢性疾病急性发作期及生殖器官急性炎症。

3. 剖宫产术或子宫肌瘤切除术2年内。子宫壁有瘢痕、宫颈有陈旧性裂伤者慎用。

4. 术前相隔4小时2次测体温均超过37.5℃。

5. 前置胎盘或局部皮肤感染者。

（一）依沙吖啶引产

依沙吖啶引产即药物引产，是终止中期妊娠最主要的方法。依沙吖啶是一种强力杀菌剂，可损害胎儿重要脏器，使其中毒死亡；并且可使胎盘组织变性坏死，促进前列腺素合成，软化和扩张宫颈，发动宫缩，引产成功率达90%~100%。用药方法包括羊膜腔内注入法和宫腔内羊膜腔外注入法。

【操作方法】

1. 用物准备

（1）羊膜腔内注入法：卵圆钳2把，腰椎穿刺针2根，弯盘1个，5ml及50ml注射器各1个，洞巾1块，纱布、棉球若干，0.5%聚维酮碘液，0.2%依沙吖啶液25~50ml，无菌手套。

（2）宫腔内羊膜腔外注入法：长镊子2把，阴道扩张器1个，宫颈钳1把，敷料镊2把，橡皮导尿管1根，布巾钳2把，其余同"羊膜腔内注入法"。

2. 受术者准备　向孕妇及家属讲明可能出现的并发症，做到知情同意，签署手术同意书。术前3日禁止性生活，每日冲洗阴道1次。腹部羊膜腔穿刺前备皮。

3. 手术操作

（1）羊膜腔内注入法：受术者排空膀胱并取仰卧位，选择胎盘和羊水量相对多的区域作为穿刺点，做好标记。常规消毒腹部皮肤、铺巾。取0.5%利多卡因局部麻醉，用腰椎穿刺针垂直刺入腹壁，第一次有落空感为进入腹腔，第二次又有阻力为进入子宫壁，阻力再次消失表示进入羊膜腔。将针芯拔出，如有羊水溢出则表示穿刺成功，然后将注射器连接穿刺针，回抽少量羊水，注入0.2%依沙吖啶，拔出穿刺针，用无菌纱布压迫数分钟并固定穿刺部位。

（2）宫腔内羊膜腔外注入法：受术者排空膀胱并取截石位，常规消毒外阴、铺巾。借助阴道扩张器暴露宫颈，消毒宫颈及阴道穹。用宫颈钳夹持宫颈前唇，将无菌导尿管送入子宫壁与胎囊之间，然后将依沙吖啶通过导尿管注入宫腔，药物注入完毕，将导尿管折叠结扎放入阴道穹，填塞纱布。24小时后取出纱布和导尿管（图20-2）。

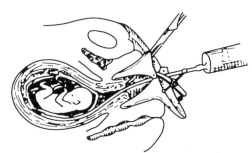

▲ 图20-2　宫腔内羊膜腔外注入法

【护理要点】

1. 术前护理　指导受术者术前3日禁止性生活；评估受术者生命体征及各项辅助检查，协助医师掌握适应证和禁忌证；进行超声检查以确定穿刺点；向受术者介绍手术名称、步骤和注意事项，签署知情同意书，取得受术者配合。

2. 术中护理　包括：① 给药量以50~100mg为宜，不超过100mg。② 注射器回抽时有血，可能是刺入胎盘，不应注药，应结合B型超声胎盘定位，改变针头的深度或方向。如仍有血液，可另换穿刺点，每次操作穿刺不得超过3次。③ 注药过程中，要注意孕妇有无呼吸困难、发绀等羊水栓塞征象。

3. 产时和产后护理　包括：① 观察孕妇的子宫收缩情况，注意产程进展。自给药到胎儿胎盘排出一般需要24~48小时。应注意子宫收缩的频率和强度，发现横位及时纠正，严防子宫破裂。② 胎儿娩出后，可用缩宫素加强宫缩，促使胎盘完整娩出。胎盘娩出后，仔细检查胎盘胎膜是否完整，疑有胎盘、胎膜残留者，可行清宫术。③ 防止出血及感染，仔细检查软产道有无裂伤，如有应立即缝合，并注意保持外阴清洁，预防感染。④ 注意观察产后宫缩、阴道流血、排尿情况。⑤ 妊娠月份较大者，产后遵医嘱给予退乳。

（二）水囊引产

水囊引产是将消毒水囊放置在子宫壁和胎膜之间，囊内注入300~500ml的0.9%氯化钠溶液，通过增加宫腔压力和机械性刺激子宫颈管，局部释放前列腺素，诱发子宫收缩，促使胎儿和胎盘排出。一般水囊放置后12~24小时可引起宫缩。

【操作方法】

1. 物品准备　阴道扩张器1个，宫颈钳1把，敷料镊2把，宫颈扩张器1套，阴茎套2个，橡皮导尿管1根，10号丝线，棉球若干，0.5%聚维酮碘液，0.9%氯化钠溶液500ml，亚甲蓝，无菌手套。

2. 受术者准备　同"依沙吖啶引产"。

3. 手术操作　受术者排空膀胱取截石位，常规消毒外阴、铺巾。用阴道扩张器暴露宫颈后，消毒宫颈及阴道穹。用宫颈钳夹持宫颈前唇，宫颈扩张器依次顺序扩张宫颈至8~10号。用无菌镊将准备好的水囊（为两个阴茎套套在一起组成的双层水囊，再将14号无菌导尿管放入水囊内1/3，排空囊内空气，用丝线将水囊口和导尿管末端扎紧）全部送入宫腔内子宫壁与胎囊之间，然后通过导尿管将0.9%氯化钠溶液300~500ml注入水囊，并加入几滴亚甲蓝以便区分羊水和注入的氯化钠溶液，药物注入完毕，将导尿管折叠结扎放入阴道。

【护理要点】

1. 术前护理　同"依沙吖啶引产"。

2. 术中护理

（1）一般放置1个水囊，囊内注水量以每1个孕月注入100ml计算，最多不超过500ml，过多易导致胎盘早剥。

（2）放置水囊时不要接触阴道壁，严格无菌操作，放置时间不超过24小时。其间如有宫缩加强、阴道分泌物有臭味，及时取出。

（3）水囊引产最好只放1次，不得超过2次。第2次放水囊前一定要注意局部有无感染，确定无感染后再放置，2次放置时间间隔应在72小时以上，并给予抗生素预防感染。

（4）术中指导受术者缓解不适的方法并注意观察其表现，如有异常及时配合医师处理。

3. 术后护理

（1）放置水囊后，让孕妇卧床休息，避免阴道内纱布及导尿管脱出。保持外阴清洁，防止感染。

（2）水囊引产时，如孕妇未出现宫缩，但有寒战、发热等不适症状，并伴有宫体压痛，应怀疑感染。此时应立即取出水囊，给予抗生素预防感染；如出现子宫底升高、子宫持续变硬、压痛明显，血压及脉搏改变，应考虑可能发生胎盘早剥，也应立即取出水囊，迅速结束分娩。

（3）受术者子宫收缩规律有力时，即可放出囊内液体取出水囊；若24小时仍无宫缩或宫缩较弱，也应取出水囊，静脉滴注缩宫素以加强宫缩。要根据宫缩情况调整缩宫素的滴速与浓度，并有专人看护。

（4）接生时注意无菌操作，预防产后出血与感染，遵医嘱协助产妇退乳。

【并发症及护理】

1. 全身反应　偶见体温升高，一般不超过38℃，多发生在应用依沙吖啶后24~48小时，胎儿排出后体温很快下降。

2. 感染　是水囊引产最常见的并发症，患者表现为体温升高、下腹疼痛、白带异常或不规则流血等。一旦发生感染，应嘱患者取半坐卧位休息，保持外阴清洁，积极使用抗生素控制感染。

3. 阴道流血、产道裂伤、胎盘胎膜残留等并发症的护理，同依沙吖啶引产术后相应护理常规。

【健康指导】

1. 术后休息1个月。

2. 保持外阴清洁，术后6周内禁止盆浴及性生活。提供避孕指导。

3. 术后1个月复诊。如出现发热、腹痛、阴道流血增多等症状，随时就诊。

4. 退乳期间若出现泌乳，指导患者不要挤压，保持局部清洁。避免饮用过多汤类滋补饮食。遵医嘱用药，数日后乳胀会逐渐消退。

第三节　输卵管绝育术

案例导入与思考

某女士，48岁，G_5P_3，既往体健，平素月经规律，已育有2女1子，现要求行输卵管绝育术。入院后完善各项辅助检查，未见异常。

请思考：

1. 该女士行输卵管绝育术最合适的时间是什么时候？

2. 输卵管绝育术后常见的并发症有哪些？

输卵管绝育术（tubal sterilization）是一种安全、永久性节育措施，通过手术将输卵管结扎或用药物使输卵管粘连堵塞，阻断精子与卵子相遇而达到绝育目的。目前常用方法为经腹输卵管结扎术和腹腔镜下输卵管绝育术。

一、经腹输卵管结扎术

经腹输卵管结扎术是指经腹壁小切口结扎输卵管，是国内应用最广的绝育手术。手术简单、方便、安全，不损伤受术者机体生理功能，若有生育要求时，可行输卵管吻合术，可逆性高。

【适应证】

1. 夫妇双方不愿再生育，自愿接受女性绝育手术且无禁忌证者。

2. 患有严重全身性疾病、遗传病不宜生育者。

【禁忌证】

1. 各种疾病的急性期、全身情况不良不能胜任手术者。

2. 腹部皮肤感染或急、慢性盆腔感染。

3. 24小时内2次体温超过37.5℃者。

4. 患有严重的神经衰弱或神经症者。

【手术时间】

1. 非妊娠妇女可在月经干净后3~4日进行。

2. 人工流产后或分娩后宜在48小时内实施。

3. 中期妊娠终止或IUD取出后可立即施行。

4. 自然流产待月经复潮后。

5. 行剖宫产的同时可做绝育术。

6. 哺乳期或闭经妇女排除早孕后。

理论与实践　　　该女士行输卵管绝育术最合适的时间是月经干净后3~4日。

【操作方法】

1. 术前准备

（1）物品准备：消毒用卵圆钳1把，甲状腺拉钩2个，输卵管钩（或指板）1个，无齿小头卵圆钳1把，直止血钳4把，弯止血钳4把，鼠齿钳2把，弯蚊钳4把，巾钳4把，无齿及有齿镊各1把，持针器1把，小直拉钩2把，尖刀片及圆刀片各1个，刀柄2把，5ml注射器1个，组织剪及线剪各1把，弯盘1个，型号9×24的弯三角针及弯圆针各1枚，型号6×14的弯圆针1枚，0号及4号线各1团。双层大包布1块，双层方包布1块，腹单1块，治疗巾5块，粗纱布2块，细纱布10块，手术衣2件，无菌手套3副。

（2）受术者准备：按妇科腹部手术术前常规准备；有IUD或早孕者须先取IUD或行人工流产。

2. 手术操作

（1）受术者排空膀胱，取臀高头低仰卧位，采用局部麻醉或硬膜外麻醉，常规消毒手术野，铺无菌巾。

（2）取下腹正中耻骨联合上两横指（4cm）处行2cm纵切口，产后则在子宫底下2cm处行纵切口。依次切开皮肤、皮下脂肪、腹直肌前鞘和腹膜直至打开腹腔。

（3）术者先用左手示指伸入腹腔，沿子宫底后方子宫角处滑向一侧，到达卵巢或输卵管后右手持卵圆钳提取输卵管。见到伞端后证实为输卵管，同时检查卵巢。

（4）结扎输卵管的方法主要有抽芯近端包埋法、输卵管银夹法和输卵管折叠结扎切除法，其中，抽芯近端包埋法因血管损伤小、并发症少、成功率高，目前最常用。在输卵管峡部浆膜层下注入利多卡因使浆膜层膨胀，切开浆膜层，用弯蚊钳游离输卵管并剪掉输卵管约1cm，两断端分别结扎，近端包埋于输卵管系膜内，远端留在系膜外。同法处理对侧输卵管。

（5）检查无出血，清点纱布、器械无误后，按层缝合腹壁，术后送受术者回病房休息。

【护理要点】

1. 术前准备　按照妇科腹部手术术前常规准备。

2. 术中护理　观察受术者情况，熟悉手术步骤，准确传递手术器械，配合医师完成手术。

3. 术后护理　除行硬膜外麻醉外，受术者无须禁食，局部浸润麻醉者静卧数小时后可下床活动。术后密切观察受术者体温、脉搏变化，有无腹痛、内出血或脏器损伤体征。保持腹部切口敷料干燥、清洁，防止感染，若有渗血及时通知医师。鼓励受术者及早排尿。告知受术者术后休息3~4周，2周内禁止性生活。

4. 并发症及其护理

（1）出血及血肿：多因手术时动作粗暴，过度牵拉、钳夹损伤输卵管或其系膜，引起腹腔内出血或血肿。术后护理人员要严密观察伤口及敷料情况，发现出血及时通知医师，防止发生出血性休克。

（2）感染：可发生盆腔及腹壁切口的感染。术前严格掌握适应证，术中严格无菌操作，术后严密观察伤口、体温及血常规的变化，发现有感染征象及时处理。

（3）脏器损伤：手术时如果膀胱或肠管充盈遮挡手术野，操作粗糙或不熟练可损伤膀胱及肠管，故术前应排空膀胱并做好肠道准备，术中医师操作应谨慎、细致，以避免损伤其他脏器。

（4）绝育失败：绝育术后再孕的情况偶有发生。主要是由绝育方法本身缺陷、手术操作技术的误差引起。多发生宫内妊娠，也应警惕输卵管妊娠的可能。

（5）远期并发症：盆腔炎性疾病后遗症、肠粘连、月经异常等。

> **理论与实践**　输卵管绝育术后常见并发症包括出血、血肿、感染、脏器损伤、绝育失败，以及盆腔炎性疾病后遗症、肠粘连、月经异常等远期并发症。

二、腹腔镜下输卵管绝育术

随着医学科学技术的不断发展，腹腔镜在临床应用越来越广泛。应用腹腔镜技术实施绝育术对受术者损伤小，术后恢复快，容易被广大妇女接受。

腹腔镜下输卵管绝育术包括电凝法输卵管绝育术、内套圈结扎输卵管术、输卵管夹绝育术和输卵管硅胶圈绝育术。电凝法输卵管绝育术术中、术后受术者痛感轻，但对输卵管组织损伤大，不易进行输卵管再通术，故也称为不可逆绝育术，临床少用。另外三种方法，组织损伤小，易行输卵管再通术，故称之为可逆性绝育术。

【适应证】

同"经腹输卵管结扎术"。

【禁忌证】

患有腹腔粘连、心肺功能不全、膈疝等，其余同"经腹输卵管结扎术"。

【手术时间】

产后宜选择在6周后进行，其余同"经腹输卵管结扎术"。

【操作方法】

1. 术前准备　腹腔镜，气腹针，CO_2气体2~3L，单极或双极电凝钳，电凝剪，钳夹器及套管针，弹簧夹或硅胶环2个，有齿卵圆钳2把，组织镊2把，持针器1把，缝合线，圆针，角针，刀柄1把，刀片，线剪刀1把，棉球、棉签、纱布若干及0.02%聚维酮碘液等。

2. 手术操作　采用局部麻醉、硬膜外麻醉或静脉全身麻醉。常规消毒腹部皮肤，于脐孔下缘行1~1.5cm横弧形切口，将气腹针插入腹腔，充CO_2气体2~3L，然后插入套管针放置腹腔镜。在腹腔镜直视下用弹簧夹钳夹或用硅胶环套于输卵管峡部，使输卵管通道中断。也可采用双极电凝烧灼输卵管峡部1~2cm。

【护理要点】

受术者术后静卧4~6小时后可下床活动，其余同"经腹输卵管结扎术"。

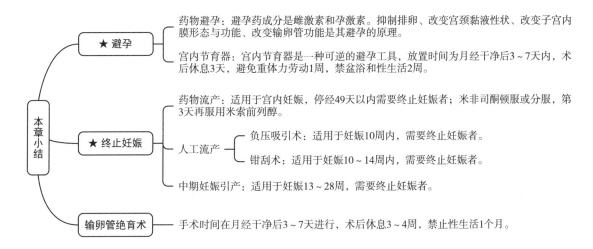

（王　辉）

复习
参考题

（一）选择题

1. 某女士，经阴分娩后6个月，母乳喂养，月经未恢复，建议其选择的避孕措施是
   A. 宫内节育器
   B. 男用避孕套
   C. 自然避孕法
   D. 短效口服避孕药
   E. 长效口服避孕药

2. 某女士，32岁，产后6个月，因停经10周行负压吸引术，手术过程中

患者突然出现腹痛难忍，考虑该患者可能出现了

A. 子宫穿孔

B. 吸宫不全

C. 脏器损伤

D. 出血性休克

E. 人工流产综合征

3. 某女士，23岁，因停经14周行钳刮术终止妊娠，术中突然出现大量出血，以下处理正确的是

A. 静脉滴注缩宫素

B. 静脉滴注抗生素

C. 立即停止操作

D. 床边超声检查

E. 立即给予压迫止血

4. 某女士，28岁，停经12周，尿hCG阳性，超声证实为宫内孕，其终止妊娠最适宜的处理措施是

A. 钳刮术

B. 药物流产

C. 水囊引产

D. 负压吸引术

E. 依沙吖啶引产

5. 某女士，26岁，现停经45日，要求终止妊娠，最常用且较安全的方法

A. 钳刮术

B. 药物流产

C. 水囊引产

D. 依沙吖啶引产

E. 负压吸引术

答案：1. B；2. A；3. A；4. A；5. B

（二）简答题

1. 简述药物避孕的避孕原理。

2. 简述宫内节育器放置和取出的时间、适应证。

3. 简述人工流产术的并发症及护理措施。

妇产科健康评估与护理记录

21章

学习目标

知识目标	1. 掌握妇产科健康评估的内容及方法。
	2. 熟悉妇产科护理记录的形式与内容。
能力目标	1. 能够与患者充分沟通，采集到准确、完整的健康史。
	2. 能熟练运用专科检查技术对妇产科患者进行健康评估，并书写完整的护理记录。
素质目标	1. 能够尊重、关爱女性；对其进行问诊、检查时，态度和蔼、动作轻柔、保护其隐私。
	2. 具有严谨求实的科学态度，保障患者信息安全。

第一节　妇产科健康评估

妇产科健康评估的基本方法包括健康史采集、身体评估、心理-社会评估、辅助检查。妇产科疾病的评估常常涉及患者隐私，在收集资料时，护理人员应耐心、和蔼询问患者病情，尊重并注意保护其隐私，逐项收集患者各项资料，形成护理诊断，制订相应的护理计划并实施。

案例导入与思考

某女士，32岁，G_0P_0，近3年来行经前1日开始下腹痛，以月经第1日最为严重，痛经呈进行性加重。此外，患者性交时常感觉下腹部疼痛，尤以月经前最为明显。妇科检查时发现左附件区有一囊性包块，直径约8×8cm，壁厚，有触痛，欠活动，直肠子宫陷凹处有不平的触痛结节。B型超声提示该囊肿为低、弱回声，中间有增强的光点。

请思考：

1. 某女士健康史采集的内容应包括哪些方面？

2. 女性盆腔检查的基本要求有哪些？

一、健康史采集

健康史采集又称问诊，是发生在护理人员与患者之间明确而有序的交谈过程，通过问诊可获得患者的异常感觉或不适等信息。问诊所得的资料被称为主观资料，是症状的重要组成部分，可为护理诊断提供依据。问诊包括以下内容。

（一）一般资料

一般资料主要包括姓名、年龄、籍贯、职业、婚姻状况、民族、文化程度、住址、宗教信仰、医疗费用支付情况、入院时间、入院方式、资料来源等。对于可能影响护理对象健康或疾病发展的信息，如年龄、婚姻状况、信仰、职业等，询问时应准确、具体。

（二）主诉

主诉为患者就诊的主要问题、明显的症状和体征、出现时间、持续时间和应对方式。根据患者的主诉可初步判断疾病的大致范围。主诉的记录应简明扼要，结合病程选择确切的用语，时间应表述清楚。如同时存在几种症状，按时间先后顺序进行书写；反映主要问题，但一般不用诊断用语，如主诉："痛经3年多，近2年来行经时腹痛日渐加重"；"停经50日，阴道流血3日"。

1. **妇科常见的症状** 有阴道流血、白带异常、下腹痛、外阴瘙痒、下腹部包块等，询问和记录时注意典型的表现及伴随的症状。

（1）阴道流血：为最常见的主诉之一，可表现为月经量增多、持续性阴道流血、停经后阴道流血、绝经期阴道流血、阴道流血伴白带增多、经间期出血、外伤后阴道流血等。

（2）白带异常：主要表现为白带的量、颜色、性状、气味等异常，包括黄色泡沫状稀薄白带、豆渣样或凝乳状白带、灰白色白带伴鱼腥味、血性白带、米泔水样白带伴臭味、脓性白带等。

（3）下腹痛：下腹痛为妇科疾病的常见症状，评估及记录的内容应涵盖腹痛的部位、性质、时间（周期性），有无诱因，腹痛伴随症状，包括有无停经史、恶心、呕吐、发热、肛门坠胀、休克等表现。

（4）外阴瘙痒：多位于大阴唇、小阴唇、会阴、肛周等部位，可为阵发性或持续性，一般夜间加重。应了解瘙痒的部位、程度、持续时间、局部皮损、伴随症状等。

（5）下腹部肿块：应了解肿块的大小、性质、部位、活动度，有无压痛等。下腹部肿块主要见于子宫增大、附件肿块、肠道或肠系膜肿块、泌尿系统肿块、腹腔肿块、腹壁或腹膜后肿块等。

2. **产科常见的症状** 有停经、停经后阴道流血和/或下腹疼痛、胎动异常、胎心异常、羊水量异常、产后恶露异常等。询问时注意了解从停经开始的本次妊娠过程，包括妊娠过程早孕出现的时间、早孕症状、胎动情况、胎心情况及其他产检情况等。如疑似异位妊娠的患者，应注意询问阴道流血的颜色、量，腹痛的部位、性质，病情演变过程及其伴随症状，有无出现头晕、出冷汗、肛门坠胀感等症状。

（三）现病史

现病史是以患者主诉为中心，详细描述本次病情的发生、发展及诊治等方面的情况，是病史的主要组成部分，应按时间先后顺序来写。要了解疾病的原因、诱因、主要症状特点、疾病发生发展经过、伴随症状、诊疗和护理的相关情况，以及日常生活情况（主要包括饮食、睡眠、大小便、体重、日常生活及生活自理能力、个人嗜好等）。

（四）月经史

月经史包括初潮年龄、月经周期、月经期持续时间、月经量及伴随症状等，可简写为：初潮年龄$\frac{月经期}{月经周期}$。如12岁初潮，月经周期28~30日，月经期持续5日，可简写为$12\frac{5}{28\sim30}$，还应询问月经前有无不适（如乳房胀痛、水肿、情绪低落、易激动等）、有无痛经及疼痛程度、持续时间等。常规询问末次月经（LMP）时间、月经量和持续时间，如有异常，还应询问前次月经情况；如已绝经的患者，应询问其绝经年龄、绝经后有无阴道流血及白带异常等。

（五）婚育史

可根据患者的年龄询问是否已婚或者是否有性生活史。对已婚者应询问婚龄、婚次、配偶健康状况、是否近亲结婚、性病史及同居情况。询问足月、早产、流产次数及现有子女数，如足月产1次、早产0次、流产3次、现存子女1人，可简写为1-0-3-1，也可用孕m产n（G_mP_n）方式表示，可记录为孕4产1（G_4P_1）；还需要了解患者分娩方式，有无难产史、死胎死产史，新生儿出生情况，产后或流产后有无大出血、感染，以及采用何种避孕方法及效果等。

（六）既往史

既往史是指过去的健康状况及既往患病住院史。仔细询问患者过去曾患何种疾病，特别是妇科疾病史及与妇科疾病密切相关的病史，如有无生殖系统肿瘤、炎症、畸形等，有无传染病史如结核、肝炎等，有无手术外伤史、输血史、过敏史、性病史等，并询问相关预防接种史。此外，还应询问是否有疫区旅居史及目前居住地区主要的传染病史和地方病史。

（七）个人史

询问患者出生地、生活和居住情况、个人自理程度、饮食、营养、睡眠、卫生情况、生活方式，如有无烟酒等嗜好、有无吸毒史等。

（八）家族史

询问家庭成员（包括父母、兄弟、姐妹及子女）的健康状况，了解家族成员中有无遗传病（如血友病、白化病等）、可能与遗传有关的疾病（如糖尿病、高血压、肿瘤等）、传染性疾病（如结核、乙型肝炎等）及多胎或胎儿畸形分娩史。

理论与实践　　　该女士的健康史采集内容包括一般资料、主诉、现病史、月经史、婚育史、既往史、个人史及家族史。

二、身体评估

身体评估通常在采集健康史之后进行，主要包括全身检查、腹部检查和盆腔检查，重点是腹部检查和盆腔检查。

（一）全身检查

常规测量体温、脉搏、呼吸、血压、体重及身高。观察患者神志是否清醒、精神状态、面容、体态、发育状况、毛发分布情况；检查皮肤、淋巴结（特别是左锁骨上淋巴结及腹股沟淋巴结）、头部器官、颈部（注意甲状腺是否肿大），重点检查乳房发育情况、有无包块、乳头有无分泌物、皮肤有无凹陷等；检查心、肺、脊柱及四肢情况等。

（二）腹部检查

腹部检查是妇产科身体评估的重要部分，包括视诊、触诊、叩诊、听诊4个部分。

1. 视诊 主要观察患者腹部是否隆起，腹部有无瘢痕、妊娠纹、静脉曲张、腹壁疝及腹直肌分离等。

2. 触诊 主要观察患者腹部有无压痛、反跳痛及肌紧张，肝、脾、肾有无肿大或压痛，腹部是否扪及包块，包块的部位、大小（以cm为单位表示）、质地、形状、活动度、与周围组织界限是否清晰、表面是否光滑或有无高低不平、有无压痛等。

3. 叩诊 应注意腹部是否有移动性浊音，注意鼓音、浊音的分布区域。

4. 听诊 妇产科腹部手术后的患者，注意听诊了解肠鸣音情况。

（三）盆腔检查

盆腔检查为妇科特有的检查，故又称妇科检查。

1. 基本要求

（1）环境及用物准备：病房设专门的检查室，配备妇科检查床，保持每个检查床相对独立，并有围帘或屏风遮挡。应备好一次性阴道扩张器、一次性治疗巾、无菌手套、液状石蜡、消毒液（如碘伏）、灭菌大棉签、棉拭子、一次性宫颈刮片、载玻片、软尺等。

（2）检查前做好解释工作：告知患者可能的感受及不适，关心患者，动作轻柔。检查者应当特别注意保护患者的隐私，冬天注意保暖。男性医护人员在检查女性患者时，应由女护理人员或家属陪同。检查前应嘱患者排空小便，大便充盈者应排便或灌肠后进行。

（3）避免交叉感染：检查时应在臀部下垫一次性臀垫，做到一人一用一更换。

（4）体位：患者取截石位，臀部置于检查床的边缘，头部略抬高，双手平放于身体两侧，以利于腹肌松弛。检查者面向患者，立于两腿之间。不宜搬动的患者可在病床上进行盆腔检查。

（5）月经期避免做盆腔检查：如为阴道异常出血，则应在检查前先消毒外阴，预防感染。

（6）检查禁忌证：对于没有性生活史的女性，禁用阴道扩张器检查及做双合诊检查，如病情特殊需要检查，必须在征得患者及家属或委托人同意后方可进行。

2. 检查内容与方法 检查内容包括外阴、阴道、宫颈、宫体及双侧附件；盆腔检查有外阴部检查、阴道扩张器检查、双合诊检查、三合诊检查、直肠–腹部诊等检查方法。

（1）外阴部检查：观察外阴发育、阴毛分布，有无溃疡、赘生物或肿块，注意皮肤和黏膜有无色素减退及质地变化，有无增生、变薄萎缩。分开小阴唇，暴露阴道前庭，观察尿道外口有无赘物，阴道口的处女膜是否完整，无性生活的患者一般完整未破，其阴道口勉强可容示指；有性生活的患者阴道口能容两指通过；经产妇的处女膜仅余残痕或可见会阴后–侧切瘢痕。检查时还应让患者用力向下屏气，观察有无阴道前、后壁膨出，子宫脱垂或尿失禁等情况。

（2）阴道扩张器检查：根据患者年龄、阴道壁松弛情况选用合适的阴道扩张器。无性生活者未经本人或监护人的同意，禁用阴道扩张器检查。放置阴道扩张器前，将阴道扩张器两叶合拢，表面涂润滑剂润滑两叶前端，以利插入阴道，避免阴道损伤。拟做宫颈细胞学检查或取阴道分泌物涂片时，宜用生理盐，以免影响涂片质量和检查结果。放置阴道扩张器时，检查者用左手拇指和示指将两侧小阴唇分开，暴露阴道口，右手持阴道扩张器斜行沿阴道侧后壁缓慢插入阴道，边推进边旋转，将阴道扩张器两叶转正并逐渐张开，直至完全暴露宫颈、阴道壁及阴道穹，然后旋转阴道扩张器，充分暴露阴道各壁以便全面观察，防止漏诊。取出阴道扩张器时应将两叶合拢后退出。检查内容：① 阴道，观察阴道前后壁和侧壁及阴道穹黏膜颜色、皱襞多少，是否有阴道隔或双阴道等先天畸形，有无溃疡、赘生物或囊肿等，并注意阴道分泌物的量、性状、颜色，有无臭味。阴道分泌物异常者应进行阴道毛滴虫、假丝酵母菌、淋病奈瑟球菌及线索细胞等检查。② 宫颈，暴露宫颈后，观察宫颈大小、颜色、外口形状，有无出血、肥大、糜烂样改变、撕裂、外翻、腺囊肿、损伤、息肉、赘生物、畸形，子宫颈管内有无出血或分泌物。可于此时采集子宫颈外口鳞-柱交接部脱落细胞或宫颈分泌物标本做宫颈细胞学检查和人乳头瘤病毒（HPV）检测。

（3）双合诊检查：是盆腔检查中最重要的项目。检查者将一手的两指（多为示指和中指）或一指放入阴道内，另一手放在腹部配合检查，称为双合诊检查（图21-1）。目的是检查阴道、宫颈、宫体、输卵管、卵巢及宫旁结缔组织和韧带，以及盆腔内壁情况。

检查方法与内容：检查者戴无菌手套，右手（或左手）示指和中指蘸润滑剂，顺阴道后壁轻轻插入。① 阴道：检查阴道通畅度、深度、弹性，有无先天畸形、瘢痕、结节、肿块及阴道穹情况。② 宫颈：触诊宫颈的大小、形状、硬度及子宫颈外口情况，有无接触性出血和宫颈举痛。③ 宫体：将阴道内两指放在宫颈后方，另一手掌心朝下手指平放在患者下腹部，当阴道内手指向上向前方抬举宫颈时，腹部手指往下往后按压腹壁，并逐渐向耻骨联合部位移动，通过内、外手指同时抬举和按压，相互协调，扪及宫体位置、大小、形状、软硬度、活动度及有无压痛。④ 附件：将阴道内两指由宫颈后方移至一侧阴道穹，尽可能往上向盆腔深部扪触，另一手从同侧下腹壁髂嵴水平开始，由上往下按压腹壁，与阴道内手指相互对合，以触摸该侧子宫附件区有无肿块、增厚或压痛。若扪及肿块，应查清其位置、大小、形状、软硬度、活动度、与子宫的关系及有无压痛。正常卵巢偶可扪及，触后稍有酸胀感，正常输卵管不能扪及。

（4）三合诊检查：经直肠、阴道、腹部联合检查，称为三合诊检查（图21-2）。

检查方法：双合诊检查结束后，一手示指放入阴道，中指插入直肠，其余检查步骤与双合诊检查相同。三合诊检查是对双合诊检查不足的重要补充，通过三合诊检查能扪清后倾或后屈子宫的大小，发现子宫后壁、宫颈旁、直肠子宫陷凹、子宫骶韧带及双侧盆腔后壁的病变，估计盆腔内病变范围及其与子宫或直肠的关系，特别是肿瘤与盆壁间的关系，触诊直肠阴道隔、骶骨前方或直肠内有无病变。三合诊检查在生殖器官肿瘤、炎症、结核、内膜异位症的检查时尤为重要。

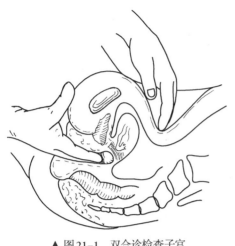

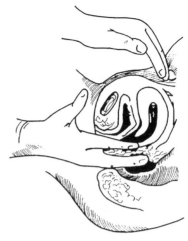

▲ 图21-1　双合诊检查子宫　　　　　　　　　▲ 图21-2　三合诊检查

（5）直肠-腹部诊：检查者一手示指伸入直肠，另一手在腹部配合检查，称为直肠-腹部诊。一般适用于无性生活史、阴道闭锁、月经期不宜做双合诊检查者或有其他原因不宜行双合诊检查的患者。

三、心理-社会评估

患者的生理健康与其心理-社会因素密切相关。护理人员通过会谈、观察与医学检测、评定量表测评等方法对患者的心理状态、行为等做全面、系统和深入的评估，发现患者心理方面现存或潜在的健康问题，以制订有针对性的护理计划和护理措施。

（一）心理评估

1. 护理对象对自身及外界的感知　了解护理对象对健康问题的感受、认识和态度，对住院、治疗和护理的期望，对于角色变化的接受程度。如孕妇因妊娠而引发一系列生活变化、家庭成员关系的改变及相关知识缺乏等，会有不同程度的心理压力。

2. 护理对象对健康问题的反应　评估护理对象面对应激事件前后的反应、应对压力时的解决方式、处理问题过程中遇到的困难，明确影响健康问题的心理社会原因，以便采取心理护理措施，帮助其预防、减轻或消除不良情绪或心理疾病对健康的影响。

3. 护理对象的精神心理状态　评估护理对象的定向力、意识水平、注意力；仪表举止、沟通交流能力；思维、记忆和判断能力有无改变，有无焦虑、恐惧、否认、绝望、自责、沮丧、愤怒、悲哀等情绪变化。如产妇由于各种神经递质变化、神经功能活动异常、分娩过程不愉快的经历等，可能出现心情压抑、情绪淡漠、睡眠障碍等，严重者甚至出现绝望、自杀或杀婴倾向等不良精神心理状态。

（二）社会评估

确认患者在家庭、工作和社会生活中所承担的角色和身份，帮助其适应角色变化。了解患者的文化特征、健康行为、工作和学习方式等，提供符合患者文化需求的护理。明确环境中现存或潜在的影响健康的危险因素，指导制订环境干预措施。了解患者的经济收入及其健康状况对收入的影响。了解患者家庭成员构成，指导制订家庭护理计划，加强对患者的社会支持。了解患者是否存在不良的生活方式与习惯、致病因素。观察损害健康行为的发生频率、强度及持续时间，如饮食的量、种类，有无吸烟、酗酒、吸毒等。

四、辅助检查

（一）实验室检查

1. 阴道分泌物检查

（1）分泌物涂片检查：主要检查阴道清洁度，是否有念珠菌、阴道毛滴虫、线索细胞等。

（2）分泌物培养：包括一般细菌培养、淋病奈瑟球菌培养，支原体、衣原体培养等。

2. 宫颈癌筛查：有两种方法

（1）液基薄层细胞学检查（thin-prep cytology test，TCT）：主要检查宫颈细胞是否出现异常。

（2）高危型人乳头瘤病毒（human papilloma virus，HPV）检测：主要检测宫颈是否存在病毒感染。

（二）心电图检查

心电图是利用心电图机从体表记录心脏每一心动周期所产生的电活动变化图形的技术。是检查心脏功能及心脏疾病的常用方法，也是妇科住院患者最基本的检查项目之一。

（三）影像检查

1. B型超声检查 有两种途径

（1）经腹部超声检查：检查前患者憋尿，在膀胱充盈情况下进行。有时患者膀胱充盈不够，或者腹腔内肠管胀气，可能影响检查效果。

（2）经阴道超声检查：此方法仅适用于有性生活的女性，患者不需要憋尿，可以更加快捷、直观、准确地判断盆腔内尤其是子宫内膜病变。

2. X线检查

（1）子宫输卵管造影：适用于不孕症患者检查输卵管是否存在病变、了解宫腔形态、病变、粘连。

（2）胸部X线检查：主要用于妇科恶性肿瘤肺转移的诊断。

3. MRI、CT、PET/CT检查 MRI、CT分辨率高，能清晰地显示肿瘤的大小、性质及浸润和转移情况，目前被广泛应用于妇科肿瘤的诊断和术前评估，MRI对卵巢肿瘤的定位诊断特异性优于CT。PET/CT常被用于妇科恶性肿瘤诊断、鉴别诊断、预后评价及复发诊断等。

（四）其他

腹腔镜、宫腔镜检查是妇科最常见操作技术之一，是一些妇科疾病诊断的金标准和治疗的最佳方式。

盆腔检查基本要求：环境隐蔽安全及用物准备完好，检查前做好解释工作，避免交叉感染，患者取截石位，避开患者的月经期。

第二节　妇产科护理记录

护理记录书写是指护理人员将通过问诊、身体评估、心理-社会评估及辅助检查获得的资料进行归纳、分析和整理，形成书面或电子记录的行为。护理记录应尽可能表格化，设计表格栏目时要突出重点，避免烦琐，并留有空白项目以记录未设定的项目，若设定项目不能表述清楚病情时可用文字记录。书写内容应当与其他病历资料有机结合，相互统一，避免重复和矛盾。

> **知识拓展** | **电子病历**
>
> 　　电子病历是指医务人员在医疗活动过程中，使用医疗机构信息系统生成的文字、符号、图表、图形、数字、影像等数字化信息，并能实现储存、管理、传输和重现的医疗记录。
>
> 　　电子病历书写是指医务人员使用电子病历系统，对通过问诊、身体评估、辅助检查、诊断、治疗、护理等医疗活动获得的有关资料进行归纳、分析、整理，形成医疗活动记录的行为。
>
> 　　电子病历系统是指医疗机构内部支持电子病历信息的采集、储存、访问和在线帮助，并围绕提高医疗质量、保障医疗安全、提高医疗效率而提供信息处理和智能化服务功能的计算机信息系统。

一、妇科护理记录

妇科护理记录通常包括以下几部分：首次入院护理评估单和出院小结及护理指导、体温单、医嘱单、手术清点记录、三方核查单、患者护理记录单。

（一）首次入院护理评估单

对新入院患者进行初步评估，并通过评估找出患者的健康问题，确立护理诊断。

1. 记录对象　所有新入院患者。

2. 书写要求

（1）患者入院24小时内由责任护理人员或值班护理人员书写首次护理评估记录。

（2）填写要求：无漏项，眉栏要填写完整，凡栏目前面有"□"，应当根据评估结果，在相应"□"内打"√"，有横线的地方根据评估结果填写具体的内容。

（3）责任护理人员或值班护理人员必须通过与患者交谈、观察、身体评估、查阅记录及诊断报告等方式取得患者各项健康资料，经护理评估后逐项填写并签名。

3. 记录格式及内容　见附录四。

（二）出院小结及护理指导

住院患者出院前由责任护理人员或值班护理人员对患者及家属进行健康教育并书写出院小结及护理指导。

1. 记录对象　所有出院患者。

2. 书写要求　住院患者在下达出院医嘱24小时内，由责任护理人员或值班护理人员根据病情、治疗方案及医嘱对患者进行出院小结及护理指导。

3. 记录格式及内容　见附录五。

（三）护理记录单

1. 护理记录单内容　包括患者科室、姓名、年龄、床号、病案号、入院日期、诊断、记录日期和时间，根据专科特点需要观察、监测的项目，采取的治疗和护理措施，护理人员签名，页码等。

2. 护理记录单适用范围

（1）患者大手术后、一级护理病情不稳定患者及特殊患者、老年及高危患者等应按照护理常规要求观察记录。

（2）实施特殊侵入性操作时，应记录操作者对患者的评估、告知情况及效果等。

（3）对于接受特殊治疗的患者，应连续记录观察的治疗效果。

（4）对输血患者，应记录输血量、血型、开始输入和结束时间、输血过程中有无反应等。

（5）应记录患者入院时告知其住院期间不得离院的情况。

（6）发生患者自杀、坠床、跌倒等不良事件时，护理人员应及时记录发生经过，一旦发生纠纷可提供有效证据。

3. 护理记录格式　见附录六。

（四）其他与妇科相关的护理病历

各医院可以根据国家要求，结合本地实际情况，设计符合专科特点的表格式护理病历。盆腔检查结束后，妇科记录通常以表格形式完成，可按解剖部位的先后顺序记录。

1. 外阴　记录外阴发育情况、婚产类型、阴毛分布特点，有特殊处应详细描述。

2. 阴道　是否通畅，黏膜情况，分泌物量、性状、颜色、有无异味。

3. 宫颈　大小、硬度，有无糜烂样改变、撕裂、囊肿、息肉、接触性出血、举痛及摇摆痛等。

4. 宫体　记录位置、大小、活动度、质地、有无压痛等。

5. 附件　有无增厚、压痛及肿块。若触及肿块，应描述其位置、大小、硬度、表面是否光滑、活动度、与子宫和盆壁的关系等。

二、产科护理记录

（一）产前检查记录

以表格形式记录（见附录七）。

（二）产科入院病历

常包括孕产妇一般信息、主诉、现病史、月经史、婚育史、既往史、个人史、家族史、一般检查、专科检查、辅助检查和初步诊断。撰写形式示例如下所示。

姓名：×××，年龄：34岁，入院时间：××××年××月××日，床号：××

住院号：××××××

主诉：停经39⁺⁶周，发现血糖升高3月余。

现病史：末次月经2022-05-13，停经1月余出现恶心、呕吐等早孕症状，停经5个月出现胎动感，定期在医院行产前检查，产前唐氏综合征筛查提示低风险，妊娠中期行彩色多普勒超声检查胎儿大畸形筛查、胎儿超声心动图检查均未发现明显异常。2022-11-05，OGTT结果显示空腹、服糖后1小时、服糖后2小时血糖分别为4.96mmol/L、9.4mmol/L、8.87mmol/L，考虑妊娠期糖尿病，嘱调节饮食及运动，监测血糖，血糖控制稳定，未给予胰岛素等降血糖治疗。平素体健，妊娠以来大小便正常，睡眠好。

月经史：$12\dfrac{4\sim5}{28\sim30}$，月经量中等，月经期无不适，LMP：2022-05-13。

婚育史：32岁结婚，G_1P_0，配偶体健。

既往史：既往无贫血、甲状腺功能亢进、高血压、糖尿病等疾病，否认输血、手术史。

个人史：出生并生活于原籍，否认疫区接触史，否认放射性物质、毒物接触史，否认烟酒嗜好、不洁性生活史。

家族史：父母健在，母亲患糖尿病，无精神疾病家族史。

一般检查：体温36.5℃，血压119/69mmHg，呼吸18次/min，脉搏89次/min，心律齐，各瓣膜区未闻及杂音，双肺呼吸音清，未闻及湿啰音。双乳等圆对称，乳头凸，未扪及异常肿块。腹软，肝脾未扪及。

专科检查：子宫底高度34cm，腹围96cm，头先露，胎方位LOA，无宫缩，胎心率142次/min。骶耻外径19cm，坐骨结节间径9cm。阴道检查子宫口未开，胎膜未破。

辅助检查：OGTT示5.18mmol/L、9.23mmol/L、7.8mmol/L。

初步诊断：（1）G_1P_0，妊娠39⁺⁶周，宫内妊娠LOA

　　　　　（2）妊娠期糖尿病

（三）产科住院护理记录（摘选）

2023年2月19日09:00

对孕妇进行入院宣教，介绍医院和病区的相关规章制度、病室环境及主管医师和主管护理人员、孕产妇的权利与义务。向孕妇讲解有关妊娠期糖尿病监测血糖重要性等知识，指导妊娠期糖尿病饮食及计数胎动，孕妇及家属表示理解相关信息。

签名：×××

2023年2月20日09:10

孕妇无宫缩，上午9:00医师给予放置宫颈球囊引产，放置后孕妇无明显不适，护理人员密切观察并记录引产后宫缩情况，并嘱孕妇若有不适随时呼叫。

签名：×××

2023年2月21日03:55

孕妇于凌晨03:45出现宫缩，5~6分钟宫缩1次，1次宫缩持续时间20秒，监测胎心率142次/min，继续观察产程，每1~2小时观察宫缩1次，每小时听1次胎心。

签名：×××

2023年2月21日09:10

上午09:00检查宫缩仍较弱，送孕妇入产房，医师取出宫颈球囊，查子宫口开2cm，边薄，行人工破膜，羊水清，先露S^{-2}，胎心率144次/min，继续严密观察产程进展。

签名：×××

2023年2月21日13:25

产程进展顺利，于13:15顺娩一女婴，母婴均安，婴儿出生体重3.45kg，出生时快测新生儿血糖4.5mmol/L。产妇子宫收缩良好，质硬，予缩宫素10U肌内注射促宫缩，产妇未见恶心、呕吐、心率加快等不良反应。

签名：×××

2023年2月21日15:15

产妇脉搏70次/min，血压118/78mmHg，呼吸17次/min，子宫收缩好，子宫底平脐，质硬，恶露量正常，膀胱无充盈，肛门无坠胀感，平车送回产科病房。

签名：×××

2023年2月22日07:20

产妇夜间睡眠好，能自解小便，宫缩好，子宫底在脐下1横指，会阴无红肿，恶露正常。

签名：×××

2023年2月22日12:00

产妇神志清楚，精神好，食欲及二便正常，子宫收缩好，会阴伤口无红肿，今日予办理出院，做好出院健康教育指导，出院后家属陪伴离院。

签名：×××

（四）分娩记录

常以表格形式记录，分娩记录单见附录八。

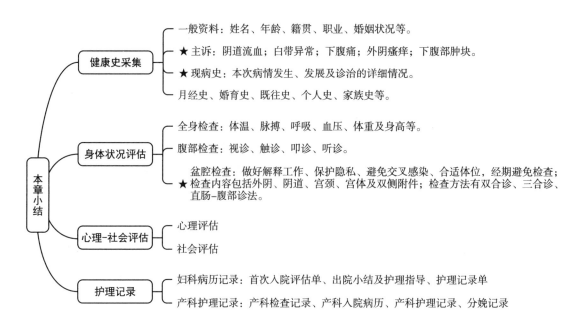

本章小结

健康史采集
- 一般资料：姓名、年龄、籍贯、职业、婚姻状况等。
- ★ 主诉：阴道流血；白带异常；下腹痛；外阴瘙痒；下腹部肿块。
- ★ 现病史：本次病情发生、发展及诊治的详细情况。
- 月经史、婚育史、既往史、个人史、家族史等。

身体状况评估
- 全身检查：体温、脉搏、呼吸、血压、体重及身高等。
- 腹部检查：视诊、触诊、叩诊、听诊。
- 盆腔检查：做好解释工作、保护隐私、避免交叉感染、合适体位，经期避免检查；★ 检查内容包括外阴、阴道、宫颈、宫体及双侧附件；检查方法有双合诊、三合诊、直肠-腹部诊法。

心理-社会评估
- 心理评估
- 社会评估

护理记录
- 妇科病历记录：首次入院评估单、出院小结及护理指导、护理记录单
- 产科护理记录：产科检查记录、产科入院病历、产科护理记录、分娩记录

（秦莉花）

复习参考题

（一）选择题

1. 关于盆腔检查注意事项的说法正确的是
   - A. 臀垫应每日更换
   - B. 冬季要注意保暖
   - C. 检查前嘱咐患者多喝水
   - D. 阴道流血时可做阴道检查
   - E. 未婚女子可以进行三合诊检查

2. 阴道扩张器检查，可检查患者的
   - A. 宫腔
   - B. 卵巢
   - C. 输卵管
   - D. 子宫附件
   - E. 阴道和宫颈

3. 盆腔检查一般采取
   - A. 平卧位
   - B. 胸膝卧位
   - C. 自由体位
   - D. 臀高头低位
   - E. 截石位

4. 某女士，26岁，已婚。下腹疼痛，性交后加重，阴道分泌物增多，现为其行盆腔检查。检查前应常规嘱患者
   - A. 排空膀胱
   - B. 口服镇痛药
   - C. 口服镇静药
   - D. 口服抗生素
   - E. 阴道冲洗2日

5. 某女士，30岁，已婚。行双合诊检查，下列检查结果中，属于正常现象的是
   - A. 阴道隔膜
   - B. 宫颈举痛
   - C. 子宫压痛
   - D. 子宫后位
   - E. 输卵管未触及

   答案：1. B；2. E；3. E；4. A；5. E

（二）简答题

1. 简述健康史采集的内容。

2. 简述阴道流血常见的原因。

学习目标

知识目标	1. 掌握妇女各期保健措施；妇女常见病和恶性肿瘤的普查普治。 2. 熟悉妇女保健的意义、妇女保健服务范围及工作方法；计划生育指导；妇女劳动保护；女性性行为与性卫生的健康指导。 3. 了解妇女保健工作的组织机构，相关的政策、制度、法律及妇女保健统计指标。
能力目标	能运用所学知识对不同阶段妇女进行保健指导。
素质目标	具有关爱女性的人文情怀，关注生命周期不同阶段女性的身心健康。

妇女保健学是研究妇女身体健康、心理行为及生理发育特征的变化及其规律，分析其影响因素，制订有效保健措施的一门学科。妇女保健工作是以生命周期各阶段的女性为对象，运用先进的医学科学技术、有效的防治措施和科学的管理方法，做好妇女一生各期健康保健、常见病防治、职业劳动保护及统计管理，旨在保护和促进妇女身心健康，提高人口素质。

第一节　概述

案例导入与思考

某女士是位年轻的母亲，孩子刚满半岁，她一直坚持母乳喂养，并且非常热爱目前的工作，但近期时常需要加班，上班地点离家比较远，她既想继续给孩子母乳喂养，又担心影响工作。

请思考：

1. 该女士在哺乳期应享有的权利是什么？
2. 哺乳期的保健内容有哪些？

一、妇女保健工作的意义

妇女保健工作坚持"以保健为中心，以保障生殖健康为目的，实行保健和临床相结合，面向群体、面向基层和预防为主的方针"的工作方针，以群体为服务对象，旨在维护与促进妇女身心健康，提高人口素质，是我国人民卫生保健事业的重要组成部分。

二、妇女保健服务范围与工作方法

（一）妇女保健的服务范围

妇女保健研究女性青春期、性成熟期、绝经过渡期和老年期等不同阶段的特点和保健要求，以及影响妇女健康的卫生服务、社会环境、自然环境和遗传等方面的各种高危因素；制定保健对策和管理方法，开展妇女各期保健、妇女常见病和恶性肿瘤的普查普治、计划生育指导、妇女劳动保护、妇女心理保健等工作，以提高妇女健康水平。

（二）妇女保健工作的方法

2015年发布的《国家卫生计生委关于妇幼健康服务机构标准化建设与规范化管理的指导意见》提出，妇幼健康服务机构应按照保健与临床相结合原则，按照服务人群优化服务流程，整合服务内容。妇幼保健工作是一个社会系统性工作，应充分发挥各级妇幼保健专业机构及三级妇幼保健网的作用，有计划地组织培训和开展继续教育，不断提高专业队伍的业务技能和水平。在调查研究的基础上，制订工作计划和防治措施，做到群众保健与临床保健相结合，开展广泛的社会宣传和健康教育，提高群众的自我保健意识；同时健全有关法律和法规，保障妇女和儿童的合法权利，加强管理和监督。

三、妇女保健工作的组织机构

（一）行政机构

1. 国家级　国家卫生健康委员会内设妇幼健康司，下设综合处、妇女卫生处、儿童卫生处、出生缺陷防治处，领导全国妇幼保健工作。

2. 省级　省（自治区、直辖市）卫生健康委员会内设妇幼健康处，指导妇幼卫生、出生缺陷防治、婴幼儿早期发展、人类辅助生殖技术管理和生育技术服务工作。

3. 市（地）级　一般与省卫生健康委员会关于妇幼保健行政机构的设置保持一致，也有设立妇幼健康处。

4. 县（市）级　县（市）级卫生健康委员会内设妇幼健康科。

（二）专业机构

各级妇幼保健机构、妇产科医院、综合医院妇产科、生殖健康科、预防保健科、中医医疗机构中的妇科均属妇幼卫生专业机构。根据辖区常住人口数、妇女儿童健康需求、功能定位、职责任务和区域卫生规划进行妇幼健康服务机构建设。省、市、县三级原则上均应当设置1所政府举办、标准化的妇幼健康服务机构，各级妇幼健康服务机构是具有公共卫生性质、不以营利为目的的公益性事业单位。2015年国家卫生和计划生育委员会发布了《各级妇幼健康服务机构业务部门设置指南》（简称《指南》），对妇幼健康专业机构的设置提出了明确要求。

1. 省级妇幼健康服务机构　承担全省妇幼保健技术中心任务，并协助当地卫生健康委员会开展区域业务规划、科研培训、信息分析利用、技术推广及对下级机构的指导、监督和评价等工作。《指南》还明确提出省级妇幼健康服务机构应当设立妇幼保健科学研究中心、妇幼卫生计划生育适宜技术培训推广中心，承担科学研究和适宜技术培训推广等工作。

2. **市级妇幼健康服务机构** 根据区域卫生规划承担妇幼保健技术分中心任务，并发挥承上启下作用。省、市级妇幼健康服务机构主要设有4个部门：孕产保健部、儿童保健部、妇女保健部、计划生育技术服务部。

3. **县级妇幼健康服务机构** 是三级妇幼健康服务机构的基础，侧重辖区管理、人群服务和基层指导。业务部门设置主要有孕产保健部、儿童保健部、妇女保健部、计划生育技术服务部。

4. 2013年国家卫生和计划生育委员会发布的《关于优化整合妇幼保健和计划生育技术服务资源的指导意见》中提出乡级计划生育技术服务机构与乡（镇）卫生院妇幼保健职能整合，村级卫生室和计划生育服务室同时保留。

四、妇女保健相关的法律法规

（一）婚前保健和孕产期保健的法规

1. **婚前保健** 医疗保健机构应当为公民提供婚前保健服务，包括婚前卫生指导、婚前卫生咨询、婚前医学检查。在实行婚前医学检查的地区，准备结婚的男女双方在办理结婚登记前，应当到医疗、保健机构进行婚前医学检查。对患有特定疾病或不宜生育的男女双方，应向其提供医学建议，暂缓或采取必要措施后结婚。

2. **孕产期保健** 医疗、保健机构应当为育龄妇女提供有关避孕、节育、生育、不育和生殖健康的咨询和医疗保健服务。医师发现或者怀疑育龄夫妻患有严重遗传病的，应当提出医学意见；限于现有医疗技术水平难以确诊的，应当向当事人说明情况。育龄夫妻可以选择避孕、节育、不孕等相应的医学措施。

3. **技术鉴定** 公民对婚前医学检查、遗传病诊断、产前诊断结果有异议，可申请技术鉴定；医疗保健机构也可提出技术鉴定申请。技术鉴定结论具有法律效力。县级以上地方人民政府可以设立医学技术鉴定组织，依法行使技术鉴定权，负责医学技术鉴定。医学技术鉴定实行回避制度。凡与当事人有利害关系，可能影响公正鉴定的人员，应当回避。

（二）违反中华人民共和国母婴保健法的法律责任

1. **行政责任** 医疗、保健机构或者人员未取得母婴保健技术许可，擅自从事婚前医学检查、遗传病诊断、产前诊断、终止妊娠手术和医学技术鉴定或者出具有关医学证明的，由卫生行政部门给予警告，责令停止违法行为，没收违法所得。从事母婴保健技术服务的人员出具虚假医学证明文件的，依法给予行政处分；情节严重的甚至撤销母婴保健技术执业资格或者医师执业证书。

2. **刑事责任** 未持有相关医师职业资格或未取得从业资格证书的母婴保健人员从事相关母婴保健技术，涉嫌非法行医的，依照《中华人民共和国刑法》第335条医疗事故罪追究刑事责任。

（三）与计划生育相关的政策、制度、法律

《中华人民共和国宪法》规定："国家推行计划生育，使人口的增长同经济和社会发展计划相适应"。

1. 婚姻登记 《中华人民共和国民法典》第一千零四十七条规定："结婚年龄，男不得早于二十二周岁，女不得早于二十周岁"。

2. 生育数量 要以促进人口均衡发展为主线，坚持计划生育基本国策，鼓励按政策生育。《中华人民共和国人口与计划生育法》根据2021年8月20日第十三届全国人民代表大会常务委员会第三十次会议《关于修改〈中华人民共和国人口与计划生育法〉的决定》第二次修正："国家提倡适龄婚育、优生优育。一对夫妻可以生育三个子女"。全面落实生育政策及配套保障，创造有利于发展的人口总量势能、结构红利和素质资本叠加优势，促进人口与经济社会、资源环境协调可持续发展。

3. 优生优育

（1）《中华人民共和国民法典》规定："直系血亲或者三代以内的旁系血亲禁止结婚"。

（2）《中华人民共和国母婴保健法》规定：婚前医学检查发现医学上认为不宜生育的严重遗传病；产前诊断发现胎儿患有严重遗传病、严重缺陷者应终止妊娠；生育过严重缺陷患儿的妇女再次妊娠前，夫妻双方应当到县级以上医疗保健机构接受医学检查等。这些规定为优生工作提供了法律依据。

《中华人民共和国母婴保健法》还规定：严禁采用技术手段对胎儿进行性别鉴定，但医学上确有需要的除外；从事母婴保健工作的人员违反本法规定，出具有关虚假医学证明或者进行胎儿性别鉴定的，由医疗保健机构或者卫生行政部门根据情节给予行政处分；情节严重的，依法取消执业资格。这是我国法律第一次提及关于禁止进行非法性别鉴定，防止出生婴儿性别比失调的规定。

4. 保护妇女计划生育权 《中华人民共和国妇女权益保障法》对妇女在计划生育方面的合法权益都有明确规定：妇女在经期、孕期、产期、哺乳期受特殊保护。任何单位不得因结婚、怀孕、产假、哺乳等情形，降低女职工的工资，辞退女职工，单方解除劳动（聘用）合同或者服务协议。女方在怀孕期间、分娩后一年内或者终止妊娠后六个月内，男方不得提出离婚。离婚时，女方因实施绝育手术或者其他原因丧失生育能力的，处理子女抚养问题，应在有利子女权益的条件下，照顾女方的合理要求。妇女有按照国家有关规定生育子女的权利，也有不生育的自由。育龄夫妻双方按照国家有关规定计划生育，有关部门应当提供安全、有效的避孕药具和技术，保障实施节育手术的妇女的健康和安全。这些规定为保障妇女的生育权利和实行计划生育的合法权益、督促有关部门做好计划生育服务工作提供了法律依据。

第二节 妇女保健工作的主要任务

一、妇女各期保健

（一）女童保健

是指对青春期前（10岁以下）的女童提供保健服务，是妇女一生生殖健康的基础。女童保健的目的是保护女童生殖系统健康发育，为以后的生殖健康打下良好基础。

1. **卫生保健** 女童注意保持外阴清洁。大小便后及时清洁外阴，以免尿渍、粪便残留污染内裤和外阴、阴道引起炎症；婴幼儿尽量不要穿开裆裤，以避免外阴、阴道炎症，还可预防阴道异物损害女童生殖道健康；养成每日睡前清洗外阴的好习惯，并且做到洗浴用品专人专用，避免交叉感染；尽量选用棉质内裤，并做到每日更换，用专用洗涤剂清洗，不宜穿化纤内裤，避免刺激外阴皮肤。

2. **预防常见疾病** 女童生殖器官较稚嫩，容易遭受创伤和感染，因此，应注意防治女童生殖系统常见病，如外阴阴道炎、外阴阴唇损伤、生殖系统肿瘤和畸形等，保护女童的生殖健康。

3. **性教育** 引导儿童树立正确的性别观念和道德观念，正确认识两性关系。将性教育纳入基础教育体系和质量监测体系，增强教育效果。引导父母或其他监护人根据儿童年龄阶段和发展特点开展性教育，加强防范性侵害教育，提高儿童自我保护意识和能力。促进学校与医疗机构密切协作，提供适宜儿童的性健康服务，保护就诊儿童隐私。设立儿童性健康保护热线。

4. **营养指导** 改善儿童营养状况。定期对女童进行生长发育监测，了解身高、体重变化，并及时给予适当的营养指导。女童应重点强调预防佝偻病和贫血，这两种疾病可能会影响女性未来的生育，应及早防治。

（二）青春期保健

目的是保证青春期女性正常发育，其内容包括青春期卫生宣教和常见疾病的防治。青春期保健分为三级，其中一级预防是青春期保健的重点。

1. **一级预防** 根据青春期女性的生理、心理和社会行为特点，为培养良好的健康行为给予保健指导。内容包括培养良好的个人生活习惯、合理营养、适当进行体育锻炼和劳动。重点进行月经期卫生保健指导、乳房保健指导、青春期心理卫生指导、性知识健康指导及性道德培养。

2. **二级预防** 通过介绍青春期心理变化、与异性的接触交流、健康的价值观等知识，增强青春期女性的自我保健意识，从而形成正确的人生观、世界观、价值观和恋爱观，培养责任心和自我约束力，以顺利地度过青春期；同时，定期进行体格检查，早期发现疾病和行为问题，减少危险因素。

3. **三级预防** 对青春期女性所患疾病进行治疗。

（三）围婚期保健

是结婚前后为保障婚配双方及其下一代健康所进行的一系列保健服务措施。其目的是提高妇女的婚姻保健意识，并接受系统的生育知识指导，保障婚配双方及下一代的健康。

1. **婚前医学检查** 目的是保证健康的婚配，防止一些疾病，特别是遗传病的延续，以保障婚配双方和后代的健康。婚前医学检查的内容主要包括询问病史、全身体格检查、生殖器官检查及实验室检查。婚前医学检查应在双方自愿的前提下进行。

2. **婚前保健指导** 以生殖健康为中心，提供与结婚、生育及预防病残儿出生等有关的生殖保健知识教育，提高妇女的婚育保健意识。内容包括《中华人民共和国民法典》宣传、性保健指导、生育保健指导、新婚节育指导。

（四）围产期保健

是指从妊娠前开始，历经妊娠期、分娩期、产褥期、哺乳期、新生儿期，持续为孕产妇和胎儿、新生儿提供高质量、全方位的健康保健措施，降低围生儿及孕产妇死亡率。

1. 妊娠前保健 为准备妊娠的夫妇提供妊娠前医学检查、健康评估、健康指导等一系列保健服务。指导夫妻双方选择最佳受孕时期，如受孕年龄、最佳的身心状况、良好的社会环境等。复方短效口服避孕药中激素含量低，停药后即可妊娠；长效避孕药建议停药后6个月再妊娠。积极治疗影响妊娠的疾病。有不良孕产史、遗传病史、传染病史者应接受产前咨询。妊娠前确定有无病原微生物感染。

2. 妊娠期保健 从确诊妊娠之日起到临产前，为孕妇及胎儿提供一系列保健服务，其目的是加强母儿监护，预防和减少孕产期并发症；开展出生缺陷产前筛查和产前诊断，并及早干预，确保母儿安全。

（1）妊娠早期保健：妊娠早期是胚胎和胎儿分化、发育的关键时期，应注意防病防畸。内容包括：① 确定早孕，登记早孕保健卡。② 确定基础血压和体重。③ 进行高危妊娠的初筛。④ 询问家族中有无遗传病史。⑤ 保持室内空气清新，避免接触污浊环境，避免病毒感染，戒烟酒。⑥ 患病时用药要遵医嘱，以防药物致畸。⑦ 了解有无有害化学制剂接触史及长期放射线接触史。⑧ 避免精神刺激，保持心情舒畅；注意营养，提供足够能量、蛋白质，多吃蔬菜和水果。⑨ 生活起居要有规律，避免过度劳累，保证睡眠时间，每日有适度的活动。

（2）妊娠中期保健：妊娠中期是胎儿发育较快的时期，应加强营养，适当补充铁剂、钙剂；监测胎儿生长发育的各项指标；预防胎儿发育异常，妊娠20~24周时可筛查胎儿结构畸形；预防妊娠并发症等。

（3）妊娠晚期保健：妊娠晚期是胎儿生长发育最快的时期，因此营养的补充极为重要。注意补充能量、蛋白质、维生素、微量元素及矿物质，并注意保持营养平衡。定期监测胎儿生长发育的各项指标，防止妊娠并发症。妊娠晚期还应特别注意监测胎盘功能，及早发现和纠正胎儿缺氧。做好分娩前的心理准备。做好乳房保健以利于产后哺乳。

3. 产时保健 分娩过程中应密切观察产程进展，及时发现和处理异常情况，重点抓好"五防"和"一加强"：① 防难产，严密观察产程，推广使用产程图，出现难产及时处理；② 防感染，严格执行产房消毒隔离制度及无菌操作技术；③ 防产伤，严格遵守产程处理常规，正确处理难产，严格掌握剖宫产指征；④ 防出血，积极防治产后出血；⑤ 防窒息，积极防治胎儿窘迫，正确处理新生儿窒息；⑥ 加强对高危妊娠的产时监护和产程处理，保证母儿安全。同时应重视分娩期产妇的心理护理，耐心安慰产妇，提倡开展家庭式产室，让家人陪伴，以减轻产妇的焦虑和恐惧。

4. 产褥期保健 目的是预防产后出血、感染等并发症，促进产妇产后生理功能的恢复。其内容包括产后健康指导、家庭适应及产后亲子关系的建立、产后检查及计划生育指导。

（1）产后健康指导：指导产妇注意保持身体的清洁，尤其注意保持外阴和乳房清洁，居室安静、舒适，合理营养，防止便秘，及早下床活动，指导产妇坚持做产后保健操，以利于盆底肌肉和腹肌张力的恢复。

（2）家庭适应及产后亲子关系的建立：遵循"以家庭为中心的产科护理"理念，促进家庭和谐。

（3）产后检查和计划生育指导：产后检查包括产后访视及产后健康检查。产后访视安排在产后3日内、产后14日、产后28日，共3次。了解产妇子宫复旧、会阴切口及剖宫产伤口愈合情况；检查乳房及母乳喂养情况，产妇的饮食、休息情况，婴儿的健康情况等，并给予指导和处理。产褥期内严禁性生活。于产后42日到医院接受全面的健康检查。

5. 哺乳期保健 哺乳期指产妇用自己的乳汁喂养婴儿的时期，一般为1年。哺乳期保健的主要目的是保持和促进母乳喂养。哺乳期保健的内容为指导母乳喂养与哺乳期卫生，包括母乳喂养的重要性、母乳喂养常见困难的处理措施，喂养方法及乳房护理，母亲的饮食、休息、睡眠、断乳等。

（五）围绝经期保健

围绝经期是指妇女从接近绝经时出现了与绝经有关的内分泌、生物学和临床特征至绝经后1年内的时期。围绝经期保健的目的是提高围绝经期妇女自我保健意识和生活质量。

1. 帮助围绝经期妇女了解这一特殊时期的生理、心理特点，合理安排生活，加强营养，注意锻炼身体，并保持心情愉快；指导保持外阴清洁以防止感染；每1~2年进1次妇科疾病及肿瘤的筛查。

2. 指导并鼓励围绝经期妇女进行缩肛训练，每日3次，每次15分钟，以预防子宫脱垂和压力性尿失禁；积极防治绝经前月经失调和绝经后阴道流血。指导围绝经期妇女进行激素补充疗法，补充钙剂等，以防治绝经综合征、骨质疏松等。

（六）老年期保健

国际老龄学会规定60~65岁为老龄前期，65岁以上为老龄期。由于生理和心理上的一些变化，老年妇女易出现各种身心疾病。因此，应指导老年人劳逸结合，保持生活规律，从事力所能及的工作和社会活动，定期进行体格检查，防治老年常见病和多发病。

二、妇女常见疾病和恶性肿瘤的普查普治

建立健全妇女疾病及防癌保健网，定期进行妇女疾病及恶性肿瘤的普查普治工作，发布宫颈癌防治相关健康教育核心信息，科学宣传HPV疫苗接种、宫颈癌筛查必要性等知识。普查内容包括妇科检查、阴道分泌物检查、宫颈细胞学检查、B型超声检查。当普查发现异常时，应进一步进行阴道镜检查、宫颈活检、分段诊刮、CT、MRI等特殊检查。对妇科恶性肿瘤应早发现、早诊断、早治疗，以降低发病率，提高治愈率。

知识链接 | 宫颈癌的预防

宫颈癌是可以预防的肿瘤。一级预防：推广HPV疫苗接种，通过阻断HPV感染，预防宫颈癌的发生。二级预防：普及、规范宫颈癌筛查，早期发现SIL。三级预防：及时治疗高级别病变，阻断子宫颈浸润癌的发生。开展预防宫颈癌知识宣教，提高HPV疫苗注射率和筛查率，建立健康的生活方式。

三、计划生育指导

开展计划生育技术咨询，普及节育科学知识，大力推广以避孕为主的综合节育措施；人工流产只能作为避孕失败后的补救手段；指导育龄夫妇选择安全有效的避孕方法，以降低非意愿妊娠，预防性病的传播；保证和提高节育手术质量，减少和防止手术并发症的发生，确保受术者的安全与健康。

四、妇女劳动保护

采用法律手段，贯彻以预防为主的方针，确保女职工在劳动工作中的安全与健康。目前我国已建立较为完善的妇女劳动保护和保健法律，有关规定如下所示。

1. 对妊娠7个月以上的女职工，用人单位不得延长劳动时间或者安排夜班劳动，并应当在劳动时间内安排一定的休息时间。妊娠女职工在劳动时间内进行产前检查，所需时间计入劳动时间。用人单位不得因女职工妊娠、生育、哺乳降低其工资、予以辞退、与其解除劳动或者聘用合同；对有两次以上自然流产史，现又无子女的女职工，应暂时调离可能导致流产的工作岗位。

2. 女职工生育享受98日产假，其中产前可以休假15日；难产的，增加产假15日；生育多胞胎的，每多生育1个婴儿，增加产假15日。女职工妊娠未满4个月流产的，享受15日产假；妊娠满4个月流产的，享受42日产假。

3. 对哺乳未满1周岁婴儿的女职工，用人单位不得延长劳动时间或者安排夜班劳动。用人单位应当在每日的劳动时间内为哺乳期女职工安排1小时哺乳时间；女职工生育多胞胎的，每多哺乳1个婴儿每日增加1小时哺乳时间。

> **理论与实践**　该女士在哺乳期应享有的权利：一般哺乳期为1年，期间不得安排夜班及加班。用人单位应当在每日的劳动时间内为其安排1小时哺乳时间。
>
> 哺乳期保健的内容：指导母乳喂养与哺乳期卫生，包括母乳喂养的重要性，母乳喂养常见困难的处理措施，喂养方法及乳房护理，母亲的饮食、休息、睡眠、断乳等。

五、妇女保健统计指标

妇女保健统计客观反映妇女保健工作的水平，评价工作的质量和效果，并为制订妇幼保健工作计划、指导工作开展和科研提供科学依据。

（一）孕产期保健工作统计指标

1. 产前检查率=期内接受过1次及以上产前检查的产妇人数/期内活产总数×100%。

2. 高危妊娠管理率=期内高危妊娠管理人数/同期高危妊娠人数×100%。

3. 住院分娩率=期内住院分娩活产数/同期活产数×100%。

4. 剖宫产率=期内某地区剖宫产活产儿数/期内该地区活产儿数×100%。

5. 产后访视率=期内接受产后访视的产妇人数/同期活产数×100%。

6. 孕产妇系统管理率=年度辖区内孕产妇系统管理人数/该地该时间内活产数×100%。其中，孕产妇系统管理人数指该地区该时段按系统管理程序要求，从妊娠至产后1周内有过妊娠早期产前检查、至少5次产前检查、住院分娩和产后访视的产妇人数。

（二）孕产期保健效果指标

1. 孕产妇死亡率=年内孕产妇死亡数/年内孕产妇总数×10万/10万。

2. 围生儿死亡率=（妊娠满28周的死胎死产数+生后7日内新生儿死亡数）/（妊娠满28周的死胎死产数+活产数）×1 000‰。

3. 新生儿死亡率=期内生后28日内新生儿死亡数/期内活产数×1 000‰。

4. 6个月内母乳喂养率=（调查前24小时母乳喂养婴儿数/调查6个月内婴儿数）×100%。

5. 新生儿访视覆盖率=（该年接受1次及1次以上访视的新生儿人数/同期活产数）×100%。

（三）计划生育统计指标

1. 人口出生率=期内出生人数/期内平均人口数×1 000‰。

2. 某项计划生育手术并发症发生率=期内该地区该项计划生育手术并发症发生例数/期内该地区该项计划生育手术总例数×10 000/万。

（四）妇女常见病普查普治统计指标

1. 妇女常见病筛查率=期内该地区实查人数/期内该地区20~64岁妇女人数×100%。

备注：实查人数是指报告期内20~64岁户籍妇女中实际进行妇女常见病筛查的人数，妇女常见病主要包括阴道炎、宫颈炎、尖锐湿疣、子宫肌瘤、宫颈癌、乳腺癌、卵巢癌等疾病（不包括因疾病到妇科门诊就诊的人数）。应查人数是指报告期内按照计划应进行筛查的20~64岁户籍妇女人数。

2. 妇女常见病患病率=期内该地区妇女常见病患病总人数/期内该地区实查人数×100%。

3. 妇女常见病的治愈率=接受治疗人数/患病总人数×100%。

第三节　女性性行为与性卫生的健康指导

妇女保健工作的核心是促进妇女的生殖健康。有计划地进行性知识和性道德教育，使人们具有科学的性知识、正确的性观念、高尚的性道德和健康的性行为是妇女保健工作的重要内容。

一、女性性行为与健康指导

（一）女性性行为

1. 性欲　是人类本能之一，是一种在一定的生理和心理基础上，在性刺激的激发下产生与性伴侣完成身心结合的欲望。性刺激可以是来自触觉、视觉、听觉、嗅觉及味觉等非条件的感官刺激，也可以是建立在性幻想、性意识、性知识、性经验等复杂思维活动基础上的条件刺激。性欲可以分为接触欲和胀满释放欲。女性表现为要求抚摸和阴道容纳的欲望。这种欲望在青春期前不明显，青春期后逐渐增强并成熟。性成熟后的性欲称为成熟性欲，成熟性欲的出现使得性生活具有生殖意义。性欲在绝经后逐渐减弱，但能保持终身。

2. **性行为** 是指为满足性欲和获得性快感而出现的动作和活动，可分为狭义和广义两种。狭义性行为指性交，即以男性阴茎和女性阴道交媾方式进行的性行为，具有生殖意义。广义性行为泛指接吻、拥抱、爱抚、自慰等各种其他性刺激形成的行为及各种准备性、象征性、与性有联系的行为，如恋爱、结婚、阅读成人书刊、观看成人电影等。性行为的功能是繁衍后代、获得愉悦和维护健康。人类性行为最重要的特征是必须受社会道德规范和法律约束。

3. **影响性欲和性行为的因素**

（1）生理因素：性欲和性行为是一种与生俱来的本能，个体的性遗传特征和生殖器官解剖结构及神经内分泌的生理调节是性欲和性行为的生物学基础，也决定了本能性行为的方式和动力。

（2）心理因素：是人类性行为独有的重要影响因素。儿童自3~4岁开始便能认知自己的生物学性别。这种自身性别的确认影响其一生中关于服饰、言语、举止、生活、人际交往和职业活动的性别特征。进入青春期，随着生理发育和性心理逐渐成熟，产生性要求和择偶意识。到一定年龄又自然产生恋爱和结婚的要求。心理因素决定性取向，性取向决定性行为。虽然绝大多数人的性取向为异性，但约有5%男性和2%女性的性取向为同性，被称为同性恋。一般认为同性恋是由先天因素所决定的，部分可以在后天被诱导发生。另有少数人的性取向为异性和同性，被称为双性恋。双性恋可发生于同一时期，也可因境遇分别发生于一生不同时期。

（3）社会因素：人的社会属性决定人类性行为是特殊的社会行为，两性关系是一切人际关系的前提和起源。社会以它的风俗、宗教、伦理、规章及法律修饰和制约个人性行为的内容和方式，使人类性行为必须对社会负责，并接受社会制约。随着科技发展和社会文明进步，人类性行为也会改变社会认可的性行为模式。因此，社会也要不断研究人类的性问题，并进行正确的控制。

（二）健康指导

性健康指导的目的是向各年龄段的人群普及性生理和性心理知识，树立对性的正确态度，确立科学的性观念，重视性教育道德价值，选择健康的性行为，预防性传播疾病和消除性犯罪。

性健康指导的内容主要是性知识教育。包括：① 性生理知识，如男女生殖器官解剖生理、性反应特点、与性有关的疾病、性功能障碍、性传播疾病及其预防、计划生育和优生优育等；② 性心理知识，如男女性心理形成、发展和成熟，社会性别的规范，性欲和性冲动的心理特点等；③ 性道德教育，如恋爱和婚姻道德、男女平等、尊重女性等；④ 性法学教育，如性犯罪预防等。

女性不同年龄阶段的性健康指导如下所示。

1. **儿童期** 性健康教育的重点是指导孩子树立正确的性态度和帮助孩子培养正确的性别自认和性别角色意识。男女在生物学上的差别称为"性"，在心理学上的差别称为"性别"，在社会学上的差别称为"性别角色"。一个人把自己看成男性或女性就是"性别自认"。儿童的性别自认是在生物学基础上通过后天学习得来的。因此，必须对孩子进行性别自认教育，正确引导孩子从幼年起保证其性别角色、性别与性保持一致。

2. 青少年期 青少年期是性健康指导的关键阶段。主要向青少年传授科学的性知识，纠正与性有关的认识和行为偏差，树立健康的性意识。教育他们正确认识初次遗精和月经初潮，正确认识性欲和性冲动，正确认识手淫。应该让青少年知道，手淫是常见和正常的现象，是消除性紧张的自慰行为，其本身对健康并无害处。青少年性健康指导要在普及性知识的基础上，重点突出性道德教育，帮助青少年认识和适应青春期身心的急剧变化，能够正确、理智地对待性问题，树立健康的性观念，使他们的行为方式符合社会发展和社会行为规范。

3. 成人期 性健康指导的主要任务是帮助成年人建立幸福的夫妻生活，并在普及性知识的同时，教育他们遵守合乎性道德规范的行为准则，帮助他们学会如何对自己子女进行性健康指导。

4. 老年期 健康指导的重点是帮助他们了解老年人生理特点，树立正确的性观念，建立适合老年人生理特点的性生活习惯和方式，从而达到延年益寿的目的。

二、女性性卫生与健康指导

性卫生是指通过性卫生保健而实现性健康和达到提高生活质量的目的，包括性心理卫生和性生理卫生。

（一）性心理卫生及健康指导

健康的性心理是健康性生活的基础和前提，它要求夫妻双方首先清楚性生活是人类心理和生理的需要，是人体性功能的正常表现，也是夫妻生活重要和不可缺少的组成部分。因此，夫妻双方不应为对方的性要求而反感或恐惧，也不应为自身的性要求而内疚或羞愧。对于妇女，更要改变自己在性生活中的被动角色，要主动参与。其次，夫妻双方要充分认识男女双方性反应的差异。一般来说，女性性反应具有以下几个特点：① 女性性唤起较缓慢；② 性敏感区较广泛，除生殖器官外，还包括大腿内侧、臀部、乳房、唇、舌、脸颊、颈项、腋下等，几乎占了全身大部分区域；③ 对听觉和触觉较敏感，尤其触觉最敏感，但视觉不及男性；④ 虽然达到性高潮较慢，但高潮体验较男性强烈，而且拥有连续性高潮能力。另外，女性性反应个体差异较大，即使同一个体在不同时期、不同条件下反应也可能不一致。所以应对女性性反应的特点有充分了解，合理安排性生活，正确掌握每次性生活的节奏。盲目追求女性性高潮或完全忽视女性正常性要求，均可能导致双方性功能障碍。

（二）性生理卫生及健康指导

1. 良好的生活习惯 妇女应有良好的生活习惯，不酗酒、不吸烟。酗酒既不利于健康，也可抑制性功能。酒精剂量越大、浓度越高，性兴奋越弱。吸烟可抑制卵巢功能。吸毒对性功能更不利。

2. 性器官卫生 女性外生殖器解剖结构特殊，较男性更容易发生感染，因此，需要特别注意外生殖器清洁。在每次性生活之前，清洁男女外生殖器对预防女性泌尿生殖系统感染性疾病有特殊意义。

3. 性生活卫生 要根据夫妻双方具体情况，合理安排性生活时间、频率和时机。应特别注意女性月经期、妊娠期、哺乳期和绝经期的性生活卫生。另外，由于性生活时消耗体力，伴有心率增加、血压升高、呼吸增快、全身肌肉张力增加等生理变化，对于心、肺、肝、肾等重要脏器功能不全或有高血压、动脉硬化等严重疾病者，应在医师指导下进行性生活。

4. **避孕**　不再有生育要求的育龄夫妇应采取有效的、适合夫妻双方的避孕措施，避免意外妊娠。

5. **预防性传播疾病**　当一方已患性传播疾病时，应积极治疗。患病期间暂停性生活。必要时使用避孕套，以预防夫妻间传播。

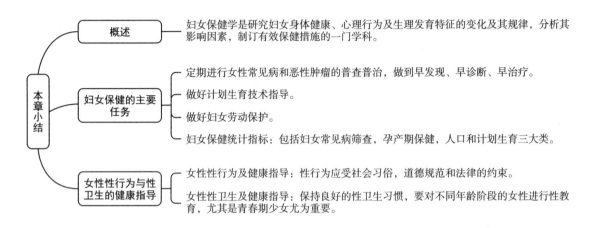

（吕旻彦）

复习参考题

（一）选择题

1. 某女士，计划结婚，医疗保健机构对其现阶段提供服务的内容为
   A. 婚后卫生指导
   B. 婚前卫生咨询
   C. 孕期医学检查
   D. 产时检查
   E. 产褥期检查

2. 女童，4岁，到当地市级医疗机构进行常规体检，护理人员应引导其就诊的部门为
   A. 孕产保健部
   B. 儿童保健部
   C. 妇女保健部
   D. 计划生育技术服务部
   E. 儿科

3. 某女士，工厂女工，妊娠30周，现阶段其享有的权利是
   A. 单位可以以妊娠为由将其辞退
   B. 在妊娠期间、分娩后1年内或者终止妊娠后6个月内，李女士丈夫可以提出离婚
   C. 用人单位不得延长劳动时间或者安排夜班劳动
   D. 不能利用上班时间进行产前检查
   E. 该女士可以以妊娠为由请假不上班

4. 某社区计划对辖区内小学学生进行"女童保健"知晓率的调查问卷，其筛选的调查对象为
   A. 8岁以下的女童

B. 9岁以下的女童　　　　　　　A. 产后7日内

C. 10岁以下的女童　　　　　　　B. 产后14日内

D. 11岁以下的女童　　　　　　　C. 出院后3日内

E. 12岁以下的女童　　　　　　　D. 出院后14日内

5. 产妇，29岁，产褥期。护理人员对　　E. 无固定时间要求
其第二次产后访视应安排在

答案：1. B；2. B；3. C；4. C；5. B

（二）简答题

1. 简述青春期保健中三级预防的内容。　　2. 简述哺乳期的劳动保护内容。

推荐阅读

［1］安力彬，陆虹.妇产科护理学.7版.北京：人民卫生出版社，2022.

［2］孔北华，马丁，段涛.妇产科学.10版.北京：人民卫生出版社，2024.

［3］张秀平.妇产科护理学.3版.北京：人民卫生出版社，2018.

［4］余艳红，杨慧霞.助产学.2版.北京：人民卫生出版社，2023.

［5］夏海鸥.妇产科护理学.4版.北京：人民卫生出版社，2019.

［6］邵肖梅，叶鸿瑁，丘小汕.实用新生儿学.5版.北京：人民卫生出版社，2019.

［7］白桂芹，陈蔚琳，黄向华，等.剖宫产术后再次妊娠合并前置胎盘孕妇胎盘植入的风险评估及不良结局预测全国多中心回顾性研究.中华妇产科杂志，2023，58（01）：26-36.

［8］段然，漆洪波."WHO-产时管理改进分娩体验（2018）"第一产程相关推荐的解读.中国实用妇科与产科杂志，2019，35（04）：431-434.

［9］王丽娟，王东雁，林海雪，等.《2023 NCCN妊娠滋养细胞肿瘤临床实践指南（第1版）》解读.中国实用妇科与产科杂志，2023，39（01）：68-74.

［10］程利南，狄文，丁岩，等.女性避孕方法临床应用的中国专家共识.中华妇产科杂志，2018，53（07）：433-447.

［11］董梦婷，李佳，李会阳，等.美国疾病控制和预防中心《子宫颈炎诊治指南（2021版）》解读.中国实用妇科与产科杂志，2021，37（10）：1032-1033.

［12］杨怡珂，漆洪波.美国妇产科医师学会（ACOG）"妊娠期高血压和子痫前期指南2019版"要点解读（第一部分）.中国实用妇科与产科杂志，2019，35（08）：895-899.

［13］张巧利，贾婵维，马延敏，等.ASRM不明原因不孕症的循证治疗指南（2020版）解读.实用妇科内分泌电子杂志，2021，08（05）：1-9.

［14］张小松，周敏，杨慧霞.世界卫生组织推荐：产时管理改进分娩体验.中华围产医学杂志，2018，21（09）：645-647.

［15］陈露露，石海君，漆洪波.加拿大妇产科医师协会"妊娠期糖尿病指南（2019）"要点解读.实用妇产科杂志，2021，37（01）：23-27.

［16］中国妇幼保健协会助产士分会.会阴切开及会阴裂伤修复技术与缝合材料选择指南.中国护理管理，2019，19（03）：453-457.

［17］中国抗癌协会妇科肿瘤专业委员会.子宫颈癌诊断与治疗指南（2021年版）.中国癌症杂志，2021，31（06）：474-489.

［18］中国子宫颈癌综合防控路径建设专家共识编写组，中华预防医学会肿瘤预防与控制专业委员会.中国子宫颈癌综合防控路径建设专家共识.中国预防医学杂志，2022，23（10）：721-726.

［19］中华医学会妇产科学分会产科学组. 围产期抑郁症筛查与诊治专家共识. 中华妇产科杂志, 2021, 56（08）: 521-527.

［20］中华医学会妇产科学分会产科学组, 中华医学会围产医学分会. 产后出血预防与处理指南（2023）. 中华妇产科杂志, 2023, 58（06）: 401-409.

［21］中华医学会妇产科学分会产科学组, 中华医学会围产医学分会. 正常分娩指南. 中华围产医学杂志, 2020, 23（06）: 361-370.

［22］中华医学会妇产科学分会妇科内分泌学组. 异常子宫出血诊断与治疗指南（2022更新版）. 中华妇产科杂志, 2022, 57（07）: 481-490.

［23］中华医学会妇产科学分会妇科盆底学组. 盆底重建手术网片或吊带暴露并发症诊治的中国专家共识. 中华妇产科杂志, 2021, 56（05）: 305-309.

［24］中华医学会妇产科学分会妊娠期高血压疾病学组. 妊娠期高血压疾病诊治指南（2020）. 中华妇产科杂志, 2020, 55（4）: 227-238.

［25］中华医学会妇科肿瘤学分会, 中国优生科学协会阴道镜和宫颈病理学分会. 人乳头瘤病毒疫苗临床应用中国专家共识. 中国妇产科临床杂志, 2021, 22（02）: 1-10.

［26］中华医学会围产医学分会. 母亲常见感染与母乳喂养指导的专家共识. 中华围产医学杂志, 2021, 24（07）: 481-489.

［27］中华医学会围产医学分会, 中国营养学会妇幼营养分会. 中国孕产妇钙剂补充专家共识（2021）. 实用妇产科杂志, 2021, 37（05）: 345-347.

［28］国家卫生计生委办公厅关于印发孕产妇妊娠风险评估与管理工作规范的通知. 国卫办妇幼发〔2017〕35号.

附　录

附录一　孕产妇妊娠风险筛查表

项目	筛查阳性内容
1.基本情况	1.1 ≥35周岁或<18周岁
	1.2 身高≤145cm，或对生育可能有影响的躯体残疾
	1.3 体重指数（BMI）>25kg/m² 或<18.5kg/m²
	1.4 Rh血型阴性
2.异常妊娠及分娩史	2.1 生育间隔<12个月或>5年
	2.2 剖宫产史
	2.3 不孕史
	2.4 不良孕产史（各类流产≥3次、早产史、围产儿死亡史、出生缺陷、异位妊娠史、滋养细胞疾病史、既往妊娠并发症及合并症史）
	2.5 本次妊娠异常情况（如多胎妊娠、辅助生殖技术助孕等）
3.妇产科疾病及手术史	3.1 生殖道畸形
	3.2 子宫肌瘤或卵巢囊肿≥5cm
	3.3 阴道及宫颈锥切手术史
	3.4 宫/腹腔镜手术史
	3.5 瘢痕子宫（如子宫肌瘤切除术后、子宫腺肌瘤切除术后、子宫成形术后、宫角妊娠后、子宫穿孔史等）
	3.6 子宫附件恶性肿瘤手术史、各种重要脏器疾病史、其他特重大手术史，药物过敏史
4.家族史	4.1 高血压家族史且孕妇目前血压≥140/90mmHg
	4.2 糖尿病（直系亲属）
	4.3 凝血因子缺乏
	4.4 严重的遗传病（如遗传性高脂血症、血友病、地中海贫血等）
5.既往疾病及手术史	5.1 各种重要脏器疾病史
	5.2 恶性肿瘤史
	5.3 其他特殊、重大手术史，药物过敏史
6.辅助检查*	6.1 血红蛋白<110g/L
	6.2 血小板计数≤100×10⁹/L
	6.3 梅毒筛查阳性
	6.4 HIV筛查阳性
	6.5 乙型肝炎筛查阳性
	6.6 清洁中段尿常规异常（如蛋白、管型、红细胞、白细胞）持续2次以上
	6.7 尿糖阳性且空腹血糖异常（妊娠24周前≥7.0mmol/L；妊娠24周起≥5.1mmol/L）
	6.8 血清铁蛋白<20μg/L

项目	筛查阳性内容
7.需要关注的表现特征及病史	7.1 提示心血管系统及呼吸系统疾病：
	7.1.1 心悸、胸闷、胸痛或背部牵涉痛、气促、夜间不能平卧
	7.1.2 哮喘及哮喘史、咳嗽、咯血等
	7.1.3 长期低热、消瘦、盗汗
	7.1.4 心肺听诊异常
	7.1.5 高血压，血压≥140/90mmHg
	7.1.6 心脏病史、心力衰竭史、心脏手术史
	7.1.7 胸廓畸形
	7.2 提示消化系统疾病：
	7.2.1 严重食欲缺乏、乏力、妊娠剧吐
	7.2.2 上腹疼痛，肝脾大
	7.2.3 皮肤巩膜黄染
	7.2.4 便血
	7.3 提示泌尿系统疾病：
	7.3.1 眼睑水肿、少尿、蛋白尿、血尿、管型尿
	7.3.2 慢性肾炎、肾病史
	7.4 提示血液系统疾病：
	7.4.1 牙龈出血、鼻出血
	7.4.2 出血不凝、全身多处瘀点瘀斑
	7.4.3 血小板减少、再生障碍性贫血等血液病史
	7.5 提示内分泌及免疫系统疾病：
	7.5.1 多饮、多尿、多食
	7.5.2 烦渴、心悸、烦躁、多汗
	7.5.3 明显关节酸痛、脸部蝶形或盘形红斑、不明原因高热
	7.5.4 口干（无唾液）、眼干（眼内有摩擦异物感或无泪）等
	7.6 提示性传播疾病：
	7.6.1 外生殖器溃疡，有赘生物或水疱
	7.6.2 阴道或尿道流脓
	7.6.3 性病史
	7.7 提示精神神经系统疾病：
	7.7.1 言语交流困难、智力障碍、精神抑郁、精神躁狂
	7.7.2 反复出现头痛、恶心、呕吐
	7.7.3 癫痫史
	7.7.4 不明原因晕厥史
	7.8 其他
	吸毒史

注：带*的项目为建议项目，由筛查机构根据自身医疗保健服务水平提供。HIV，人类免疫缺陷病毒。

附录二 孕产妇妊娠风险评估表

评估分级	孕产妇相关情况
绿色 （低风险）	孕妇基本情况良好，未发现妊娠合并症、并发症
黄色 （一般风险）	**1. 基本情况**

1. 基本情况

1.1　年龄≥35岁或<18岁

1.2　BMI>25kg/m² 或<18.5kg/m²

1.3　生殖道畸形

1.4　骨盆狭小

1.5　不良孕产史（各类流产≥3次、早产、围产儿死亡、出生缺陷、异位妊娠、滋养细胞疾病等）

1.6　瘢痕子宫

1.7　子宫肌瘤或卵巢囊肿≥5cm

1.8　盆腔手术史

1.9　辅助生殖妊娠

2. 妊娠合并症

2.1　心脏病（经心内科诊治无须药物治疗、心功能正常）

　　2.1.1　先天性心脏病（不伴有肺动脉高压的房间隔缺损、室间隔缺损、动脉导管未闭；法洛四联症修补术后无残余心脏结构异常等）

　　2.1.2　心肌炎后遗症

　　2.1.3　心律失常

　　2.1.4　无合并症的轻度的肺动脉狭窄和二尖瓣脱垂

2.2　呼吸系统疾病：经呼吸内科诊治无须药物治疗、肺功能正常

2.3　消化系统疾病：肝炎病毒携带（表面抗原阳性、肝功能正常）

2.4　泌尿系统疾病：肾脏疾病（目前病情稳定肾功能正常）

2.5　内分泌系统疾病：无须药物治疗的糖尿病、甲状腺疾病、垂体催乳素瘤等

2.6　血液系统疾病

　　2.6.1　妊娠合并血小板减少[PLT（50~100）×10⁹/L]但无出血倾向

　　2.6.2　妊娠合并贫血（Hb 70~109g/L）

2.7　神经系统疾病：癫痫（单纯部分性发作和复杂部分性发作），重症肌无力（眼肌型）等

2.8　免疫系统疾病：无须药物治疗（如系统性红斑狼疮、IgA肾病、类风湿性关节炎、干燥综合征、未分化结缔组织病等）

2.9　尖锐湿疣、淋病等性传播疾病

2.10　吸毒史

2.11　其他

3. 妊娠并发症

3.1　双胎妊娠

3.2　先兆早产

3.3　胎儿生长受限

3.4　巨大胎儿

评估分级	孕产妇相关情况
	3.5　妊娠期高血压疾病（除外红色、橙色）
	3.6　妊娠期肝内胆汁淤积症
	3.7　胎膜早破
	3.8　羊水过少
	3.9　羊水过多
	3.10　≥36周胎位不正
	3.11　低置胎盘
	3.12　妊娠剧吐

橙色
（较高风险）

1. 基本情况

  1.1　年龄≥40岁

  1.2　BMI≥28kg/m²

2. 妊娠合并症

  2.1　较严重心血管系统疾病

    2.1.1　心功能Ⅱ级，轻度左心功能障碍或者EF 40%~50%

    2.1.2　需药物治疗的心肌炎后遗症、心律失常等

    2.1.3　瓣膜性心脏病（轻度二尖瓣狭窄瓣口＞1.5cm²，主动脉瓣狭窄跨瓣压差＜50mmHg，无合并症的轻度肺动脉狭窄，二尖瓣脱垂，二叶式主动脉瓣疾病，马方综合征无主动脉扩张）

    2.1.4　主动脉疾病（主动脉直径＜45mm），主动脉缩窄矫治术后

    2.1.5　经治疗后稳定的心肌病

    2.1.6　各种原因的轻度肺动脉高压（＜50mmHg）

    2.1.7　其他

  2.2　呼吸系统疾病

    2.2.1　哮喘

    2.2.2　脊柱侧凸

    2.2.3　胸廓畸形等伴轻度肺功能不全

  2.3　消化系统疾病

    2.3.1　原因不明的肝功能异常

    2.3.2　仅需要药物治疗的肝硬化、肠梗阻、消化道出血等

  2.4　泌尿系统疾病：慢性肾脏疾病伴肾功能不全代偿期（肌酐超过正常值上限）

  2.5　内分泌系统疾病

    2.5.1　需药物治疗的糖尿病、甲状腺疾病、垂体催乳素瘤

    2.5.2　肾性尿崩症（尿量超过4 000ml/d）等

  2.6　血液系统疾病

    2.6.1　血小板减少[PLT（30~50）×10⁹/L]

    2.6.2　重度贫血（Hb 40~69g/L）

    2.6.3　凝血功能障碍无出血倾向

    2.6.4　易栓症（如抗凝血酶缺乏症、蛋白C缺乏症、蛋白S缺乏症、抗磷脂综合征、肾病综合征等）

评估分级	孕产妇相关情况
	2.7 免疫系统疾病：应用小剂量激素（如强的松5~10mg/d）6个月以上，无临床活动表现（如系统性红斑狼疮、重症IgA肾病、类风湿性关节炎、干燥综合征、未分化结缔组织病等）
	2.8 恶性肿瘤治疗后无转移，无复发
	2.9 智力障碍
	2.10 精神病缓解期
	2.11 神经系统疾病
	2.11.1 癫痫（失神发作）
	2.11.2 重症肌无力（病变波及四肢骨骼肌和延髓部肌肉）等
	2.12 其他
	3. 妊娠并发症
	3.1 三胎及以上妊娠
	3.2 Rh血型不合
	3.3 瘢痕子宫（距末次子宫手术间隔<18个月）
	3.4 瘢痕子宫伴中央性前置胎盘或伴有可疑胎盘植入
	3.5 各类子宫手术史（如剖宫产、宫角妊娠、子宫肌瘤切除术等）≥2次
	3.6 双胎、羊水过多伴发心肺功能减退
	3.7 重度子痫前期、慢性高血压并发子痫前期
	3.8 原因不明的发热
	3.9 产后抑郁症、产褥中暑、产褥感染等
红色 （高风险）	**1. 妊娠合并症**
	1.1 严重心血管系统疾病
	1.1.1 各种原因引起的肺动脉高压（≥50mmHg），如房间隔缺损、室间隔缺损、动脉导管未闭等
	1.1.2 复杂先天性心脏病（法洛四联症、艾森门格综合征等）和未手术的发绀型心脏病（$SpO_2<90\%$）；Fontan operation术后
	1.1.3 心脏瓣膜病：瓣膜置换术后、中重度二尖瓣狭窄（瓣口<1.5cm²）、主动脉瓣狭窄（跨瓣压差≥50mmHg）、马方综合征等
	1.1.4 各类心肌病
	1.1.5 感染性心内膜炎
	1.1.6 急性心肌炎
	1.1.7 风湿性心脏病风湿活动期
	1.1.8 妊娠期高血压心脏病
	1.1.9 其他
	1.2 呼吸系统疾病：哮喘反复发作、肺纤维化、胸廓或脊柱严重畸形等影响肺功能者
	1.3 消化系统疾病：重型肝炎、肝硬化失代偿、严重消化道出血、急性胰腺炎、肠梗阻等影响孕产妇生命的疾病
	1.4 泌尿系统疾病：急、慢性肾脏疾病伴高血压，肾功能不全（肌酐超过正常值上限的1.5倍）

评估分级	孕产妇相关情况
	1.5 内分泌系统疾病
	1.5.1 糖尿病并发肾病Ⅴ级、严重心血管病、增生型糖尿病性视网膜病变或玻璃体积血、周围神经病变等
	1.5.2 甲状腺功能亢进并发心脏病、感染、肝功能异常、精神异常等疾病
	1.5.3 甲状腺功能减退引起相应系统功能障碍，基础代谢率小于−50%
	1.5.4 垂体催乳素瘤出现视力减退、视野缺损、偏盲等压迫症状
	1.5.5 尿崩症：中枢性尿崩症伴有明显的多饮、烦渴、多尿症状，或合并其他垂体功能异常
	1.5.6 嗜铬细胞瘤等
	1.6 血液系统疾病
	1.6.1 再生障碍性贫血
	1.6.2 血小板减少（$<30\times10^9/L$）或进行性下降或伴有出血倾向
	1.6.3 极重度贫血（$Hb<40g/L$）
	1.6.4 白血病
	1.6.5 凝血功能障碍伴有出血倾向（如先天性凝血因子缺乏、低纤维蛋白原血症等）
	1.6.6 血栓栓塞性疾病（如下肢深静脉血栓、颅内静脉窦血栓等）
	1.7 免疫系统疾病
	免疫系统疾病活动期，如系统性红斑狼疮（SLE）、重症IgA肾病、类风湿性关节炎、干燥综合征、未分化结缔组织病等
	1.8 精神病急性期
	1.9 恶性肿瘤
	1.9.1 妊娠期间发现的恶性肿瘤
	1.9.2 治疗后复发或发生远处转移
	1.10 神经系统疾病
	1.10.1 脑血管畸形及手术史
	1.10.2 癫痫全身发作
	1.10.3 重症肌无力（病变发展至延髓肌、肢带肌、躯干肌和呼吸肌）
	1.11 吸毒
	1.12 其他严重内、外科疾病等
	2. 妊娠并发症
	2.1 三胎及以上妊娠伴发心肺功能减退
	2.2 凶险性前置胎盘，胎盘早剥
	2.3 红色预警范畴疾病产后尚未稳定
紫色 （孕妇患有传染性疾病）	所有妊娠合并传染性疾病——如病毒性肝炎、梅毒、HIV感染及艾滋病、结核病、重症感染性肺炎、特殊病毒感染（H_7N_7、寨卡病毒等）

注：除紫色标识孕妇可能伴有其他颜色外，若同时存在不同颜色分类，按照较高风险的分级标识。

BMI，体重指数；PLT，血小板；Hb，血红蛋白；IgA，免疫球蛋白A；EF，射血分数；SpO_2，经皮动脉血氧饱和度；HIV，人类免疫缺陷病毒。

附录三　常用甾体激素避孕药种类

类别			名称	成分		剂型	给药途径
				雌激素/mg	孕激素/mg		
口服避孕药	短效片	单相片	复方炔诺酮片（避孕片1号）	炔雌醇0.035	炔诺酮0.6	薄膜片	口服
			复方甲地孕酮片（避孕片2号）	炔雌醇0.035	甲地孕酮1.0	片	口服
			复方左炔诺孕酮片	炔雌醇0.03	左炔诺孕酮0.15	片	口服
			去氧孕烯炔雌醇片	炔雌醇0.03	去氧孕烯0.15	片	口服
			复方孕二烯酮片	炔雌醇0.03	孕二烯酮0.075	片	口服
			屈螺酮炔雌醇片	炔雌醇0.03	屈螺酮3.0	片	口服
		三相片	左炔诺孕酮/炔雌醇三相片				
			第一相（1~6片）	炔雌醇0.03	左炔诺孕酮0.05	片	口服
			第二相（7~11片）	炔雌醇0.04	左炔诺孕酮0.075	片	口服
			第三相（12~21片）	炔雌醇0.03	左炔诺孕酮0.125	片	口服
	长效片		左炔诺孕酮炔雌醚片	炔雌醚3.0	左炔诺孕酮6.0	片	口服
			复方炔诺孕酮二号片（复甲2号）	炔雌醚2.0	炔诺孕酮10.0	片	口服
			三合一炔雌醚片	炔雌醚2.0	氯地孕酮6.0 炔诺孕酮6.0	片	口服
	探亲避孕药		炔诺酮探亲避孕片		炔诺酮5.0	片	口服
			甲地孕酮探亲避孕片1号		甲地孕酮2.0	片	口服
			炔诺孕酮探亲避孕片		炔诺孕酮3.0	片	口服
			双炔失碳酯片（53号避孕药）		双炔失碳酯7.5	片	口服
长效针	单方		庚炔诺酮注射液		庚炔诺酮200.0	针	肌内注射
			醋酸甲羟孕酮避孕针（迪波普拉维）		甲羟孕酮150.0	针	肌内注射
	复方		复方己酸孕酮	戊酸雌二醇2.0	己酸羟孕酮250.0	针（油剂）	肌内注射
			复方甲地孕酮避孕针	17β-雌二醇5.0	甲地孕酮25.0	针（混悬剂）	肌内注射
			复方甲羟孕酮注射针	环戊丙酸雌二醇5.0	醋酸甲羟孕酮25.0	针	肌内注射
缓释避孕药	皮下埋植剂		左炔诺孕酮硅胶棒Ⅰ型		左炔诺孕酮36/根	6根	皮下埋植
			左炔诺孕酮硅胶棒Ⅱ型		左炔诺孕酮75/根	2根	皮下埋植
	缓释阴道避孕环		甲地孕酮硅胶环		甲地孕酮200.0或250.0	只	阴道放置
			左炔诺孕酮阴道避孕环		左炔诺孕酮5.0	只	阴道放置
			依托孕烯炔雌醇阴道环	炔雌醇2.7	依托孕烯11.7	只	阴道放置
避孕贴			Ortho Evra	炔雌醇	17-去酰炔肟酯	贴片	皮肤外贴

附录四 首次入院护理评估单

姓名_____ 性别_____ 年龄_____ 床号_____ 科室_____ 病案号_____ 入院时间_____

入院诊断：_____

入院方式：□步行 □扶行 □轮椅 □平车推送 □其他_____

患者来自：□门诊 □急诊 □其他_____

资料来源：□患者 □亲属 □病历 □其他_____

生理评估　生命体征　体温_____℃ 脉搏_____次/min 血压_____mmHg

　　　　　　　　　　身高_____cm 体重_____kg

　　　　　　　　　　呼吸：□正常 □呼吸困难 □喘息

　　　　　　　　　　辅助器：□吸氧 □插管 □呼吸机 □其他_____

　　　　　　意识状态　意识：□清醒 □嗜睡 □意识模糊 □昏睡 □昏迷

　　　　　　感觉　　　言语：□未能评估 □正常 □言语困难 □失语 □其他_____

　　　　　　　　　　视觉：□未能评估 □正常 □近视 □远视 □老视

　　　　　　　　　　　　　□视力下降 □左 □右 □盲 □左 □右 □其他_____

　　　　　　　　　　听觉：□未能评估 □正常 □弱听 □左 □右

　　　　　　　　　　　　　□失听 □左 □右 □助听器 □其他_____

　　　　　　　　　　疼痛：□未能评估 □无 □有 部位_____

　　　　　　皮肤　　　颜色：□正常 □苍白 □发红 □黄染 □发绀 □色素沉着

　　　　　　　　　　异常：□斑点 □丘疹 □水疱或硬结 □水肿 □其他_____

　　　　　　　　　　伤口/压疮部位_____ 大小_____cm 其他_____

　　　　　　　　　　清洁情况：□良好 □一般 □差

　　　　　　饮食　　　进食情况：□正常 □食欲欠佳 □食欲亢进 □吞咽困难

　　　　　　　　　　　　　　　　□恶心 □呕吐 □其他_____

　　　　　　　　　　饮食形态：□普食 □软食 □半流食 □流食 □禁食

　　　　　　　　　　　　　　　　□其他_____

　　　　　　　　　　食物过敏：□无 □有 其他_____

　　　　　　睡眠　　　时间：□正常 □入睡困难 □多梦 □早醒 □失眠 □其他

　　　　　　　　　　睡眠辅助：□无 □有 方式：_____ 每日睡眠累计_____小时

　　　　　　排泄　　　排便：□正常 □便秘 □腹泻 □失禁 □造口 □其他_____

　　　　　　　　　　排尿：□正常 □失禁 □排尿困难 □尿潴留

　　　　　　　　　　　　　□留置导尿 □其他_____

　　　　　　自理能力　自我照顾能力：□自理 □部分依赖 □完全依赖

　　　　　　　　　　活动能力：□行动正常 □使用辅助器 □间歇性跛行

　　　　　　　　　　　　　　　□无法行动 □其他_____

　　　　　　　　　　辅助工具：□无 □有（□眼镜 □隐形眼镜 □助听器 □义齿）

专科评估　既往史：□无 □高血压 □甲状腺功能亢进 □糖尿病 □其他_____

　　　　　月经史：_____

　　　　　生育史：□无 □孕___产___ 末次人工流产时间：_____

　　　　　　　　　　　　　　　　　末次生产时间：_____

　　　　　阴道排液：□无 □有（□脓性 □血性）

　　　　　白带：□正常 □异常 外阴：□正常 □异常

阴道：□正常　□异常　宫颈：□正常　□异常

子宫：□正常　□异常　附件：□正常　□异常

其他　　药物过敏史：□不知道　□无　□有　种类：_____

口服抗凝药物：□无　□有

嗜好：□无　□有（□烟　□酒　□其他_____）

卫生状态：□清洁　□不清洁

心理评估　语言表达：□未能评估　□正常　□少话　□滔滔不绝　□应对适宜

□其他_____

自我感觉：□未能评估　□有压力　□无压力

情绪状态：□未能评估　□正常　□紧张　□焦虑　□抑郁　□愤怒　□恐惧　□绝望

对疾病的认识：□完全明白　□部分了解　□完全不知

社会评估　文化程度：□文盲　□学龄前　□小学　□中学　□高中　□中专　□大专

□本科及以上

婚姻状况：□未婚　□已婚　□离婚　□丧偶

职业：_____民族：_____

家庭同住人口构成：□父母　□配偶　□子女　□独居　□其他_____

家庭对患者健康需要：□能满足　□不能满足　□忽视　□过于关心

费用支付：□医保　□自费　□其他_____

联系人姓名：_____电话：_____与患者关系：_____

潜在护理风险　跌倒/坠床的风险：□有　□无　压疮的风险：□有　□无

脱管的风险：□有　□无　约束的风险：□有　□无

入院护理指导：□自我介绍　□环境介绍　□住院须知/病室规定介绍　□呼叫器使用

□床单位使用　□作息制度　□订餐制度　□贵重物品保管

□探视陪伴制度　□防跌倒　□医师查房时间

护理诊断与相关因素

1. _____

2. _____

3. _____

执行护理人员：_____执行日期：_____时间：_____

附录五　出院小结及护理指导表

出院日期：_____出院时间：_____出院诊断：_____

出院方式：□步行　□轮椅　□平车　□死亡　手术名称：_____

饮食注意事项：_____

活动与休息注意事项：_____

出院用药：□无　□出院用药指导：_____

复诊：□不需要　□按医师要求复诊

执行护理人员：_____执行日期：_____时间：_____

附录六 护理记录单

姓名		性别		年龄		科室	
床号		入院日期		诊断		病案号	
日期							
时间							
意识							
体温							
脉搏							
呼吸							
血压							
血氧饱和度							
吸氧							
入量	名称						
	ml						
出量	名称						
	ml						
	颜色性状						
皮肤							
管路							
病情观察及措施							
护理人员签名							

注：意识的填写代码为1清醒、2模糊、3谵妄、4嗜睡、5昏睡、6浅昏迷、7中昏迷、8深昏迷。

皮肤情况的填写代码为1正常、2压疮、3出血点、4破损、5水肿、6其他。

本表仅为参考，各医院应根据本院各专科特点设定记录项目。

附录七 产前检查记录

建册日期：		建册孕周：		健康卡号：		建册单位：																

姓名		出生年月		身份证号		职业		文化程度

电话		工作单位		现住址			户籍地址

月经史		末次月经		预产期		胎次		产次

婚姻史：结婚年龄	爱人姓名	年龄	电话	工作单位	爱人健康情况

现孕史
妊娠反应：无 有（孕 月） 初感胎动：未感 感（孕 月） 剧吐 阴道流血 发热 疼痛
过敏 服药 病毒感染 接触有害物质 服避孕药 其他

妊娠史

胎次	日期	足月	早产	引产	流产	异位妊娠	葡萄胎	死胎	死产	新生儿死亡	男	女	存	亡	畸形	顺产	胎吸	产钳	臀助	剖宫产	产后出血	其他
1																						
2																						
3																						

既往史
高血压 甲状腺功能亢进 糖尿病
过敏史 精神病 血液病 手术史 癫痫 其他

家族史

	双胎	高血压	糖尿病	遗传病	精神病	痴呆	畸形	其他
本人								
爱人								

体格检查
基础血压 mmHg 血压 mmHg 身高 cm 体重 kg 孕前体重 kg 体重指数 kg/m²
心 肺 肝 脾 肾 甲状腺 乳房
脊柱四肢 水肿 腱反射 静脉曲张 其他

妇科检查
外阴 阴道 宫颈 宫体 附件

产科检查
腹围 子宫底高度 胎位 胎心 先露 先露与骨盆关系
预计胎儿体重 骨盆评分 胎儿评分

骨盆测量
髂棘间径 cm 髂嵴间径 cm 骶耻外径 cm 坐骨结节间径 cm

辅助检查
血常规 尿常规 血糖 血型 肝功能 RPR试验 HIV HBsAg B型超声
产前筛查

高危妊娠

	孕周	高危预警	高危评估	病史询问者： 检查者：
				处理

入院
日期：
主诉：
诊断：
签名：

注：RPR试验，快速血浆反应素试验；HIV，人类免疫缺陷病毒；HBsAg，乙型肝炎表面抗原。

附录八 分娩记录单

孕妇姓名		科室		床号		病案号			
分娩日期		阵缩开始			胎膜破裂				
破裂方式	前羊水	度	量	ml	后羊水	度	量		ml
宫口开全		第一产程			h min				
胎儿娩出		第二产程			h min				
胎盘娩出		第三产程	h min		总产程		h min		
分娩方式									
胎方位	/	胎盘娩出方式		胎盘剥离方式					
体积	cm³	重量	g	其他					
胎盘情况	胎膜		脐带长	cm	其他				
绕颈	周	程度							
胎盘娩出时出血量				ml					
产后30min出血量	ml	血压	mmHg	血氧饱和度					
产后45min出血量	ml	血压	mmHg	血氧饱和度					
产后60min出血量	ml	血压	mmHg	血氧饱和度					
产后90min出血量	ml	血压	mmHg	血氧饱和度					
产后120min出血量	ml	血压	mmHg	血氧饱和度					
产后2h总出血量				ml					
剖宫产术中总出血量	ml		是否转诊						
产时用药	缩宫素注射量	U	部位	其他					
新生儿大	性别		体重	g	身长	cm			
	Apgar评分	1min:____分	5min:____分	10min:____分					
新生儿小	性别		体重	g	身长	cm			
	Apgar评分	1min:____分	5min:____分	10min:____分					
其他									
会阴破裂	度	会阴切开		内缝	针 线	外缝	针 线		
其他									
阴唇破裂		阴道破裂		宫颈裂伤		子宫破裂		盆底血肿	
感染		其他产伤		（无损伤用"0"表示，有损伤用"1"表示）					
修补者		会阴缝合后肛检							
诊断	1. 第____胎____产____周宫内妊娠分娩，胎方位：____/____胎数：____								
	2. 妊娠并发症：_____								
	3. 妊娠合并症：_____								
婴儿进行皮肤早接触、早吸吮	产后_____min开始		吸吮持续	min	吸吮情况				
未行皮肤早接触、早吸吮原因									
备注									
出生证号									
产妇离开产房时间									
接产者									
记录者									
记录时间									

索　引

75